Eliane Zimmermann
Aromatherapie für Pflege
und Heilberufe

Eliane Zimmermann

Aromatherapie für Pflege- und Heilberufe

Ein Kursbuch zur Aromapraxis

Mit zahlreichen Abbildungen und Tabellen

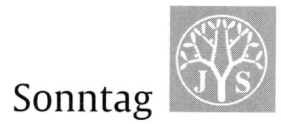

Sonntag

Die Deutsche Bibliothek – CIP-Einheitsaufnahme

Zimmermann, Eliane:
Aromatherapie für Pflege- und Heilberufe : ein Kursbuch zur
Aromapraxis ; mit Tabellen / Eliane Zimmermann. – Stuttgart :
Sonntag, 1998
    ISBN 3-87758-127-7

Anschrift der Verfasserin:
Eliane Zimmermann
c/o Institut für Aromakunde
in Therapie und Pflege
Marschnerstr. 80
81245 München
aroma.zimmermann @ munich.netsurf.de

4 1 - 128

Wichtiger Hinweis
Wie jede Wissenschaft ist die Medizin ständigen Entwicklungen unterworfen. Forschung und klinische Erfahrung
erweitern unsere Erkenntnisse, insbesondere was Behandlung und medikamentöse Therapie anbelangt. Soweit in
diesem Werk eine Dosierung oder eine Applikation erwähnt wird, darf der Leser zwar darauf vertrauen, daß
Autoren, Herausgeber und Verlag große Sorgfalt darauf verwandt haben, daß diese Angabe dem Wissensstand bei
Fertigstellung des Werkes entspricht.
Für Angaben über Dosierungsanweisungen und Applikationsformen kann vom Verlag jedoch keine Gewähr über-
nommen werden. Jeder Benutzer ist angehalten, durch sorgfältige Prüfung der Beipackzettel der verwendeten
Präparate und gegebenenfalls nach Konsultation eines Spezialisten, festzustellen, ob die dort gegebene Empfeh-
lung für Dosierungen oder die Beachtung von Kontraindikationen gegenüber der Angabe in diesem Buch
abweicht. Eine solche Prüfung ist besonders wichtig bei selten verwendeten Präparaten oder solchen, die neu auf
den Markt gebracht worden sind. Jede Dosierung oder Applikation erfolgt auf eigene Gefahr des Benutzers.
Autoren und Verlag appellieren an jeden Benützer, etwa auffallende Ungenauigkeiten dem Verlag mitzuteilen.
Geschützte Warennamen (Warenzeichen) werden nicht besonders kenntlich gemacht. Aus dem Fehlen eines solchen Hinweises kann also nicht geschlossen werden, daß es sich um einen freien Warennamen handele.

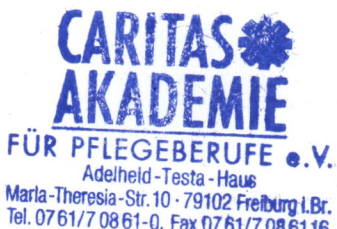

ISBN 3-87758-127-7

© Johannes Sonntag Verlagsbuchhandlung GmbH, Stuttgart 1998
Jeder Nachdruck, jede Wiedergabe, Vervielfältigung und Verbreitung, auch von Teilen des Werkes oder von
Abbildungen, jede Abschrift, auch auf fotomechanischem Wege oder im Magnettonverfahren, in Vortrag, Funk, Fern-
sehsendungen, Telefonübertragung sowie Speicherung in Datenverarbeitungsanlagen, bedarf der ausdrücklichen
Genehmigung des Verlages.
Printed in Germany 1998
Satz und Druck: Pustet, Regensburg
Grundschrift: 9½/10½ Times New Roman

Inhaltsverzeichnis

Vorwort

Die europäische Aromatherapie bewegt sich in eine entscheidende Phase. Seit ihrer Wiederentdeckung durch RENÉ-MAURICE GATTEFOSSÉ vor etwa sechzig Jahren mußte diese alte Natur-Heilweise gegen unendlich viele Widerstände und Mißverständnisse ankämpfen. Vor allem unsere klassische westliche Medizin hatte durch ihre kompromisslose Hinwendung zur Naturwissenschaft und besonders zur wissenschaftlichen Technik nur Ablehnung und Hohn übrig. Begriffe wie „Geistheilung", „Kurpfuscherei" und im positivsten Falle „Placebo-Medizin" machten die abwertende Haltung der „Schul-Medizin" überaus deutlich.

In der Zwischenzeit hat die sanfte Macht der natürlichen Düfte viele Menschen von ihrer Wohltätigkeit überzeugt. Die Therapie mit aromatischen Ölen hat nun einen beachtlichen Bereich außerhalb der wissenschaftlich anerkannten Medizin eingenommen. Vor allem in England hat sich die Aromatherapie zu einem auch von den staatlichen Behörden anerkannten Teil der Heilkunst entwickelt. Davon ist man in der Bundesrepublik zwar noch weit entfernt, aber auch hier hat die Beschäftigung mit der heilenden Wirkung von etherischen Ölen in weiten Bereichen der Bevölkerung Freunde gefunden.

Diese Bewegung konnte von der Wissenschaft nicht übersehen werden. Und so ist es nicht verwunderlich, daß neben der nahezu unüberschaubaren Menge von beschreibenden Büchern auch eine zunehmende Zahl von wissenschaftlichen Untersuchungen zu Wirkungsweise und Anwendbarkeit der Öle und ihrer Mischungen erschienen ist. Oft wurde dabei auf die alten Berichte nicht im mindesten eingegangen. Die Therapie mit duftenden Ölen wurde also von vielen Forschern „neu entdeckt". Dabei hätte eine Beschäftigung mit Forschungsberichten aus der Literatur des vergangenen Jahrhunderts unseren Ärzten klarmachen können, daß sie mit der Aromatherapie und ihren vielfältigen Anwendungen die verschollenen Wurzeln ihrer eigenen Wissenschaft wiedergefunden haben. In diesem Sinne ist Aromatherapie keine „alternative Heilweise" sondern integraler Bestandteil der klassischen westlichen Medizin.

Ich erinnere mich übrigens noch sehr gut an all die Husten und Erkältungen meiner Kindheit, die von meiner Medizinerfamilie mit rotem Thymianöl auf Brust und Rücken behandelt wurden. Und natürlich bekam ich bei Magengrimmen einige Tropfen Pfefferminzöl auf einen Zuckerwürfel zum Lutschen. Auch diese alte „Hausmedizin" mit den vielfältigen Gaben der Natur wurde inzwischen nicht nur von Heilpraktikern und Naturheilkundigen wiedergefunden. Durch die zunehmende Zahl von Erfolgsberichten auch in der wissenschaftlichen Literatur wurde die pharmazeutische Industrie und die klassische Medizin auf die bisher verspottete Aromatherapie aufmerksam.

Daß dies für die allgemeine Anwendung der etherischen Öle nicht nur und unbedingt ein Erfolg sein muß, sieht man an den Ereignissen in Nordrhein-Westfalen. Hier hat das Los vorerst nur das beliebte Teatree-Öl getroffen. Aber je eindringlicher wir die uns bekannte hohe medizinische Wirksamkeit der Ölanwendungen beweisen, umso unausweichlicher wird die Auseinandersetzung mit den etablierten Vertretern der Heilkunst. Von den Aromatherapeutinnen und -therapeuten muß in dieser neuen Situation ein hohes Maß an Klugheit und Kampfgeist gefordert werden. Es lohnt sich, für eine freie Anwendung und vor allem für den offenen Verkauf der wundervollen Öle zu kämpfen.

Daß zu diesem Kampf auch ein Höchstmaß an verantwortlicher Ausbildung der Menschen gehört, die in der Aromapraxis tätig sind, sollte sich von selbst verstehen. Bücher wie das vorliegende von ELIANE ZIMMERMANN sind deshalb unverzichtbar. Es hat eine Reihe von Vorzügen aufzuweisen. Es ist eines der wenigen Bücher, das sich intensiv und fast ausschließlich an Auszubildende der Aromapraxis wendet. Es bietet umfassende, klare und unvoreingenommene Information über die Grundlagen der Aromatherapie. Es kommt fast ohne Rezeptangaben aus, geht sehr intensiv und kenntnisreich auf die Inhaltsstoffe der Öle und ihre Wirkungen ein, auch die verschiedenen Anwendungsmethoden kommen nicht zu kurz. Ein wichtiges Kapitel ist der Eröffnung einer Aromapraxis gewidmet. Auch juristische Fragen werden nicht vergessen. Daß auch die bisher höchst ungeklärte Situation der „therapie-nahen Berufe" angedacht wird, ist als Anregung für zukünftige Diskussionen und Aktivitäten der Aromatherapeutinnen und -therapeuten zu verstehen. Diesem schönen und ernsten Buch ist eine weite Verbreitung zu wünschen.

Garching, im Januar 1998
Dietrich Wabner, Prof. Dr. Dr. Dipl. Chem.

Warum Aromatherapie?

Ich muß acht oder neun Jahre alt gewesen sein, wir lebten damals in Brasilien. Mein Vater war zu einer langen Dienstreise aufgebrochen – ich vermißte ihn sehr und fühlte mich einsam. Vielleicht hat damals alles begonnen, als ich eine leere Flasche seines Rasierwassers im Papierkorb fand. Ich roch an ihr, und plötzlich war er da: der vertraute Duft, der Geruch meines Vaters. Ich fühlte mich nicht mehr so alleine und hatte zum ersten Mal am Geheimnis der Düfte geschnuppert. Das war vor über 30 Jahren.

Erst 20 Jahre später erinnerte ich mich an die Begebenheit mit der Rasierwasserflasche. Ich hatte gerade eine kleine Kostbarkeit erstanden und sie freudig nach Hause getragen: ein Fläschchen Zimtöl. Es erfüllte mein Zimmer mit diesem exotischen Duft und mich mit Sehnsucht und mit Phantasien. Die Macht der Düfte hatte mich wieder in ihren Bann gezogen. Das war 1987, ich arbeitete damals in einem Buchladen. Beim Einsortieren der neuen Bände fiel mein Blick irgendwann auf ein Buch von ROBERT TISSERAND. Ich las: „Aromatherapie – Heilung durch Duftstoffe". Es klang zwar unvorstellbar, andererseits wußte ich es eigentlich längst: Düfte und Duftstoffe können heilen. Wie sollte ich zweifeln: Der Duft vom vertrauten Rasierwasser hatte immerhin meine Einsamkeit geheilt.

Seit jenem Tag in der Buchhandlung in Wiesbaden, seit der Begegnung mit dem Aroma-Klassiker von TISSERAND beschäftige ich mich systematisch mit ätherischen Ölen und Düften, mit den Essenzen der Pflanzen, mit der Aromatherapie. Als ich begann, war diese ganzheitliche Form der Naturheilkunde in England und Frankreich lange schon etabliert. In Deutschland galt die Aromatherapie derweil als Spielart der Esoterik. Sie war nur einem kleinen Kreis von Menschen vertraut. Folgerichtig lernte ich die medizinischen Grundlagen in einer Ausbildung der englischen Aromatherapeutin SHIRLEY PRICE.

Heute wird die Aromatherapie auf dem Markt der komplementären Therapien hoch gehandelt. Die Geschäfte mit Ölen florieren. Massagen mit ätherischen Ölen sind gefragt. Unter den Verwertungsimperativen des Kommerzes haben Duftlampen und Öle die vorletzte Wohnung und den allerletzten Drogeriemarkt erreicht. Die Aromatherapie und ihre mehr oder minder seriösen Ableger haben begonnen, sich auch in Deutschland zu etablieren. Der Aufstieg einer heilkundlichen Disziplin in das breite öffentliche Bewußtsein zeugt vom großen Bedarf der Menschen nach einem sanften und natürlichen Umgang mit sich und der eigenen Gesundheit.

Dieser Aufschwung hat andererseits seinen Preis. Wie immer, wenn neue Entwicklungen erkennbar werden, brauchen wir auf die Trittbrettfahrer und die bedenkenlosen Profiteure nicht lange zu warten. So kommen mit dem neuen Wissen von der Aromatherapie auch falsche Informationen, zweifelhafte Behandlungen und schlechte Öle in Umlauf. In bester Absicht, sich etwas Gutes zu tun, laufen Unwissende Gefahr: Vielleicht kaufen sie Öle minderwertiger Qualität, vielleicht fügen sie sich mit selbstgestrickten Heimtherapien Schaden zu. Öle heilen. Doch falsch angewendet, können sie schaden. Der Mann, den eine ylang-ylang-betonte „Liebesmischung" in den Kreislaufkollaps trieb, zählt zu den eher harmlosen Fällen. Falsche Heilsversprechen, schräge Rezepturen und verantwortungslose Geschäftemacher haben der in Deutschland noch jungen Aromatherapie den Weg zur allgemeinen Anerkennung nicht leichter gemacht.

In dieser Zeit, in der es fast keine Zeit mehr gibt, werden auch die ätherischen Öle mancherorts als die schnellen Heil(ung)sbringer vermarktet. Das Versprechen der Instant-Heilung offenbart sich allerdings genauso als Marketinglüge wie etwa das vielzitierte „Wunder des Teebaumöls". Tea Tree vermag vieles, doch Wunder vollbringt es nicht; und Minze ist kein Paracetamol. Die Heilbehandlung mit dem ätherischen Öl der Pfefferminze läßt nicht jeden Schmerz auf Knopfdruck verschwinden. Dennoch kann die Minze – wie auch andere Öle – gut helfen, körperliche, seelische und geistige Vorgänge nachhaltig zu verändern. Aromatherapie unterstützt ganzheitliche Prozesse und beginnt im besten Fall mit einer Erkenntnis und einer Verhaltensänderung. Zeit, Ruhe, Behutsamkeit und Nachhaltigkeit: Das sind die stimmigen Assoziationen für den Umgang mit ätherischen Ölen.

In der Schulmedizin und in unserem Gesundheitssystem – das längst ein Krankheitssystem ist – haben diese Werte heute noch kaum eine Chance. Typischerweise greift der Arzt erst ein, wenn der Mensch bereits krank ist. Der Patient, ein verurteilter Kranker, wird von zeit- und zunehmend geldknappen Ärzten im Minuten-Rhythmus bedient. Die Behandlung endet – Ritual und Offenbarungseid zugleich – mit der Rezeptur. Die in Deutschland so obligatorische Medikamentierung läßt sich übersetzen: Die Zeit ist um, nun muß Kollege Pharmakon helfen. Der Arzt, der sich als heilender Mensch einbringen müßte, macht sich rar.

Dazu paßt, daß gerade hartgesottene Schulmediziner die Aromatherapie bis heute gerne als esoterische Laune abtun. Sie haben sich meist nicht einmal die Mühe gemacht, die pharmakologische Zusammensetzung eines Öles zu überprüfen. Diese voreingenommenen Zweifler könnte der Blick nach Frankreich schnell eines Besseren belehren: Bei unseren Nachbarn nutzen viele Ärzte traditionell die heilende Kraft der Aromaöle.

Jede halbwegs sorgfältige Literaturliste über die Aromatherapie kommt leicht auf 100 englische, französische und deutsche Titel mit seriösem Anspruch. Warum biete ich Ihnen noch ein Buch zum Thema an? Es gibt Bildbände für Laien und Ästheten, den schnellen Einstieg für den Anfänger, Monothematisches zu einzelnen Ölen und vielleicht ein Dutzend tiefergehende Publikationen – die einzige deutschsprachige Arbeit mit konstruktiv-kritischem Ansatz wurde übrigens kürzlich eingestellt.

Dieses Buch ist aus der Praxis entstanden, und es soll der Praxis dienen. Die ersten Kapitel schrieb ich als Arbeitsunterlagen für die Schüler unserer Ausbildung zur AromapraktikerIn. Daraus ist nun ein Fachbuch entstanden. Es richtet sich vor allem an heilkundlich interessierte Leser, die sich beruflich mit der Aromatherapie und den ätherischen Ölen beschäftigen wollen. In diesem Sinne habe ich mich um einen möglichst hohen Nutzwert bemüht. Neben einer Gesamtschau der Lehre und der wichtigsten Aromatherapeuten beschreibt dieses Kursbuch Methoden und Wege zur eigenen aromatherapeutischen Arbeit.

Dieses Buch hat auch ein ökologisches Anliegen: Es empfiehlt, zunächst – und wo immer es ausreicht – mit den Ölen heimischer Pflanzen zu arbeiten. Die in Europa beheimateten Lippenblütler und Zitrusgewächse spenden uns Öle zur Behandlung fast aller Krankheiten und Befindlichkeiten. Nicht nur die weiten Transportwege sollten uns zum sparsamen und überlegten Umgang mit Ölen aus den Tropen oder aus dem asiatisch-pazifischen Raum verpflichten. Auch die Herstellung von ätherischen Ölen gerät inzwischen vielerorts zur Ausnutzung oder Plünderung von ökonomisch unterentwickelten Ländern: Für die Feuerung der Ravensara- und Ylang-Ylang-Destillation auf Madagaskar werden jährlich ganze Wälder zu Brennholz gemacht; und der Bestand der vom Staat geschützten Sandelholzbäume im Süden des indischen Subkontinents wurde in den letzten Jahren beträchtlich dezimiert – auch mit kriminellen Methoden, die an den illegalen Elfenbeinhandel erinnern.

Andererseits gilt der ökologische Anbau rasch nachwachsender Aromapflanzen heute in vielen Ländern als Schrittmacher eines verantwortungsvollen Landbaus: Die Lavendelbauern in Südfrankreich betreiben wichtige Landschaftspflege und halten den Siegeszug anfälliger Monokulturen auf; und Orangenbauern in Sizilien behandeln das Obst pfleglicher, seit sie unbehandelte Schalen gewinnbringend an Öleproduzenten verkaufen können.

München, im Frühjahr 1998
Eliane Zimmermann

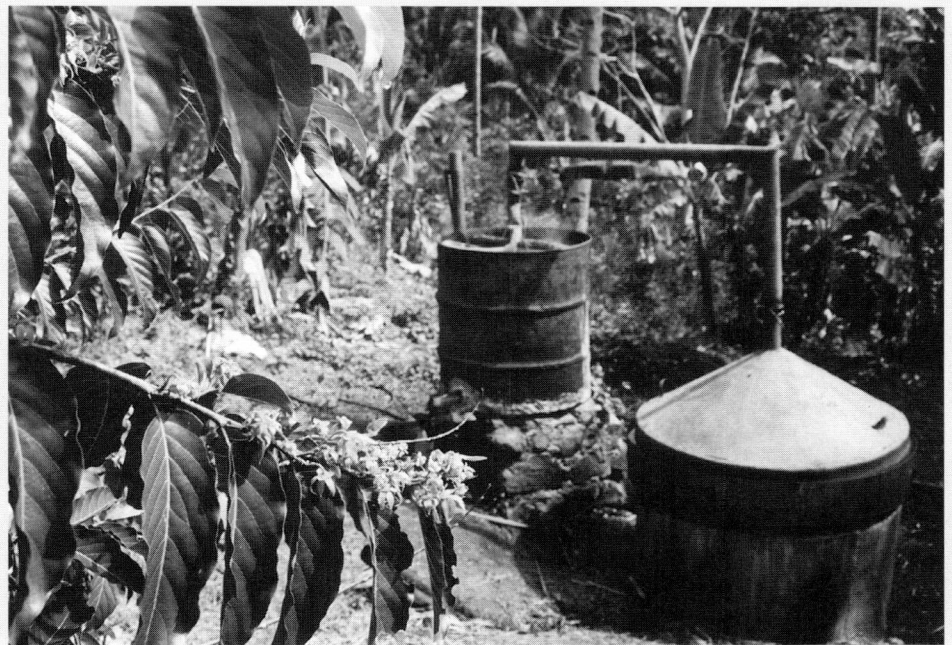

CANANGA ODORATA GENUINA · YLANG YLANG

1.1 Ein bißchen Botanik

In der Aromatherapie arbeiten wir ausschließlich mit pflanzlichen Stoffen: ätherischen Ölen, Essenzen und Resinoiden sowie mit fetten Ölen. Synthetische, tierische und mineralische Produkte werden nicht angewendet.

Um die Wirkung der einzelnen Öle begreifen und einordnen zu können, ist es wichtig, die ölliefernde Pflanze so gut wie möglich kennenzulernen. Im Idealfall kann man sie in ihrer natürlichen Umgebung betrachten, sie anfassen, ihr Aroma schmecken, ihren Duft einatmen.

Das ist nicht immer möglich, auch wenn in Deutschland viele gute Botanische Gärten (siehe Anhang), Apothekergärten, besuchbare (Kräuter-) Gärtnereien und Baumschulen zur Verfügung stehen.

Gute Abbildungen und getrocknete Pflanzen können beim Kennenlernen hilfreich sein und nicht zuletzt auch das Studium des Lebensraumes der einzelnen Pflanze. Bestimmte theoretische Grundlagen der Botanik sind hierfür nötig, sie erleichtern auch eine gewisse internationale Verständigung, da die gemeinsame Sprache Latein ist.

Carl von Linné

Hinter vielen botanischen Bezeichnungen finden wir den Buchstaben „L." Namensgeber war der schwedische Naturforscher CARL VON LINNÉ, auch LINNAEUS genannt. Er wurde am 23. Mai 1707 in Råshult geboren und starb am 10. Januar 1778 in Uppsala.

Nach dem Studium der Medizin und der Naturwissenschaften unternahm er zunächst Forschungs- und Studienreisen nach Lappland, in die Niederlande, nach Großbritannien und Frankreich. Er wurde Arzt in Stockholm, wurde 1739 Präsident der Stockholmer Akademie der Wissenschaften, deren Gründung er mitbewirkt hatte, 1741 wurde er Professor der Anatomie und Medizin in Uppsala, 1742 übernahm er die Professur in Botanik. LINNÉ gestaltete den Botanischen Garten und errichtete ein naturhistorisches Museum.

Der vielbeschäftigte Wissenschaftler hat die Grundlagen der botanischen Fachsprache geschaffen, d. h. eine Beschreibung in bestehender Reihenfolge der einzelnen Pflanzenteile. Zudem

führte er die binäre Nomenklatur ein, z. B. *Hundsveilchen: viola canina*. Die Abkürzung L. hinter einem Pflanzen- oder Tiernamen besagt, daß er diese Art als erster beschrieben und benannt hat. Das 1735 veröffentlichte *Linnésche System* war auf Unterschiede in den Geschlechtsorganen der Pflanzen aufgebaut (Sexualsystem). Auch zoologische und mineralogische Systeme gab er heraus. (Aus: Großer Brockhaus)

Taxonomie

Definition: Taxonomie (griechisch *taxis* = Ordnung) ist ein Teilgebiet der Systematik, das sich mit der Definition der Taxa (Gruppe von Lebewesen, z. B. Stamm, Klasse, Ordnung, Familie) und deren Benennung nach den Internationalen Regeln der zoologischen und botanischen Nomenklatur befaßt.

Als Grundlage der Einteilung des Pflanzenreichs dient heute die international festgelegte Reihenfolge der Rangstufen laut Artikel 1–5 des Internationalen Codes der Botanischen Nomenklatur (ICBN). Sie lautet:

Regnum	Reich, z.B. Pflanzenreich
Subregnum	Unterreich
Divisio	Abteilung (Endung -phyta), z. B. Farne, Moose, Nacktsamer, Bedecktsamer
Subdivisio	Unterabteilung -phytina)
Classis	Klasse (-opsida)
Subclassis	Unterklasse (-idae)
Ordo	Ordnung (-ales)
Subordo	Unterordnung (-ineae)
Familia	Familie (meistens -aceae) z. B. Rosaceae
Tribus	Tribus (-eae)
Subtribus	Untertribus (-inae)
Genus	Gattung, z.B. Rosa
Subgenus	Untergattung
Sectio	Sektion
Subsectio	Untersektion
Series	Serie
Subseries	Unterserie
Species	Art, z.B. damaszena
Subspecies	Unterart
Varietas	Varietät
Subvarietas	Untervarietät
Forma	Form
Subforma	Unterform
Forma specialis	Spezialform

Desweiteren gibt es die Bezeichnungen:	
Individuum	Einzelpflanze
Hybrida	Bastard (geschrieben: Artname x Artname in alphabetischer Reihenfolge
Mistus/Métis	Blendling (Abänderung einer Art x andere Abänderung derselben Art)
Cultivar	Sorte, eine in Kultur entstandene Varietät, bekannt ist bei Lavendel die Sorte „Maillette"

Da wir in der Aromatherapie nur pflanzliche Produkte verwenden, genügen uns zur Definition einer Pflanze, die ätherisches Öl spendet, normalerweise der **Familienname, der Gattungsname und der Artenname**. In besonderen Fällen, wie bei Lavendel, kommt eventuell noch die Art der Hybride hinzu.

Oft werden unterschiedliche Namen für ein und dieselbe Familie oder Pflanze verwendet, zum Beispiel *Umbelliferae* oder *Apiaceae* für die Doldenblütler, *Labiateae* oder *Lamiaceae* für die Lippenblütler, *Gramineae* oder *Poaceae* für die Gräser, *Syzygium aromaticum* oder *Eugenia caryophyllata* für den Gewürznelkenbaum.

Oft wiederum werden fälschlicherweise gleiche Namen für völlig unterschiedliche Pflanzen genannt, zum Beispiel *„Wald- oder spanischer Majoran"* für eine Thymianart (Thymus mastichina), *„Zeder"* für diverse Wacholder- und Zypressenarten aus Nordamerika (Juniperus mexicana/texana), *„Westindisches Sandelholz"* für Amyris (Amyris balsamifera), *„Eisenkraut"* für (Zitronen-)Verbene (Lippia citriodora), *„Melisse indicum"* für Citronella (Cymbopogon nardus).

Kontrolliert biologischer Anbau und Demeter

Die Bezeichnungen *„konventionell", „Wildsammlung"* oder *„kontrolliert biologischer Anbau"* sind nicht botanischer Natur, lassen aber Rückschlüsse auf den Zustand der Pflanze vor der Herstellung des ätherischen Öles zu.

Essenzen aus Zitrusfrüchten können zum Beispiel sehr stark mit Pflanzenschutzmitteln belastet sein, da diese durch das Gewinnungsverfahren der Expression in das Produkt übergehen.

Bei Pflanzen aus **„kontrolliert biologischem Anbau"** wird auf den Einsatz von Insektiziden, also Insektengiften, verzichtet und das sogenannte Unkraut, also die in der Nähe wachsenden und unerwünschten Wildkräuter, werden von Hand in Schach gehalten, anstatt sie mit der chemischen Keule auszurotten. Es wird nicht synthetisch gedüngt und – wenn möglich – Fruchtfolgewechsel praktiziert; so wird der Boden vor dem Auslaugen bewahrt.

Beim von der Anthroposophie beeinflußten *„biodynamischen"* oder **„Demeter"-Anbau** geht man noch einen Schritt weiter. Hier wird, außer der Vermeidung von Giften jeder Art und dem Fruchtfolgewechsel, der Boden gezielt gefördert, etwa mit Kräuterbrühen, die durch Kompostierung oder Vergärung entstanden sind. Auch Hornmehl und Gesteinsmehle dienen der Bodenstärkung. Chemische Düngemittel werden nicht eingesetzt. Aussaat und Ernte erfolgen nach bestimmten kosmischen Rhythmen (Mondkalender, bestimmte Aussaat- und Erntetage). Nicht der Profit setzt hier die Prioriäten, sondern der respektvolle Umgang mit den Pflanzen und die Bewahrung einer gesunden Natur stehen hier im Vordergrund. Der Demeter-Gärtner oder -Landwirt kann einen fast liebevollen Bezug zu seinen Erzeugnissen haben und wird nicht durch Spritzgifte bedroht (5).

Wildwachsende Pflanzen sind sehr widerstandsfähig, da sie in der rauhen Natur ohne menschliche Hilfe zu überleben gelernt haben. Sie ergeben ein in Duft und Wirkung kräftiges Öl. Wenn sie in abgelegenen Gegenden geerntet werden (also nicht etwa in der Nähe eines Flughafens oder eines Zementwerkes), kann ein Öl aus Wildsammlung eine hervorragende Qualität haben. Bei dieser Art der Ernte sind immer die lokalen Vorschriften zu beachten und gegebenenfalls Gebühren zu bezahlen, auch darf nicht gewildert, beziehungsweise Pflanzenbestände gefährdet werden.

Öle aus Wildsammlung

Naturgemäß gibt es bei diesen Ölen immer wieder Lieferengpässe. Werden die „normal" angebauten Pflanzen oft und überall angebaut und durch Kunstdünger zu Höchsterträgen gezwungen, erhalten wir von Ölen aus Wildsammlung nur die Menge, die der jeweilige Jahrgang uns liefert. *Lavendel wild/extra* ist zum Beispiel immer wieder mal ausverkauft.

Bei Pflanzen, die mit viel Handarbeit angebaut

werden, entstehen die Engpässe durch den hohen Aufwand an Zeit und Menschen und natürlich auch durch die begrenzte Fläche, die dem biologischen Anbau zur Verfügung steht. Denn neben einem mit Chemikalien verspritzten Feld oder neben vielbefahrenen Straßen gedeihen gewiß keine echten „Öko-Pflänzchen".

Wenn also eine Öle-Firma bestimmte Öle über eine bestimmte Zeit nicht liefern kann, ist das eher ein gutes Zeichen. Natürlich könnte dieser „Ausfall" jedoch auch als ein Marketingtrick „inszeniert" werden.

Bei einer seriösen Firma wird das leere Lager nicht durch Aufkäufe von beliebigen Großhändlern gefüllt, sondern man bleibt „seinen" Bauern treu und wartet die nächste Ernte ab. Im Falle von Tea Tree „kbA" scheint die Praktik des „Streckens" zur Zeit aktuell zu sein, da es auf dem deutschen Markt wesentlich mehr „kbA-Tea Tree" gibt als in Australien überhaupt produziert wird ...

Hybriden

Die Hybridzüchtung ist ein Zuchtverfahren zur Erzeugung von sogenannten *Bastarden,* die bessere Eigenschaften als die jeweiligen Ausgangspflanzen haben. Beispiel: Aus Lavandula officinalis, deren ganz besondere Eigenschaften Robustheit, breitgefächerte Inhaltsstoffe sowie ein feiner Duft sind und Lavandula spica, die kräftig im Wuchs und somit sehr ergiebig in der Destillation ist, züchtete man *Lavandin*.

Hybriden kommen auch natürlich vor, im Fall der Minzen zum Beispiel kann man durch diese Sortenvermischung oft gar nicht mehr nachvollziehen, welche Pflanze man vor sich hat.

Stoffwechsel

Der **primäre Stoffwechsel** der Pflanzen heißt *Photosynthese*. Durch das grüne Pigment Chlorophyll wird das Sonnenlicht absorbiert und bildet aus energiearmem Kohlendioxid (aus der Luft) und Wasser (aus der Erde) energiereiche Kohlenhydrate (Zucker). Dabei wird Sauerstoff frei. Dieser Stoffwechsel ist notwendig für das Überleben der Pflanze und damit auch von Tier und Mensch.

Im **sekundären Stoffwechsel** der Pflanzen werden Stoffe wie Glykoside, Alkaloide, Saponine, Anthrachinone, Gerbstoffe, Bitterstoffe,

Schleimstoffe und auch ätherische Öle gebildet. Sie alle haben sehr unterschiedliche, teils noch unbekannte Funktionen für die jeweilige Pflanze. Dem Menschen dienen viele dieser Substanzen als Arzneimittel.

Die Bestandteile ätherischer Öle entstehen in zwei unterschiedlichen Prozessen:

Die **Terpene** sind die am häufigsten vorkommenden Inhaltsstoffe, sie entstehen aus Isopren-Einheiten (Kohlenstoffgerüste mit je 5 Kohlenstoffatomen). Je nach funktioneller Gruppe (anhängende Molekülgruppen, die Sauerstoff enthalten) entstehen daraus Terpen-Alkohole, Terpen-Aldehyde, Terpen-Ketone, Terpen-Ester usw.

Die zweite Gruppe von Bestandteilen ätherischer Öle sind Nebenprodukte des Aminosäure-Stoffwechsels (Eiweiß-Stoffwechsel): die **Phenylpropane**. Auch sie verändern sich durch das Anhängen von funktionellen Gruppen (siehe dazu das Kapitel über die *Biochemie*).

Aufgaben der ätherischen Öle

Was die ätherischen Öle anbelangt, glaubte man zunächst, sie seien Abfallstoffe des pflanzlichen Stoffwechsels. In den letzten zehn Jahren hat man jedoch anhand von vielen Beispielen herausgefunden, daß sie bei übermäßigem Insektenbefall oder Tierfraß zur **„chemischen Waffe"** werden können. Hungrige Tiere fressen so nicht zuviel von einer großen Pflanze oder nicht zuviele einer Art, da ihnen sonst zum Beispiel der Appetit vergeht oder ihnen gar unwohl werden würde.

Gleichzeitig dienen ätherische Öle oder besonders flüchtige Bestandteile daraus als **„Kommunikationsmittel"**, um andere Pflanzen vor dem Gefressenwerden zu „warnen". Diese verändern dann ihren Geschmack, zum Beispiel durch Absondern von Bitterstoffen, ohne selbst „angegriffen" worden zu sein. Sehr anschaulich geschildert finden sich diese teilweise kuriosen Forschungsergebnisse im Buch „Der Ruf der Rose" von DAGNY und IMRE KERNER.

Viele Pflanzen sind auf Insekten angewiesen, um die **Befruchtung** und damit den Fortbestand der Art abzusichern. Sie locken mit ihren ätherischen Ölen die entsprechenden Tiere an (z. B. Bienen, Schmetterlinge, Fledermäuse).

Die bakteriziden und fungiziden Eigenschaften einiger Bestandteile der ätherischen

Öle sind mittlerweile hinreichend bekannt. Sie unterstützen nicht nur die Gesundheit des Menschen, sondern sind in erster Linie die pflanzeneigene **„Apotheke"**, um Krankheiten durch Mikroorganismen abzuwenden.

Manche Pflanzen sichern sich durch ätherische Öle ihren **Lebensraum** ab. Sie sondern Düfte ab, die es anderen Pflanzen schwer machen, sich zu nah bei ihnen anzusiedeln. So sichern sie sich zum Beispiel die benötigte Menge an Wasser und Mineralstoffen.

In heißen und trockenen Jahreszeiten und Gegenden schützen die ätherischen Öle die Pflanzen auch vor übermäßiger UV-Strahlung und Wasserverdunstung: ein gasförmiger **Schutzschleier** legt sich um ihre Blätter oder Nadeln (der Begriff „Blaue Berge" bezieht sich auf den Isoprenschleier, der bei uns vor allem von den Nadelbäumen gebildet wird). Eukalyptuswälder kann man beispielsweise im sommerlichen Portugal bereits von weitem riechen.

Sicherlich werden noch andere Funktionen der ätherischen Öle entschlüsselt werden, auch wenn das Interesse an diesem Gebiet nicht sehr groß zu sein scheint.

Pflanzenorgane

Pflanzen speichern ihre Duftstoffe in unterschiedlichen Organen, diese wiederum befinden sich in unterschiedlichen Pflanzenteilen.

Drüsen, Drüsenhaare oder Drüsenschuppen

In ein- oder mehrzelligen Ausstülpungen an der Oberfläche der Pflanze werden die Duftstoffe gespeichert, zum Beispiel bei Basilikum, Thymian, Rosmarin, Salbei und Rosengeranie. Eine leichte Berührung, ein Vorbeistreifen genügen, um den Duft intensiv wahrzunehmen zu können.

Ölzellen und Harzzellen

Das sind Zellen, die wie winzige Behältnisse mit Öl oder Harz gefüllt sind, zum Beispiel bei den Lorbeergewächsen (Lorbeerblätter, Zimtblätter), den Ingwergewächsen (Ingwer, Kardamom, Gelbwurz), dem Pfeffer und der Muskatnuß. Hier nimmt man am meisten vom Duft wahr, wenn man die Pflanzenteile etwas bricht, zerreibt oder hineinbeißt.

Ölgänge und Harzgänge

Durch Auseinanderweichen von benachbarten Zellen entstehen Hohlräume im Gewebe der Pflanze, wo Öle und Harze gespeichert werden.

Beispiele sind die Doldenblütler (Anis, Fenchel, Kümmel), die Kieferngewächse (Fichte, Kiefer, Tanne, Zeder) und die Balsambaumgewächse (Myrrhe, Weihrauch). Ohne diese Samen oder Nadeln zu quetschen, entweicht kaum etwas von dem Duft, die Baumrinden müssen angeritzt werden.

Ölbehälter

Sie entstehen durch das Auflösen der Zellwände von Sekretzellen (sekundäre Hohlraumbildung). Wir können sie mit bloßem Auge in den Schalen der Zitrusfrüchte sehen: Bergamotte, Mandarine, Orange und Zitrone, durch Schneiden und Drücken platzen diese Hohlräume und der Duft kann entweichen. Auch bei den Myrtengewächsen (Eukalyptus, Tea Tree, Nelke) finden wir diese Form der Duftspeicher, die relativ viel und damit oft recht preiswertes ätherisches Öl liefern.

Pflanzenteile

Ätherische Öle, Essenzen, Absolues und Resinoide werden aus unterschiedlichen Pflanzenteilen hergestellt. Ein und dieselbe Pflanze kann Düfte ganz unterschiedlicher Art mit ganz unterschiedlichen Inhaltsstoffen liefern.

Für die therapeutische Anwendung ist es darum unerläßlich, nicht nur den korrekten botanischen Namen anzugeben, sondern bei bestimmten Pflanzen auch den Pflanzenteil, der verarbeitet wurde. Die geläufigsten dieser vielseitigen Pflanzen, die unterschiedliche Öle liefern, sind:

Angelika, Angelica archangelica – Samen, Wurzel
Dill, Anethum graveolens – Samen, ganze Pflanze
Gewürznelke, Eugenia caryophyllata – Knospen (Blüten), Stengel, Blätter
Koriander, Coriandrum sativum – Samen, ganze Pflanze
Orange, Citrus aurantium – Blüten, Blätter, Schale
Wacholder, Juniperus communis – Beeren, Nadeln
Zeder, Cedrus atlantica – Holz, Nadeln
Zimt, Cinnamomum verum – Rinde, Blätter,Wurzel
Zypresse, Cupressus sempervirens – Zweige, Frucht

Man kann einen groben Bezug der Pflanzenteile auf die Körpersysteme herstellen, der sich jedoch in Einzelheiten nicht durchhalten läßt, da jedes ätherische Öl viele ganz unterschiedliche Anwendungsbereiche hat.

Nach diesem Modell werden die *oberen Teile der Pflanze* dem Kopfbereich zugeordnet, also

Pflanzenteile und ihre Abkürzungen

caulis	caul.	Stamm
cortex	cort.	Rinde
flos	flos	Blume
folium	fol.	Blatt
fructus	fruct.	Frucht
herba	herb.	Kraut
lignum	lig.	Holz
pericarpium	per.	Schale
radix	rad.	Wurzel
ramunculus	ram.	Zweig
resina distillata	res.dist.	destilliertes Harz
rhizoma	rhiz.	Rhizom
semen	sem.	Samen
strobilus	strob.	Zapfen

die Blüten, Früchte und Samen wirken geistig anregend oder die Nerven beruhigend. Der *mittlere Teil der Pflanze,* also Blätter und Sproß, beeinflußt den Oberkörper mit den Organen Herz, Lunge, Leber und Niere. Wurzeln = *unterer Teil der Pflanze* regen die Tätigkeit der Verdauungs-, Harn-, und Geschlechtsorgane an und die *„äußeren Teile"* der Pflanze, die Harzstoffe, wirken heilend auf die Haut. Hier gibt es Parallelen zur Lehre der Chakren und auch zur anthroposophischen Medizin. Der Biologe Dr. DIETRICH GÜMBEL stellt in seinem Buch „Ganzheitliche Therapie mit Heilkräuter-Essenzen" ein sehr interessantes Modell zu diesem Bereich auf (21).

Chemotyp

Chemotypen (Ct. oder früher Chemodem) beziehen sich auf botanisch und sichtbar identische Pflanzen, die jedoch durch Standort (Höhe, Längen- und Breitengrad, Klima, Boden und vor allem die Menge der UV-Licht-Einstrahlung) völlig unterschiedliche biochemische Inhaltsstoffe entwickeln können. Man spricht auch von „chemischer Rasse". Der Chemotyp ist also eine biochemische Beschreibung der individuellen Pflanze, er kann manchmal erst nach Destillation der Pflanzen per Gaschromatogramm des ätherischen Öles erfolgen.

Entdeckt wurde diese Tatsache in den sechziger Jahren durch Studien an dem chemotypreichen Thymian aus dem Süden Frankreichs.

Die Unterscheidung nach Chemotypen betrifft hauptsächlich die ätherischen Öle von Thymus vulgaris *(Thymian),* Rosmarinus officinalis *(Rosmarin),* Mentha *(Minzearten),* Eucalyptus *(Eukalyptusarten)* und Myrtus communis *(Myrte).* Bekannt sind ferner Chemotypen von Immortelle, Estragon, Basilikum, Salbei, Baldrian, Melisse und Kamille.

Die therapeutischen Eigenschaften verändern sich je nach Chemotyp, auch können ätherische Öle mit einem bestimmten chemischen Schwerpunkt unerwünschte Nebenwirkungen haben, ein anderer chemischer Schwerpunkt bedeutet

Beispiele verwendeter Pflanzenteile

Blätter
Bay, Cajeput, Cassiazimt, Cistrose, Eukalyptus, Geranie, Ho-Baum, Kanuka, Lorbeer, Myrte, Niaouli, Gewürznelke, Manuka, Patchouli, Petit Grain, Ravensara, Rhododendron, Tea Tree, Veilchen, Ysop, Zimt, Zypresse

Nadeln
Tanne, Kiefer, Fichte, Wacholder, Zeder

Ganze Pflanze/Kraut
Basilikum, Bohnenkraut, Estragon, Immortelle, Johanniskraut, Kamille wild, Liebstöckel, Majoran, Melisse, Minze, Oregano, Quendel, Rosmarin, Salbei, Thymian, Ysop, Zitronenverbene

Gras
Citronella, Gingergrass, Lemongras, Palmarosa

Blüten
Cassis, Champaca, Frangipani, Ginster, Hyazinthe, Jasmin, Kamille, Lavendel, Mimose, Narzisse, Neroli, Osmanthus, Rose, Tagetes, Tuberose, Ylang Ylang

Knospen
Gewürznelke

Fruchtschalen
Bergamotte, Clementine, Grapefruit, Limette, Mandarine, Orange, Zitrone

Früchte/Beeren
Wacholder, Schinus (Roter Pfeffer), Muskatnuß, Pfeffer, Tonka

Schoten
Vanille

Samen
Anis, Fenchel, Kardamom, Karotte, Koriander, Kreuzkümmel, Kümmel

Holz/Zweige
Amyris, Kiefer, Linaloe, Oud, Rosenholz, Sandelholz, Tanne, Zeder

Harz
Benzoe, Copaiba-Balsam, Elemi, Galbanum, Myrrhe, Opoponax, Perubalsam, Tolubalsam, Styrax, Weihrauch

Rinde
Zimt

Wurzeln
Angelika, Baldrian, Galbanum, Galgant, Gelbwurz, Ingwer, Iris, Narde, Vetiver

jedoch eventuell keinerlei Gefahr. Vor allem bei den häufig verwendeten Ölen von Thymian und Rosmarin ist es deshalb sehr wichtig, den exakten botanischen Namen samt Chemotyp zu wissen.

Die Abkürzung lautet in Deutschland meist **„ct."** oder der dominierende Inhaltsstoff, z. B. Thymol, steht hinter dem botanischen Namen. Im Französischen benutzt man für „Spécificité biochimique" die Abkürzung „s.b.", im Englischen „b.s." für „biochemical specificity" oder auch „chemotype".

Geographische Lage

Die Menge eines bestimmten Inhaltsstoffes kann sich im Laufe der Saison stark verändern, hier spielt neben dem Entwicklungsstand der Pflanze die Menge des einwirkenden Sonnenlichtes eine entscheidende Rolle. Zum Beispiel enthält Bergbohnenkraut (Satureja montana) im Winter hauptsächlich Monoterpene, im Spätsommer dominieren die Phenole (Carvacrol). Das gleiche gilt für Thymian (Thymus vulgaris ct. thymol): bei der Frühjahrsernte finden wir circa 30% Thymol, bei der Herbsternte schon 60–70%.

Ob ein Eukalyptusöl (Eucalyptus globulus) aus Portugal oder aus Brasilien kommt, ein Lavendelöl (Lavandula officinalis) aus Frankreich oder England, ein Rosmarinöl (Rosmarinus officinalis) aus Tunesien oder Frankreich, ein Weihrauchöl (Boswellia) aus Somalia oder Tunesien, ein Salbeiöl (Salvia officinalis) aus Italien oder Kroatien, ein Lemongrasöl (Cymbopogon flexuosus) aus Indien oder Guatemala, ein Benzoe-Resinoid (Styrax benzoe) aus Sumatra oder Siam – der unterschiedliche Boden, die Klimaverhältnisse sowie die Menge und der Winkel der Bestrahlung mit dem ultravioletten Anteil des Lichtes spielen bei der Qualität des Öles eine Rolle.

Teilweise sind diese Qualitätsunterschiede rein subjektiv, werden also nach dem persönlichen Geruchsempfinden beurteilt, teilweise sind sie jedoch objektiver Natur, da sowohl für die therapeutische Anwendung als auch von der Parfumindustrie bestimmte Ansprüche an das Spektrum der Inhaltsstoffe gestellt werden. Bei oben genannten Beispielen wird oft jeweils die erstgenannte Herkunft bevorzugt.

Pflanzenfamilien

Um die Wirkungsweisen der ätherischen Öle zu studieren, ist es hilfreich, ihre Familienzugehörigkeit zu wissen. Mitglieder einer Familie verfügen oft über gleiche oder ähnliche Eigenschaften. Zum Beispiel ist die äußere schirmartige Blütengestalt der **Doldenblütler** (Umbelliferae oder Apiaceae) sehr ähnlich. Ihre ätherischen Öle enthalten mal mehr mal weniger neurotoxische Ketone oder Phenylether, viele wirken hormonähnlich (z. B. Anis, Fenchel), blähungswidrig und verdauungsfördernd (z. B. Kümmel, Koriander).

In der Familie der **Korbblütler** (Compositae), die in ihrer Gestalt fast alle an Gänseblümchen oder Sonnenblumen erinnern, finden wir einige ätherische Öle, die nur zur Anwendung von erfahrenen Therapeuten geeignet sind (z. B. Estragon, Tagetes) oder gar nicht verwendet werden sollten (z. B. Beifuß, Wermut, Rainfarn).

▶ Die beruhigenden und entzündungshemmenden Kamillen jedoch gehören zur Grundausstattung des Aromatherapeuten.

Die Familie der **Kieferngewächse** (Pinaceae) versorgt uns mit ausgezeichneten Helfern bei Atemwegserkrankungen, die auch hervorragend die Luft desinfizieren können.

Die unterschiedlichen **Myrtengewächse** (Myrtaceae) sind mittlerweile fast ein Synonym für „Anti-Erkältungsmittel", ihr Duft wird mit „medizinisch" beschrieben; einige sind auch wirksame Mittel bei venösen Leiden.

Die meisten **Lippenblütler**-Öle (Labiatae oder Lamiaceae) sind ausgezeichnet verträglich, wenngleich von deren Gebrauch in der (problematischen) Schwangerschaft abgeraten wird.

▷ Einige von ihnen wirken leicht blutdruckerhöhend.

Die Zitrusessenzen aus der Familie der **Rautengewächse** (Rutaceae) haben einen Bezug zum Verdauungstrakt und zur Psyche, ihre Blüten (Neroli) und Blätter (Petit Grain) helfen der zerknitterten Seele. Die **Ingwergewächse** (Zingiberaceae) werden als wärmend oder sogar anheizend empfunden.

Trotz aller Gemeinsamkeiten ist es unerläßlich, jedes einzelne ätherische Öl und seine Inhaltsstoffe samt Nebenwirkungen gut kennenzulernen.

Etwa 40 Pflanzenfamilien beliefern uns mit gewinnbaren Duftstoffen. Jedoch nicht jede

Pflanze, die stark duftet, läßt ihren Duft „einfangen" (z. B. Maiglöckchen, Flieder), da die Duftstoffe durch Hitze, Druck oder Lösungsmittel zerstört werden (oder die Ausbeute ist zu gering für die Vermarktung).

Ätherische Öle, Essenzen, Absolues und Resinoide werden von 180 und mehr unterschiedlichen Pflanzen für die Aromatherapie angeboten. Hinzu kommen noch die Düfte gleicher Pflanzen aus unterschiedlichen Ländern und die Chemotypen einiger Pflanzen. Für die Parfumindustrie werden noch mehr, vor allen Dingen seltene Natur-Düfte mit entsprechend hohen Preisen produziert.

▶ Zur Grundausstattung eines(r) AromatherapeutIn genügen **etwa 30–40 verschiedene Öle**, die je nach Vorlieben und Klientenkreis auf **50 Fläschchen** wachsen kann.

Hier nun die wichtigsten Familien, aus denen düfteliefernde Pflanzen hervorgehen. Übrigens werden sie meistens falsch betont. Im „Zander – Handwörterbuch der Pflanzennamen" kann man nachlesen, daß die Aussprache Geraniáceae, Lamiáceae, Lauráceae, Rosáceae, Santaláceae und so weiter lautet.

Agavaceae, Agavengewächse
- Tuberose

Amaryllidaceae, Amaryllisgewächse
- Narzisse

Anarcadiaceae, Sumachgewächse
- Mastix
- Roter Pfeffer

Annonaceae, Flaschenbaumgewächse
- Ylang-Ylang

Burseraceae, Balsambaumgewächse
- Elemi
- Linaloe
- Opoponax
- Myrrhe
- Weihrauch

Cistaceae, Cistrosengewächse
- Cistrose
- Labdanum

Compositae, Korbblütler
- Alant
- Beifuß
- Calendula
- Costus
- Davana
- Estragon
- Immortelle
- Kamille Römisch & Deutsch
- Rainfarn
- Santolin
- Schafgarbe
- Tagetes
- Wermut

Cupressaceae, Zypressengewächse
- Cade
- Thuja
- Wacholder
- Texas-Zeder
- Zypresse

Geraniaceae, Storchenschnabelgewächse
- Geranie

Gramineae/Poaceae, Gräser
- Citronella
- Lemongras
- Palmarosa
- Vetiver

Guttiferae
- Johanniskraut

Hamamelidaceae, Hamamelisgewächse
- Styrax

Illiciaceae
- Sternanis

Iridaceae, Irisgewächse
- Iris
- Safran

Labiatae oder Lamiaceae, Lippenblütler
- Basilikum
- Bohnenkraut
- Lavendel
- Majoran
- Melisse
- Minze
- Oregano
- Patchouli
- Rosmarin
- Salbeiarten
- Thymian
- Ysop

Lauraceae, Lorbeergewächse
- Cassia
- Kampher
- Litsea Cubeba
- Lorbeer
- Mandarinenholz
- Massoia
- Ravensara
- Rosenholz
- Sassafras
- Sugandha Kokila
- Zimt

Leguminosae/Fabaceae, Schmetterlingsblütler
- Cabreuva
- Cassie
- Copaiba
- Ginster
- Mimose
- Steinklee
- Tolubalsam
- Perubalsam
- Tonka

Liliaceae, Liliengewächse
- Hyazinthe
- Knoblauch
- Zwiebel

Magnoliaceae, Magnoliengewächse
- Magnolie
- Champaca

Malvaceae, Malvengewächse
- Moschuskörner

Myristicaceae, Muskatnußgewächse
- Muskatnuß
- Muskatblüte

Myrtaceae, Myrtengewächse
- Bay
- Cajeput
- Eukalyptus
- Kanuka
- Manuka
- Myrte
- Nelkenbaum
- Niaouli
- Tea-Tree

Oleaceae, Ölbaumgewächse
- Jasmin
- Osmanthus

Orchidaceae, Orchideengewächse
- Vanille

Pinaceae/Abietaceae, Kieferngewächse
- Balsamtanne
- Douglasie
- Fichte
- Lärche
- Latschenkiefer
- Meerkiefer
- Riesentanne
- Weißtanne
- Zeder
- Zirbelkiefer

Piperaceae, Pfeffergewächse
- Kubebe
- Pfeffer

Rosaceae, Rosengewächse
- Bittermandel
- Rose

Rutaceae, Rautengewächse
- Amyris
- Bergamotte
- Boronia
- Bucco
- Clementine
- Grapefruit
- Limette
- Limone
- Mandarine
- Orangenarten
- Pampelmuse
- Raute
- Zitrone

Santalaceae, Sandelholzgewächse
- Sandelholz

Sterculiaceae, Sterkuliengewächse
- Kakao

Styracaceae, Styraxgewächse
- Benzoe

Umbelliferae/Apiaceae, Doldenblütler
- Angelika
- Anis
- Asafoetida
- Dill
- Fenchel
- Galbanum
- Karotte
- Koriander
- Kreuzkümmel
- Liebstöckel
- Petersilie
- Sellerie

Valerianaceae
- Baldrian
- Narde

Verbenaceae, Verbenengewächse
- Zitronenverbene („Eisenkraut")

Violaceae
- Veilchen

Zingiberaceae
- Galgant
- Ingwer
- Kardamom
- Kurkuma

Zygophyllaceae
- Guajak

1.2 Qualitätsmerkmale

Wer ätherische Öle kauft, tut dies meistens, um seine Gesundheit zu unterstützen, um sich bei kleineren Krankheiten schonend und zuverlässig zu helfen oder um sich damit zu pflegen und zu verwöhnen. Für alle Bereiche spielt gute Qualität eine sehr wichtige Rolle. Selbst „nur" für die Wohnraumbeduftung sollte man hochwertige Öle verwenden, da die Duftmoleküle über die Nase vom Organismus aufgenommen werden.

Angehörige von heilenden und helfenden Berufen und von Heilhilfsberufen sind schon allein aus medizinischen und haftungsrechtlichen

Gründen auf beste ätherische Öle natürlichen Ursprungs angewiesen.

Wichtig bei der Entscheidung sind vor allem zwei Faktoren: **die Informationen auf dem Etikett (und/ oder der Preisliste) und der Duft.** Auf einem guten Etikett sollten sich die Angaben aus untenstehendem Kasten befinden. Je nach Größe reicht der Raum auf dem Etikett nicht für all diese Informationen aus, dann genügen die Punkte 1, 2, 3, 6, 7, 8, 9, 10, der Rest muß sich dann aber auf der Preisliste befinden, die dem Kunden, ohne daß er fragen muß, zugänglich sein sollte.

Etikett-Kennzeichnung

1. deutscher und lateinischer (botanischer) Name des in dem Fläschchen enthaltenen Öles
2. Ursprungsland des Öles
3. Pflanzenteil, der destilliert, ausgepreßt oder extrahiert wurde und sofern nötig, der Chemotyp
4. Gewinnungsverfahren des Öles
5. bei Extraktion: das verwendete Lösungsmittel und ob das Endprodukt rückstandskontrolliert wurde
6. Anbau: kontrolliert-biologisch (kbA), konventioneller Anbau, Wildsammlung oder kontrollierte Wildsammlung
7. bei zähflüssigen Extrakten (Vanille, Benzoe, Mimose, Tonka) und teuren ätherischen Ölen: die Art des Verdünnungsmittels (Weingeist oder Jojoba) und das Mischungsverhältnis in Prozent. Auch bei teuren Düften, die mit ähnlich duftenden, preiswerteren Düften vermischt sind (Rose mit Palmarosa, Melisse und Verbene mit Lemongras), muß das Mischungsverhältnis erkenntlich sein
8. Füllmenge
9. Chargennummer und/oder Verfalldatum
10. Vermerk: „Zur Wohnraumaromatisierung" oder „Für die Aromapflege"
11. Vermerk: „Kindersicher aufbewahren"
12. eventuell Vermerk: „Lichtgeschützt und nicht über 30 Grad lagern – feuergefährlich"

Die Fläschchen müssen aus Glas sein, da manche ätherische Öle bestimmte Kunststoffe angreifen oder sogar regelrecht auflösen. Das Glas muß dunkel getönt sein, da Licht die Qualität der ätherischen Öle sehr schnell negativ beeinflußt. Ein Umkarton wäre natürlich auch eine Lösung, stellt aber eine unnötige Papierverschwendung dar und ist zudem umständlich in der Handhabung.

Wenngleich der Riechanfänger manchmal mit der Beurteilung eines Duftes überfordert sein dürfte, der Mensch entwickelt dennoch erstaunlich schnell ein Duftgedächtnis. Wir können also nach einiger Zeit Duftnuancen erriechen und spüren sogar, ob ein bestimmter Duft in diesem Moment gerade wohltuend/heilend ist oder nicht (selbst wenn die objektive Qualität einwandfrei ist). Manche Menschen testen diesen Bereich kinesiologisch aus (oder mit Pendel).

Qualitätsprüfung

Jedes Fläschchen mit ätherischem Öl, das wir kaufen, sollte mit einer Chargennummer versehen sein. Hiermit kann man im Zweifelsfall die Qualität eines Öles rekonstruieren.

Die Chargennummer bezieht sich auf eine Lieferung eines bestimmten ätherischen Öles. Neben den Testergebnissen der biochemischen und physikalischen Untersuchungen (siehe nächster Abschnitt) sollte das Qualitätszertifikat dieser speziellen Öllieferung auch das Herkunftsland, das Herstellungsverfahren und die Herstellungsart enthalten. Jede neue Lieferung dieses Öles muß neu untersucht werden. Das können sich nur sehr engagierte Firmen leisten.

▶ Therapeutisch benutzte Öle dürfen deshalb nicht aus unterschiedlichen Herkunftsorten oder Jahrgängen vermischt werden, so würden die therapeutischen Eigenschaften verwischt werden.

Ein Herstellungs- oder ungefähres Haltbarkeitsdatum wäre zumindestens bei Zitrusessenzen notwendig. Doch auch bei anderen ätherischen Ölen würde dies den Anwendern helfen, da man mittlerweile weiß, daß oxidierte Öle, insbesondere solche mit hohem Monoterpengehalt *hautreizend* sein können (11).

Es gibt drei wichtige Qualitätsprüfungen, die ein hochwertiges ätherisches Öl alle bestehen muß:

Chemische Qualitätsanalyse

Das gängigste, aber auch sehr teure, Testverfahren von Seiten einer seriösen Firma ist die **Gas-Chromatographie (GC)**:

In eine sehr feine Säule wird mit Hilfe von einem gasförmigen Träger (meistens Helium) eine winzige Menge des zu untersuchenden ätherischen Öles hineingegeben. Hier herrscht ein Druck von 0,5 bis 1 bar. Je nachdem, wie schwer jeder einzelne Bestandteil (Molekül) des Öles ist, hat er eine andere „Aufstiegszeit" und

wird nun beim Passieren einer Membran von den anderen Bestandteilen getrennt. Das Helium wird hier durch einen Druckabfall eliminiert.

Die Menge der jeweiligen Moleküle und der Austritts-Zeitpunkt werden durch Ausschläge einer winzigen Nadel dokumentiert. Durch Vergleich mit der Menge dieser Inhaltsstoffe von protokollierten „idealen" Kontroll-Ölen kann der erfahrene Chemiker einigermaßen sicher feststellen, ob er es mit dem angegebenen Öl zu tun hat.

Zusätzlich zum GC wird das **Massenspektrometer (MS)** verwendet. Hier werden die im GC aufsteigenden Moleküle in einem Vakuum mit hochenergetischen Elektronen bombardiert und zerlegt. Jedes Molekül hat ein typisches Zerfallsmuster, hier werden per Computer Vergleiche mit bereits vorhanden Schemata gemacht.

Mit diesem kombinierten Verfahren können mehrere Verfälschungen eines Öles aufgedeckt werden.

• Anwesenheit von fetten Ölen oder Lösungsmitteln zum Strecken des natürlichen ätherischen Öles

• Beimischung von synthetischen Komponenten zum „Aufbessern" oder Strecken des ätherischen Öles, z. B. Linalool in Lavendel- und Rosenholz-Öl

• Vermischung von inhaltlich und geruchlich ähnlichen Ölen, z. B. Rose mit Geranie oder Palmarosa, Melisse mit Citronella oder Lemongras

• Deterpenierung: die Menge von Terpenen ist geringer als üblich, z. B. bei Nadelölen

• Rektifikation: Ein Öl wird mehrmals destilliert, um bestimmte Moleküle zu entfernen, z. B. Bergamotte-Essenz, um die phototoxischen Furocumarine zu eliminieren oder Zimtblätter-Öl, um die starke Eigenfarbe zu eliminieren

• Nachlässigkeit bei der Destillation: durch eine schlecht gereinigte Apparatur sind Reste der zuvor stattgefundenen Destillation im Öl. Gerade nach der Herstellung von Minze-Ölen muß auf sorgfältige Reinigung geachtet werden, auch bei färbenden Ölen wie Schafgarbe oder Kamille blau.

Das komplette GC-MS-Verfahren dauert eine bis anderthalb Stunden pro ätherisches Öl. Die Auswertung, die bis zu einer Stunde dauern kann, erfordert viel Sachkenntnis und Erfahrung. Die Kosten pro Untersuchung können bis zu DM 1000 betragen (natürlich bekommen Großabnehmer günstigere Konditionen).

Ob der aromatische Molekülcocktail ausschließlich Komponenten natürlicher Herkunft enthält, kann der Chemiker nicht zwangsläufig erkennen. Die GC-MS-Methode eignet sich nur bedingt, um festzustellen, ob ein Öl gepanscht oder gar synthetisch ist, da immer raffiniertere synthetische Mixturen auf den Markt kommen. Deshalb benutzt man seit wenigen Jahren die relativ neue **Enantiomeren-Messung (Chirales GC)** zur Analyse eines Öles. Hier kann man nicht nur – wie beim herkömmlichen GC – die Quantität der Inhaltsstoffe erkennen, sondern auch, ob der jeweilige Stoff natürlicher oder synthetischer Herkunft ist.

Zugrunde liegt die Erkenntnis, daß alle Moleküle mit einem asymmetrischen Kohlenstoffatom in der Mitte chiral sind (von griechisch cheir = Hand): wie auch unsere Hände ergibt ein derartiges Molekül nicht ein identisches Spiegelbild auf einem ebenen Spiegel (die linke Hand wird zur rechten und umgekehrt).

Chirale Bausteine in ätherischen Ölen sind zum Beispiel Linalool, Menthol, Borneon (Kampfer), Pinen, Limonen. Diese chiralen Bausteine müssen immer als zwei Enantiomere vorkommen (einer ist das Spiegelbild vom anderen), einer ist rechtsdrehend (+), der andere linksdrehend (–). Diese Enantiomere treten in einem naturreinen ätherischen Öl in bestimmten, unterschiedlichen Mengenverhältnissen auf. Bei synthetischen Ölen oder solchen mit einem synthetischen Anteil ist dieses Mengenverhältnis gleich.

▷ Die 100%ige Aussagekraft der Enantiomeren-Messung wird jedoch von manchen Experten angezweifelt.

▬ Physikalische Qualitätsanalyse

Hier werden die physikalischen Daten eines ätherischen Öles erfaßt:
• das spezifische Gewicht (Dichte),
• der Lichtbrechungs-Index (Refraktions-Index)
• und die optische Drehung (Polarisation) sowie die
• Löslichkeit in Äthylalkohol, da sich bestimmte zur Fälschung verwendete Substanzen nicht in Äthanol lösen lassen.

▬ Sensorische Prüfung

Hier werden vor allem Duft, Geschmack, Farbe und Konsistenz des Öles von geschulten und erfahrenen „Nasen" untersucht.

Anhand dieser Beschreibungen erahnt sogar der Laie, daß seriöse öleliefernde Firmen erheblichen Aufwand betreiben müssen, um Kunden und Therapeuten ein qualitativ hervorragendes Öl präsentieren zu können. Der Einfluß auf den Preis ist nachvollziehbar, da all diese Untersuchungen Zeit und Geld kosten.

Öle aus der Apotheke

Noch vor fünfzehn Jahren konnte man ätherische Öle fast nur über Apotheken beziehen. Hier war die Auswahl nicht sehr groß, zudem bekam man standardisierte Öle, die dem *Deutschen Arzneibuch DAB* entsprachen. Jedes (Arznei-)Mittel, das im DAB erfaßt wird, muß einem festgelegten Standard entsprechen, was chemischen Aufbau und nachgewiesene Wirkung auf den menschlichen Organismus anbelangt. Das bedeutet für die ätherischen Öle nach DAB, daß sie eine bestimmte Zusammensetzung aufweisen müssen.

Bei natürlichen Produkten ist dies aber nicht möglich, da die Pflanzen von Jahr zu Jahr erheblichen unterschiedlichen Umweltbedingungen ausgesetzt sind. Hier muß „nachgeholfen" werden, also müssen gegebenenfalls einige Inhaltsstoffe entfernt oder hinzugegeben werden. Im Idealfall handelt es sich bei Ergänzungen um die gewünschten Inhaltsstoffe aus duftverwandten Pflanzen, es können aber auch „naturidentische", sprich synthetische, Substanzen hinzugefügt werden.

Heutzutage führen viele Apotheken auch ein DAB-unabhängiges Sortiment an ätherischen Ölen, die nicht mit therapeutischen Anwendungszwecken deklariert werden dürfen; manchmal sogar von namhaften und vertrauenswürdigen Firmen.

1.3 Herstellungsverfahren

Je nach Beschaffenheit einer Duft-Pflanze und dem verwendeten Pflanzenteil kommen unterschiedliche Herstellungsverfahren in Betracht: die *(Kalt-)Pressung* (Expression), die *Destillation,* die *Extraktion* (durch Lösungsmittel) und nur noch im Ausnahmefall die *Enfleurage*.

Kaltpressung (Expression)

Dieses sehr schonende Verfahren wird ausschließlich zur Gewinnung von *Schalen-Essenzen* angewandt: von den Schalen der Zitrusfrüchte Orange, Bergamotte, Mandarine, Grapefruit, Zitrone, Limette (letztere wird manchmal auch destilliert). Diese „Abfälle" aus der Saftproduktion sind sehr hitzeempfindlich und werden daher mechanisch ausgepreßt. Durch Zerstörung der äußeren Schicht der Fruchtschale werden die winzigen Ölbehälter zum Platzen gebracht und der Duftstoff kann in Behältern gesammelt werden.

Früher wurden die Schalen Stück für Stück von Hand in Schwämme ausgedrückt und diese dann wiederum in Behältnisse ausgedrückt.

Man spricht hier oft von *Essenzen,* da das Endprodukt dem Stoff entspricht, der sich genau so in der Pflanzenschale befand. Bei der Destillation hingegen findet durch die Hitzeeinwirkung und dem Druck eine Verwandlung statt, man spricht dann von ätherischen Ölen.

Da Insektizide und Herbizide aus großen Molekülen bestehen, gelangen sie kaum in destillierte Öle, sie gelangen aber je nach Behandlung der Früchte mit in die Essenz. Deshalb ist es bei den Zitrusessenzen besonders wichtig, Produkte aus kontrolliert-biologischem Anbau zu verwenden.

Große Moleküle wie Farbstoffe und die auf der Schale enthaltenen Wachse finden wir auch in der Essenz. Sie können manchmal die Flüssigkeit eintrüben, ohne zwangsläufig Qualitätseinbußen hervorzurufen. Jedoch sind die Wachse anfällig für Oxidationsprozesse; Essenzen verderben auch wegen der reichlichen enthaltenen Monoterpene (vor allem Limonen) recht schnell, manchmal innerhalb eines Jahres (siehe unter „Haltbarkeit").

> Ein ätherisches Öl entsteht aus einer destillierten Essenz
>
> PHILIPPE MAILHEBIAU

Wasserdampfdestillation

Das Grund-Prinzip der Destillation ist einfach: Wasser wird verdampft und sofort wieder abgekühlt, also kondensiert. Allerdings braucht man bei der Gewinnung von ätherischen Ölen soviel Fingerspitzengefühl und auch Know-how um den richtigen Druck, um die passende Temperatur und um die Länge des ganzen Vorganges, daß man hier zu Recht von einer (handwerklichen) Kunst sprechen kann.

Der Chemiker, Pharmazeut und Düfte-Forscher PAOLO ROVESTI (1902–1983, siehe unter „Who is who") entdeckte auf einer seiner zahllosen Expeditionen rund um die Welt in Taxila, Nordpakistan, das älteste erhaltene Destillationsgerät der Welt. Es ist aus Terrakotta geformt und befand sich damals in einer Ecke des dortigen Museums, verkannt als Gerät zur Reinigung von Wasser. Mit diesem 5000 Jahre alten Apparat ging mutmaßlich auch das Wissen um die Destillation zunächst verloren: in der Nähe fand man nicht nur viele kleine Behälter zur Aufbewahrung von Duftstoffen, sondern auch Skelette, zwischen deren Rippen sich noch Messer befanden. Mit diesen ermordeten Destillateuren verschwand vorübergehend das Wissen um die Kunst des Destillierens. Bis zu diesem Fund glaubte man, die Araber hätten diese Kunst im 10. Jahrhundert erfunden.

Temperatur und Druck müssen beim Destillationsvorgang sehr sorgfältig überwacht werden, ein erfahrener Destillateur weiß um die Charakteristika bei der Verarbeitung der verschiedenen Pflanzenarten. Allgemein läßt sich sagen, daß die Temperatur 100 Grad Celsius nicht übersteigen sollte, der Druck sollte nur leicht über dem atmosphärischen Druck sein. Die Destillationszeit erstreckt sich immer auf über eine Stunde (siehe Tabelle), sie kann bis zu 100 Stunden dauern wie beim Sandelholz. Man kann auch während des Destillationsvorganges sogenannte *Fraktionen* entnehmen, diese enthalten die bis zu dem jeweiligen Zeitpunkt gelösten Inhaltsstoffe. Bei den unterschiedlichen Qualitäten des Ylang Ylang ist diese Praxis zum Beispiel üblich.

Die Inhaltsstoffe von ätherischen Ölen haben aufgrund dieses Gewinnungsverfahrens ein Molekulargewicht von etwa 225, selten erreichen sie 250. Sie enthalten darum auch keine Schwermetalle, da deren Moleküle für die Destillation zu schwer sind (2).

Der Vorgang im Detail:

In einem sich nach oben verjüngenden Behälter (Alambic) wird das Pflanzenmaterial auf ein Sieb plaziert, unter dem sich siedendes (Brunnen-)Wasser befindet. Durch die Hitze und den entstehenden Druck reißt der Wasserdampf die winzigen Duftmoleküle mechanisch mit sich hoch (Huckepack-Verfahren). In einer Kühlschlange wird der aufgestiegene Dampf sofort abgekühlt, er kondensiert. Dieses Kondenswasser, nun *Hydrolat* genannt, gelangt zusammen mit dem ätherischen Öl, das sich durch seine

Destillation und Ergiebigkeit

Ätherisches Öl	Ergiebigkeit	Destillations-Zeit	Haupt-Erntemonate	Preisbeispiel 1 ml in DM
Angelika Angelica archangelica rad.	0,3-0,5% der getrockneten Ware	4 h und mehr	8/9	9,80
Basilikum Ocimum basilicum	0,2-0,5% (Komoren) 0,05-0,15% (Frankreich)		8 + 9 Ägypten 7 + 8 Indien	1,96
Bergamotte Citrus bergamia	200 kg Schalen für 1 l Essenz	–	12–3	1,70
Bohnenkraut Satureja montana	0,2% (S. montana) 0,1% (S. hortensis)	2 h	Ende 9	3,16
Cardamom Elletaria cardamomum	4%		2/3 + 8/9	1,96
Cistrose Cistus ladanifer	0,1–0,2%	6 h und mehr		4,80
Citronella Cymbopogon citratus	0,3–0,4%	1.30–2 h	3–4x/Jahr	1,–
Dill Anethum graveolens planta tota	0,2–0,5%	2–3 h	7/8	2,18
Estragon Artemisia dracunculus	0,2–0,5%	2–2.30 h	6 + 9	2,56
Eukalyptus Eucalyptus globulus Eucalyptus citriodora Eucalyptus radiata	0,7–1% 0,5–2% 2–3%	3 h 1.30–2 h 1–1.30 h	ganzjährig besonders 10–3	1,– 0,88 1,76
Fenchel Foeniculum vulgare	0,4–0,6%	1.30–2 h	4 + 5 Ägypten 3–6 Indien	1,50
Geranie Pelargonium graveolens	0,1–0,15%	1.30–2 h	3 + 4 Marokko 6 + 7 Ägypten 4–8–12 Réunion	2,10
Gewürznelke Eugenia caryophyllata flos.	15–18%	8 h und mehr vorher 2–3 Tage Trocknung	8–10 Sansibar 6–8 Indonesien	1,30
Immortelle Helicrysum italicum var. serotoninum	0,3–0,4%	1.30–1.45 h schwer zu destillieren	Anfang 7	5,80
Ingwer Zingiber officinalis	2–3%		9–11	2,36
Jasmin Jasminum grandiflorum	1000 kg = 8 Millionen Blüten für 1 l		11–4	30,– (Ägypten) 28,– (Marokko)
Kamille blau Matricaria camomilla	0,05-0,2%	10–15 h	4/5	14,80
Kamille römisch Anthemis nobilis	0,1–0,2%	1 h	7/8	12,–
Karottensamen Daucus carota sem.	0,5–0,9%	2–2.30 h	Spätsommer	2,40

Ätherisches Öl	Ergiebigkeit	Destillations-Zeit	Haupt-Erntemonate	Preisbeispiel 1 ml in DM
Koriander Coriandrum sativum	0,15–0,2%	2 h	3–4×/Jahr je reifer, desto höherer Linaloolgehalt	2,80
Kümmel Carum carvi	3–6%	6–8 h	6–8	1,20*
Lavendel Lavandula vera	0,4–0,5%	1–1.30 h	7 + 8	1,30 (Lavendel fein)
Lavandula spica	0,5–0,7%	1–1.15 h		1,56
Lemongras Cymbopogon flexuosus	2%		6–2	1,16
Liebstöckel Levisticum officinale	0,05–0,15%	2–3 h	Ende 7	18,–* (7,–**)
Lorbeer Laurus nobilis	0,07–0,2% (Provence) 0,5% (Marokko)	3 h und mehr halbgetrocknete Blätter		2,56
Majoran Origanum majorana	0,5–0,8%	1.15 h ohne Druck	7 + 8	2,–
Mandarine Citrus reticulata per.	0,3–0,5%	–	rot: 1 grün:10 + 11	1,24 1,24
Meerkiefer Pinus pinaster	0,25–0,35%	5 h		0,70**
Melisse Melissa officinalis	0,01–0,03%	muß sofort nach der Ernte (auf dem Feld) destilliert werden	Ende 6 + Anf. 9	32,–
Muskatellersalbei Salvia sclarea	0,05–0,4% extrem von Temperatur, Wind, Feuchtigkeit abhängig	0,5–3 Tage vorher trocknen	7/8	3,20 (k.b.A.) 2,36
Myrte Myrtus communis	0,1–0,4%	3 h	Frühling und Herbst	1,70 (Marokko) 1,96 (Anden) 1,76 (Türkei)
Neroli Citrus aurantium flos	0,07–0,15% bis 1500 kg Blüten für 1 l	2.30–3 h	5 + 10	19,80
Niaouli Melaleuca viridiflora	0,2-1,5% 50 kg für 1 l	3 h und mehr		1,50
Orange Citrus sinensis	0,5%, 200–300 kg Schalen für 1l Essenz	–	1 + 2	1,24
Palmarosa Cymbopogon martinii	1–1,3%	3–4 h		1,20
Patchouli Postogemon patchouli	35 kg Blätter für 1 kg	vorher trocknen und fermentieren		1,30
Petit Grain Citrus aurantium ram. & fol.	0,3–0,4% 100–200 kg = 1 l		10–3	1,70

Ätherisches Öl	Ergiebigkeit	Destillations-Zeit	Haupt-Erntemonate	Preisbeispiel 1 ml in DM
Pfeffer Piper nigrum	2%		9–11	1,96
Pfefferminze Mentha piperita	0,3–0,7%	1–1.30 h vorher 2–3 Tage trocknen	bis zu 3 Ernten im Sommer, im August höchste Ausbeute	1,70
Ravensara Ravensara aromatica	0,4–0,8%	10–13 h		1,90
Rose Rosa damaszena	0,033–0,025% (destilliert) 0,2–0,25% (Absolue)	½ bis 1 h	Ende 5 + 6	35,– (Marokko) 33,– (Türkei) 45,– (Bulgarien) 22,– (Absolue Marokko)
Rosenholz Aniba rosaeodora	1%	3 h	ganzjährig	1,78
Rosmarin Rosmarinus officinalis	0,2–1% meistens um 0,5%	1.30–2 h vorher 3 Tage trocknen	4–7	1,78
Salbei Salvia officinalis	0,4–1%	2 h und mehr	8 + 9	2,10
Sandelholz Santalum album	bis zu 6% 20 kg Kernholz für 1 l	100 h (zweimalige Destillation)	ganzjährig	3,40
Tea Tree Melaleuca alternifolia	1–2% 50–100 kg Blätter für 1 l	1–4 h	ganzjährig	1,76 (k.b.A.) 1,60 (konventionell)
Thymian **Thymus vulgaris ct.** **linalool** **Thymus vulgaris ct.** **thymol**	0,3–0,5% (Ct. thymol) max. 0,2% (Ct. linalol)	1.30 h je länger, desto höherer Phenol-gehalt	5 + 6	2,56 2,16
Vetiver Vetiveria zizanoides	2%		5–9	1,96
Wacholder **Juniperus communis** **fruct.** **fruct.& ram.**	0,2–0,4% 0,05–0,2%	2.30 h 6 h	Spätherbst (erste Fröste) Frühling	3,16
Weihrauch Boswellia sacra	20 kg Gummiharz für 1 l		ganzjährig, vor allem am Jahresanfang	2,76
Ylang Ylang Cananga odorata gen.	1–2%	8–24 h	ganzjährig, vor allem 4/5 + 10–12	1,96
Ysop **Hyssopus officinalis** **Hyssopus decumbens**	0,1–0,3% 0,15–1,3%	2 h 2.30 h	8/9	3,60 3,16
Zeder Cedrus atlantica	3–3,5%		ganzjährig	1,45
Zimt **Cinnamomum verum** **cort.** **Cinnamomum verum fol.**	0,6% 1,8%		5–12 Ceylon	4,50 1,–

Ätherisches Öl	Ergiebigkeit	Destillations-Zeit	Haupt-Erntemonate	Preisbeispiel 1 ml in DM
Zitrone Citrus limon flos	0,5%, etwa 3000 Zitronen = ca. 200 kg Schalen für 1 l Essenz	–	5–7 Italien 1–6 Israel 2–5 Brasilien	1,40 (k.b.A.) 1,– (konventionell)
Zypresse Cupressus sempervirens	0,5–0,8%	2 h, dann Pause (8 h), dann nochmals 3 h	11–3	1,90 (k.b.A.) 1,60 (konventionell)

Diese Angaben bieten nur Anhaltspunkte, die Erträge und Herstellungszeiten schwanken enorm je nach Land und klimatischen Bedingungen. Die Preise basieren auf Öle der Firma Primavera Life, Neumond* und La Balance**. 100 kg für 1 l ä.Ö.=1%; 250–1000 kg für 1 l ä Ö = 0,1–0,4%
Quellen: Philippe Mailhebiau: La Nouvelle Aromathérapie; Julia Lawless: Aqua Oleum, the Essential Oil Catalogue; Theo Vogel, Rita Nussbaumer: Die Duftfibel

geringere Dichte meistens an der Oberfläche abscheidet, in einen zweiten Behälter (Florentiner Vase), von wo beide mit auf entsprechender Höhe plazierten „Wasserhähnchen" entnommen werden können. Es gibt allerdings auch ätherische Öle, die schwerer als Wasser sind, also die Wassersäule über sich haben. Das „Wasserhähnchen" befindet sich dann ziemlich weit unten an der Florentiner Vase.

Das ätherische Öl wird gefiltert und in Glasbehälter abgefüllt.

Nun muß es noch einige Tage belüftet werden, d. h. ohne Verschluß lagern, und anschließend in einem kühlen, gut belüfteten Keller ruhen, damit es seine charakteristischen Duft-Eigenschaften entfalten kann.

▶ Mindestens einen Monat muß Lavendel-Öl ruhen, bevor es für therapeutische Zwecke angewendet wird, Rosmarin sollte drei Monate ruhen und Lorbeer gar ein Jahr (siehe unter „Haltbarkeit").

Das kondensierte Wasser ist nun kein konventionelles destilliertes Wasser, sondern ist mit den wasserlöslichen Stoffen (größere Moleküle als im ätherischen Öl) der destillierten Pflanze angereichert. Es enthält auch bis zu 3% des jeweiligen ätherischen Öles; das hängt von der Wasserlöslichkeit der in ihm enthaltenen Moleküle ab. Somit hat es also einen anderen, genauso wichtigen Heilwert wie das entstandene ätherische Öl, es sollte komplementär dazu mitangewendet werden.

Dieses Hydrolat (Hydrosol, Aquarom) kann mehrmals diesen Prozeß der Destillation durchlaufen, es wird dadurch in Duft und Wirkung intensiver (z. B. Rosenhydrolat).

Hölzer, Rinden und **Wurzeln** muß man vor der Destillation zerkleinern, um die Zellen, die die Duftstoffe einschließen, aufzusprengen. Weiche **Blätter** und **Blüten** enthalten ihre Duftstoffe an Härchen oder an leicht zugänglichen Duftdrüsen und benötigen kaum Vorbereitung. Manche Pflanzen muß man sofort nach der Ernte auf dem Feld destillieren (Melisse, Ylang Ylang), manche Pflanzen sollte man vor der Destillation einige Tage lagern (Muskatellersalbei, Pfefferkörner und eventuell Pfefferminze).

Bei der Destillation werden manche Inhaltsstoffe der Pflanze verwandelt, z. B. entsteht nur auf diese Weise das Chamazulen aus der Kamille blau, es ist in der lebenden Pflanze in einer Vorstufe zu finden.

Die Ergiebigkeit der Wasserdampfdestillation ist sehr unterschiedlich: 0,01 für Echte Melisse (4.000–12.000 kg Pflanze für 1 kg ätherisches Öl), 0,025% für Rose (bis zu 4.000 kg Blütenblätter), bis zu 1% für Rosmarin und Salbei, um 2% für Ylang Ylang, Pfeffer und Vetiver, bis zu 3% für Ingwer, 4% für Kardamom, bis zu 6% für Sandelholz, 18% für die Knospen der Gewürznelke (6–7 kg). Die Ergiebigkeit von vielen Pflanzen liegt bei 0,1–1% (siehe Tabelle „Destillation").

Ergiebigkeit von 1 Prozent: aus 100 kg Pflanze entsteht 1 Liter ätherisches Öl

Selten findet man noch die **Wasserdestillation**: Hier werden die Pflanzenteile mit dem kochenden Wasser vermengt, der restliche Ablauf ist wie oben beschrieben. Die Wirksamkeit der Inhaltsstoffe leidet jedoch unter der länger anhaltenden Hitze.

Bei der **Hydro-Diffusion** (Perkolation) wird das

Verfahren umgekehrt angewendet: Die Pflanzen werden von oben mit Wasserdampf „beschossen", der Kontakt mit dem heißen Dampf ist also wesentlich kürzer, da er nicht aufsteigen muß sondern in einen Behälter „fällt". Danach läuft auch dieses Verfahren wie oben beschrieben. Es wird jedoch noch nicht häufig angewendet.

Die Schilderung eines langen Mai-Nachmittags in der Provence mag die geringe Ergiebigkeit und die Kostbarkeit der ätherischen Öle illustrieren:

▬ Etwa sieben Freiwillige helfen bei der Ernte von wildem Thymian. Die Handhabung der frisch geschliffenen Sicheln wird im Schnellverfahren gelernt. Auch, wie die Bienen von dem blühenden Kraut verscheucht werden. Reichlich Pflaster liegt bereit und wird in den nächsten Stunden auch oft benötigt. Manche Erntehelfer schneiden stundenlang trotz der heißen Sonne und der stechenden Insekten. Es werden viele Säcke des duftenden Thymians eingefahren, am nächsten Tag soll die Destillation stattfinden.

Das Ergebnis von einer knapp halbvollen Literflasche löst Entsetzen unter den freiwilligen Landarbeitern aus: Für insgesamt über zwanzig Stunden harter Arbeit so wenig ätherisches Öl! Der Bauer hingegen freut sich über einen recht guten Ertrag. Er wird keine fünfzig Mark für den halben Liter bekommen. Dieser idealistische Broterwerb zwingt zu einem bescheidenen Leben.

Nebenprodukt Hydrolat

Das bei der Gewinnung von ätherischen Ölen durch Destillation gewonnene „destillierte Wasser" ist mit den wasserlöslichen Bestandteilen der jeweiligen Pflanze versetzt. Beim Rosenwasser ist es zum Beispiel der den Duft wesentlich prägende Phenylethylalkohol. Dieses Hydrolat duftet deshalb für viele Menschen sogar angenehmer als das Öl selbst. Das ätherische Öl enthält im Gegensatz dazu „nur" die fettlöslichen, leicht flüchtigen Inhaltsstoffe dieser Pflanze.

Hydrolate haben auch eine starke Heilwirkung, manchmal wird – zumindest in bestimmten Bereichen – die Heilwirkung der ätherischen Öle sogar übertroffen. Sie bilden einen komplementären Teil der Aromatherapie, werden aber leider noch oft vergessen. Vielleicht, weil sie einst als „wertlose Abfallprodukte der Destillation" angesehen wurden.

▷ Für die Behandlung von *Kindern, Schwangeren* und *gebrechlichen Menschen* sind sie optimal, da sie eine sehr sanfte Wirkung haben. Allerdings ist hier der Bedarf an Forschung noch wesentlich größer als bei den ätherischen Ölen.

Sie eignen sich hervorragend als *„Kompressen"* bei Prellungen, Verbrennungen oder Fieber; man gefriert sie zu Platten oder Würfeln und wickelt sie vor Gebrauch in sterile Wundkompressen. Auch zum *Ansetzen von Bachblütenpräparaten* sind sie eine gute Ergänzung. Zur Herstellung von *Cremes, Deos* und *Haarwässern* sind sie ausgezeichnet geeignet. Und natürlich auch zum *Kochen.*

Die sogenannten „...-Wässer", also „Rosen-Wasser", „Neroli-Wasser" usw. müssen nicht zwangsläufig Hydrolate sein. Hier wird oft destilliertes Wasser mit einigen Tropfen ätherischen Öles verschüttelt (oft wird sogar synthetisches Öl verwendet) oder mit einem Lösungsvermittler aufgelöst. Die Wirkung entspricht hier bestenfalls der Wirkung des verwendeten Öles, die wasserlöslichen Bestandteile fehlen.

Gute Hydrolate werden bei mehreren Destillationsvorgängen angereichert (Kohobation). Sie duften dann entsprechend „rund" und die Wirksamkeit ist vermutlich etwas stärker als bei einfach destillierten Hydrolaten.

Der Preis der von weither transportierten Hydrolate ist recht hoch, wenn man bedenkt, welch schwere Ware rund um den Globus reist; man kann sie ja nicht in Form von Konzentraten, wie beim Orangensaft, verschicken. Jedes ätherische Öl (das also durch Destillation gewonnen wurde) hat sein entsprechendes Hydrolat, jedoch ist es aus diesen geschilderten Gründen bei uns nicht immer oder nur selten erhältlich.

Hydrolate sind bei kühler Lagerung in dunklen Flaschen bis zu zwei Jahre haltbar, auch danach kann man sie z. B. noch im Garten zur Spritzung oder Ameisenvertreibung einsetzen.

Hydrolate eignen sich vorzüglich zur inneren Einnahme, man sollte jedoch beachten, daß sie wesentlich konzentrierter wirken als beispielsweise ein Tee der gleichen Pflanze; also sollte man sie verdünnen, will man beispielsweise ein Glas Pfefferminzwasser trinken.

Rosenhydrolat: Wird vor allem bei der Gesichtspflege (Cremeherstellung, Gesichtswasser, Tonerdemaske) verwendet und als äußerst wirksame Kompresse bei *Entzündungen,* vor allem der *Augenbindehaut.* Für *fiebernde Kinder* sind Auflagen mit zimmerwarmem Rosenhydrolat auf Stirn und Wangen geeignet. Zudem ist es eine gute Grundlage für Naturparfums. Es eignet sich sehr gut in einer kleinen Sprühflasche zum Erfrischen von Mensch und Raum. Bekannt ist es auch für die Marzipanherstellung und für viele nahöstliche Speisen. Zur Herstellung von Bachblütenmitteln ist es eine wunderbare Ergänzung, auch alleine genommen wirkt es harmonisierend auf *gereizte Nerven,* entspannend auf die *Seele.*

Nerolihydrolat: Dieses Hydrolat duftet frischer, „heller", es erinnert ein wenig an Kölnisch Wasser. Bei der Natur-Kosmetikherstellung ist es äußerst beliebt, es ist zudem ein „Jungbrunnen" für die Seele: bei Irritationen, schlechter Laune, depressiven Verstimmungen bis hin zu seelischen Schocks kann man es ins Gesicht und auf die Unterarme sprenkeln und fühlt sich im Nu „wiederbelebt". Auch hier ist ein guter Einsatz die Naturparfumherstellung. Sehr geeignet für die pure Anwendung in der Duftlampe.

Rosmarinhydrolat: Es eignet sich sehr gut zur Herstellung belebender Duschgels, auch Shampoo, ein klärendes Gesichtswasser und ein regenerierendes Haarwasser lassen sich gut damit zusammenstellen.

► Am Morgen eingenommen (ein Teelöffel), wirkt es als *kreislaufstimulierendes* Mittel.

Minzenhydrolat: Am schönsten mit kaltem Mineralwasser aufzugießen, etwas süßen und an heißen Tagen zur Erfrischung zu genießen. Auch für wachmachende Abreibungen am Morgen und zur Belebung im Sommer auf die Unterarme geben. Für lange Reisen in eine Sprühflasche geben und das Gesicht erfrischen. Bei fettiger Haut für's Gesichtswasser. Besonders gut zum Einfrieren für *kühlende Kompressen* bei *Prellungen* und *Kopfschmerzen.*

Lavendelhydrolat: zum Entspannen und Abschalten in der Badewanne, zur Shampooherstellung, gekühlt oder gefroren als Kompresse bei Verbrennungen und Insektenstichen.

Auf dem deutschen Markt gibt es noch Hydrolate aus

Cistrose: bei *Neurodermitis, gestauter Haut* und als Hilfe bei „*seelischer Aufräumarbeit*"/Psychotherapie

Kamille: in Cremes, Gesichtswässen und Bädern Pflege für *empfindliche Haut,* zum An-

rühren einer Tonerdemaske, zur psychologischen Unterstützung bei Neubeginn-Situationen

Lorbeer: für erwärmte Kompressen bei *Verspannungen,* zur Inhalation, zur Duftabrundung für Rasierwässer und als Gesichtswasser für fettige, *unreine Haut*

Melisse & Verbene: als „*Schlummertropfen*", zum Beruhigen, zum Harmonisieren im Klimakterium

Muskateller-Salbei: zur *Entspannung bei Streß*

Salbei: bei *Halsschmerzen* zum Gurgeln, als Gesichtswasser bei *fettiger Haut,* als Grundlage für ein Deodorant

Sandelholz: eine Rarität zum Herstellen von exotisch duftenden Naturparfums

Tea-Tree: bei *Halsschmerzen* zum Gurgeln, zur Inhalation bei *Atemwegserkrankungen,* zur *Abwehrkräftesteigerung*

Thymian: zum Inhalieren bei Erkrankungen der *Atemwege,* Cremes gegen *fettige Haut*

Zeder: Shampoo, Haarwasser, Rasierwasser, seelisch stark stabilisierend

Zimt: Anti-Cellulite-Gels, Cremes oder Salben mit erwärmender, reinigender Wirkung

Zypresse: Anti-Cellulite-Gels, Venenpflege-Cremes, adstringierendes Gesichtswasser, für ordnende und stärkende Bachblüten-Mischungen.

Es werden auch Pflanzen destilliert, aus denen man nur wenig ätherisches Öl gewinnen kann, z. B. Hamamelis und Kornblume. Hier steht hauptsächlich die Hydrolatgewinnung im Mittelpunkt.

Extraktion (durch Lösungsmittel)

Hier gewinnen wir die größeren Duft-Moleküle einer Pflanze, das so gewonnene Produkt erinnert im Duft stärker an die Ursprungspflanze als ein destilliertes Öl aus derselben Pflanze. Jedoch werden sie in der streng medizinischen Aromatherapie nicht angewandt, da noch minimale Lösungsmittel-Rückstände darin enthalten sein können.

Wir unterscheiden Absolues und Resinoide.

Für die Gewinnung von **Resinoiden** wird der Busch oder der Baum verletzt, das nun zum Schutz gebildete Harz, das austritt – manchmal trocknet es zunächst an der Luft – wird eingesammelt und mit Lösungsmitteln wie Chlorkohlenwasserstoffen (giftig) oder Alkohol verrührt, unter Wärmeeinwirkung extrahiert und anschließend filtriert. Je nach Duftwunsch kann man unterschiedliche Kohlenwasserstoffe verwenden, sie lösen unterschiedliche Duftbestandteile (vor allem für die Parfumindustrie sehr wichtig). Das Lösungsmittel wird dann in anschließenden Destillationen mehr oder weniger vollständig verdampft, weshalb es wichtig ist, daß ein Resinoid rückstandskontrolliert ist.

Ähnlich wird beim **Absolue** verfahren: die Duftstoffe der Pflanzenteile (vor allem nicht destillierbare Blüten wie Jasmin, Tuberose, Mimose, aber auch Rose) werden mit Lösungsmitteln wie Hexan (Petroläther), Toluol, Methanol oder Äthanol (Trinkalkohol) gelöst. Die Wahl des Lösungsmittels hängt von den Inhaltsstoffen des zu extrahierenden Pflanzenmaterials ab.

Pflanzen und Lösungsmittel werden zunächst in dichten Behältnissen vorsichtig vermengt und erwärmt, dadurch werden nach und nach die Duftstoffe in das Lösungsmittel abgegeben. Dieses wird in anschließenden Destillationen abgedampft.

Es entsteht eine lösungsmittelfreie farbige Paste, da auch Farbstoffe und Wachse mit gelöst werden: das **Concrète**. Durch die enthaltenen Wachse ist es nur teilweise in Alkohol löslich, diese müssen entfernt werden. Dazu erwärmt man das Concrète zusammen mit Alkohol auf etwa 50 Grad, läßt es auf 5 Grad abkühlen und kann es nun filtern. Den Alkohol verdampft man in zwei Destillationsvorgängen. Nun hat man ein Absolue gewonnen, das in Alkohol löslich ist.

Die Ergiebigkeit liegt bei dieser Extraktionsmethode, sofern man eine Pflanze auch destillieren kann, etwas höher als die Destillation. Das erklärt, warum zum Beispiel das sogenannte *Mairosen-Absolue* aus der Rosa centifolia deutlich preiswerter sein kann als das destillierte ätherische Öl (bis zu 10 Mark weniger für einen Milliliter).

Die Blütenwachse kann man gelegentlich kaufen, sie duften noch recht intensiv nach der jeweiligen Blüte. Aus einer Tonne Blüten gewinnt man 1 Kilo Wachse. Sie eignen sich als reines Pflanzenparfum und können auch einer selbstgemachten Creme beigemischt werden.

Eine Besonderheit ist die Extraktion mit neuartigen Lösungsmitteln, die einen extrem niedrigen Siedepunkt haben, etwa bei –30 Grad Celsius. Denn das Abdampfen der sonst gebräuchlichen Lösungsmittel unter Wärmeeinwirkung (beispielsweise Hexan) kostet wertvolle Geruchsbestandteile des damit gewonnenen pflanzlichen

Duftstoffes. Nun kann das Lösungsmittel bei Raumtemperatur, ohne den Extrakt zu beeinträchtigen, verdampfen. Zudem benötigt man bei diesem Gewinnungsverfahren keinen hohen Druck, wie bei der Kohlendioxid-Extraktion.

Der Brite PETER WILDE hat ein Verfahren entwickelt, das er **Phytonics** nennt, mit dem man auf diese Weise sehr naturgetreu duftende Extrakte aus Rosen (*„Rose Oil Phytol"* genannt) gewinnen kann. In diesem Öl wurden 290 pharmakologisch wirksame Bestandteile identifiziert, im destillierten Rosenöl etwa 210.

Ob die verwendeten, streng geheimgehaltenen Lösungsmittel in Gewinnung, Verarbeitung und Entsorgung umweltfreundlich sind, wird verschwiegen. Es wird nur betont, daß sie fckw-frei sind, und somit nicht den Ozonmantel der Erde beschädigen sollen.

Die **Kohlendioxid-Extraktion**, die strenggenommen eine Destraktion ist, ist ein relativ neues Herstellungsverfahren (Anfang der 80er Jahre). Es ist sehr teuer, da die kostspieligen Apparaturen für einen extrem hohen Druck konstruiert sein müssen, so, als stünden sie vier Kilometer unter der Meeresoberfläche. Es wird keine Hitzeeinwirkung benötigt, was erlaubt, temperaturempfindliche natürliche Duftstoffe zu gewinnen.

Inwieweit sich die Abwesenheit von Hitze auf das entstandene ätherische Öl positiv auswirkt, ist noch nicht klar. Der hohe Druck könnte sich als negativ für einige Bestandteile erweisen, zumindest was die eher feinstoffliche Energie der so gewonnenen Öle anbelangt. Der Duft dieser Öle wird jedoch als voller, runder und naturgetreuer beschrieben.

Das sehr schonende Extraktions-Verfahren der **Enfleurage** wird heute kaum noch angewandt, da es zu aufwendig ist, auch wenn auf diese Weise hervorragende Düfte gewonnen werden können. Ein Jasmin-Öl, das durch Enfleurage gewonnen wird, riecht viel feiner als das aus einer Hexan-Extraktion. Es kostet jedoch auch mehr als das Sechsfache.

Dünn mit Fett bestrichene Glasplatten (meistens Schweinefett) werden in Handarbeit immer wieder mit Blüten – vor allem Jasmin oder Tuberose – belegt und etwa 12 Stunden kühl und dunkel gelagert. Diese Prozedur wird 36 Mal wiederholt. Dabei lösen sich die (fettlöslichen) Duftstoffe und sättigen nach und nach das Fett. Es entsteht die sogenannte *„Pomade 36"*, aus der die kostbare Essenz mit Alkohol herausgelöst wird. Dieser wird anschließend abgedampft.

Attars

Die Herstellung von Attars beruht auf einer etwa 200 Jahre alten indischen Tradition. Die schwierige Gewinnung von seltenen Blütendüften beruht oft auf Geheimrezepturen.

Wichtig sind hier transportable Destillen, die zum Ernteort gebracht werden, so daß auch die allerempfindlichsten Blüten frisch und zügig verarbeitet werden können. Auch muß das Feuer zum Erhitzen des Destillationswassers extrem sorgfältig überwacht werden, es muß sehr gleichmäßig brennen. Für diesen Zweck wird meistens getrockneter Kuhdung verwendet.

Zunächst werden die Blüten per Wasserdestillation destilliert. Das kondensierte Wasser samt ätherischer Öle wird nicht in einem leeren Behälter aufgefangen, sondern in fünf Kilo fertigen ätherischen Sandelholzöles. Dieser Auffangbehälter steht in einem kalten Wasserbad, damit das empfindliche Attar nicht durch unnötige Wärmeeinwirkung verdorben wird.

Dasselbe Sandelholzöl kann und soll die Duftstoffe aus mehreren Destillationsvorgängen aufnehmen. Hier kann es sich immer um eine Blütenart handeln, das können aber auch sorgsam aufeinander abgestimmte Kompositionen der unterschiedlichsten Blütenarten sein.

Attars werden meist unter ihrem indischen Namen verkauft: Gulab (Rosa damaszena), Motia (Jasminum sambac), Chameli (Jasminum grandiflorum), Kewda (Pandanus odoratissimus), Shamama (Mischung aus Kräutern, Blüten und Gewürzen), Mitti (eine spezielle Erde, die destilliert wird, das Attar duftet nach frischem Regen auf heißer Erde) (18).

Naturidentische und synthetische Düfte

Für die Parfum- und Kosmetikherstellung werden auf der ganzen Welt tausende von Tonnen an Duftstoffen benötigt. Bei der Komposition eines ganz großen Parfums ist man zudem auf über lange Zeit erhältliche und absolut identische Einzel-Düfte (Monosubstanzen) angewiesen. Hier muß die Chemie einspringen, die standardisierte und preiswerte Ware liefern kann.

„Naturidentische" ätherische Öle entsprechen zumindest in Bezug auf die duftprägenden Moleküle dem chemischen Aufbau der kopierten Substanz, das raffinierte Zusammenspiel von hundert bis dreihundert Inhaltsstoffen eines von der Natur „komponierten" ätherischen Öles läßt sich so freilich nicht erreichen. Also ist die Bezeichnung „naturidentisch" nur eine vornehme und irreführende Umschreibung von „synthetisch". In synthetischen ätherischen Ölen können zudem etwa 2 Prozent unbekannte chlorierte Restsubstanzen enthalten sein, die von unserem Organismus nicht abgebaut werden und sich so anlagern können.

Einzelne synthetisierte Stoffe haben zwar die gleiche Wirkung der entsprechenden natürlichen Ebenbilder, im synthetischen Öl fehlt jedoch die entscheidende und meistens besser verträgliche Synergie mit den minoritären Bestandteilen des Öles. Eine solche Kopie aus der Retorte hat auch keine lebendige Energie gespeichert, im Sinne der Naturheilkunde ist sie eine tote Substanz.

Die Bezeichnung *„synthetisch"* bezieht sich auf Phantasieprodukte des Chemikers, die im Duft jedoch sehr nah an das kopierte Original herankommen können, sie orientieren sich jedoch nicht zwangsläufig an natürlichen Molekülen.

Mit der modernen **„Headspace-Technik"** lassen sich so auch diffuse Düfte einfangen und rekonstruieren wie „die Erde nach einem Regenschauer" oder „der Apfelkeller meiner Großmutter". Hierfür werden mit Hilfe einer gläsernen Kugel, die einen Filter enthält und einer Ansaugpumpe minimalste Mengen eines Duftes eingefangen (ein bis dreihundert Millionstel Gramm). Diese Duftmoleküle werden mit einem Lösungsmittel gebunden und im Gaschromatographen analysiert. Nun muß nur noch nachgebaut werden.

Auf diese Weise lassen sich sehr schöne Blütendüfte imitieren, da die Glasglocke den Duft der lebendigen Blume einfängt, sie muß zur Analyse also nicht erst gepflückt und dadurch im Duft verändert werden.

Viele „natürliche" Düfte, die wir kennen und die sogar häufig in *„Naturkosmetik"* vorkommen, sind in der Retorte entstanden. Typische Vertreter davon sind: Flieder, Maiglöckchen, Freesie, Geißblatt, Lilie, Apfelblüte, Veilchen(blüte), Gardenie, Lindenblüte, Reseda, Kokos und noch unzählige Fruchtdüfte wie zum Beispiel Pfirsich, Aprikose, Himbeer und Erdbeer.

Es ist fast unvorstellbar, daß so stark duftende Blüten wie die vom Maiglöckchen oder vom Flieder ihren Duft nicht „einfangen" lassen. Die Duftstoffe sind jedoch extrem hitzeempfindlich und lassen sich auch nicht mit den heutigen

Lösungsmitteln gewinnen. Es gibt vereinzelt Lindenblüten- und auch Gardenienabsolue, sie sind jedoch nicht für ein paar Mark zu erstehen und auch Allerweltskosmetik wird nicht damit beduftet.

Vanille, obwohl als Extrakt gut zu gewinnen, wird übrigens fast immer synthetisch eingesetzt. Sie riecht dann gefälliger, einfach „leckerer". Es finden sich leider immer wieder „natürliche" Köperöle und Cremes, die damit beduftet sind. Sehr eindrucksvoll läßt sich der Unterschied zwischen Kunstduft und natürlichem ätherischen Öl mit Hilfe der *Kinesiologie* testen. Die meisten Menschen reagieren deutlich mit einer Schwächung ihres (Muskel-)Systemes beim Riechen eines synthetischen Öles. Auch Verfahren wie die *Kirlianfotografie* oder die *anthroposophischen Fließbilder* geben Aufschlüsse über die Vitalität eines Öles.

1.4 Haltbarkeit

Essenzen aus Zitrusschalen sind begrenzt haltbar: bei guter Lagerung – also dunkel, nicht zu warm und kaum Sauerstoff in der Flasche – etwa anderthalb Jahre. Die darin enthaltenen Wachse oxidieren leicht und die Aldehyde können sich in Säuren verwandeln. Die Essenzen verlieren dann irgendwann ihre Spritzigkeit und die frische Note; sie fangen an zu müffeln: man denke an leicht verschimmelte Apfelsinen. Zudem oxidieren auch die reichlich vorkommenden Monoterpene (Limonen) und werden hautreizend. Diese Öle können aber immer noch zu Reinigungszwecken verwendet werden, da sie hervorragende natürliche Lösungsmittel sind (Vorsicht auf Kunststoffen!) oder im Garten zum Beispiel zu Schnecken- oder Ameisenbarrieren umfunktioniert werden.

Bei den destillierten ätherischen Ölen hängt die Haltbarkeit von verschiedenen Faktoren ab: von der Sorgfalt des Destillateurs, vom Wetter und den Bodenbedingungen und dann schließlich von der Pflanzenart. Bei Mitgliedern der Myrtenfamilie erstreckt sich die Haltbarkeit auf etwa drei Jahre, manchmal etwas weniger, z. B. bei Eukalyptus (er verliert dann die frische, cineolige Note und riecht holzig). Ähnlich verhält es sich bei vielen Kräutern aus der Lippenblütler-Familie, drei Jahre sind hier jedoch ein Minimum.

Sie duften übrigens in sehr frischem Zustand gar nicht besonders fein, bis zu einem Jahr Reifezeit tut ihnen meistens sehr gut. Das bedeutet aber gebundenes Kapital für den Händler: er muß den Bauern oder Lieferanten bezahlen, kann jedoch die Öle noch nicht weiterverkaufen. Öle-Firmen, die Wert auf gute Qualität legen, lassen ihre Kunden lieber einige Wochen warten, als ein unreifes Öl auszuliefern. Dieser Prozeß kann durch „Belüftung", das heißt durch Hineinblasen von Sauerstoff (wie in einem Aquarium) beschleunigt werden.

Bei kleineren Firmen wird dieser Reifeprozeß schon allein aus finanziellen Gründen lieber dem Kunden überlassen.

Die Rosengeranie ist ein gutes Beispiel für eine notwendige Entwicklungszeit: Sie kann nach fünf Jahren fast wie Rose duften. Immer vorausgesetzt, daß die Fläschchen voll sind bzw. daß die entnomme Menge mit Glaskugeln wieder aufgefüllt wird. Lorbeer-Öl entwickelt sich sehr langsam zu einer „reifen Persönlichkeit".

Blütenöle gewinnen auch mit den Jahren an Profil, einen guten Jasminjahrgang kann man zehn Jahre hegen und pflegen. Auch den Hölzern wie Zeder und Sandelholz tut die Lagerung gut. Harze und andere Basisnoten wie Patchouli und Vetiver werden mit dem Alter immer schöner. Ein wohltemperierter „Duft-Keller" wäre für Duft-Fans sicherlich eine Quelle der Freude und Inspiration.

Man kann also verallgemeinern, je frischer und heller ein Duft ist (Kopfnote), desto schneller verliert er seine Charakteristiken: seine typischen Merkmale sind sehr leicht und verflüchtigen sich im wahrsten Sinne des Wortes. Je schwerer ein Duft (Basisnote), desto länger seine Haltbarkeit.

> Für die **therapeutische** Arbeit mit ätherischen Ölen sollte man sicherheitshalber nur solche verwenden, die **nicht älter als drei Jahre** sind.

Man weiß – außer im Falle der hautreizenden oxidierten Monoterpene und Aldehyde – noch zu wenig über die Wirkung der chemischen Veränderungen sämtlicher Inhaltsstoffe auf die Physiologie des Menschen. Es gibt jedoch auch Hinweise, daß zumindest die bakterizide Wirkung von einigen ätherischen Ölen verstärkt ist, wenn sie an der Luft leicht oxidiert sind (Ködam: Riechstoffe, Aromen, Kosmetika; Nr. 1,6 und Nr. 2,36, 1977).

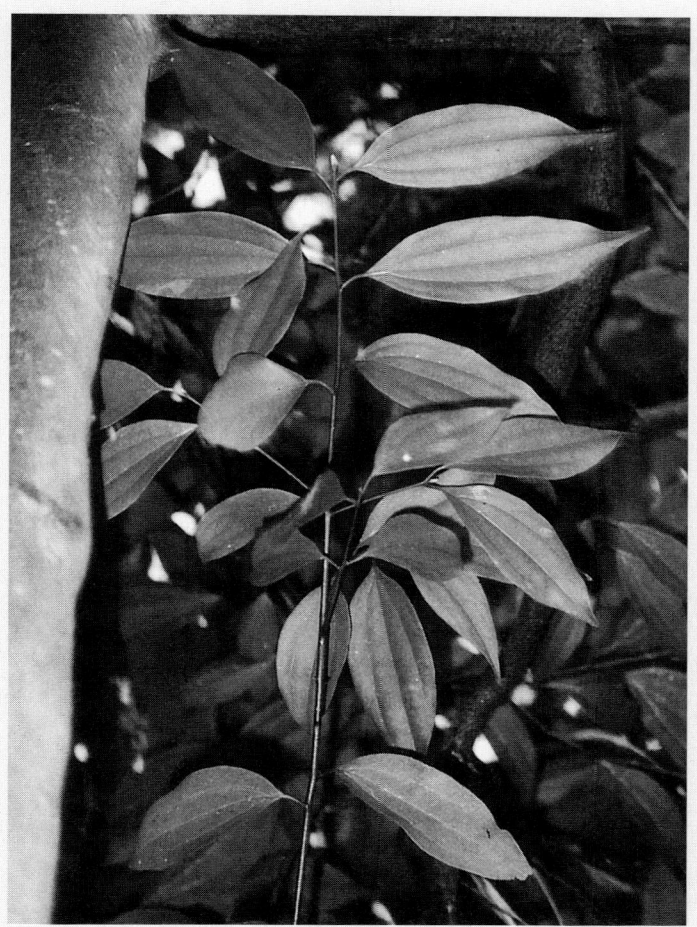

CINNAMOMUM CEYLANICUM · ZIMT

2.1 Wichtig: Die bewußte Anwendung

Eine der Definitionen von „Aromatherapie" lautet:

▷ „Aromatherapie wird definiert als die kontrollierte Anwendung von ätherischen Ölen, um die eigene und die Gesundheit anderer zu erhalten und Körper, Geist und Seele auf eine positive Art zu beeinflussen." (SHIRLEY PRICE)

Wenn wir uns die vermeintlich risikoreiche Seite bei der Anwendung der ätherischen Öle betrachten, gilt es nicht nur, die „Gefährlichen" anzuschauen, sondern uns mit Biochemie der Öle, Qualitätskriterien, Anwendungsformen und vor allem mit den Dosierungen zu beschäftigen.

Dadurch, daß die Aromatherapie zu einer Modeerscheinung wurde, schießen Firmen, die ätherische Öle verkaufen, wie Pilze aus dem Boden. Jeder darf die Öle ungeachtet seiner Qualifizierung abfüllen und vertreiben. Er kann sie sehr preiswert literweise bei Großhändlern beziehen und muß sich auf deren – teilweise sehr oberflächliche – Qualitätsversprechungen verlassen. Oft ist es dem Händler gleichgültig, ob der Inhalt seiner Lieferungen den aufgedruckten Informationen entspricht, der überaus wichtige Kontakt zu den produzierenden Bauern wird in der Regel nicht gepflegt.

Weiß der Großhändler, daß „Sandelholz westindisch" nichts mit dem heilkräftigen Santalum album aus Mysore zu tun hat? Ist ihm bekannt, daß die sogenannte indische Melisse ein Gras (Cymbopogon citratus) ist und über andere Eigenschaften verfügt als die Echte Melisse? Kennt er den Unterschied zwischen einem Rosen-Absolue und einem destillierten Rosenöl? Sagen ihm die Zahlen und Begriffe hinter dem Wort Ylang Ylang etwas? Diese Informationen bleiben dann auch sämtlichen Zwischenhändlern und damit natürlich erst recht den Endverbrauchern verborgen.

Die andere Seite der „Aromatherapie-Mode" sind die negativen oder übertriebenen Geschichten in der Presse: Durch Anwendungsfehler, aber auch durch qualitativ schlechte Öle entstehen Beschwerden, die bisweilen sogar von Ärzten behandelt werden müssen. Gesundheitsbehörden denken darüber nach, ob die ätherischen Öle nicht apothekenpflichtig oder gar rezeptpflichtig

werden müßten (siehe Kapitel „Von der Flasche unter die Haut").

Wenn man die Öle zur Pflege, Vorsorge und zur Wiedererlangung der Gesundheit anwenden möchte, sollte man immer auf vertrauenswürdige Firmen zurückgreifen. Doch selbst, wenn „nur" ihr Einsatz in der Duftlampe gewünscht wird, sollte man nicht zu minderwertiger Ware greifen, da unser aller Immunsystem schon genug zu tun hat mit der Bekämpfung und Verarbeitung naturfremder Substanzen. Denn bereits bei der Raumbeduftung können wir uns diesbezüglich Gutes tun.

Auch wenn beim Verkauf von ätherischen Ölen die Beratung oftmals fehlt, wir haben ja unsere Nase, die auch relativ ungeübt vor schlechter Qualität warnen kann und die uns vor allem vor den eventuell kritischen Ölen schützt: sie duften oft gar nicht lieblich oder wehren ihre Anwendung durch geradezu stechenden Geruch ab. Auch kann ein Öl heute noch gut riechen, morgen lehnen wir es ab. Solchen Impulsen sollten wir unbedingt folgen. Bei etwas Feinfühligkeit von seiten der AnwenderInnen ergibt sich also sowohl die Auswahl als auch die Dosierung von selbst.

Sicherheitsvorkehrungen

Um die Patienten (und natürlich auch die BehandlerInnen) zu schützen, stellte ROBERT TISSERAND vor etwa 10 Jahren folgende Liste für die *International Federation of Aromatherapists* (Erläuterung im Adressenteil) zusammen. Deren Mitglieder, praktizierende AromatherapeutInnen, verpflichten sich, keines dieser Öle zu verwenden. Folgende Öle können **Vergiftungen** oder **Hautreizungen** verursachen:

◀ Alant, Inula helenium
◀ Beifuß, Artemisia vulgaris
◀ Bittermandel, Prunus amygdalis var. amara
◀ Bohnenkraut, Satureja hortensis und montana
◀ Boldus, Peumus boldus
◀ Cassiazimt, Cinnamomum cassia
◀ Costus, Saussurea lappa
◀ Eberraute, Artemisia abrotanum
◀ Fenchel bitter, Foeniculum vulgare var. amara
◀ Floh-/Poleiminze, Mentha pulegium
◀ Gewürznelke, Eugenia caryophyllata
◀ Jaborandi, Pilocarpus jaborandi
◀ Kalmus, Acorus calamus

◀ Kampfer gelb/braun, Cinnamomum camphora

◀ Meerrettich, (Cochlearia) Armoracia

◀ Oregano (wilder/spanischer), Origanum vulgare

◀ Poleiminze (americ.), Hedeoma pulegium

◀ Rainfarn, Tanacetum vulgare

◀ Sadebaum, Juniperus sabina

◀ Sassafras, Sassafras albidum

◀ Sassafras, brasil., Ocotea cymbarum

◀ Senf, schwarzer, Brassica nigra

◀ Thuja (Lebensbaum), Thuja occidentalis/plicata

◀ Weinraute, Ruta graveolens

◀ Wermut, Artemisia absinthum

◀ Wintergrün, Gaultheria procumbens

◀ Wurmsamen, Chenopodium anthelminticum

◀ Zimtrinde, Cinnamomum zeylanicum

◀ Zwergkiefer, Pinus pumilio

Mittlerweile erscheinen diese Empfehlungen wesentlich ausführlicher und differenzierter in dem umfangreichen Buch (das TISSERAND zusammen mit dem Biologen TONY BALACS geschrieben hat): „Essential Oil Safety".

In Frankreich sind etliche Öle nur auf Rezept in der Apotheke erhältlich, z. B. Wermut (Artemisia absinthum), Ysop (Hyssopus officinalis), Atlas-Zeder (Cedrus atlantica), Salbei (Salvia officinalis), Rainfarn (Tanacetum vulgare) und Thuja (Thuja occidentalis). Die Verbraucher sollen vor allem vor der neurotoxischen und abortiven Wirkung von bestimmten Ketonen geschützt werden.

Besser als in irgendeiner Liste nachzuschlagen ist es natürlich, die einzelnen Inhaltsstoffe der ätherischen Öle zu kennen und zu wissen, wie sie aufgrund ihrer biochemischen Zusammensetzung wirken können.

Um sich auf die Wirkungen der ätherischen Öle verlassen zu können, ist es wichtig, für medizinische oder pflegende Zwecke nur Öle bester Qualität und Herkunft zu verwenden. Selbst Flaschen mit der Bezeichnung „natürliches ätherisches Öl" können mangelhafte Ware enthalten, da es sich um ein nicht nachvollziehbares Gemisch aus natürlichen Bestandteilen handeln kann.

Auch sind natürliche Öle, die für die Parfumindustrie gewonnen wurden, nicht unbedingt für die therapeutische Arbeit geeignet, da bei ihnen weder auf schonende und ungiftige Anbaumethoden geachtet werden muß, noch handelt es sich dabei zwangsläufig um schonende und komplette Destillationen, wie anhand von Ylang Ylang nachvollzogen werden kann.

Aromatherapie: Teilbereich der Phytotherapie

Wer pflegend oder therapeutisch mit ätherischen Ölen arbeiten möchte, sollte über ausreichende Kenntnisse über deren Zusammensetzung verfügen. Zum einen kennt er/sie dann die Anwendungsgebiete genau, zum anderen erleichtert dies das Nachvollziehen der Wirkungsweise anhand von inhaltsstoffbezogenen Beschreibungen.

Zunächst schauen wir uns ganze Heilpflanzen an: sie enthalten ein Gemisch aus chemischen Stoffen:

- Wasser
- anorganische Salze
- Kohlenhydrate
- Alkohole
- Eiweißstoffe
- Phenolverbindungen
- Cumarine
- Anthrachinone
- Gerbstoffe
- Flavone
- Alkaloide
- Saponine
- Herzglykoside
- Bitterstoffe
- **ätherische Öle**

etc. …

In der Aromatherapie, die ein Teilbereich der Phytotherapie ist, konzentrieren wir uns nur auf die vielseitigen Wirkungen dieses einen Bestandteiles einer Pflanze. Ein ätherisches Öl wiederum kann aus vielen hundert Bestandteilen zusammengesetzt sein.

Durch die Wasserdampfdestillation, der wichtigsten Methode zur Gewinnung von ätherischen Ölen, werden der Pflanze nur die fettlöslichen und flüchtigen (ätherische) Stoffe entzogen. Sie bestehen aus sehr kleinen Molekülen. Während dieses Prozesses entsteht auch das sogenannte Hydrolat, in dem wir die wasserlöslichen Stoffe finden. Andere wertvolle „Bausteine" wie Zucker und Säuren sowie Stoffe aus großen Molekülen, deren Gewicht zu hoch zum Verdunsten ist, gelangen nicht in das ätherische Öl.

Komplexe Wirkmechanismen

Die Wirkung von natürlichen ätherischen Ölen beruht auf zweierlei Faktoren:

▬ Die psychologische und mehr subjektive Beeinflussung eines Individuums wird durch den Kontakt der Duftinformation mit dem Limbischen System im Zentrum des Gehirns herge-stellt. Die Riechschleimhaut in der Nase ermög-licht diesen sehr schnellen Vorgang, für den sehr geringe Mengen an ätherischem Öl ausreichen.

Die primär körperlichen und objektiv meß-baren Veränderungen, wie Blutdrucksteigerung, Senkung der Herzfrequenz oder Vernichtung von Bakterien, Pilzen und Viren werden durch die pharmakologische Komponente der Essen-zen gesteuert – also die chemische Zusammen-setzung eines ätherischen Öles spielt hier die entscheidende Rolle. Diese Vorgänge lassen sich reproduzierbar nachweisen, zum Beispiel am EEG, EKG und per Aromatogramm (siehe Kapi-tel „Von der Flasche unter die Haut").

Anhand der Auflistung der Bestandteile einer Essenz kann der/die Sachkundige feststellen, auf welche Organe sie besonders wirkt, bzw. welche Prozesse sie im Körper anregt, stabilisiert oder verlangsamt. In guten Büchern sind die wichtig-sten bekannten Inhaltsstoffe aufgelistet. Sehr viele sind allerdings noch nicht identifiziert. Es besteht jedoch nicht immer ein zwangsläufiger Zusammenhang zwischen der Wirkung des Hauptbestandteiles eines Öles und der Wirkung des gesamten Öles. Es scheint, als ob das Zu-sammenspiel (Synergie) der einzelnen Substan-zen wesentlich an der Wirkung beteiligt ist und daß Bestandteile, die im isolierten Zustand rei-zend oder sonstwie schädigend sind, im Zusam-menspiel an Aggressivität verlieren.

Synthetische Duftöle, und riechen sie noch so „echt", enthalten keine oder nur wenige dieser wertvollen Inhaltsstoffe, weswegen sie therapeu-tisch nutzlos sind. Auf der psychologischen Ebene können sie durch Erinnerung an wirksa-me Gerüche bisweilen schon etwas bewirken. Doch im Sinne der Naturheilkunde sind sie „tote Stoffe", die feinstoffliche Ebene des Menschen wird durch sie eher gestört, neuere Forschungen zeigen zudem, daß viele synthetische und „na-turidentische" Stoffe das menschliche Immun-system schwächen.

Zwei unterschiedliche Synthesewege

Die organische Chemie – der Aufbau der ätheri-schen Öle gehört dazu – beschäftigt sich mit dem Kohlenstoff und seiner Fähigkeit, unter-schiedlich lange und verzweigte Ketten und auch Ringe zu bilden. Diese Gebilde „schmücken"

sich oft zusätzlich mit sogenannten funktionel-len (Molekül-) Gruppen, die meistens aus Sauer-stoff oder Stickstoff bestehen und das chemische Verhalten stark beeinflussen können.

Im allgemeinen bestehen ätherische Öle aus che-mischen Bestandteilen wie Wasserstoff, Kohlen-stoff und Sauerstoff.

Die Haupt-Inhaltsstoffe ätherischer Öle entste-hen in zwei unterschiedlichen Prozessen (Bio-synthese).

Terpene

Die Terpene sind die am häufigsten vorkom-menden Inhaltsstoffe, sie entstehen aus Isopren-Einheiten (Kohlenwasserstoffgerüste mit je 5 Kohlenstoffatomen). Bei den in fast jedem äthe-rischen Öl reichlich vorkommenden **Monoter-pen-Kohlenwasserstoffen** mit ihren 10 C-Ato-men (2 Isopren-Einheiten) entstehen je nach funktioneller Gruppe daraus

- Monoterpen**alkohole**
- Monoterpen**phenole**
- Monoterpen**aldehyde**
- Monoterpen**ketone**
- Monoterpen**ester**
- Monoterpen**ether**
- Monoterpen**oxide** usw.

Der Einfachheit halber benutzt man meistens nur den Namen der funktionellen Gruppe (halb-fett gesetzt).

Aus den meistens nur in geringen Mengen vor-kommenden **Sesquiterpen-Kohlenwasserstof-fen** mit ihren 15 C-Atomen (3 Isopren-Einhei-ten) entstehen je nach funktioneller Gruppe daraus

- Sesquiterpen**alkohole**
- Sesquiterpen**aldehyde**
- Sesquiterpen**ketone**
- Sesquiterpen**ester**
- Sesquiterpen**ether** usw.

Die funktionellen Gruppen haben bei Sesquiter-penen nicht mehr einen so großen Einfluß auf die Wirkung des ätherischen Öls wie bei den Monoterpenen. Sesquiterpene samt funktionel-len Gruppen sind schwerere Moleküle als die Monoterpene, deshalb gelangen sie bei der Destillation nicht immer in das ätherische Öl (sie sind teilweise zu schwer, um mit dem Wasser-dampf aufzusteigen).

Die **Diterpen-Kohlenwasserstoffe** mit 20 C-Atomen und einer gelegentlich vorkommenden funktionellen Gruppe sind sehr selten

- Diterpen**alkohole**

Die Isopreneinheiten können sich weiter gruppieren zu Triterpenen (30 C-Atome) und noch weiter bis zu sehr schweren Molekülen wie dem Cholesterin, aus dem wiederum wichtige Steroide, also bestimmte Hormone, gebildet werden können. Jedoch finden wir sie nicht in ätherischen Ölen.

Phenylpropane

Die zweite Gruppe von Bestandteilen ätherischer Öle sind Nebenprodukte des Aminosäure-Stoffwechsels (Eiweiß-Stoffwechsel): die Phenylpropane. So kann zum Beispiel durch den Abbau der Aminosäure Phenylalanin Zimtsäure entstehen und daraus wiederum können Anethol, Eugenol, Vanillin und Cumarin entstehen. Auch die Phenylpropane verändern sich durch das Entstehen von funktionellen Gruppen. Das Zimtaldehyd beispielsweise ist ein häufig vorkommender Vertreter dieser Gruppe, ansonsten haben wir es bei den ätherischen Ölen im wesentlichen nur noch mit drei weiteren zu tun: *Eugenol, Anethol* und *Estragol.*

Zwei Synthesewege zur Herstellung ätherischer Öle

Terpene	Phenylpropane
Monoterpen	Zimtaldehyd
Monoterpenalkohol	Eugenol
Monoterpenphenol	Anethol
Monoterpenaldehyd	Estragol (Methyl-
Monoterpenketon	chavicol)
Monoterpenester	Safrol
Monoterpenether	Myristicin
Montoerpenoxid	Apiol
Sesquiterpen	
Sesquiterpenalkohol	
Sesquiterpenaldehyd	
Sesquiterpenketon	
Sesquiterpenester	
Sesquiterpenether	
Diterpen	
Diterpenalkohol	

2.2 Die Biochemie der ätherischen Öle

TERP-EN ⇨ Monoterpene

Die **Terpene** sind die am häufigsten vorkommenden Inhaltsstoffe, sie bestehen aus Isopren-Einheiten (Kohlenwasserstoffgerüste mit je 5 Kohlenstoffatomen).

Monoterpene: Vorkommen

Monoterpene ohne funktionelle Gruppen kommen hauptsächlich bei den Zitrus-Essenzen und in ätherischen Ölen von Nadelbäumen vor. Die am häufigsten in ätherischen Ölen vorkommenden Monoterpene sind α-Pinen, β-Pinen (in Ölen der Nadelbäume) und Limonen (in Zitrusessenzen).

Diese Monoterpene kommen bis zu 95prozentig in den genannten Ölen vor, dennoch erzeugen nicht sie allein den charakteristischen Duft. Dieser wird auch von anderen, meist nur geringfügig vorkommenden Inhaltsstoffen gebildet.

Eigenschaften

Ein Monoterpen(-Kohlenwasserstoff) besteht aus 10 C-Atomen (2 Isopren-Einheiten): $C_{10}H_{16}$. Die kleinen Monoterpenkohlenwasserstoff-Moleküle prägen Aussehen und Eigenschaften dieser Öle: sie sind relativ klar und recht dünnflüssig (gut zu tropfen), man spricht von niedriger Viskosität. In den durch Pressung der Zitrusschalen gewonnenen Essenzen befinden sich noch größere Moleküle wie zum Beispiel Wachse und Farbstoffe, diese verändern die Farbe der Essenz.

▶ Wirkungen

Monoterpenreiche Essenzen und Öle wirken durch ihre Leichtigkeit auf den Kopf, sie erfrischen den Geist und ermöglichen eine bessere Konzentration. Sie sind generell *stimulierend* und *tonisierend.* Man ordnet sie den Kopfnoten zu, da sie sehr schnell zu erschnuppern sind und ebenso schnell wieder verschwinden.

Sie wirken zudem stark *antiseptisch* auf die Raumluft, im direkten Kontakt allerdings nur mäßig antibakteriell. Einige wirken auf der Haut *schmerzlindernd,* vor allem Paracymen. Zum Teil wirken sie *antiviral* und *kortisonähnlich* (vor allem in Pinus sylvestris).

Speziell in den Ölen der Nadelbäume wirken Monoterpene mild *entstauend* auf die Schleimhäute des Atemtraktes.

◄ **Nebenwirkungen**
Monoterpene können je nach Hautbeschaffenheit, reizend/schleimhautreizend wirken, vor allem in Verbindung mit warmem Wasser (Badewanne). Dennoch sollte man nicht auf Öle zurückgreifen, deren Terpene entfernt worden sind.
Oxidierte, also alte oder zu luftig gelagerte, terpenhaltige Öle können stark hautreizend wirken.

▨ **Beispiele**
- Camphen
- Carven
- p-Cymen
- α- + γ-Muurolen
- β-Ocimen
- α- + β-Pinen
- Santen
- Terpinolen
- δ-3-Careen
- α-Cubeben
- Limonen
- β-Myrcen
- α- + β-Phellandren
- Sabinen
- α- + γ-Terpinen
- α-Thujen

TERP-EN ⇨ Sesquiterpene & Diterpene

▨ **Sesquiterpene: Vorkommen**
Sesquiterpene ohne funktionelle Gruppen kommen nur in kleinen Mengen in vielen unterschiedlichen Pflanzen vor. Sie sind sehr wirksame Bestandteile. Das am häufigsten in ätherischen Ölen vorkommende Sesquiterpen ist das β-Caryophyllen.

▨ **Eigenschaften**
Ein Sesquiterpen(-Kohlenwasserstoff) besteht aus 15 C-Atomen (3 Isopren-Einheiten): $C_{15}H_{24}$. Diese etwas größeren Moleküle sind schwerer als die Monoterpenkohlenwasserstoff-Moleküle. In Pflanzen sind sie mengenmäßig weniger vorhanden als Monoterpene und dementsprechend ist auch ihr Vorkommen in ätherischen Ölen gering. Diese werden dennoch in ihrer Wirkung stark von ihnen beeinflußt.

▶ **Wirkungen**
Sesquiterpene in Ölen wirken sehr unterschiedlich. Verallgemeinernd kann man sagen, daß sie den *Blutdruck leicht zu senken* vermögen und *beruhigend* sind. Zudem können sie sehr *stabi-*

lisierend auf die Psyche wirken. Auch sind sie *entzündungswidrig* und *hautregenerierend.* Einige scheinen antihistaminisch und antiallergisch zu wirken, von ihrem positiven Einfluß auf das Immunsystem wird oft berichtet. Insgesamt sind sie noch nicht sehr gut erforscht. Beim β-Caryophyllen gibt es Hinweise, daß es die Bildung von Krebszellen hemmen kann.

◄ **Nebenwirkungen**
Sesquiterpene sind allgemein gut verträglich.

▨ **Beispiele**
- Aromadendren
- α- + β-Bisabolen
- α- + β-Bulnesen
- Calamenen
- α- + β-Cedren
- α-Copaen
- γ-Curcumen
- α- + β-Farnesen
- Guaiazulen
- α- + β-Himachalen
- Longifolen
- α-, β- + γ-Patchoulen
- α- + β-Selinen
- Viridifloren
- Bergamotten
- α- + β-Bourbonen
- α-, γ- + δ-Cadinen
- β-Caryophyllen
- Chamazulen
- α-Cubeben
- α- + β-Elemen
- Germacren D
- α- + β-Guaien
- Humulen (α-Caryophyllen)
- α- + β-Santalen
- Seychellen
- Zingiberen

▨ **Diterpene**
Ein Diterpen(-Kohlenwasserstoff) hat 20 C-Atome (4 Isopren-Einheiten)
Diterpene kommen nur in Spuren in Pflanzen vor und sind somit auch in ätherischen Ölen selten und in geringen Mengen vertreten. Auch weiß man fast noch nichts über sie und ihre Wirkungen. Sie wirken vermutlich auswurffördernd, antimykotisch und antiviral.

ALKOH-OL ⇨ Monoterpenole

▨ **Monoterpenole: Vorkommen**
Monoterpenalkohole (oder Monoterpenole) kommen sehr häufig in ätherischen Ölen vor. Sie sind wegen ihrer milden aber intensiven Wirkung die „Lieblingskinder" vieler Aromatherapeuten; für die effektive aber sanfte Behandlung von Kindern sind sie – bis auf Menthol – sehr geeignet.

▨ **Eigenschaften**
Im Formelbild hängt hier ein –OH-Molekül an die Monoterpenkette und bildet so einen Alko-

hol. Dieser Vorgang wird Oxidation genannt. Monoterpenole sind wasserlösliche Bestandteile.

▶ Wirkungen

Monoterpenalkohole wirken *antiinfektiös: bakterizid, fungizid* und *antiviral*; sie *stimulieren* gleichzeitig das *Immunsystem.* Sie können den *Blutdruck leicht steigern* und wirken besonders *neurotonisch.* Die Haut schätzt ihre pflegenden regenerierenden Attribute. Auf der seelischen Ebene zeigen sie erhebende, erheiternde und *stimmungsaufhellende* Eigenschaften.

◀ Nebenwirkungen

Monoterpenole sind extrem gut verträglich. Mit Ausnahme von mentholhaltigen Ölen, eignen sich Öle, die vorwiegend aus Monoterpenalkoholen bestehen, ausgezeichnet für die Behandlung von Kindern.

▦ Beispiele

- Borneol
- Cuminol
- Linalool
- Nerol
- Thuyan-4-ol
- Carveol
- Fenchol
- Menthol
- α-Terpineol
- Verbenol
- Citronellol
- Geraniol
- Myrtenol
- Terpineol-4

ALKOH-OL ⇨ Sesquiterpenole

▦ Sesquiterpenole: Vorkommen

Sesquiterpenalkohole (oder Sesquiterpenole) kommen nur in kleinen Mengen, jedoch in vielen ätherischen Ölen vor.

▦ Eigenschaften

Im Formelbild hängt hier ein –OH-Molekül an die Sesquiterpenkette und bildet so einen Alkohol. Dieser Vorgang wird Oxidation genannt.

▶ Wirkungen

Die Wirkungen der sehr *hautfreundlichen* Sesquiterpenalkohole lassen sich nicht leicht auf einen Nenner bringen. Die meisten wirken stark *immunostimulierend,* man verwendet sie zur Stärkung des individuellen neuroendokrinologischen Terrains. Zudem *entstauen* sie das venöse und das lymphatische System.

Sie wirken stark auf der *seelischen Ebene* und haben erhebende, erheiternde und stimmungsaufhellende Eigenschaften. Ihre antiinfektiösen Eigenschaften sind nicht auffallend.

◀ Nebenwirkungen

Sesquiterpenole sind extrem gut verträglich.

▦ Beispiele

- Balsamiol
- a-Cadinol
- Cedrol
- α-, β + γ-Eudesmol
- Globulol
- Patchoulol
- α- + β-Santalol
- Viridiflorol
- α- + β-Bisabolol
- Carotol
- Elemol
- Farnesol
- Nerolidol
- trans-Pinocarveol
- Spathulenol

ALKOH-OL ⇨ Diterpenole

▦ Diterpenalkohole

Die sehr seltenen Diterpenole wirken ähnlich wie die Sesquiterpenole, sie haben eine hormonartige Wirkung.

▦ Beispiele

- Sclareol (vermutlich östrogenähnlich)
- Salviol
- Abienol

KET-ON ⇨ Monoterpenketone

▦ Monoterpenketone: Vorkommen

Ketone sind in zahlreichen ätherischen Ölen vertreten, meistens jedoch nur in Spuren.

▦ Eigenschaften

Im Formelbild hängt ein Sauerstoff-Atom (=O) direkt an ein C-Atom einer Monoterpenkette, dadurch kommt es zu einer reaktionsfreudigen Doppelbindung. Ketone entstehen aus einem Alkohol, der oxidiert ist, darum nennt man sie auch oxidierte sekundäre Alkohole. Sie ähneln den Aldehyden (oxidierte primäre Alkohole).

▶ Wirkungen

Die sehr aktiven Monoterpenketone sind vielleicht die zwiespältigsten aller Inhaltsstoffe von ätherischen Ölen: in *schwacher Dosierung* wirken sie extrem *zellbildend/-regenerierend* (epithelisierend), *beruhigend* und stark *schleimlösend* auf Schleimhäute, besonders des Atemtraktes. In schwacher Dosierung wirken sie auch *sympathikoton,* die Aktivität des Körpers, insbesondere des Gehirns, wird gesteigert.

Sie *stimulieren das Immunsystem* und einige wirken stark *choleretisch* und *cholagog* (Menthon in der Pfefferminze und Carvon in Spearmint).

◄ In *zu hoher Dosierung* dagegen können einige dieser Monoterpenketone *neurotoxisch, abortiv* (Thujon und Pulegon) und *epileptisierend* (Pinocamphon), also Krämpfe auslösend, wirken.

Ein hierzulande unbekannter Anwendungsbereich sind Parasiten, wie der *Bandwurm*, die perkutane Anwendung von Artemisiaketon im Santolin und anderen Monoterpenketonen bewirkt dessen Abtötung. Dieser Anwendungsbereich ist speziell geschulten Ärzten vorbehalten.

◄ **Nebenwirkungen**

Monoterpenketone wirken besonders auf die Gewebe, die aus dem ektodermen Keimblatt entstanden sind, vor allem auf Haut und Nervensystem. Sie sind sehr dosisabhängig, der Effekt kann sehr leicht ins Gegenteil umschlagen. Die Toxizität der Monoterpenketone hängt auch von der Art der Anwendung ab:

Die innere Einnahme von monoterpenketonreichen ätherischen Ölen ist am gefährlichsten, es folgt der rektale und der vaginale Weg.
Recht ungefährlich ist die Anwendung über die Haut und die Verdampfung dieser Öle in der Luft ist unbedenklich (1)

▷ *Schwangere* und *Kinder* sollen nur von erfahrenen Aromatherapeuten mit monoterpenketonhaltigen Ölen behandelt werden.

▦ **Beispiele**

- Borneon (Kampher)
- Fenchon*
- Krypton
- Isomenthon
- Pinocarvon
- Piperiton
- α- + β-Thujon
- l-Carvon + d-Carvon*
- Jasmon*
- Menthon
- Pinocamphon
- Pulegon
- Tageton
- Verbenon

Die mit * markierten Inhaltsstoffe gelten als ungefährlich. In Frankreich sind Öle, deren Hauptbestandteil Pinocamphon oder Thujon ist, verschreibungspflichtig und somit nur über Apotheken erhältlich.

Anmerkung: Asaron ist trotz seiner Endung kein Keton sondern ein *karzinogen* wirkender Phenylether.

KET-ON ⇨ Sesquiterpenketone

▦ **Sesquiterpenketone: Vorkommen**

Sesquiterpenketone mit 15 C-Molekülen im Grundgerüst sind größere Moleküle, daher seltener und in geringeren Spuren in ätherischen Ölen anzutreffen.

▦ **Eigenschaften**

Im Formelbild hängt sich ein Sauerstoff-Atom (=O) direkt an ein C-Atom einer Sesquiterpenkette.

◄ **Wirkungen**

Sie vereinen die *schleimlösenden* und *hautpflegenden* Eigenschaften mit einer stark *harmonisierenden* Wirkung.

▶ **Nebenwirkungen**

Sesquiterpenketone scheinen, soweit man das bis heute weiß, **sehr gut verträglich** zu sein. Bis auf das Atlanton in der Atlaszeder (5 bis 10% Atlanton) kommen sie nur in geringen Mengen in ätherischen Ölen vor.

▦ **Beispiele**

- α- + β-Atlanton
- Iron
- Nootkaton
- α- + β-Vetiveron
- Germacron
- Jonon
- Valeranon

KET-ON ⇨ Diterpenketone

▦ **Diketone (Dione) und Triketone**

Ein Molekül mit zwei Ketonfunktionen nennt sich Diketon (oder Dion). Das β-Diketon in der Immortelle (Helicrysum italicum var. serotinum) ist bislang das bekannteste Diketon. Dione sind winzige Bestandteile, die nicht toxisch für den Menschen sind. Sie wirken antikoagulierend (z. B. gegen „blaue Flecken"), krampflösend, zellregenerierend und leicht entzündungswidrig. Immortelle kann bei kindlichen Atemwegserkrankungen eingesetzt werden (19). Triketone sind reichlich im Manuka-Öl (Leptospermum scoparium) enthalten, diese sehr seltenen Moleküle wirken ungewöhnlich stark antibakteriell und antimykotisch und sind dabei dennoch sehr hautfreundlich (12).

-ALdehyd

Monoterpenaldehyde: Vorkommen

Monoterpenaldehyde prägen mit ihrem Duft oft zitronige und rosig-blumige ätherische Öle.

Eigenschaften

Hier hängen im Formelbild ein –O-Atom und ein H-Atom an ein C-Atom einer Monoterpenkette. Sie sind aus einem Alkohol entstanden, der oxidiert ist. Der Name bezeichnet diesen Vorgang: Alkohol dehydrogenatus (oxidierter primärer Alkohol). Aldehyde sind wasserlöslich und sehr reaktiv.

▶ Wirkungen

Aldehyde wirken bereits in kleinen Mengen stark *antiviral* und sehr *beruhigend* auf das Nervensystem. Sie *erweitern die Gefäße* und *senken Blutdruck* und *Fieber* (antipyretisch). In hoher Verdünnung wirken sie *entzündungshemmend*. Sie werden als Insektenabwehrmittel angewandt.

◀ Nebenwirkungen

Durch falsche Destillation oder zu lange Lagerung können aus Aldehyden Säuren entstehen. Aldehyde sind ungiftig, können jedoch hautreizend sein – je nach Öl und Hauttyp. Dieser Effekt kann durch die Beimischung von d-Limonen vermindert werden (z. B. in Zitronenessenz). Öle mit hohem Aldehydanteil sollten zur cutanen Anwendung dennoch sorgfältig verdünnt werden. Bei Überdosierung kann Überaktivität auftreten.

Neuen Untersuchungen zufolge kann das Aldehyd Citral den Augendruck erhöhen (Balacs/Tisserand 1995). Menschen mit Glaukom sollten regelmäßige Anwendungen jeder Art (vor allem oral) mit citralreichen Ölen (Citronella, Lemongras, Litsea, Melisse) unterlassen.

Beispiele

- Citral (Citral a: Geranial und Citral b: Neral)
- Citronellal
- Myrtenal
- Phellandral
- Cuminal

- Farnesal (Sesquiterpenaldehyd)
- α- + β-Sinensal (Sesquiterpenaldehyd)

- Zimtaldehyd (Phenylpropan)
- Benzaldehyd

Anmerkung: Zimtaldehyd ist kein Monoterpenaldehyd, sondern entsteht über die Biosynthese der Phenylpropane. Es wirkt stark stimulierend, aber auch stark irritierend auf die Haut. Isoliert oder synthetisch hergestellt hat man gar verbrennungsartige Verletzungen auf der Haut beobachtet, in der Synergie mit den anderen Inhaltsstoffen des Zimtrindenöles ist dieser Effekt jedoch stark vermindert.

Ester -yl -at

Monoterpenester: Vorkommen

Vor allem in blumig-süß-fruchtigen Düften.

Eigenschaften

Aus sehr instabilen Verbindungen zwischen einer organischen Säure und einem Alkohol entsteht ein Ester und Wasser. Das Ester-Molekül kann jedoch schnell wieder in Säure und Alkohol zerfallen. Bei der Destillation werden diese zarten Bestandteile oft zerstört. Ester werden nach dem Wortstamm des beteiligten Alkohols mit der Endsilbe „-yl" (Geranyl-, Linalyl-), plus dem angehängten Namen des beteiligten Säurerestes mit der Endung „-at" genannt (Acetat, Benzoat, Salizylat).

▶ Wirkungen

Ester gehören neben den Monoterpenalkoholen zu den Lieblingen der Aromafreunde. Sie wirken sehr *ausgleichend* auf die Psyche und insgesamt stark *entkrampfend*. Je länger die Kohlenstoffkette der esterbildenden Säure ist, desto entkrampfender wirkt das entsprechende ätherische Öl. Zum Beispiel sind die Ester der Ameisensäure im Geranien-Öl mit einem C-Atom bestückt (z. B. Citronellyl-Formiat), das Öl wirkt leicht krampflösend. Die Ester der Essigsäure im ätherischen Öl des Lorbeerblattes haben zwei C-Atome und wirken sowohl entkrampfend auf den Verdauungstrakt als auch lösend für die unruhige Psyche (z. B. α-Terpinyl-Acetat). Die Ester der Anthranilsäure mit ihren sieben C-Atomen machen die Mandarinen-Essenz zu einem ungewöhnlich wirksamen entkrampfenden Mittel, vor allem für die Psyche.

Ester sind sehr sanft zu der Haut und können auch bei Entzündungen *entstauend* wirken. Hier finden wir also die *entzündungswidrige* Eigenschaft der Säuren kombiniert mit den *tonisierenden* Wirkungen der Monoterpenalkohole. Ester wirken *regulierend auf die Herztätigkeit,* in der

Parfümerie sind sie typische vermittelnde Herznoten.

◀ Nebenwirkungen

Ester sind ungiftig und sehr gut hautverträglich. Die einzige Ausnahme ist, soweit bislang bekannt, Sabinylacetat. Es wirkt embryotoxisch und abortiv (je nach Herkunft bis zu 24% im Lavendelsalbei (Salvia lavandulifolia) enthalten (11).

▬ Beispiele

• Benzylacetat	• Benzylbenzoat
• Bornylacetat	• Bornylisovalerat
• Citronellylacetat	• Citronellylformiat
• Eugenylacetat	• Geranylacetat
• Geranylformiat	• Linalylacetat
• Methylanthranilat	• Methylsalicylat
• Myrtenylacetat	• Nerylacetat
• Sabinylacetat	• Terpinylacetat

Phen-OL

▬ Phenole: Vorkommen

Phenole kommen in einigen Lippenblütlern (Thymian, Bohnenkraut und Oregano) vor und in gewürznelkenartig duftenden ätherischen Ölen (Gewürznelke, Bay, Piment, Tulsi)

▬ Eigenschaften

Hier hängt im Formelbild ein –OH-Molekül (Hydroxylgruppe) an einem Ring aus C-Molekülen (aromatischer, Benzol- oder Phenylring). Die daraus resultierenden Wirkungen sind denen der Monoterpenalkohole vergleichbar, doch wesentlich intensiver.

▶ Wirkungen

Phenole wirken vor allem sehr stark *antiinfektiös* (antiviral, bakterizid, fungizid) und *immunostimulierend* (Regulierung der γ-Globuline). Ihre tonisierenden Eigenschaften hängen von der Dosierung ab: *Überdosierung kann zu Hyperaktivität führen.* Phenole wirken zudem stark *durchblutungsfördernd* und *blutdrucksteigernd.*

◀ Nebenwirkungen

Phenole dürfen nur zeitweilig verwendet werden, da sie bei längerer Anwendung leberschädigend wirken können. Sie können zudem auf Haut und Schleimhäuten schwerste Reizungen hervorrufen und dürfen deshalb nicht unverdünnt aufgetragen werden. Selbst bei der Anwendung in der Duftlampe werden sie nicht immer vertragen.

Für *Kinder* und *Schwangere* sind phenolhaltige Öle nicht geeignet (am Ende der Schwangerschaft darf je nach Befindlichkeit die Gewürznelke mit ihrem hohen Eugenolgehalt eine Ausnahme bilden).

Hypertoniker sollten diese Öle in Absprache mit einem erfahrenen Aromatherapeuten anwenden.

▬ Beispiele

• Australol	• Carvacrol	• Thymol

Phenole aus der Gruppe der Phenylpropane:

• Eugenol	• Chavicol	• Guaiacol

Anmerkung: Diese natürlichen Stoffe sind nicht mit dem giftigen Desinfektionsmittel Phenol (Karbolsäure) zu verwechseln. Interessanterweise ist natürliches Thymol um ein Vielfaches wirksamer in Sachen Desinfektion als jenes.

Phenylether

▬ Monoterpen-Phenylether: Vorkommen

In wenigen ätherischen Ölen.

▬ Eigenschaften

Phenylether sind Verbindungen zwischen einem Phenol(ring) und einem Alkohol-Molekül: Im Formelbild hängt ein Sauerstoff-Atom an einem Kohlenstoff-Ring, daran hängt wiederum eine Kohlenwasserstoffgruppe.

▶ Wirkungen

Ether verfügen über eine ähnliche Wirkung wie Ester, jedoch etwas schwächer ausgeprägt. Methylchavicol wirkt besonders *sedativ* (beruhigend) und *spasmolytisch* (krampflösend), wird allerdings aufgrund seiner bei Tieren festgestellten Kanzerogenität (bei extrem hohen Mengen auf der Haut) von einigen Autoren (11) abgelehnt.

◀ Nebenwirkungen

Der Umgang mit Phenylethern ist etwas delikat, man muß ihre einzelnen Wirkungen kennen.

▬ Beispiele

- trans- und cis-Anethol
- Apiol (Oxid/Ether)
- Asaron

- Carvacrolmethylether
- Elemicin
- Methylchavicol (Estragol)
- Methyleugenol
- Methylsalicylat
- Myristicin (Oxid/Ether)
- Safrol (Oxid/Ether)

Oxid

Oxide: Vorkommen
Als einzig weitverbreitetes Oxid in ätherischen Ölen kommt 1,8-Cineol häufig in medizinisch-frischen Ölen vor.

Eigenschaften
Bei den Oxiden befindet sich ein Sauerstoff-Atom zwischen zwei Kohlenstoff-Atomen, das ist eine ungewöhnliche Verbindung. Im Formelbild gleichen die Oxide den Ethern.

▶ Wirkung
Die Wirkung der Oxide hängt von von ihrem biochemischen Aufbau ab. Teilweise sind sie *schleimlösend* und *auswurffördernd*.

◀ Nebenwirkungen
Die unter Ether aufgeführten Oxid-Ether müssen wegen ihrer *Toxizität* gemieden werden. Myristicin (z. B. im Muskatnußöl) darf nur gezielt eingesetzt werden.

Beispiele
- 1,8-Cineol (Eukalyptol)
- Caryophyllenoxid
- Bisabololoxid
- Rosenoxid
- Piperitonoxid

Lacton

Lactone: Vorkommen
Lactone kommen nur in Spuren in wenigen ätherischen Ölen vor (z. B. in Alant, Inula graveolens). Dennoch sind sie extrem wirksam.

Eigenschaften
Lactone sind in Aufbau und Wirkung den Estern ähnlich, sie werden auch Ringester genannt.

▶ Wirkungen
Sie wirken auch in kleinsten Mengen *schleimlösender* und *auswurffördernder* als die Ketone.

◀ Nebenwirkungen
Lactone sind nicht toxisch, scheinen aber *extrem hautreizend* wirken zu können.

Beispiele
- Alantolacton (Helenin)
- Nepetalacton
- Massoialacton
- Costuslacton

▷ Anmerkung: Phthalide sind komplexere Lactonmoleküle, sie kommen hauptsächlich in den ätherischen Ölen von Sellerie und Liebstöckel vor und wirken sehr *stark entgiftend* (vor allem auf Leber und Niere).

Kumarin

Kumarine: Vorkommen
Kumarine und Fur(an)ocumarine sind in den gepreßten Essenzen aus Zitrusschalen enthalten, in (destillierten) ätherischen Ölen kommen sie selten vor. In beiden Fällen sind sie geringfügige Bestandteile.

Eigenschaften
Kumarine sind esterartige Substanzen (Ringester), sie werden auch als ungesättigte Lactone bezeichnet. Sie werden erst in den letzten 10 Prozent der Destillationszeit gewonnen und kommen daher nur in hochwertigen, kompletten Ölen vor, immer nur in Spuren. Ihre großen Moleküle sind kaum flüchtig, daher kommen sie vorwiegend in gepreßten Essenzen vor.

▶ Wirkungen
Sie wirken – ähnlich wie die Monoterpen-Ester – *entspannend, entkrampfend, blutdrucksenkend* und teilweise *antikoagulierend*.

◀ Nebenwirkungen
Kumarine wirken photosensibilisierend, d. h. diese Moleküle besitzen die Fähigkeit, sich an die Melaninzellen der Haut zu binden. Die Melaninzellen absorbieren dadurch wiederum geballt das ultraviolette Licht und verursachen so – je nach Hauttyp – leichte bis starke verbrennungsartige Reizungen.

Beispiele
- Angelicin
- Bergapton
- Visnadin
- Bergamottin
- Psoralen
- Bergapten
- Umbelliferon

2.3 Inhaltsstoffe und Begriffe in Stichworten

Beim Studieren der Inhaltsstoffe von ätherischen Ölen ist es wichtig, die Öle als Ganzheit, als Gemisch von 100 und mehr Substanzen, zu betrachten. Ein vorkommender toxischer Inhaltsstoff bedeutet nicht unbedingt, daß das betreffende Öl gefährlich ist. Manchmal wiederum genügen Spuren einer Substanz, um die Wirkung eines Öles zu prägen.

Insofern können hier nur Anhaltspunkte gegeben werden, vor allem, da wir es mit natürlichen, nicht standardisierten Produkten zu tun haben. Die Menge mancher Inhaltsstoffe schwankt je nach Herkunft und Erntezeit beträchtlich. Für die professionelle Anwendung sollte bei der Vertreiber-Firma der Öle ein Inhaltsstoffeverzeichnis der aktuellen Chargen eingesehen werden.

Abienol
Diterpen-Alkohol, hormonartige Wirkung („Fichtennadel" = Abies sibirica, Zypressenzweige*)

Alantolacton
Sesquiterpenlacton, stark hautreizend (zu 52% in Inula helenium, Alant)

Anethol (trans-Anethol)
Phenylpropan-Derivat, sekretionsfördernd, entkrampfend, östrogenähnlich, deshalb nicht in der Schwangerschaft, während des Stillens und bei Endometriose zu verwenden (Anis, Fenchel, Sternanis). Das Isomer *cis-Anethol wirkt toxisch* (meistens in synthetischen Ölen).

Angelicin
Furocumarin im Angelikawurzelöl, phototoxisch, antikoagulierend

Anisaldehyd
Kann durch allergische Reaktionen stark hautreizend wirken (Anis, Fenchel)

Apiol
Phenylpropan-Derivat, *abortiv,* ZNS anregend (Dill, Petersiliensamen)

---

* in Klammern befinden sich Beispiele für ätherische Öle, die diesen Stoff enthalten

Aromadendren
Sesquiterpen in Patchouli (bis 20%), pflegend und entzündungshemmend (Eucalyptus globulus und radiata, Thymian ct. Thymol und Bergbohnenkraut)

Asaron (α & β-Asaron)
Phenylpropan-Derivat, β-Asaron wirkt *embryotoxisch* und *kanzerogen* (Kalmuswurzel)

Ascaridol
Toxisches Peroxid (Wurmsamen)

Atlanton
Sesquiterpen-Keton, gut verträglich, schleimlösend, sehr hautregenerierend und narbenpflegend (Atlaszeder)

Azulen
Sesquiterpen, es reduziert durch eine Reaktion des Gewebes die Histaminausschüttung, wirkt also antiallergisch und entzündungshemmend

Benzaldehyd
Phenylpropan-Derivat, Hauptbestandteil in ätherischem Bittermandelöl, duftet nach Marzipan, *in hohen Dosen narkotisierend*

Benzaldehyd
Juckreizstillend, lokalanästhetisch (Jasmin, Ylang Ylang, Tuberose)

Benzoesäure
Säure, die bei sensiblen Menschen hautreizend wirken kann, wird als Konservierungsmittel in Lebensmitteln verwendet (Benzoe)

Benzopyren
Stoff, der in Zigarettenrauch und in Teer vorkommt, *krebserregend* (Cade)

Benzylacetat
Ester, entspannend, eventuell leicht betäubend, kann die Schleimhäute reizen (Jasmin, Ylang Ylang)

Benzylbenzoat
Ester, anregend, aphrodisisch (Ylang Ylang)

Bergapten (5-Methoxypsoralen)
Furocumarin, in Spuren (circa 0,3%) enthalten in den meisten Zitrusschalenessenzen. Bergapten wirkt *photosensibilisierend,* d. h. dieses Molekül besitzt die Fähigkeit, sich an die Melaninzellen der Haut zu binden. Die Melaninzellen absorbieren dadurch wiederum geballt das ultraviolette Licht und verursachen so – je nach

Hauttyp – leichte bis starke verbrennungsartige Reizungen (Bergamotte, Zitrone, Orange)

α-Bisabolol
Sesquiterpen-Alkohol, antiseptisch, fast geruchlos, stimmungshebend, tonisierend auf die Haut (Kamille blau)

Bornylacetat
Monoterpen-Ester (Balsam-Tanne, Weißtanne, Kiefer, Douglasie, Rosmarin ct. Verbenon/Bornyl-acetat)

Bisabolen (α- + β-Bisabolen)
Sesquiterpen, sehr hauptpflegend (Opoponax, Karottensamen, Ingwer)

Borneol
Monoterpen-Alkohol, bakterizid, fungizid, immunmodulatorisch, erfrischend, kann in Überdosis Verwirrung und Übelkeit verursachen, nicht toxisch (Rosmarin, Citronella, Baldrian, Borneo-Kampfer)

Borneon (Kampfer)
Monoterpen-Keton, schleimlösend und auswurffördernd, je nach *Überdosis* von innerer Einnahme *Übelkeit, Verwirrung, Erbrechen, Tod.* Für *Babys, Kleinkinder, Asthmatiker* und *Schwangere sehr gefährlich* (Rosmarin, Speiklavendel, Schopflavendel, Schafgarbe, Kampfer)

α & β-Bulnesen
Sesquiterpen, bis 35% in Patchouli

Cadinen (α-, β- & δ-Cadinen)
Sesquiterpen, kommt in über 150 ätherischen Ölen vor, beruhigend, antihistaminisch, schmerzlindernd, juckreizstillend (Manuka, Myrrhe, Kanuka, Wacholder, Mastix, Ylang Ylang)

Calamenen
Sesquiterpen

Camphen
Monoterpen, antiseptisch, bakterizid, leicht antiviral, beruhigend, eventuell hautreizend (Fichtennadel)

Careen (Delta-3-Careen)
Monoterpen, nicht toxisch, jedoch in oxidierter Form (altes Öl) *sehr hautreizend* (Ekzeme) (in Kiefern-Ölen)

Carotol
Sesquiterpenalkohol, sehr hauptpflegend, regt die Neubildung von Leberzellen an (Karottensamen)

Carvacrol (-Methylether)
Phenol (Phenylpropan), sehr stark antiseptisch, spasmolytisch, sehr hautreizend (Bergbohnenkraut, Oregano, Thymian ct. Carvacrol)

Carvon
Gut verträgliches Monoterpen-Keton, choleretisch, cholagog, spasmolytisch, fungizid, nicht lebertoxisch. Kommt als d-Isomer (Kümmel, Dillsamen) mit kümmelartigem Duft vor und als l-Isomer (Hauptbestandteil des Spearmint-Öles) mit frisch-minzigem Duft.

β-Caryophyllen
Sesquiterpen, kommt sehr häufig in ätherischen Ölen vor, gelegentlich auch in größeren Mengen (Hopfen 50–60%), immunmodulatorisch, entzündungshemmend, krampflösend, kann hautirritierend wirken (Gewürznelke, schwarzer Pfeffer, Zimtblätter, Bay, Lavendel, Lorbeer). Das Isomer α-Caryophyllen wird α-Humulen genannt.

Cedren (α-Cedren)
Sesquiterpen (Atlaszeder, Virginia-„Zeder")

Cedrol
Sesquiterpenalkohol, wirkt tonisierend auf venöses System (Atlaszeder)

Chamazulen
Sesquiterpen/Azulen, blaue kristalline Substanz mit ungewöhnlicher Molekularstruktur, die erst bei der Destillation entsteht, entzündungshemmend, fiebersenkend (blaue Kamille, Schafgarbe)

Chavicol
Phenylpropan, mit dem Estragol verwandt (Bay)

Cineol (1,8-Cineol = Eucalyptol = Cajeputol)
Oxid, schleimlösend, auswurffördernd, antiviral, antibakteriell, schmerzlindernd, antirheumatisch, geistig anregend. *Vorsicht bei Kleinkindern mit spastischem Bronchialsystem* (Eukalyptus, Rosmarin, Niaouli, Ravensara, Speiklavendel, Lorbeer, Myrte, Cajeput, Lavendel-Salbei)

Citral
Monoterpen-Aldehyd, zwei Formen: Citral A = Geranial, Citral B = Neral. Sehr weit verbreitet in ätherischen Ölen, antiviral, beruhigend, entzündungshemmend, fungizid, insektenvertreibend. Geranial in Melissa officinalis wirkt besonders stark antiviral, Neral wirkt immun-

stabilisierend. Kann die Haut reizen, dieser Effekt wird reduziert durch die Beimischung von α-Pinen oder δ-Limonen. Nach BALACS/TISSERAND kann Citral (durch orale Einnahme) den *Augendruck erhöhen,* citralreiche Öle sollten sicherheitshalber bei Glaukom gemieden werden. (Lemongras, Melisse, Litsea, Zitronenverbene, Eucalyptus citriodora)

Cinnamylacetat
Ester (Ceylonzimt, Cassiazimt)

Citronellal
Monoterpen-Aldehyd, stark antiseptisch, entzündungshemmend, gelegentlich hautreizend (Citronella, Melisse, Eucalyptus citriodora)

Citronellol
Monoterpen-Alkohol, neurotonisch, antiseptisch, Insekten vertreibend (Citronella, Rose, Geranie)

Citronellylacetat
Monoterpen-Ester, entspannend, krampflösend (Geranie)

Citronellylformiat
Monoterpen-Ester, entkrampfend (Geranie)

Copaen
Sesquiterpen (Sellerie, Cubebenpfeffer, Copaiba-Balsam)

Cubeben
Sesquiterpen (Rosmarin, Cubebenpfeffer)

Cuminal(dehyd)
Monoterpen-Aldehyd, kommt in über 50 ätherischen Ölen vor, entspannend, beruhigend, gelegentlich hautreizend (Kreuzkümmel, Cassia, Eukalyptus, Myrrhe)

γ-Curcumen
Sesquiterpen (Immortelle)

Cyanid
Salz, das während der Destillation von ätherischem Bittermandelöl aus Amygdalin entsteht (und entfernt werden muß), *jede Form der Anwendung führt zur Vergiftung*

para-Cymol (p-Cymol)
lokalanästhetisch (Angelika, Koriander, Thymian, Wacholder, Zimt, Zypresse)

α- + β-Elemen
Sesquiterpen

Elemicin
Phenylpropan, mit Estragol und Safrol verwandt, *vermutlich kanzerogen* (Muskat, Macis, Elemi)

Enantiomer
Alle Moleküle mit einem asymmetrischen Kohlenstoffatom in der Mitte sind chiral (von griechisch cheir = Hand): wie auch unsere Hände ergibt ein derartiges Molekül nicht ein identisches Spiegelbild auf einem ebenen Spiegel (die linke Hand wird zur rechten und umgekehrt). Chirale Bausteine in ätherischen Ölen sind zum Beispiel Linalool, Menthol, Borneon (Kampfer), Pinen, Limonen. Diese chiralen Bausteine müssen immer als zwei Enantiomere vorkommen (einer ist das Spiegelbild vom anderen), einer ist rechtsdrehend (+), der andere linksdrehend (−). Diese Enantiomere treten in einem naturreinen ätherischen Öl in bestimmten, unterschiedlichen Mengenverhältnissen auf. Bei synthetischen Ölen oder solchen mit einem synthetischen Anteil ist dieses Mengenverhältnis gleich. Deshalb benutzt man seit wenigen Jahren die relativ neue Enantiomeren-Messung (Chirales GC) zur Analyse eines Öles. Hier kann man nicht nur – wie beim herkömmlichen Gaschromatogramm – die Quantität der Inhaltsstoffe erkennen, sondern auch, ob der jeweilige Stoff natürlicher oder synthetischer Herkunft ist.

Estragol (= Methylchavicol)
Phenyl-Ether, schleim- und krampflösend, wirkt in Tierversuchen auf der Haut kanzerogen (Basilikum, Estragon, Petersilie, Muskat)

Eukalyptol
siehe Cineol

Eugenol
Phenol/Phenylpropan-Derivat, stark antiseptisch, schmerzlindernd. Eugenolreiche Öle sollten *nicht bei Blutgerinnungs- und Leberfunktionsstörungen* verwendet werden. Typischer Gewürznelkenduft. Iso-Eugenol ist ein Isomer von Eugenol (Gewürznelke, Bay, Zimtblätter, Tulsi, Piment)

Eugenolmethylether
Wirkt sexuell anregend (Nelke, Piment, Lorbeer)

β-Farnesen
Sesquiterpen (Ylang Ylang komplett, Kamille blau)

Farnesal
Sesquiterpen-Aldehyd

Farnesol
Sesquiterpenalkohol, in kleinen Mengen in vielen ätherischen Ölen vorkommend, bakteriostatisch, desodorierend, tonisierend, sehr hautpflegend (Rose, Neroli, Lemongras)

Fenchon
Monoterpen-Keton, nicht toxisch und nicht reizend (Fenchel süß & bitter, Schopflavendel)

Funktionelle Gruppe
An einem Gerüst aus Kohlenstoff-Atomen befindet sich eine sauerstoffhaltige Molekülgruppe, die die chemischen und therapeutischen Eigenschaften des Ausgangsmoleküls verändern: Alkoholgruppe, Aldehydgruppe, Ketongruppe, Estergruppe, Säuregruppe, Aminogruppe.

Furokumarin (Furanokumarin)
Kumarin, gefäßentspannend, krampflösend, antikoagulierend, photosensibilisierende Wirkung, siehe auch Bergapten (Zitrusessenzen, Angelikawurzel, Kreuzkümmel)

γ-Terpinen
Monoterpen, antiseptisch, bakterizid, leicht antiviral, beruhigend, eventuell hautreizend (Oregano, Thymian ct. Thymol, Douglasie, Tea Tree)

Geranial
Monoterpen-Aldehyd, ein Isomer von Neral (siehe Citral), beruhigend auf das Nervensystem (Melisse, Verbene, Eucalyptus citriodora, Lemongras, Litsea)

Geraniol
Monoterpen-Alkohol, ein Isomer von Linalool, kommt häufig in ätherischen Ölen vor, sehr gut verträglich, hautpflegend, neurotonisch, antirheumatisch, antiseptisch, ausgleichend, stimmungsaufhellend, Insekten vertreibend (Geranie, Rose, Palmarosa, Lavendel, Majoran, Melisse, Neroli)

Geranylacetat
Monoterpen-Ester, entkrampfend, ausgleichend (Citronella, Palmarosa)

Geranylformiat
Ester, antispasmodisch, harmonisierend (Geranie, Palmarosa)

Germacren D
Sesquiterpen (Johanniskraut, Muskateller-Salbei)

Guaiakol
Hauptbestandteil des Guajakholz-Öles, die Informationen darüber sind nicht einheitlich, es soll sehr reizend sein (Guajak, Cade)

β-Gurjunen
Sesquiterpen (Narde)

Heliotropin
Synthetisches Aldehyd, entsteht durch Oxidation von Isosafrol, süßer, marzipanartig-blumig-narkotischer Duftstoff, im ätherischen Pfeffer-Öl vorkommend, wird auch Piperonal genannt

α- + β-Himachalen
Sesquiterpen (Johanniskraut, Himalayazeder)

Humulen (α-Humulen/α-Caryophyllen)
Sesquiterpen, ein Isomer des β-Caryophyllen, beruhigend, entspannend (Hopfen, Johanniskraut, Lorbeer, Myrte)

Hydrozimtalkohol
Durch Umesterung aus dem Zimtaldehyd entstandener Alkohol, balsamisch-blumiger Duft, wird synthetisiert zur Verwendung als milder Kosmetik-Konservierungsstoff (Styrax)

Indol
Heterozyklische Verbindung, die im Steinkohlenteer, im Darm als Produkt der Eiweißzersetzung und in manchen ätherischen Ölen vorkommt. Es riecht fäkalartig, in starker Verdünnung duftet Indol jedoch nach Jasmin und Neroli (Jasminabsolue)

Ionon
Lacton, stark schleimlösend, kühlend (Iris)

Iron (α-Iron)
Lacton, stark schleimlösend, kühlend (Iris)

Isoeugenol
Isomer von Eugenol, schmerzlindernd und leicht betäubend (Ylang Ylang, Gewürznelke, Muskat)

Isomer
Chemische Verbindungen können in ihrer Zusammensetzung nach Art und Mengenverhältnis der Atome völlig übereinstimmen (gleiche Bruttoformel), doch in ihren chemischen (z.B. Duft) und physikalischen Eigenschaften stark voneinander unterscheiden. Ein sehr unterschiedlich duftendes Beispiel sind die zwei Isomere von Carvon (siehe da). Das geometrische Isomer einer Molekülgruppe sieht aus wie sein Spiegelbild, ist also nicht deckungsgleich, wie

zum Beispiel ein Paar Handschuhe. Zwei solche sogenannte Enantiomere drehen die Ebene des polarisierten Lichtes in entgegengesetzten Drehsinn [rechtsdrehend = (+)-Form, linksdrehend = (–)-Form]. Beim optischen Isomer gleichen sich die Moleküle durch die Anzahl ihrer C-Atome, jedoch haben sie eine andere Anordnung im Raum.

Italicen
Sesquiterpen (Zypresse, Immortelle)

Jasmon (cis-Jasmon)
Monoterpen-Keton, nicht toxisches Keton (Jasminabsolue)

Kumarin
(= ungesättigtes Lacton) esterartige Substanz, schweres Molekül, daher fast nur in durch Pressung gewonnenen Essenzen oder Absolues. Duft nach Waldmeister. Lebertoxisch, antikoagulierend, immunmodulatorisch. Das photosensibilisierende Bergapten in den Zitrusschalen ist ein Fur(an)okumarin. (Heuabsolue, Tonkabohne)

Lavandulol
Monoterpenalkohol, antiseptisch, tonisierend (Lavendel)

Lavandulylacetat
Monoterpen-Ester, krampflösend (Lavendel)

Leptospermon
Triketon (C 25), bisher nur in Manuka-Öl (20–25%) bekannt, stark antibakteriell und antimykotisch, schleimhaut- und hautregenerierend, schleimverflüssigend, geistig und psychisch stimulierend, pheromonartig (aus: RUTH VON BRAUNSCHWEIG, „Teebaum-Öle")

Limonen
Monoterpen, sehr weit verbreitet bei den ätherischen Ölen, vor allem als d-Limonen in Zitrusölen. Wirkt als Puffer bei der Anwendung von citralhaltigen Ölen, deren hautreizende Wirkung wird bei einem Mischungsverhältnis von 2:8 reduziert (20% Limonen, 80% Citral). Auch die Aggressivität des Zimtaldehyds kann bei einer Mischung von 1:1 durch Limonen gepuffert werden (TISSERAND/BALACS). Wirkt antiseptisch, bakterizid, leicht antiviral, beruhigend, kann hautreizend wirken, vor allem im warmen Bad (Zitrusschalenessenzen). Frischer, sauberer Duft wie Zitrone. L-Limonen kommt in Kiefern- und Zitrusölen vor.

Linalool
Monoterpen-Alkohol, Isomer von Geraniol, sehr weit verbreitet unter den ätherischen Ölen, wird gerne in der synthetischen Variante zur Streckung genommen. Bakterizid, eher beruhigend. Blumiger Duft mit würzigen und zitronigen Anteilen. Die korrekte Schreibweise ist die obenstehende, doch liest man meistens „Linalol" (Lavendel, Petitgrain, Thymian ct. Linalool, Koriandersamen, Rosenholz, Ho-Blätter, Linaloeholz, Petit Grain)

Linalooloxid
Oxid, sedativ, schleimlösend, auswurffördernd (Ysop)

Linalylacetat (Bergamol)
Monoterpen-Ester, sehr verbreitet, prägt den Duft von Lavendelöl. Wirkt beruhigend, entkrampfend und tonisierend. Wird zum Strecken von Lavendelöl bereits auf die lebende Pflanze gesprüht. (Lavendel, Muskatellersalbei, Neroli, Bergamotte)

Longifolen
Sesquiterpen in Kiefernöl (Pinus sylvestris)

α- + β-Longipinen
Sesquiterpen (Nigella sativa)

Menthofuran
Toxische Substanz, die in der Leber aus dem Keton Pulegon entsteht, zu 0,1–7,5% in Pfefferminzöl enthalten, bedeutet hier jedoch keine Gefahr (TISSERAND/BALACS).

Menthol
Monoterpen-Alkohol, neurotonisch, ZNS stimulierend, keimtötend, epithelisierend (Zellwachstum fördernd), kühlend. *Nicht für Babys und Kleinkinder geeignet,* kann zu *Bronchialkrämpfen und Atemstillstand* führen, stechender, frischer Duft (Pfefferminze, andere Minzen)

Menthon (und Iso-Menthon)
Monoterpen-Keton, epithelisierend, eventuell leicht lebertoxisch, jedoch bei normaler Dosierung unproblematisch (Pfefferminze, Ackerminze und Flohminze)

Menthylacetat
Monoterpen-Ester, nicht toxisch (Minzen)

Methylanthranilat
C-8-Ester aus Anthranilsäure und Methanol, extrem entkrampfend (Mandarinenschale, Mandarinen-Petit Grain, Ylang Ylang, Neroli)

Methylchavicol (Estragol)
Phenyl-Ether, wirkt stark krampflösend auf das ZNS, schleimlösend, wirkt in Tierversuchen auf der Haut kanzerogen (Basilikum, Estragon, Petersilie, Muskat)

Methyl-Eugenol
Phenyl-Ether, antidepressiv, *embryotoxisch,* kanzerogen in Tierversuchen (Spuren in Basilikum und Estragon)

Methylsalicylat
Ester aus Methanol und Salicylsäure. Schmerzlindernd, durchblutungsfördernd, antikoagulierend, *bei Dauergebrauch* wurden gastrointestinale Störungen bis zu *Vergiftungen* bei zu hoher Dosierung beobachtet, auf verletzter Haut stark reizend, *nicht für Kinder geeignet* (jeweils über 90% in Birke und Wintergreen)

Myrcen
Monoterpen, antiseptisch, bakterizid, leicht antiviral, beruhigend, eventuell hautreizend (Wacholder)

Myristicin
Phenylpropan-Derivat (Di- und Methyl-Oxid), harntreibend, belebend/geistig anregend, halluzinogen im Zusammenspiel mit anderen unbekannten Stoffen in der Muskatnuß und in Macis („Muskatblüte") (Muskat, Macis, Petersilie)

Myrtenylacetat
Monoterpen-Ester, entkrampfend (Myrte ct. Myrtenylacetat)

Neral
Monoterpen-Aldehyd, B-Form des Citral, immunstabilisierend (Melisse, Verbene, Lemongras, Litsea)

Nerol
Monoterpen-Alkohol, Isomer von Geraniol, antiseptisch, tonisierend, antirheumatisch, insektenvertreibend, süß-pflaumiger narkotischer Duft mit Zitrusakzent (Ylang Ylang, Rose, Immortelle, Neroli)

Nerolidol
Sesquiterpenalkohol, hautpflegend, holzig-blumig-grüner an Lilie erinnernder Duft (Cabreuva, Neroli, Perubalsam)

Nerylacetat
Monoterpen-Ester, stark entkrampfend, himbeerartiger, süßer Duft (Immortelle, Neroli)

Nonylaldehyd
C-9-Aldehyd, zunächst schweißiger, in Verdünnung blumiger Duft, in Spuren im Rosenabsolue vorhanden

Nootkaton
Sesquiterpen-Keton, das stark pampelmusenartig duftet, in Orangenschalen-Essenz und Grapefruit-Essenz

Ocimen (β-Ocimen)
Monoterpen, antiseptisch, antibakteriell, leicht antiviral, beruhigend, magenstärkend, gelegentlich hautreizend (Lavendel, Neroli, Basilikum, Majoran)

Paracymen (p-Cymen)
Monoterpen, lokal schmerzlindernd (Tea Tree, Weihrauch, Majoran, Bergbohnenkraut, Eucalyptus polybractea)

α-Patchoulen
Sesquiterpen (Patchouli, Narde)

Patchoulol (Patchoulialkohol)
Sesquiterpenalkohol, antiseptisch, hautpflegend (30–40% in Patchouli)

Phellandral
Monoterpen-Aldehyd

α-Phellandren
Monoterpen, harntreibend, Isomer des β-Phellandren, eventuell hautreizend, frischer Waldduft (Dillkraut, Angelikawurzel, Eucalyptus dives, Weißtanne, Wacholderbeere)

β-Phellandren
Monoterpen, Isomer des α-Phellandren, balsamisch-blumiger Duft (Angelikawurzel, Latschenkiefer, Zirbelkiefer, Rosmarin, Ysop)

Phenylethanol (Phenylethylalkohol)
Monoterpenalkohol, in Spuren in vielen Ölen enthalten, bakteriostatisch, tonisierend, anästhetisch, warmer, blumiger Rosenduft, wasserlöslich, daher zu 60% in Rosenabsolue (Rose, Neroli, Geranie)

α-Pinen
Monoterpen, in über 400 ätherischen Ölen vorkommend, antiseptisch, antibakteriell, antiviral, beruhigend, eventuell hautreizend, vor allem durch Oxidation des Öles, würzig-herber fichtenartiger Duft (Fichtennadel, Zypresse, Weihrauch, Rosmarin, Myrte, Cistrose, Johanniskraut)

β-Pinen

Monoterpen, geringer Bestandteil in vielen ätherischen Ölen, kommt meistens mit α-Pinen gemeinsam vor.

Pinocamphon

Monoterpen-Keton, Hauptbestandteil im Ysop-Öl, bei innerer Einnahme *neurotoxisch,* kann *Krämpfe/Epilepsie-Anfälle* auslösen (bis zu 40% in Hyssopus officinalis, nicht vorhanden in Hyssopus officinalis var. decumbens)

Iso-Pinocamphon

Monoterpen-Keton, Isomer von Pinocamphon, ähnliche Eigenschaften (bis 30% in Ysop)

Piperiton

Monoterpen-Keton, gut verträglich (Ackerminze, Eucalyptus dives)

Pulegon

Monoterpen-Keton, kommt als d-Pulegon vor, wurde gegen Ungeziefer wie Flöhe eingesetzt, mutmaßlich abortiv, *lebertoxisch* (Flohminze, in winzigen Mengen in anderen Minzen)

Rosenoxid

Entsteht bei der Destillation von Rosenblütenblättern, nur in winzigen Mengen in Rosenöl vorhanden

Sabinen

Monoterpen (Muskat, Wacholder)

Sabinylacetat

Monoterpenester, einer der wenigen toxischen Ester, die in ätherischen Ölen vorkommen: *embryotoxisch, abortiv,* in Lavendelsalbei 0.1–24% (Salvia lavandulifolia) und Juniperus sabina 20–53%.

Safrol

Phenylpropan-Derivat (Di-Oxid), in Tierversuchen greift Safrol die Gene an, es kann kanzerogen wirken, vermutlich durch Aktivierung eines krebsauslösenden Virus, dem Polyoma-Virus.

◀ Safrolreiche Öle sollten in der Aromatherapie nicht angewandt werden (brauner Kampfer bis zu 80% Safrol, gelber Kampfer 10–20% Safrol, Sassafras 85–90% Safrol, Mango-Ginger 9% Safrol, Spuren in Muskatnuß, Zimtrinde und -blätter, Sternanis, Ylang Ylang). Iso-Safrol ist ein Isomer von Safrol, kommt in Spuren vor, zum Beispiel in Ylang Ylang.

Salviol

Diterpenalkohol, hormonartige Wirkung (Salbei)

α-Santalol

Sesquiterpenalkohol Hauptbestandteil (58%) und Duftgeber von Sandelholzöl, duftet leicht holzig, balsamisch, wirkt tonisierend auf den Herzmuskel, neuroleptische Wirkung

β-Santalol

Sesquiterpenalkohol, wichtiger Bestandteil im Sandelholzöl (22%) starker süßer animalischer, urinartiger Duft. Es gibt noch epi-beta-Santalol und trans-beta Santalol im Sandelholzöl

Säuren

entzündungshemmend, hypothermisierend, hypotensierend, nur in Spuren in ätherischen Ölen vorhanden, da gut wasserlöslich (im Hydrolat zu finden)

Sclareol

Diterpen-Alkohol, schweres Molekül, daher kaum in destillierten Ölen, nur in Muskateller-Salbei-Öl vorkommend (0,1–3%), hormonregulierend, sehr wirksam bei PMS

Selinen

Sesquiterpen (Ravensara, Sellerie)

Seychellen

Sesquiterpen (Patchouli, Narde)

Spathulenol

Sesquiterpenol, fungizid (Lippia citriodora, Hyssopus officinalis)

Tageton

Monoterpenketon (Tagetes)

α-Terpinen

Monoterpen, antiseptisch, bakterizid, leicht antiviral, beruhigend, eventuell hautreizend (Tea Tree, Majoran)

γ-Terpinen

Monoterpen, antiseptisch, bakterizid, leicht antiviral, beruhigend, eventuell hautreizend (Oregano, Thymian ct. Thymol, Douglasie, Bergamotte, Mandarine, Tea Tree, Limette)

α-Terpineol

Monoterpen-Alkohol, kommt in α-, β- und γ-Isomeren vor. An Flieder und Fichtennadel erinnernder Duft (Wacholderbeere, Cajeput, Orange, Petit Grain)

Terpineol-4 (Terpinen-4-ol)

Monoterpen-Alkohol, harntreibend (durch Reizung der Tubuliwände in der Niere), fungizid, wirkt ausgleichend. Grüner-frischer Duft. Bei Tea Tree sind laut australischen Behörden über 30% erwünscht (über 30% in Melaleuca alternifolia, Majoran, Wacholderbeere, Zypresse)

Terpinolen

Monoterpen (Majoran, Petersilie, Kiefer)

Terpinylacetat

Monoterpen-Ester, kommt in α-, β- und γ-Isomeren vor. Entkrampfend (Zypresse, Niaouli, Kardamom, Cajeput, Ravensara)

α-Thujen

Monoterpen

Thujon

Monoterpen-Keton, kommt in α-und β-Isomeren vor, die meistens zusammen vorkommen. Beide wirken *sehr toxisch und abortiv*. α-Thujon wirkt toxischer. Krampfauslösend, abortiv, pathologische Veränderungen der Leber wurden bei Tieren beobachtet. Immunmodulatorisch. Thujonreiche Öle dürfen *nur von erfahrenen Therapeuten* verwendet werden. Thujonhaltige Öle sind in Frankreich verschreibungspflichtig (in Salbei, Thuja, Rainfarn, Wermut, Beifuß und vielen anderen Artemisia-Arten)

Thymol

Phenol (Phenylpropan), sehr stark antiseptisch, spasmolytisch, *stark hautreizend* (Bergbohnenkraut, Oregano, Thymian ct. Thymol)

2-Undecanon (Methylnonylketon)

Keton, Hauptbestandteil des ätherischen Öles der Raute. Vermutlich abortiv (Hopfen)

Valeranon

Sesquiterpen-Keton, vermutlich ungiftig (Baldrian)

Vanillin

Phenol-Aldehyd, süßer-sahniger Duft, gut verträglich (Vanille, Tolubalsam, Perubalsam, Benzoe)

Verbenon

Monoterpen-Keton, über eine eventuell leichte Toxizität ist nicht genug bekannt, beruhigend, wundheilend, immunmodulatorisch (Rosmarin ct. Verbenon, Weihrauch)

Vetiven

Sesquiterpen, sehr hautpflegend (Vetiver)

Vetiveron

Sesquiterpen-Keton, kommt in α-und β-Isomeren vor, ungiftig, hautregenerierend (Vetiver)

Vetiverol

Sesquiterpen-Alkohol in mehreren Isomeren in Vetiver-Öl vorkommend

Viridifloren

Sesquiterpen (Niaouli)

Viridiflorol

Sesquiterpenol, östrogenähnlich (Niaouli, Salbei)

Zimtaldehyd (Cinnamaldehyd)

Phenylpropan-Derivat, stimulierend, *stark hautreizend,* zusammen mit d-Limonen verträglicher (Zimtrinde, Cassia).

Zimtsäure

Säure, die durch Oxidation von Zimtaldehyd entsteht, selten hautreizend (Zimtrinde, Tolubalsam)

Zingiberen

Sesquiterpen, kommt in α-und β-Isomeren vor (Ingwer)

Zingiberol

Sesquiterpen-Alkohol

2.4 Keton- und phenolhaltige ätherische Öle

Öle mit hohem Ketongehalt

(Ketone können, vor allem bei innerer Einnahme, neurotoxisch wirken, z. B. Epilepsie auslösen, der Leber schaden)

Ruta graveolens **Raute**	31–49% 2-undecanon 18–25% 2-nonanon	Wird in der Aromatherapie nicht benutzt, da giftig. Photosensitivierend und abortiv. Kaum erhältlich.
Artemisia herba alba **Beifuß**	35% Thujon 30% d-Campher	Sehr hoher Thujongehalt, giftig. Kaum erhältlich.
Artemisia absinthum **Wermut**	34–71% Thujon	Wird zur Absinth-Herstellung verwandt, auch in Pastis. Kaum erhältlich.
Cinnamonum camphora **Kampfer**	30–50% Campher	Neurotoxisch, abortiv, nur für stabile Erwachsene. Leicht erhältlich, oft synthetisch
Eucalyptus dives piperitoniferum **„Minziger" Eukalyptus**	40–50% Piperiton	Genaue Wirkung unbekannt. Nicht für empfindliche Menschen.
Eucalyptus polybractea cryptonifera	40% Krypton	Bei empfindlichen Menschen meiden. Mit verträglichen Ölen mischen.
Hyssopus officinalis **Ysop**	40% Pinocamphon 30% Iso-pinocamphon	Höchstens 1%ig verdünnen, nur äußerlich verwenden. Nicht bei empfindlichen Menschen. Leicht erhältlich.
Lavandula stoechas **Schopflavendel**	15–30% Campher 45–50% Fenchon	Mit harmlosen Lavendelsorten verwechselbar. Leicht erhältlich.
Mentha pulegium **Polei- /Flohminze (Pennyroyal)**	55–95% Pulegon	Vor allem bei Überdosierung toxisch. Kaum erhältlich.
Santolina chaemaecyparissus **Santolin**	10–45% Artemisia-Keton	Von der Anwendung wird abgeraten. Leicht erhältlich.
Salvia officinalis **Salbei**	bis 44% Alpha-Thujon bis 53% Beta-Thujon bis 26% Campher	Durch das Zusammenspiel mit anderen Inhaltsstoffen letztendlich ganz gut verträglich. Nicht bei empfindlichen Personen.
Tanacetum vulgare **Rainfarn**	66–81% Thujon 5% Campher	Von der Anwendung wird abgeraten. Schwer erhältlich.
Thuja occidentalis **Thuja**	31–65% Alpha-Thujon 8–15% Beta-Thujon 7–15% Fenchon	Höchstens 1% verdünnen, nur äußerlich verwenden. Nicht bei empfindlichen Menschen. Relativ leicht erhältlich.

Relativ unbedenkliche Öle mit Ketongehalt

Achillea millefolium **Schafgarbe**	10–20% Campher (Borneon)	Wird von manchen Autoren ganz abgelehnt, scheint jedoch bei 1%iger Verdünnung unbedenklich zu sein
Cedrus atlantica **Atlas-Zeder**	20% Atlanton	Sehr gut verträgliches Sesquiterpen-Keton
Eucalyptus globulus **Eukalyptus**	1–2% Pinocarvon	Nicht für Kleinkinder, ansonsten unbedenklich
Helicrysum italicum **Immortelle**	15–20% Italidion	Äußerlich angewandt unbedenklich, innerlich nur in Minimaldosen
Lavandula latifolia **Speik-Lavendel**	10–20% Campher	Bei empfindlichen Menschen meiden. Mit verträglichen Ölen mischen
Mentha x piperita **Pfefferminze**	19% Menthon	Bei bis 3%iger Verdünnung unbedenklich, nicht für Kinder
Pelargonium graveolens **Geranie**	5–10% Isomenthon	Sehr gut verträgliches Keton
Rosmarinus officinalis **Rosmarin typ verbenon**	15–37% Verbenon	Äußerlich angewandt unbedenklich, innerlich nur in Minimaldosen
Rosmarinus officinalis **Rosmarin typ campher**	30% Campher (Borneon)	Bei 1%iger Verdünnung unbedenklich. Nicht für Epileptiker
Vetiveria zizanoides **Vetiver**	6,9% Vetiveron	Ungiftig

Öle mit Phenolgehalt
(Phenole sind hautreizend und können – zu lange innerlich eingenommen – der Leber schaden)

Origanum vulgare/ compactum **Oregano**	0,5–84% Carvacrol	Innerlich unter ärztlicher Aufsicht, äußerlich nur auf Fußsohlen
Satureja hortensis/ montana **(Berg-)Bohnenkraut**	3–67% Carvacrol 1–49% Thymol	Innerlich maximal 3 Tropfen täglich, äußerlich nur auf Fußsohlen
Syzygium aromaticum **Gewürznelke (Blatt)**	70–95% Eugenol	Kann sehr starke Hautirritationen auslösen, äußerlich nur auf Fußsohlen
Thymus vulgaris **Thymian Ct. carvacrol** **Thymian Ct. thymol**	23–44% Carvacrol, 1–5% Thymol 26% Thymol, 26% Carvacrol	Innerlich maximal 3 Tropfen täglich, äußerlich nur auf Fußsohlen

Alle hier aufgeführten Öle sollten von schwangeren oder stillenden Frauen, Säuglingen und Kindern sowie von empfindlichen Personen nur unter fachlicher Aufsicht angewendet werden. Die angegebenen Inhaltsstoffe sind Circa-Angaben. (Inhaltsangaben aus ROBERT TISSERAND, TONY BALACS: Essential Oil Safety, 1995)

2.5 Vorsicht und Kontra-indikationen

◀ **Öle, mit photosensibilisierenden Eigenschaften**

Das sind Öle und Essenzen, die die Wirkung der ultravioletten Strahlen auf der Haut verstärken. Kumarinhaltige ätherische Öle zum Beispiel wirken photosensibilisierend, d. h. diese Moleküle besitzen die Fähigkeit, sich an die Melaninzellen der Haut zu binden. Die Melaninzellen absorbieren dadurch wiederum geballt das ultraviolette Licht und verursachen so – je nach Hauttyp – leichte bis starke verbrennungsartige Reizungen. Sie befinden sich hauptsächlich in durch Pressung gewonnenen Essenzen.

TISSERAND (20) rät diesbezüglich vom perkutanen Gebrauch von Zitronenverbenen-Öl gänzlich ab und empfiehlt bei einigen Ölen folgende **Verdünnungen,** die die angegebenen Werte nicht überschreiten sollten. Auch dann sollte nach der perkutanen Anwendung die Haut 12 Stunden vor ultravioletten Strahlen der Sonne oder eines Solariums geschützt werden.

Angelica archangelica	Angelikawurzel	0,78%
Citrus bergamia	Bergamotte	0,4%
Citrus aurantifolia	Limette	0,7%
Citrus aurantium	Bitterorange	1,4%
Citrus limon	Zitrone	2%
Citrus paradisi	Grapefruit	4%
Cuminum cyminum	Kreuzkümmel	0,4%
Lavandula officinalis	Lavendel	
Levisticum officinale	Liebstöckel	
Lippia citriodora	Zitronenverbene	
Petrosellinum sativum	Petersilie	
Ruta graveolens	Raute	0,78%
Tagetes tenuifolia	Tagetes	0,05%

Laut TISSERANDS Tests sind die Essenzen der Orange (Citrus sinensis), der Mandarine (Citrus reticulata) nicht photosensibilisierend. Auch die destillierte Limette gehört dazu.

◀ **Hautreizende Öle**

Das sind vor allem phenolhaltige Öle, die bei Menschen mit empfindlicher Haut allenfalls auf die robuste Haut der Fußsohlen aufgebracht werden sollten, zum Beispiel im Falle einer drohenden Erkältung. Selbst hier ist auf eine maximal dreiprozentige Verdünnung zu achten.

Öle, die reich an Aldehyden sind, können empfindliche Haut auch reizen, die Zugabe von pinen- oder limonenhaltigen Ölen mildern diesen Effekt. Zimtaldehyd kann besonders hautreizend wirken. Zitrusessenzen sind besonders im *warmen Vollbad* vorsichtig zu dosieren, *zehn Tropfen können* je nach Haut und Wassertemperatur *bereits zuviel sein.*

Nicht jede sichtbare Reaktion auf der Haut muß allergisch bedingt sein, es kann auch eine einfache Reizung sein. Wenn ein Öl oder einzelne Bestandteile darin vom Körper als Allergen eingestuft wird, muß es erst die Haut durchdringen, und durch die überschießende Immunreaktion wird Histamin ausgeschüttet; es bilden sich Rötungen bis hin zu Ausschlägen.

Bei Allergikern und empfindlichen Personen sollte man die gewählten Öle zunächst testen: etwas vom Öl, mit der doppelten Konzentration als später verwendet werden soll, mit fettem Öl vermischt auf der Innenseite des Unterarms auftragen und 48 Stunden die Stelle nicht abwaschen oder reiben. Entsteht eine Rötung, Jucken, eine Schwellung oder gar Blasen, sollte das Öl nicht angewendet werden.

◀ **Perubalsam,** das allerdings kein ätherisches Öl ist, sondern ein Resinoid, wird als ungewöhnlich starkes Allergen eingestuft.

Cinnamomum cassia	Kassiazimt (chinesischer Zimt)
Cinnamomum verum	Zimtrinde Zimtblätter
Syzygium aromaticum	Gewürznelke (Blätter & Knospe)
Origanum vulgaris/comp.	Oregano
Satureja hortensis/ montana	Bohnenkraut
Thymus vulgaris	Thymian Ct. thymol & Ct. carvacrol
Myroxylon balsamum	Perubalsam

▶ **Hautfreundliche Öle**

Aniba rosaeodora	Rosenholz
Anethum graveolens	Dill (ganze Pflanze)
Anthemis nobilis	Kamille, römisch*
Boswellia carterii	Weihrauch
Bursera delpechiana	Linaloeholz

Cananga odorata	Ylang Ylang
Cedrus atlantica	Atlaszeder
Cinnamomum camphora	Ho-Blätter
Citrus aurantium	Neroli
Commiphora myrrha/	
molmol	Myrrhe
Cupressus sempervirens	Zypresse
Daucus carota	Karottensamen
Elletaria cardamomum	Kardamon
Hyssopus officinalis	Ysop
Iris germanica	Iris
Lavandula hybrida	Lavandin
Lavandula officinalis	Lavendel
Leptospermum scoparium	Manuka
Matricaria chamomilla	Kamille blau*
Melaleuca viridiflora	Niaouli
Origanum majorana	Majoran
Pelargonium graveolens	Geranie
Pogostemon patchouli	Patchouli
Rosa damaszena	Rose
Salvia sclarea	Muskateller-Salbei
Santalum album	Sandelholz
Vetiveria zizanoides	Vetiver

* nur in Verdünnung hautfreundlich

▬ Leicht blutdrucksteigernd

Hyssopus officinalis	Ysop
Rosmarinus officinalis	Rosmarin
Salvia officinalis	Salbei
Thymus vulgaris	Thymian

Hypertoniker sollten bei langer Anwendung der ätherischen Öle der Lippenblütler (außer Lavandula und Melissa) ihren Blutdruck regelmäßig überprüfen lassen, da diese tonisierend wirken können.

▬ Blutdrucksenkend

Cananga odorata	Ylang-Ylang
Daucus carota	Karottensamen
Tagetes tenuifolia	Tagetes

◄ Vorsicht bei Epilepsie

Cinnamomum camphora	Kampher
Foeniculum vulgare	Fenchel
Hyssopus officinalis	Ysop
Foeniculum vulgare	Fenchel
Mentha pulegium	Flohminze
Myristica fragrans	Muskatnuß/-blüte
Petrosellinum sativum	Petersilie
Pimpinella anisum	Anis
Salvia officinalis	Salbei
Salvia sclarea	Muskateller-Salbei

Thuja occidentalis	Thuja
Juniperus virginiana	Nordamerikanische „Zeder"

◄ Augeninnendruck erhöhend

Cymbopogon flexuosus	Lemongras
Litsea cubeba	Litsea (May Chang)
Melissa officinalis	Melisse

◄ Nicht anwenden bei Brustkrebs

Angelica archangelica	Angelikawurzel
Carum carvi	Kümmel
Cupressus sempervirens	Zypresse
Foeniculum vulgare	Fenchel
Pimpinella anisum	Anis
Salvia officinalis	Salbei
Salvia sclarea	Muskateller-Salbei
Vetiveria zizanoides	Vetiver

▬ Gelegentlich halluzinogene/ euphorisierende Wirkung

Myristica fragrans	Muskatnuß/-blüte
Pimpinella anisum	Anis
Salvia sclarea	Muskateller-Salbei

▬ Mutmaßlich krebserzeugende Öle

Acorus calamus	Kalmus
Betula lenta	Birke
Juniperus oxycedrus	Cade
Sassfras albidum	Sassafrasholz
Thuja occidentalis	Thuja

▬ Schwangerschaft

Zum Thema Schwangerschaft werden sehr unterschiedliche Angaben gemacht. Feststeht, daß frau alle *emmenagogen* (menstruationsfördernden) ätherischen Öle meiden soll, da ja eben keine Blutung in der Schwangerschaft hervorgerufen werden darf. Dies gilt insbesondere für Frauen, die bereits problematische Schwangerschaften bis hin zu Fehlgeburten hinter sich haben.

Besonders wichtig für den Embryo sind die ersten drei bis vier Schwangerschaftsmonate, hier werden Nervensystem, alle Organe und Gliedmaßen gebildet. In dieser Zeit reagiert der werdende Mensch am empfindlichsten auf Eingriffe und Störungen. Nach diesem Zeitraum können bei entsprechender Indikation viele der „problematischen" Öle unter fachlicher Aufsicht – am besten von einer erfahrenen Hebamme – verwendet werden (siehe Adressenverzeichnis).

Vorsicht und Kontraindikationen 57

Zu den emmenagogen Ölen zählen:

Achillea millefolium	Schafgarbe
Cinnamomum zeylandicum	Zimtrinde und -blätter
Foeniculum vulgare var. dulce	Fenchel, süß
Melaleuca viridiflora	Niaouli
Myristica fragrans	Muskatnuß und -blüte
Pimpinella anisum	Anis
Salvia officinalis	Salbei

◀ Als **emmenagog** werden folgende Öle diskutiert:

Artemisia dracunculus	Estragon
Chamomilla recutita	Blaue/Deut. Kamille
Commiphora molmol	Myrrhe
Cedrus atlantica	Atlaszeder
Juniperus communis	Wacholder
Levisticum officinale	Liebstöckel
Lippia citriodora	(Zitronen-) Verbene
Melaleuca leucadendron	Cajeput
Mentha x piperita	Pfefferminze
Ocimum basilicum	Basilikum
Origanum majorana	Majoran
Rosa damaszena & centifolia	Rose
Rosmarinus officinalis	Rosmarin
Salvia sclarea	Muskatellersalbei
Vetiveria zizanoides	Vetiver

Laut SHIRLEY PRICE sind Salvia sclarea, Commiphora molmol und Rosa damaszena & centifolia hormonregulierende Öle, die nicht als emmenagog zu bezeichnen sind.

◀ Als **uterotonisch,** also die Gebärmutter stärkend bishin zu wehenauslösend, werden folgende Öle angesehen. Sie können also erst wenige Tage vor dem Geburtstermin eingesetzt werden bzw. während der Entbindung, sofern frau sie dann riechen mag:

Cymbopogon martini	Palmarosa
Foeniculum vulgare var. dulce	Fenchel, süß
Lippia citriodora	Zitronen-Verbene
Mentha x piperita	Pfefferminze
Myristica fragrans	Muskatnuß Muskatblüte
Pimenta dioica	Bay
Pimpinella anisum	Anis
Syzygium aromaticum	Nelkenblätter Nelkenknospe
Thymus vulgaris ct. geraniol	Thymian typ geraniol

Es versteht sich von selbst, daß alle potentiell gefährlichen Öle in der Schwangerschaft nicht angewendet werden oder nur unter Aufsicht einer wirklich damit erfahrenen Person.
Rückblickend muß zusammengefaßt werden, daß bei einer sachgemäßen Anwendung keine Gefahren von ätherischen Ölen ausgehen – wie auch nicht von vielen allopathischen Medikamenten. Die Dosierungsmenge, die Häufigkeit der Verabreichung und das Gesamtbefinden des Klienten müssen betrachtet freilich aufeinander abgestimmt werden (siehe Kapitel „Von der Flasche unter die Haut").

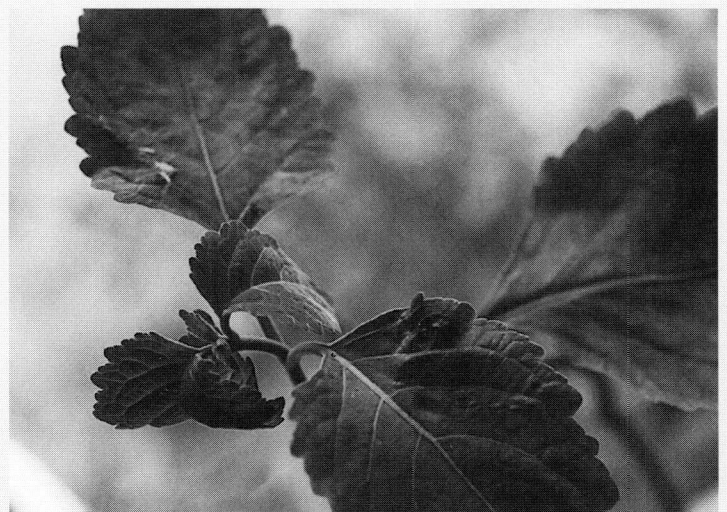

POGOSTEMON CABLIN · PATCHOULI

3.1 Wege in den Körper

Wie wir in Kapitel 2 gesehen haben, lautet eine Definition von Aromatherapie „Unter Aromatherapie versteht man die kontrollierte Anwendung von natürlichen ätherischen Ölen, um die körperliche und psychische Gesundheit zu erhalten".

Die kontrollierte Anwendung umfaßt viele unterschiedliche Anwendungsarten, die von Beruf zu Beruf variieren: Eine Ärztin wendet die ätherischen Öle anders an als zum Beispiel eine Duftberaterin oder eine Erzieherin.

Die kontrollierte und bewußte Anwendung von natürlichen ätherischen Ölen ist erfolgreich bei etwa

- 95% der Infektionen
- 75% der psychischen, nervlichen und hormonellen Störungen
- 50% der äußerlichen Entzündungen, Hauterkrankungen und Allergien
- 25% der Stoffwechselerkrankungen

nach KURT SCHNAUBELT

Je nach Befindlichkeit des Patienten und zu behandelnder Störung erfolgt die Aufnahme der ätherischen Öle durch

- die Nase (Duftlampe, Spray, Inhalation)
- die Haut (Massage, Einreibung, Bad, Kompresse) und
- die Schleimhaut: Anus (Zäpfchen) und Vagina (Zäpfchen, Tampons)
- den Mund (Nahrung, Tropfen, Kapseln, Inhalation)

Wobei auch die Aufnahme über die Nase oder den Mund über Schleimhäute erfolgt, die einzelnen Gebiete lassen sich nicht eindeutig voneinander trennen.

Nasale Anwendung

Die naheliegendste Anwendung der Aromatherapie ist sicherlich das Einatmen der Düfte durch die Nase. Sie hat eine jahrtausende alte Tradition und ist auch die, die am schnellsten und unmittelbarsten wirken kann – vor allem im psychischen Bereich. Duftlampen und -zerstäuber kann jeder überall erwerben, Inhalationen kann man im Krankheitsfall zu Hause anwenden. Es gibt inzwischen auch Raumsprays mit natürlichen ätherischen Ölen und die Beduftung von Büros

und Geschäften zur Förderung der Konzentration bzw. der Kaufmotivation wird nun auch schon in Deutschland praktiziert.

Besonders bei Infekten des Atemtraktes ist diese Form der Anwendung – wie wir später sehen werden – sehr erfolgversprechend, besonders wenn monoterpenreiche Öle (vor allem Öle der Nadelbäume wie Fichte, Kiefer und Tanne sowie Essenzen aus Zitrusschalen) und oxidreiche Öle (Eucalyptus globulus, Rosmarin ct. Cineol, Cajeput) verwendet werden.

Sprache und Duft

Das Riechen ist ein Prozeß, der mit unserer unmittelbaren Gegenwart verbunden ist. Wir können uns an ein längst verloschenes Bild erinnern, wir können eine verklungene Melodie im Ohr haben, doch den wenigsten Menschen gelingt es, sich aktiv einen vergangenen Geruch vorzustellen. Erst wenn ein bestimmter Geruch wirklich vor unserer Nase auftaucht, können mit ihm längst verschüttete Bilder, Klänge und Stimmungen hochkommen. Einen Namen können wir ihm dann vielleicht immer noch nicht geben. Wir finden oft keine Worte, um einen Duft zu beschreiben, das Riechen entzieht sich unserem Sprachvermögen. Nicht nur, weil es im Deutschen wirklich kaum Wörter für Riecherlebnisse gibt, sondern auch, weil der Riechvorgang keinen direkten, im Wachbewußtsein funktionierenden „Anschluß" an unser „Sprachhirn" hat. Lediglich in traumartigen Trancezuständen oder unter dem Einfluß von Drogen wie LSD kann es gelingen, Dufterlebnisse sehr plastisch zu beschreiben.

Es riecht „wie" eine Blume, es stinkt „nach" faulen Eiern, ein Duft ist vanilleartig, ein erotisierender Duft. Die Metaphern sind vielfältig, sie sind der Geschmackswelt entliehen (ein süßer Duft) oder es handelt sich um optische (eine bunte Duftvielfalt) und akustische (ein schriller Duft) Vergleiche.

Lassen wir uns kurz in die sinnliche Welt eines Parfumschöpfers entführen: „Die Kopfnote mit Bergamotte und grünen Noten ist frisch und rein wie die Morgenluft in den Bergen. Dazu gesellt sich in der Herznote das delikate Aroma von goldenem Honig und verlockendem Pfirsich-Elixier. Die einzigartige Persönlichkeit dieses Parfums offenbart sich in der neuartigen Grundnote, in der Patchouli mit seinem herben Charme den erregenden Grundton angibt. Seine provokante Energie wird abgerundet durch weiche Klänge von Vanille, Coumarine, Schokolade und Karamel" („Angel" von Thierry Mugler). Können Sie sich diese Duft-Komposition vorstellen? Übrigens: Auch für diese Frage existiert nicht das Wort „erriechen" oder so ähnlich, sondern wir bedienen uns eines Wortes aus der sichtbaren Welt „vor (die Augen) stellen".

Solche und auch kürzere Umschreibungen können keine allgemeinverständliche oder objektiv nachvollziehbare Beschreibung des soeben Gerochenen liefern.

Interessanterweise finden wir in der deutschen Sprache viele Redewendungen, die sich – zumindest vordergründig – auf das Riechen beziehen: „Mir stinkt's", „das ist anrüchig", „verdufte endlich!", „es stinkt zum Himmel", „ich kann ihn/sie nicht riechen", „ich habe die Nase gestrichen voll", „Geld stinkt nicht", „ich kann mich auf meine Nase verlassen", „ jemand hat ein feines Näschen", „muß ich dir das aus der Nase ziehen?", „die Nase über etwas rümpfen", „ich rieche den Braten", „die Nase in anderer Leute Angelegenheiten stecken", „sie müssen sich erst beschnuppern", „ich bin stinkig", „mit der Nase vorn sein", „seine Nase paßt mir nicht", „sich eine goldene Nase verdienen", „immer der Nase nach", „jemandem etwas auf die Nase binden", „jemandem auf der Nase herumtanzen", „das rieche ich drei Meilen gegen den Wind", „das konnte ich doch nicht riechen!", „das ist mir schnuppe", „sie schnüffelt in meinen Angelegenheiten", „er hat seine Duftmarke hinterlassen", „Eigenlob stinkt". Hier geht es oft um unangenehme Erlebnisse oder aber um ein feines Gespür, Vor-Ahnungen und In-stinkt (!).

Der Geruchssinn

Selbst die Wissenschaftler haben noch nicht alle Geheimnisse des Riechens gelüftet, kein Wunder, daß in medizinischen Büchern die Nase und der Vorgang des Riechens einen ganz nebensächlichen Platz einnehmen. Man kennt jedoch schon länger die grundlegenden Vorgänge beim Riechen von wahrnehmbaren Duftstoffen. Auch hat man noch ein zweites „Riechen" beim Menschen entdeckt. Es handelt sich hierbei um das Vomeronasalorgan, das für das Erkennen von Pheromonen zuständig ist. Zunächst aber schauen wir uns das ganz „normale" Riechen an:

Mit jedem unserer etwa 23 000 Atemzüge pro Tag kann ein Strom von Duft-Molekülen in die Nasenhöhle gelangen, wo er verwirbelt und über die **Riechschleimhaut** (Mucosa oder respiratorisches Epithel) verteilt wird. Beim normalen Atmen gelangen etwa zwei Prozent der (bedufteten) Luft in diese Region, beim Schnüffeln steigert sich diese Menge auf etwa zwanzig Prozent. Die Riechschleimhaut befindet sich in der Regio olfactoria der obersten Nasenmuschel (Concha nasalis). Sie besteht aus zwei briefmarkengroßen, bräunlichen Gewebebezirken. Die Aufgabe der bräunlichen Pigmente ist noch nicht geklärt, man weiß nur, daß Albinos keinen oder einen abgeschwächten Geruchsinn besitzen; ihnen fehlen auch sonst am Körper jegliche Pigmente.

In die Riechschleimhaut eingebettet befinden sich **Riechzellen**. Die Riechzellen sind bipolare Neurone, deren Zellkörper in der Mucosa liegen und deren Dendriten sich zur Oberfläche der Nasenschleimhaut erstrecken. Hier spalten sich die Dendriten in mehrere (9–12) nicht bewegliche **Riech-Sinneshaare** (Cilien) auf. Diese „Härchen" sind in eine Sekretschicht eingebettet. Die Riechzellen werden von Stütz- und Drüsenzellen (Bowman-Drüsen) an Ort und Stelle gehalten.

Ein gasförmiges Duftmolekül muß sich also erst in der Sekretschicht lösen, dann kann es eine der 30 Millionen Riechzellen ansteuern und an ein Riechsinneshaar, dessen Membran mit den passenden **Rezeptor-Proteinen** bestückt ist, andocken. Es gibt etwa 1000 dieser verschiedenen Proteine, die jeweils nur für eine bestimmte Duftgruppe empfindlich sind (Schlüssel-Schloß-Prinzip).

Jede Riechzellenart ist also auf einen bestimmten Duft spezialisiert, pro Duft existieren jeweils etwa 30 000 Riechzellen. Sie sind an bestimmten Arealen an beiden Seiten der Nasenscheidewand verteilt. Die Riechzellen haben nur eine kurze Lebensdauer von einem bis maximal zwei Monaten, daran kann man erahnen, wie wichtig dem Körper vor Urzeiten ein intaktes Riechorgan war.

Nun wird das Duftmolekül in eine elektrische Information umgewandelt: die Bindung des Duftmoleküls an den Rezeptor erhöht die Konzentration von cAMP-Molekülen (Adenosin-Monophosphat) in der Riechzelle. Dies führt zu

> Das eigentliche Riechen findet an den Cilien statt oder: an den Cilien findet die Begegnung von Geruchstoffen (also Molekülen, die Duft abgeben) und Rezeptoren statt, die sogenannte „olfaktorische Transduktion".

einer Depolarisation der Zellmembran aufgrund einer nun entstehenden Durchlässigkeit (Permeabilität) für Kationen (elektrisch positiv geladenen Teilchen) und damit zu einer Signalverstärkung. Die nun entstandene positive Ladung des Rezeptors löst im Axon Aktionspotentiale (digitale Impulse) aus, die weitergeleitet werden. Die Zahl der aktivierten Rezeptoren zeigt an, wie stark der Duftreiz ist, und ihre Lage innerhalb der Nase enthält Informationen über die Art des Geruchs.

An diesem Prozeß ist Calcium maßgeblich beteiligt: Je niedriger die Calcium-Konzentration in der Nasenschleimhaut ist, desto besser kann man riechen. Viel Calcium blockiert den Riechkanal. Der Zustand der Nasenschleimhaut wird von Hormonen beeinflußt.

Die digitalisierten Duftinformationen werden nun in Bruchteilen von Sekunden über den langen Nervenfortsatz aller auf diesen Duft spezialisierten Riechzellen durch viele kleine Öffnungen einer Knochenplatte, die Siebbein (Os ethmoidale) genannt wird, direkt in einen Teil des Endhirnes geleitet: den zwei Riechkolben (Bulbus olfactorius, jeweils streichholzkopfgroß).

Die Dendriten (Nervenfortsätze) aller auf einen Duft spezialisierten Riechzellen bilden auf dieser Seite des Siebbeins im Riechkolben jeweils kleine Knäuel (Glomeruli). Hier an den Glomeruli docken nun sogenannte Mitralzellen an. Über den Tractus olfactorius, das sind die Axone der Mitralzellen, werden die Duftinformationen nun weitergeleitet an

- das **Limbische System** (Rhinenzephalon), speziell an den **Nucleus amygdalae**, das **Septum** – hier werden Erinnerungen und Gefühle ausgelöst, das wiederum bewirkt eine Ausschüttung von Botenstoffen (Neurotransmitter), die Einfluß auf unsere Stimmungen haben; den **Hypothalamus** – hier werden

Nahrungsaufnahme, vegetative Reaktionen und hormonelle Prozesse (insbesondere durch Sexualhormone) gesteuert und den **Hippocampus,** der unsere Erinnerungen „verwaltet"
- die **Riechrinde** (Olfaktorischer Kortex) – hier wird der Duft identifiziert

Angelehnt an die Tatsache, daß der Mensch nur zehn Geschmacksrichtungen schmecken kann (u. a. salzig, süß, bitter, sauer) gibt es eine Hypothese, daß der Mensch auch nur eine begrenzte Anzahl von **Primärdüften** erkennen und unterscheiden kann: blumig, ätherisch, moschusartig, kampferartig, faulig, schweißig, stechend (siehe Kasten unten).

Die Vermutung kommt aus der Studie von spezifischen Anosmien (Unfähigkeit, eine ganz spezielle Klasse von Duftstoffen wahrnehmen zu können). Diese Unfähigkeit ist genetisch festgelegt, deshalb folgert man, daß eine bestimmte Art der Rezeptorproteine fehlt oder blockiert ist. Die nebenstehende Aufstellung stammt von einem Riechforscher namens AMOORE, es gibt auch andere Zusammenstellungen der Primärdüfte wie die untenstehende von OHLOFF (17).

Das Vomeronasalorgan

Das bereits eingangs erwähnte Vomeronasalorgan, auch Jacobson-Organ genannt, ist für das Erkennen von Pheromonen zuständig.

Pheromone sind zum Beispiel Sexual-Lockstoffe oder auch Abwehrstoffe, Alarmsubstanzen und Markierungsstoffe. Beim Menschen werden diese Stoffe in seiner Haut und in den Schweißdrüsen vermutlich aus Sexualhormonen gebildet. Sie wirken in der unbeschreiblich kleinen Menge von wenigen Femtogramm (1 Femto-

Krankheitsbilder

Anosmie: Riechvermögen nicht (mehr) vorhanden
Partielle Anosmie: Fehlen des Rezeptors für bestimmte Geruchsmoleküle
Hyposmie: Riechvermögen reduziert (z. B. durch Nasenspraymißbrauch, Kokain)
Kakosmie: Veränderung der Duftwahrnehmung

Klassifizierung von Gerüchen nach Günther Ohloff

blumig	holzig	fruchtig	harzig	grün	animalisch	würzig	erdig
Jasmin	Sandelholz	Zitrusfrüchte	Weihrauch	Buchenblätter	Ambra	Zimt	Erde
Rose	Zedernholz	Apfel	Myrrhe	Gurken	Moschus	Anis	Schimmel
Veilchen	Vetiver	Himbeere	Labdanum	Heu	Biebergeil	Vanillin	Ozean
Mimose	Patchouli	Erdbeere	Kiefernholz	Myrte	Schweiß	Nelken	
Neroli	Koniferen	Ananas	Mastix	Galbanum	Fäkalien	Pfeffer	
Maiglöckchen		Passionsfrucht			Kampfer		

gramm = ein Milliardstel von einem Millionstel Gramm). Der Mensch kann diesen winzigen Mengen keinen Duft zuordnen, das heißt er kann sie nicht mit der Riechschleimhaut wahrnehmen. Bei Messungen kann man jedoch feststellen, daß beim Einströmen von Pheromenen das Vomeronasalorgan gereizt wird. Das winzige Organ befindet sich oberhalb des Pflugscharbeins (Vomer) in einer kleinen Vertiefung (0,2 bis 2 Millimeter) auf beiden Seiten der Nasenscheidewand.

Die Reizleitung geht über den **Nervus terminalis** in den Hypothalamus, wo die sexuelle Reifung gesteuert und unsere Stimmungen reguliert werden: Euphorie, Freude und Entspannung haben hier ihren Ursprung.

Es gibt weibliche und männliche Pheromone, die jeweils das Gegengeschlecht ansprechen. Jeder Mensch verströmt zudem einen individuellen Mix aus Pheromonen und Duftstoffen, seine ganz persönliche „Duftmarke", die genetisch festgelegt ist und die er mit niemandem teilen muß (nur eineiige Zwillinge sind nicht am Duft zu unterscheiden).

Unser Immunsystem ist an der „Komposition" unseres individuellen Duftes maßgeblich beteiligt, damit sorgt es, soweit man bisher weiß, für eine genetisch geglückte Partnerwahl, mit der für gesunde Nachkommen gesorgt wird. Menschen mit ähnlichem Genmuster (MHC, Haupthistokompatibilitätskomplex) und mit ähnlichem Immunsystem können sich in Experimenten „nicht riechen", also nicht leiden.

Durch die Anwesenheit der Pheromone scheint letztendlich ein Partner-Auswahlverfahren stattzufinden, das die Evolution voranbringt, da aus diesen Beziehungen Nachkommen hervorgehen, die mit einer großen Auswahl unterschiedlichster Gene ausgestattet sind.

Es gibt bereits hochinteressante Experimente mit Pheromonen, auch ihre Entdeckung vor etwa dreißig Jahren war spektakulär: Ein junger Arzt, Dr. DAVID BERLINER, der an der Universität von Utah (USA) die menschliche Haut studierte, stellte an seinen Kollegen eine stets besser werdende Laune fest, wenn sie mit abgeschilferten und mit Schweiß versetzten Hautzellen hantierten.

Natürlich brauchte er Monate, um sicher zu sein, daß auch die wiederkehrende schlechte Laune der Mitarbeiter durch das Verschließen der Gefäße mit den Hautproben ausgelöst wurde. Die unscheinbaren, nach nichts riechenden Proben, stellten sich als wahre Stimmungsmacher heraus.

Erst in den vergangenen Jahren konnte Dr. BERLINER die menschlichen Pheromone darin identifizieren, lange nachdem man sie bei Insekten entdeckt hatte und mittlerweile bereits zur Schädlingsbekämpfung eingesetzt hatte. Er hat sich die Pheromone patentieren lassen und seit dieser Zeit machte man sich – erfolgreich – wieder auf die Suche nach einem VNO beim Menschen.

Elf natürliche Pheromone hat Dr. DAVID BERLINER in der Zwischenzeit identifizieren können, zudem kann er 200 weitere im Chemielabor herstellen.

Die Möglichkeit zur Manipulation des Menschen über Pheromone ist wesentlich stärker als nur mit „normalen" Duftstoffen. Zum Beispiel wurden in einem mittlerweile sehr bekannten Experiment einige Stühle im Wartezimmer eines Arztes mit dem männlichen Pheromon Androstenon präpariert. Die Frauen setzten sich bevorzugt auf diese Stühle, selbst wenn sie ungünstiger standen oder gar unbequemer waren. Die Pheromone konnten sie nicht bewußt wahrnehmen. Auf Befragen kamen „fadenscheinige" Begündungen: der (präparierte) Stuhl sei bequemer, schöner, weicher und so weiter (24).

Geschlechtsreife Frauen, die auf engem Raum zusammenleben, etwa im Internat, passen ihren Menstruationszyklus einander an – durch die Wirkung der Pheromone. Das konnte nachgewiesen werden, indem man irgendwelchen Frauen den verdünnten Achselschweiß einer bestimmten Frau X regelmäßig und über einen längeren Zeitraum unter die Nase rieb. Plötzlich synchronisierte sich die Menstruation der Probandinnen mit der Blutung der Frau X (24).

Ätherische Öle enthalten neben den „normalen" Düften auch pheromonartige Substanzen. Inwieweit diese eine durchschlagende Wirkung auf die Stimmung des Anwenders haben, ist noch nicht bekannt, jedoch spricht vieles dafür .

Die Aromatherapie besteht nur zum Teil aus dem Riechen von ätherischen Ölen. Ihre biochemische Zusammensetzung ermöglicht über die nachstehend genannten Anwendungsmöglichkeiten einen gezielten Einfluß auf die Körpersysteme und auf Mikroorganismen zu nehmen. Dieser Ansatz macht naturreine ätherische Öle, die allerdings bestimmten Qualitätskriterien zu entsprechen haben, zu natürlichen Medikamenten, deren Wirkungen und eventuelle Nebenwirkungen dem Behandler vertraut sein müssen.

Das Riechen: Zusammenfassung

- Duftmoleküle gelangen zunächst zur Riechschleimhaut mit ihren **Riechzellen**, diese sind wiederum mit **Cilien** ausgestattet. Die Cilien sind mit Rezeptorproteinen bestückt. Die in elektrische Signale verwandelte Duftbotschaft wandert über Nervenfortsätze durch die **Siebbeinplatte** ins Schädelinnere und gelangt so in den **Riechkolben** und tiefer in das **Riechhirn.**
- Die Wahrnehmung von **Pheromonen** geschieht im **Vomeronasalorgan** und ist nicht als Riechen im herkömmlichen Sinne zu bezeichnen.
- Der **Nervus Trigeminus** ist bis zu 40 Prozent an Riechprozessen beteiligt. Er ermöglicht erst das Richtungs-Riechen.

Percutane Anwendung

Die percutane Anwendung (durch die Haut) ist die in Großbritannien geläufigste Form der Anwendung. Die Behandlung des Aromatherapeuten besteht meistens aus einer Teil- oder Ganzkörpermassage mit einer dreiprozentigen Ätherische-Öle-Mischung in fettem pflanzlichen Öl. Bei gut verträglichen Ölen gehen manche Therapeuten auf bis zu 5 Prozent Verdünnung (bei Erwachsenen). Die meisten ätherischen Öle sind bei dieser Form der Behandlung innerhalb von 20 (Eukalyptus, Thymian ct. thymol, die Bestandteile Eugenol, Linalool, Linalylacetat) bis 60 Minuten (Lavendel, Geranie, Citronella und Zimtaldehyd) im Blut und in der ausgeatmeten Luft nachweisbar. Nach wenigen Minuten können die Moleküle von Pfefferminze, Koriander sowie die Bestandteile Citral und Geraniol im Blut nachgewiesen werden (9).

In besonderen Fällen, zum Beispiel bei einer nahenden Erkältung, können die ausgewählen Öle auch in einer sehr hohen Konzentration – 50 Prozent bis pur – mehrmals auf die Fußsohlen aufgetragen werden. Im Fall von Insektenstichen oder Verbrennungen kann Lavendel-Öl pur aufgetragen werden.

Bäder, Kompressen, Mundspülungen und kosmetische Applikationen zählen auch zu den percutanen Anwendungen.

▨ Die Durchlässigkeit der Haut

Auch wenn man noch in diesem Jahrhundert glaubte, die 3 mm dicke Haut sei für jegliche von außen kommende Substanz undurchlässig, ist es heutzutage allgemein anerkannt, daß bestimmte Substanzen sie durchaus passieren können.

Fette oder fettähnliche Stoffe (ätherische Öle sind lipophil) können sich zunächst per Diffusion durch die Ausgänge der Schweißdrüsen und Haare entlang den fettähnlichen Zellmembranen, dann weiter über die feinen Blutkapillaren in der Lederhaut (Korium) bis in das Körperinnere „hangeln".

Die durchschnittliche Oberfläche des Organs Haut beträgt etwa 2 Quadratmeter, somit steht uns hier eine ausgedehnte Behandlungsfläche mit entsprechend intensiver Penetration zur Verfügung.

Die Diffusion in das Körperinnere ist möglich, weil die meisten Bestandteile der ätherischen Öle ein geringes Molekulargewicht von unter 225 haben, größere Moleküle können die Hautschranke kaum passieren (2). Moleküle mit einem Molekulargewicht von über 294 sind übrigens nicht mehr riechbar.

Nicht nur die Beschaffenheit, das molekulare Gewicht und der pH-Wert dieser Substanzen beeinflussen die Menge und die Geschwindigkeit des Eindringens, sondern auch die Beschaffenheit der jeweiligen Haut.

Laut TONY BALACS nehmen Fußsohlen, Handflächen, Kopfhaut, Stirn, Armbeugen und Hodensack kleine Moleküle von fetten und ätherischen Ölen besonders gut auf, auch sämtliche Stellen, die reich an Haarausgängen, Schweiß- und Talgdrüsen sind. Dünne, unverhornte oder gar verletzte Haut erleichtert das Eindringen dieser Substanzen. Bauch, Rücken und Beine sind relativ undurchlässig, alle Schleimhäute wiederum sind sehr durchlässig, jedoch auch leicht reizbar. Bei Frauen ist die Permeabilität der Haut aufgrund der fettreicheren Gewebe größer als bei Männern (22).

Warme, gut durchblutete und feuchtigkeitsreiche Haut fördert das Eindringen der Öle, durch Abdecken mit Tüchern wird dieser Prozeß noch verstärkt.

Die Konsistenz und Temperatur der verwendeten Trägeröle spielen eine entscheidende Rolle: je dünnflüssiger, wärmer und reicher an ungesättigten Fettsäuren (siehe Kapitel Fette Öle) sie

sind, desto besser gelangen sie durch die Hautschichten in den Blutkreislauf.

▶ Eine Temperaturerhöhung der Trägerölmi-
schung um 10 Grad Celsius steigert die Rate
der percutanen Absorption an den Händen auf
das Doppelte.

Rektale und vaginale Anwendung

Die rektale Anwendung ist in Deutschland noch
nicht verbreitet, in Frankreich jedoch ist sie bei
lokalen Beschwerden *(Hämorrhoiden)* oder bei
bronchopulmonalen Erkrankungen vor allem bei
Kleinkindern weitverbreitet.

Der Vorteil dieser Verabreichung liegt darin, daß
die Verstoffwechselung der Öle im Leberkreis-
lauf umgangen wird. Für Kleinkinder ist die rektale Behandlung mit ätherischen Ölen sehr gut
verträglich und schnell wirksam.

Dosierungsbeispiel: für Kleinkinder von 1 bis
3 Jahren gibt man 3 Mal am Tag je ein Zäpfchen zu 25 Milligramm, für Kinder von 3–12
Jahren 3 Mal 50 mg, Jugendliche und Erwachsene dürfen 3 Zäpfchen à 100 mg bekommen
(25 mg sind je nach Öl und Tropfvorrichtung
1 bis 1,5 Tropfen) (9). Zäpfchen mit ätherischen Ölen sind relativ leicht selbst herstell-
bar.

Die vaginale Anwendung wird gerne im Rahmen
der „Hausapotheke" angewendet. Sie ist bei *Can-
dida-Erkrankungen und Juckreiz* erfolgreich und
bei richtiger Dosierung sehr gut verträglich. Als
effektive Hilfe sei hier eine Ätherische-Öle-
Mischung genannt, die bei Candida-Befall sehr
hilfreich ist: je ein Teil Rosa damaszena (destilliert), Lavandula officinalis (Echter Lavendel)
und Melaleuca alternifolia (Tea Tree); oder statt
Melaleuca ein Anteil Leptospermum scoparium.
Alle zusammen 3%ig entweder in Jojoba-Öl oder
in Joghurt geben und auf einen Tampon strei-
chen und 20 Tage lang dreimal täglich wechseln.

Orale Anwendung

Die orale Anwendung (durch den Mund) geschieht einerseits fast tagtäglich durch aromati-
sierte Getränke (Cola, Limonade) und Speisen
(Joghurt, Eis, Fertiggerichte, Süßigkeiten, Salat-
dressings) oder durch gezielte innere Einnahme
im Krankheitsfall.

▶ Die medizinische Verschreibung zur inneren
Einnahme sollte in Deutschland Ärzten und
Heilpraktikern vorbehalten bleiben.

Zur Vereinfachung werden hier Fertigpräparate,
die es bereits in großer Auswahl – teilweise frei
verkäuflich – gibt, verschrieben (z. B. Gelomyr-
tol Kapseln).

Es gibt übrigens über 2000 Präparate in
Deutschland, die ätherische Öle enthalten: 566
Mittel mit Eukalyptusöl, 170 mit Rosmarinöl,
38 mit Melissenöl, 72 mit Fichtennadelöl, 79
mit Gewürznelkenöl, 51 mit Lavendelöl, 175
mit Wacholderöl, 170 mit Pfefferminzöl, nur
um einige Beispiele zu nennen (HÄRINGER).

Wie wir gesehen haben, ist die percutane Anwendung unkompliziert, recht ungefährlich und
die Öle erreichen über die Blutkapillaren in der
Haut alle Organe. Deshalb werden nur in Ausnahmefällen Spuren oder einzelne Tropfen eines
ätherischen Öles pur eingenommen. Sinnvoller
und vor allem verträglicher für die Schleimhäute
des Verdauungstraktes ist die Verdünnung mit
fetten Ölen oder Honig. Die Einnahme auf Wür-
felzucker oder Milchzuckertabletten ist in der
Selbstmedikation geläufig, jedoch nicht für je-
dermann verträglich, da die ätherischen Öle auf
diese Weise unverdünnt an die Schleimhäute
gelangen. Emulgierte Öle, die in tausende von
feinstverteilten Tröpfchen aufgelöst sind, werden
besser vom Körper aufgenommen.

Die Verträglichkeit bei verschiedenen Personen
ist sehr schwer abzuschätzen. Während zum Beispiel manche schon mal zehn Tropfen Tea Tree
auf einmal einnehmen und sich noch nicht einmal über den Geschmack beklagen, nehmen andere einen Tropfen und bekommen Durchfall.

Mit einem Lösungsvermittler auf Rizinusölbasis
kann man das ätherische Öl in wässrigen Substanzen lösen. Auch Alkohol ist zur Verdünnung
geeignet. Gelegentlich findet man leere (Gela-
tine-)Kapseln, in die man das ätherische Öl (z. B.
25 mg) oder besser noch die verdünnte Lösung
hineingibt.

Die Konzentration an ätherischen Ölen liegt hier
bei 1 bis maximal 5 Prozent.

Für die rektale und orale Form der Einnahme ist
sehr viel Erfahrung notwendig. Ärzte in Frankreich verabreichen bei akuten Erkrankungen
auch größere Mengen an ätherischen Ölen als
hier beschrieben.

3.2 Auswahl und Dosis des ätherischen Öles

Wie weiß der Behandler nun, welche ätherischen Öle für eine spezielle Befindlichkeit eines bestimmten Klienten oder einer bestimmten Patientin in Frage kommen?

Das Aromatogramm

Zunächst wird er auf sein Wissen um die Wirkungsweisen der Öle und auf sein Wissen und seine Erfahrung zurückgreifen. In Frankreich und nur ganz sporadisch in Deutschland wird ein Aromatogramm hergestellt, vorausgesetzt, es handelt sich um *bakterielle* oder *pilzbedingte* Krankheiten.

Denn das Wissen, daß ein bestimmtes ätherisches Öl zum Beispiel gegen Staphylokokken hilft, führt nicht zwangsläufig zum Erfolg, da der Gesamtzustand des Patienten das Verhalten der Bakterien mit beeinflußt. Staphylokokkus ist nicht gleich Staphylokokkus. Getreu dem Motto von LOUIS PASTEUR „Die Mikrobe ist nichts, das Terrain ist alles." muß man das Gleichgewicht aller Organsysteme und den Allgemeinzustand des Patienten berücksichtigen.

Das (neuroendokrinologische) Terrain umfaßt

- das Zentralnervensystem (ZNS): Gehirn und Rückenmark steuern das Bewußtsein, das durch den Charakter des einzelnen geprägt ist
- das neurovegetative System: Es reguliert die „automatische" Steuerung lebenswichtiger Organfunktionen
- das endokrine Drüsensystem: Die Hypophyse samt allen ihr untergeordneten Drüsen schütten Hormone in den Blutkreislauf und regulieren somit alle Stoffwechselvorgänge (10).

Mit dem Aromatogramm kann der Behandler eine Kultur der Krankheitserreger anlegen und ganz konkret testen, welches ätherische Öl (oder Mischung) diese am besten eindämmt oder abtötet.

Ähnlich dem Antibiogramm werden in mehreren Petrischalen Erreger des Erkrankten aus Blut, Urin, Auswurf oder einem Abstrich gezüchtet. Auf die Oberfläche der Nährböden legt man Papierblättchen, die jeweils mit verschiedenen in

Antibakterielle und antimykotische Wirksamkeit von ätherischen Ölen

	Proteus	Entero-coccus	Staphylo-coccus	Strepto-coccus	Pneumo-coccus	Klebsiella	Candida albicans
Anthemis nobilis	0	0	1	0	0	0	0
Cedrus atlantica	7	13	0	0	0	0	0
Cinnamomum verum*	73	65	86	77	67	78	67
Citrus bergamia	0	0	2	0	0	14	9
Citrus limon	6	12	9	0	12	0	5
Cupressus sempervirens	0	3	0	0	0	0	3
Eucalyptus globulus	35	16	39	0	45	39	30
Eugenia caryophyllata	33	52	60	44	73	33	40
Lavandula officinalis	20	36	25	61	33	30	26
Mentha piperita	2	9	1	11	12	3	12
Origanum vulgare	92	78	92	83	96	78	77
Pelargonium graveolens	12	20	33	28	38	5	2
Satureja hortensis	24	28	72	50	50	39	33
Thymus vulgaris*	74	72	65	66	92	42	70

Zahlen sind das Maß für Empfindlichkeit der Erreger gegenüber den Ölen: 0 = keine Reaktion, 100 = Hemmung
* Teile/Chemotyp nicht angegeben (9)

Frage kommenden ätherischen Ölen oder mit Mischungen aus ätherischen Ölen getränkt wurden.

Nach 24 Stunden Brutzeit haben sich die Keime mehr oder weniger ausgebreitet. Wenn das ätherische Öl gewirkt hat, sieht man eine wachstumsfreie Zone rund um das getränkte Papier.

Mit 0 oder ein bis vier Kreuzchen wird diese Zone bewertet: +, ++, +++, ++++. **Dieser Labortest ist zuverlässig und jederzeit reproduzierbar, für (biochemisch) gleiche Öle erhält man übereinstimmende Resultate**.

Allerdings ist festgestellt worden, daß die Wirkungen am lebenden Menschen „in vivo" anders und stärker sind, als wenn dasselbe Öl im Reagenzglas eines Labors „in vitro" getestet wird. Ebenso besteht ein Unterschied zwischen der Anwendung von isolierten Bestandteilen aus ätherischen Ölen (zum Beispiel Thymol, Linalool oder Zimtaldehyd) oder synthetischen Ölen und dem kompletten natürlichen Öl, in dem eben dieser Bestandteil vorrangig enthalten ist. Das betrifft vor allem die sogenannten problematischen Öle, deren „Gefährlichkeit" entweder anhand von isolierten Hauptbestandteilen oder in vitro getestet wird. Bei naturreinen ätherischen Ölen scheint die Synergie aller Bestandteile die Gefahren abzuschwächen. Anders gesagt gilt gerade für die ätherischen Öle: das natürliche Öl wirkt stärker und unproblematischer als die Summe seiner Bestandteile.

Anhand der Beispiele im Kasten kann man ersehen, daß „antibakteriell" ein diffuses Attribut von ätherischen Ölen ist, da die Wirkung der Öle je nach Mikroorganismus sehr unterschiedlich sein kann. Dennoch kann man Tendenzen erkennen: einige Öle wirken nicht nennenswert antibakteriell, andere – vor allem phenolhaltige wie Gewürznelke, Oregano und Thymian – hemmen verschiedene Bakterienstämme erheblich.

Zur Illustration sei an dieser Stelle ein kleines Experiment geschildert: In einem Liter Fleischbrühe, die mit Wasser aus einer Klärgrube „verseucht" wurde, testete man die kleinste Menge verschiedener ätherischer Öle, die die Vermehrung der Mikroben verhinderte. Man benötigte 0,7 ml Thymian-Öl, 1 ml Oregano-Öl, 1,7 ml Öl

> „Jeder Mensch besitzt einen eigenständigen Satz von Bakterien, auch wenn diese sich, oberflächlich betrachtet, morphologisch von denen eines anderen Menschen nicht unterscheiden. Ein Streptococcus in Person A ist nicht notwendigerweise identisch mit einem Streptococcus gleicher Art in Person B…"
> (Dr. DANIEL PÉNOËL)

der Blätter des chinesischen Zimts und 1,8 ml Rosen-Öl. 5,6 ml des klassischen Desinfektionsmittels Phenol wären nötig gewesen, um den gleichen Effekt zu erzielen (10).

Es wurden auch schon Untersuchungen in geschlossenen Räumen vor und nach dem Zerstäuben von ätherischen Ölen vorgenommen. Während in einem Beispiel vorher 210 Keime gefunden wurden (einschließlich 12 Sorten von Schimmelpilzen und 8 Staphylokokkenstämme), überlebten nur 8 Keimarten die halbstündige Beduftung mit ätherischen Ölen. Hier wirken vor allem monoterpenhaltige Öle der Nadelbäume und die Essenzen aus den Schalen der Zitrusfrüchte.

Ätherische Öle von hoher Qualität haben einen pH-Wert von 5 bis 5,8, sie sind also leicht sauer. Das ist mit ein Grund für die antibakterielle bzw. bakterizide Wirkung der ätherischen Öle, denn die meisten Bakterien benötigen ein alkalisches Milieu für ihr Wachstum.

> „Durch die hundert- bis tausendfache Konzentration von hochwirksamen Substanzen ist die Aromatherapie eine besonders vehemente Form der Phytotherapie (Pflanzenheilkunde)"
> (Inge Andres)

Ätherische Öle und Viren

Die **antivirale Wirkung** von ätherischen Ölen basiert nicht nur auf Erfahrungen vieler Aromatherapeuten, sondern wurde auch schon eingehend wissenschaftlich untersucht. Es scheint, als ob nicht nur die einzelnen Inhaltsstoffe der Öle antiviral wirken, sondern daß die Fähigkeit der winzigen Ölemoleküle, in die menschlichen Zellen eindringen zu können, den Viren das Andocken an die Zellmembranen erschwert oder gar verhindert.

Die meisten ätherischen Öle haben einen rH-Wert (Redoxpotential) von 15 bis 24. Hiermit werden ihre antiviralen Eigenschaften erklärt. Auch ihre antidegenerative Wirkung wird damit begründet: ist der rH-Wert des Blutes zu hoch (normal 22), kann es beim Wert von 28 (Neutralpunkt), keinen Sauerstoff mehr binden; das führt zu Thrombose (10).

Herpes labialis ist zum Beispiel mit ätherischen Ölen ungewöhnlich gut zu bekämpfen (Melisse, Tea Tree, Ravensara, Lavendel etc.); es gibt mittlerweile eine Salbe gemäß DAB gegen diese unwillkommenen Bläschen, die mit einem Gesamtauszug der Melissa officinalis hergestellt wird (*Lomaherpan*®).

Auch **Zoster** erfährt einen erfreulich guten Verlauf mit antiviralen ätherischen Ölen. Grippe, Mumps und Windpocken verlaufen kürzer und leichter als gewöhnlich, wenn eine begleitende Therapie mit ätherischen Ölen gemacht wird.

Einige erfolgreiche antivirale Öle: viele Eukalyptusarten, die Melaleucas, Ravensara aromatica, Citrus limon und bergamia, Cymbopogon martinii, Melissa officinalis, Cistus ladaniferus, Pimenta racemosa, Origanum compactum, Lavandula latifolia, Thymus vulgaris ct. thujanol.

Es ist immer wieder zu lesen, daß ätherische Öle eine viruzide Wirkung haben sollen, das trifft für die aromatherapeutische Behandlung am lebendigen Menschen nicht zu.

Andere Wirkungen

Neben den antiseptischen Wirkungen sind viele andere Wirkungen der ätherischen Öle bekannt, teilweise sind sie durch intensive wissenschaftliche Untersuchungen an Mensch und Tier und in vitro sehr gut erforscht. Hier sind nur wenige Beispiele von allgemeinen Wirkungen aufgezählt:

Analgetisch: Gewürznelke, Lavendel, Lorbeer und Pfeffer

Angst- & streßlösend: Bitterorange, Basilikum, Eucalyptus radiata, Kamille römisch, Lavendel, Majoran, Tea Tree, Ylang Ylang

Antidepressiv: Neroli, Bergamotte, Weihrauch, Koriander, Majoran, Manuka, Muskateller-Salbei, Rose, Ylang Ylang

Antihistaminisch: Kamille, Manuka, Schwarzkümmel

Antimykotisch: Bohnenkraut, Eucalyptus globulus, Lavendel, Manuka, Patchouli, Thymian ct. Thymol, Tea Tree

Antiphlogistisch: Basilikum ct. Linalool, Kamille blau, Lavendel, Palmarosa, Rose, Schafgarbe

Aquaretisch: Fenchel, Wacholder, Liebstöckel

Carminativ: Anis, Basilikum, Fenchel, Kamille römisch, Koriander, Kümmel, Pfefferminze

Choleretisch & cholagog: Bitterorange, Kümmel, Melisse, Rose, Rosmarin

Emmenagog: Anis, Schafgarbe, Fenchel, Muskat, Zimtrinde

Epithelisierend/zellregenerierend: Weihrauch, Rose, Bergamotte, Ysop, Lavendel, Zeder

Immunmodulatorisch: Tea Tree, Thymian, Vetiver, Weihrauch, Zitrone

Laktogen/oestrogenartig: Anis, Fenchel

Mucolytisch & expektorativ: Cajeput, Eukalyptus (viele Arten), Kiefer, Myrte, Pfefferminze, Ysop, Atlaszeder

Phlebotonisch: Neroli, Zitrone, Niaouli, Patchouli, Zypresse

Vasoaktiv (Dilatation): Melisse, Majoran

Dosierung und Verdünnung

Die Meinungen über den Grad der Verdünnung von ätherischen Ölen gehen teilweise recht weit auseinander. Mehrere Autoren empfehlen jedoch untenstehende Vorschläge, sie haben sich zudem in der Praxis als sehr erfolgreich bewährt.
In den meisten duftenden Pflanzen kommen die ätherischen Öle höchstens dreiprozentig vor, nur gelegentlich enthalten sie auch eine größere Menge. Diese natürliche Konzentration wird meistens als wohltuend empfunden und wird von den meisten Menschen gut vertragen.

> Optimale Verdünnung: 3 Prozent ätherisches Öl auf 97 Prozent fettes Öl

Die Erfahrung zeigt, daß **je höher** und **feiner** eine **Verdünnung** ist, desto mehr spricht man die **Psyche** an und **je niedriger** und damit kräftiger eine **Verdünnung** ist, desto mehr wirkt sie auf **körperliche Vorgänge. Akuten Infektionen** kann man bei entsprechender Erfahrung mit bestimmten Ölen pur zu Leibe rücken.

Massage und Einreibung

Zur äußerlichen Anwendung bei normalerweise gesunden Erwachsenen mischt man für pflegende Produkte und für eine entspannende Massage

▶ **3%ig** = 6 Tropfen ätherischer Öle auf 10 ml Trägeröl/-lotion, am besten je zwei Tropfen eines ätherischen Öles (1 ml/0,9 g ätherischen Öles entspricht etwa 20 Tropfen). Idealerweise nehme man je zwei Tropfen einer frischen *Kopfnote,* einer mittelstark duftenden *Herznote* und einer schweren *Basisnote,* also eine ausgewogene Mischung aus unterschiedlichen Duftqualitäten.

Diese Konzentration kann normalerweise ohne Bedenken über einen langen Zeitraum angewendet werden, vor allem wenn es darum geht, das oben angesprochene Terrain zu sanieren, also den psychischen und körperlichen Allgemeinzustand des Patienten zu verbessern.

Bei einer drohenden Erkältung zum Beispiel oder bei bereits bestehenden akuten Erkrankungen kann die Verdünnung auf 10 Prozent erhöht werden.

Bei schwangeren Frauen, Kindern ab 1 Jahr, gebrechlichen und empfindlichen Menschen mischt man

▶ **1,5%** = 3 Tropfen ätherische Öle auf 10 ml Trägersubstanz. Geringere Verdünnungen sollten nur unter Aufsicht eines erfahrenen Therapeuten angewandt werden.

Grundsätzlich kann bei Unsicherheit bezüglich der Verträglichkeit auch in jedem Fall mit der 1,5prozentigen Verdünnung gearbeitet werden.

Ganzkörper- oder **Teilmassagen** können fast immer und überall angewendet werden. Doch gibt es auch **Kontraindikationen für Massage: schwere Krebserkrankungen, frische Operationen, lokal bei neuen Narben, Varizen,** und im **Lendenwirbelbereich bei schwangeren Frauen.** Je nach individueller Befindlichkeit der betroffenen Person können aber leichte Streichungen vorgenommen werden. Bei Krebspatienten sollte immer der betreuende Arzt konsultiert werden, denn hier gehen die Erfahrungen und Meinungen stark auseinander.

Innere Einnahme

Bei innerer oraler Einnahme, die ohne therapeutische Überwachung **nur in Ausnahmefällen** erfolgen sollte, ist die folgende Menge pro Tag nicht zu überschreiten:

- Erwachsene 75 mg (= 3 Tropfen)
- Heranwachsende 50 mg (= 2 Tropfen)
- Kleinkinder 25 mg (1 Tropfen)

immer in einem Emulgator aufgelöst, zum Beispiel in Honig oder Sahne. Ketonhaltige Öle (z. B. Echter Salbei, Ysop, Thuja) wirken bei innerer Einnahme am gefährlichsten, auch steigert sich die Toxizität mit wiederholter Einnahme, da sich bestimmte Gewebe mit Inhaltsstoffen des ätherischen Öles, wie den Ketonen, anreichern können (11).

Bad

Für ein Bad sind bei den meisten Ölen 10–15 Tropfen, aufgelöst in einem Eierbecher oder Schnapsglas mit Honig oder Sahne (der Honig macht keine klebrige Haut, wie oft befürchtet wird), ausreichend. Wird Rose oder Jasmin verwendet, genügen ein bis zwei Tropfen, bei Zitrusessenzen sollte mit sechs Tropfen begonnen werden, da diese zusammen mit dem warmen Wasser die Haut reizen können (siehe folgender Abschnitt).

Selbstverständlich können auch herkömmliche Teilbäder der Arme und Füße mit ätherischen Ölen „angereichert" werden. Das **ansteigende Fußbad** zum Beispiel mit Thymian ct. thujanol und Zitronenessenz oder mit einer Ravensara-Zimtblätter-Mischung kann eine *beginnende Erkältung* abwehren.

Inhalation

Bei Inhalationen ist zu bedenken, daß ein Tropfen eines ätherischen Öles mindestens einer vollen Schüssel der frischen Pflanze entspricht, eher einem großen Einkaufskorb voll. Aus diesem Grunde genügt es, nur einen bis zwei Tropfen auf die berühmte Schüssel voll sehr heißem Wasser zu geben (kann, muß aber nicht in Honig emulgiert werden), sich unter das Handtuch zu begeben, Augen gut zu schließen und vorsichtig mit dem tiefen Einatmen zu beginnen. Diese Form der Inhalation verursacht viel intensivere Dämpfe als die herkömmliche mit getrockneten Kräutern.

Die Inhalation mit den in der Apotheke erhältlichen preiswerten Kunststoffgefäßen ist zwar nicht ganz so intensiv wie die Schüssel/Handtuch-Methode, doch bei bestimmten Indikationen praktischer und einfacher. Sie wird daher eher akzeptiert, vor allem wenn mehrmals täglich inhaliert werden muß.

Für unterwegs ist das Einatmen von ätherischen Ölen von einem damit beträufelten Taschentuch bereits eine große Hilfe, zum Beispiel bei Erkältungen oder Prüfungsangst. Dies ist auch eine praktische nächtliche Anwendung für Kleinkinder.

Sehr wirksam bei Infektionen der oberen Atemwege ist die Inhalation mit einem Aerosolgerät (Diffuseur), das eigentlich der Beduftung und Entkeimung von Räumen dient. Mittels einer kleinen Pumpe werden die ätherischen Öle ohne jede zerstörende Hitzeeinwirkung zerstäubt. Da die winzigen Öltröpfchen pur und sehr gezielt auf die Schleimhäute einwirken, sollte der Patient nur etwa zwei bis drei Minuten über diesem „Nebel" inhalieren, diese Prozedur kann mehrmals täglich wiederholt werden. Mit schleimlösenden Ölen kann diese Methode bei Katarrhen der Nebenhöhlen intensiver und schneller wirken als herkömmliche Mukolytika.

Für Erkrankungen der unteren Atemwege ist der sogenannte PARI-Inhalator überaus wirksam. Hier muß jedoch ein aromaerfahrener Arzt die Behandlung überwachen. Hierfür wird ein Hydrolat, zum Beispiel Thymianhydrolat, mit wenig ätherischem Öl verschüttelt und inhaliert, die Tröpfchengröße ist winzig klein (4 μm und kleiner), so daß sie lungengängig ist.

◄ Menschen mit allergischen Erkrankungen des Atemtraktes dürfen nur nach Rücksprache mit dem Arzt inhalieren, besonders, wenn es sich um menthol- oder cineolhaltige ätherische Öle handelt. Diese Inhaltsstoffe können zu Krämpfen des Bronchialastes führen, *bei Kleinkindern ist das lebensbedrohlich.*

Häufigkeit und Zeitpunkt

Hier läßt sich keine pauschale Aussage machen, da dies je nach Individuum und angewendeten Ölen entschieden werden muß.

▶ Die medizinisch orientierte **Ganz-** oder **Teilkörpermassage** sollte bei akuten Beschwerden zwei- bis dreimal pro Woche stattfinden. Parallel gibt man den Patienten Rezepturen für zu Hause mit, etwa je eine Mischung zum Inhalieren und zum Baden bei Erkrankungen der Atemwege, eine verdauungsfördernde Mischung bei Magen-, Darm- oder Leberbeschwerden, eine individuell abgestimmte Salbe für Hautprobleme.

▶ Bei **akuten Kopfschmerzen** oder **Übelkeit** wird man sofort mit Einreibungen und Kompressen reagieren, bei Insektenstichen, Brand- und Schürfwunden ebenso. Bei nahender Erkältung werden ansteigende Fußbäder gemacht und viertelstündliche Einreibungen der Fußsohlen (z. B. mit wenig verdünnten phenolhaltigen Ölen). Hier benutzt man die entsprechenden Öle, bis eine subjektive Besserung empfunden wird.

▶ Bei **chronischen Funktionstörungen** ist eine Begleitung über drei bis sechs Monate wichtig, eine Massage pro Woche kann hier genügen. Der streßlösende und psychisch entkrampfende Aspekt sollte hier eine große Rolle spielen.

Wie in der Phytotherapie üblich, sollte ein Öl jedoch *nicht länger als drei Wochen* verwendet werden. Es gibt viele Möglichkeiten, auf ein ähnlich wirksames Öl umzusteigen.

▶ **Einreibungen oder Bäder** mit anregenden ätherischen Ölen werden natürlich am frühen Tag getätigt. Generell passen die leichten, frischen Kopfnoten, vor allem Zitrusessenzen, Kiefernöle und mentholig/kampferige Öle gut zum frühen Tag. Ein aromatisches Kreislauftraining kann sehr gut mit Wasseranwendungen und Bürstenmassagen kombiniert werden. Bei der Verwendung von photosensitivierenden Ölen (siehe Kapitel »Biochemie und Nebenwirkungen«) muß beachtet werden, daß der Patient oder die Patientin sich mindestens acht Stunden nicht in die Sonne oder ins Solarium begeben.

▶ **Entspannende** und **schlaffördernde Maßnahmen** finden spätnachmittags oder abends statt, schwere Basisnoten wie Hölzeröle und Harze passen gut zum späten Tag. Hier kann ergänzend mit beruhigenden Tees gearbeitet werden.

▶ **Akute Schmerzen, Menstruationsprobleme, Hauterkrankungen, nervöse Störungen und Depressionen** werden dreimal täglich durch breitgestreute Maßnahmen (z. B. Massagen, Einnahme von Hydrolaten, Bäder, Einreibungen, Kompressen, Raumbeduftung, Einnahme von Hydrolaten) begleitet, die aktive Mitarbeit der Betroffenen ist hier Bestandteil der Therapie.

Anwendungsfehler und Vergiftungen

Bei der Behandlung mit einer dem jeweiligen Menschen angemessenen Dosis sind Unverträglichkeitserscheinungen unwahrscheinlich.

▶ Bei einer **Ganzkörpermassage** werden zwischen vier und fünfundzwanzig Prozent des ätherischen Öles in den Körper aufgenommen, also bei 10 ml fettem Öl und 6 Tropfen ätherischem Öl (3%) maximal anderthalb Tropfen: circa 37 mg (BALACS/TISSERAND). Die Aufnahme bei Inhalationen und Bädern liegt auch in diesem Bereich.

Giftzentralen

Bei **Vergiftungsfällen** mit ätherischen Ölen (versehentliches Schlucken in großen Mengen) ist ein Arzt oder eine Ärztin, besser noch die nächstgelegene Giftzentrale bzw. Universitätsklinik, zu befragen, zum Beispiel:
Berlin: (030) 30 35-466
Bonn: (0228) 26 06-1
Hamburg (040) 63 851
Mainz: (06131) 23 24 66
München (089) 41 40 22 11
Erfurt: (0361) 73 07 30

▶ Die **orale Einnahme** beträgt meistens auch ein bis zwei Tropfen, jedoch im Gegensatz zu Massage oder Bad eher dreimal täglich. Diese Menge ist für die meisten Menschen gut verträglich – vorausgesetzt es wurde in Honig oder Sahne emulgiert. Nur Öle mit neurotoxischen Ketonen oder haut-/schleimhautreizenden Phenolen sind für die orale Einnahme nicht geeignet.

Jedoch gibt es Menschen, die denken, alles Natürliche sei in jeder Dosis gut und berge keine Nebenwirkungen, und auch solche, die nach dem Motto handeln „viel hilft viel". Glücklicherweise fallen viele potentiell gefährliche Öle durch ungewöhnliche oder strenge und bittere Gerüche auf und schützen so fast automatisch vor Überdosierung. Es sind dann schon eher verantwortungslose Rezepte in unqualifizierten Büchern oder Zeitschriftenartikeln und zweifelhafte Tips von selbsternannten Öle-Experten, die gelegentlich Menschen verunsichern oder vielleicht sogar schädigen.

Extreme Vergiftungen mit ätherischen Ölen scheinen sehr selten zu sein, es gibt nur verhältnismäßig wenig dokumentierte Fälle. Selbst dann ist es schwierig nachzuvollziehen, welche Qualität und welche Chemotypen von Ölen verwendet wurden (siehe Kapitel »Biochemie & Nebenwirkungen«). Vergiftungserscheinungen treten bei unsachgemäßer (innerlicher) Verwendung von bestimmten monoterpenketonhaltigen Ölen auf, die in Deutschland teilweise gar nicht erhältlich sind: Beifuß, Eberraute, Flohminze, Thuja, Ysop, Weinraute, Wermut. Ebenso sollten Kalmus, Rainfarn, Cade, Sassafras, Wintergrün und Zwergkiefer nicht von Laien angewendet werden.

Allergische Reaktionen treten gelegentlich auf, vor allem bei bekannter Allergie gegen Korbblütler. Auch bei allgemein gut verträglichen Ölen wie Tea Tree oder gar Rose tauchen gelegentlich Probleme auf, die jedoch oftmals mit einer schlechten Qualität des einzelnen Öles zusammenhängen. Auch können Pestizide in Zitrusessenzen oder im Träger-Öl reizend oder allergisierend wirken. Reaktionen mit Chemikalien in der Kleidung oder mit Synthetikfasern können in seltenen Fällen nach der Massage auftreten. Zudem können alte, oxidierte ätherische Öle (vor allem die darin enthaltenen Monoterpene und Aldehyde) die Haut angreifen, bekannt ist dieses Phänomen bei überlagerten Zitrusessenzen und Nadelölen (11).

▬ Erste Hilfe

Als erste Hilfe bei **versehentlichem Verschlucken** von ätherischem Öl kann fettes pflanzliches Öl eingenommen werden. Es verdünnt das ätherische Öl; somit wird die Kontaktfläche auf den Schleimhäuten nicht zu massiv. Beim Schlucken von phenolhaltigen Ölen sind Verätzungen der Schleimhäute möglich.

Bei **Überdosierung auf der Haut** wird ebenfalls mit reichlich fettem Öl verdünnt. Viele falsche Dosierungen passieren in der Badewanne, da hier das warme oder heiße Wasser die Poren öffnet und so zu einem viel stärkerem Kontakt mit dem Öl führt. Die Monoterpene in Zitrusessenzen wirken hier sehr schnell wie tausend spitze Nadeln auf der Haut, diese ansonsten sehr harmlosen und preiswerten Öle werden häufig zu ausgiebig ins Bad geschüttet. Bei empfindlichen Menschen können die Monoterpene in den Nadelölen ähnlich wirken.

Ein typischer Fehler ist auch das **Baden in „einigen" Tropfen Pfefferminzeöl**. Das darin enthaltene Menthol kann nicht nur die erwärmte Haut sehr reizen, es führt auch sehr schnell zu einem übermäßigen Frieren, das sich weder durch das warme Wasser noch durch dicke Decken beheben läßt. Auch hier hilft allenfalls das Verdünnen bzw. Abreiben mit fettem Öl.

Muskatellersalbei in Massagemischungen oder sogar nur in der Duftlampe kann die **Wirkung von Alkohol** – auch in kleinen Mengen – sehr verstärken. Dies ist zu beachten bei der Behandlung von alkoholkranken Menschen.

Besondere Vorsicht: Säuglinge

▶ Säuglinge bis zu einem Jahr sollten möglichst **nur in Ausnahmefällen** mit ätherischen Ölen behandelt werden. Ihre Haut ist noch sehr durchlässig und empfindlich. Eine Ausnahme ist das pflegende und reinigende Rosenöl (100 ml k.b.A. Mandel- oder Sesam-Öl plus ein Tropfen ätherisches Rosenöl), sowie eine einprozentige Mischung von Sandelholz-Öl und Tea-Tree Öl in Calendula-Öl bei *Milchschorf.* Auch eine einprozentige Anti-Blähungs-Mischung mit Anis-, Fenchel-, Koriandersamen- und Kümmel-Öl wird meistens gut vertragen und hat zudem eine *streßlösende Wirkung.* Lavendel- und Neroli-Öl helfen bei *unruhigen Babys,* hier ist ganz besonders auf die Dosierung zu achten und nicht zu denken, viel hilft viel, dann schläft der/die Kleine besonders gut. Bei Lavendel-Öl ist immer wieder ein Umkehreffekt bei einem Zuviel zu beobachten, und das Baby wird nun erst recht putzmunter.

Im Zweifelsfalle bietet jedoch die Gabe von Tees oder von homöopathischen Mitteln für die ganz Kleinen eine sanftere Behandlung.

Für **Kinder** ab einem bis etwa drei Jahren wird ein Sechstel der Erwachsenendosis empfohlen. Wenn man die 6 Tropfen auf 10 ml Basisöl zur Grundlage nimmt, wären das also 1 Tropfen des ätherischen Öles auf 10 ml Basisöl.
Diese Menge wird bei 3 bis 7 Jahren auf 2 Tropfen gesteigert, bei 7 bis 12jährigen dürfen es dann 3 Tropfen auf 10 ml Trägeröl sein und Zwölfjährige vertragen bereits 4 Tropfen oder mehr (nach RODOLPHE BALZ).

Beispiele für unterschiedliche Wirkungen

• Mann, etwa 50 Jahre, weiht abends seine neue Duftlampe mit Muskatellersalbei-Öl ein und trinkt dabei seine „übliche" halbe Flasche Wein. Er fühlt sich nach einiger Zeit „wie besoffen", was sonst nie der Fall ist, und stürzt anschließend auf der Treppe. Am nächsten Tag ist er beim Autofahren sehr unkonzentriert.

• Junge, etwa zweijährig, mit ständigen Bronchialbeschwerden, bekommt von seiner Mutter ein mit Eucalyptus globulus beträufeltes Tuch ins Bettchen. Er reagiert mit einem Erstickungsanfall, der nur durch viel frische Luft zu stoppen ist. Das Gleiche passiert ein weiteres Mal.

• Mann, um die fünfzig Jahre, bekommt auf einem Seminar jeweils ein Fläschchen mit Lemongras und Rosmarin zum intensiven Schnuppern, da er „kurz vorm Einschlafen" ist. Nach fünfzehn Minuten, in der Pause, ist er albern, hyperaktiv und wundert sich selbst über sein Verhalten.

• Frau, Mitte dreißig, bekommt in einem Duft-Laden die Empfehlung, mehrere Tropfen Ylang Ylang einzunehmen, „das fördere die Sinnlichkeit". Sie fühlt sich nach der Einnahme einem Kreislaufkollaps nahe, muß sich hinlegen, ihr ist sehr schwindelig. Auch ein Mann in diesem Alter reagierte nach einem „sehr sinnlichen" Ylang Ylang-Bad mit starken Kreislaufstörungen.

• Frau, Mitte zwanzig, klagt über heftige, tagelang anhaltende prämenstruelle Schmerzen durch Krämpfe. Nach der der ersten Behandlung mit Muskateller-Salbei wird sie völlig unvorbereitet auf einem Seminar von ihrer Menstruation überrascht.

• Mann, Mitte vierzig, interessiert sich für den Duft von Fenchel-Öl. Nach begeistertem Schnuppern will er die Flasche nicht mehr hergeben, er reagiert albern-trotzig und beschreibt, er fühle sich wie in seiner Kindheit. Die Kollegen wundern sich über das kindliche, geradezu kindische Verhalten des ansonsten sehr rationalen Mannes.

• Kind, anderthalb Jahre, trinkt fast 5 ml Lavendel-Öl. Es schläft daraufhin ungewöhnlich fest und lang.

• Frau, Ende vierzig, muß den Seminarraum nach Schnuppern von Kreuzkümmel-Öl verlassen, da sie völlig verwirrt und erfreut über die „aphrodisierende" Wirkung ist.

• Frau, Mitte zwanzig, klagt über Einschlaf- und Durchschlafprobleme wegen Prüfungsstreß. Nach der ersten Behandlung mit Majoran und Ylang Ylang beobachtet sie die Behandlung einer Freundin und nickt immer wieder ein.

• Hochschwangere Frau, Anfang dreißig, ist betrübt über die Feststellung ihres Gynäkologen, daß ihr Kind weit nach dem errechneten Termin kommen wird. In der Nacht nach einer „geburtsfördernden" leichten Streichmassage mit Zitronenverbene und anderen entspannenden ätherischen Ölen wird ihr Sohn geboren.

• Mann, Anfang dreißig, fügt sich mit einer elektrischen Kreissäge eine tiefe Schnittwunde zu, die laut Arzt genäht werden muß. Er tropft mehrmals unverdünntes Tea-Tree-Öl in die

Wunde: Nach zwei Tagen ist sie fast verschlossen.

• Frau, Anfang dreißig, leidet seit Tagen an einer starken Entzündung am großen Zeh, da der Fußnagel eingewachsen war und selbst „herausoperiert" worden war. Nach zweimaligem Auftragen von Galbanum (pur) sind die Entzündung und die starken Schmerzen verschwunden.

• Frau, Ende zwanzig, ist nach privaten und beruflichen Enttäuschungen seit vielen Monaten körperlich erschöpft und depressiv. Sie verwendet mehrere Tage Kamille römisch als ätherisches Öl und als Hydrolat in vielerlei Anwendungen. Bereits am zweiten Tag war für die Mitmenschen eine deutliche positive Veränderung zu beobachten, nach einer Woche wurde sie selbst von engen Bekannten kaum „wiedererkannt". Sie war schwungvoll, energetisiert und sah wieder Perspektiven für ihr Leben.

3.3 Forschung zur Verträglichkeit der Duftstoffe

Bei der internationalen Duftstoffindustrie, wo neben vielen synthetischen auch immer noch natürliche Duftstoffe verarbeitet werden, weiß man um die Unverträglichkeiten von vielen Substanzen, vor allem, wenn sie bestimmte Mengen im Parfum überschreiten.

Um hier wissenschaftlich abgesicherte Richtlinien und Empfehlungen an die Hersteller aussprechen zu können, gründete man die Vereinigung **IFRA (International Fragrance Association)** in Genf, deren Mitglieder die Verbände der Riechstoffhersteller aus verschiedenen Ländern sind. Ein Komitee (TAC, Technisches Sachverständigen Komitee) sammelt, veröffentlicht und spricht Empfehlungen aus über die Erfahrungen mit den unterschiedlichsten Riechstoffen. Es werden auch Forschungsunterlagen und Testergebnisse des 1966 in den USA gegründeten Forschungsinstituts für Duftmaterialien **RIFM (Research Institute for Fragrant Materials)** bekanntgegeben. Hier arbeiten unabhängige Experten aus vielen verschiedenen Ländern zusammen, zum Beispiel Dermatologen, Toxikologen und Pharmakologen, um den Endverbraucher oder die Endverbraucherin vor gefährlichen oder reizenden Stoffen zu schützen.

Für Ärzte, vor allem für **Dermatologen** und **Allergologen,** mag sicherlich die Liste der knapp hundert natürlichen und synthetischen Substanzen, die in Parfums, kosmetischen Produkten und Reinigungsmitteln problematisch werden können, interessant sein. Diese Stoffe können ein *allergenes* Potential haben, *lichtsensibilisierend* wirken oder *hautreizend* sein. Für jeden dieser Stoffe werden Maximalmengen-Empfehlungen oder Qualitätsanforderungen ausgesprochen.

▶ Dem Arzt steht für **Allergie-Tests** ein Duftstoffgemisch aus den am meisten verwendeten Inhaltsstoffen zur Verfügung: Vereinigung deutscher Riechstoffhersteller e.V., Meckenheimer Allee 87, 53115 Bonn, Telefon (0228) 65 37 29.

3.4 Organsysteme und ätherische Öle

Organsystem	Organe	Aufgaben	Beispiel äth. Öle
Bewegungs- und Stützapparat	Skelett (Knochen) Bänder Sehnen Muskeln	• Stütze und Halt für den Körper • Bewegung • Blutzellenbildung (im roten Knochenmark) • Mineralspeicher • Körperhaltung, aufrechter Gang • Wärmeproduktion (Muskeln) • Schutz von lebenswichtigen Organen	*Durchblutung der Muskeln:* Mentha piperita Piper nigrum Rosmarinus officinalis *entzündete Gelenke:* Eucalyptus citriodora Matricaria chamomilla
Herz-Kreislauf-system	Herz Blut Blutgefäße Lymphgefäße	• Blut: Transport von Sauerstoff und Nährstoffen • Regulierung der Körper-temperatur • Gerinnung von Blutungs-quellen • Aufnahme der Lymphe in den venösen Kreislauf	*Herz:* Litsea cubeba; Melissa officinalis; Rosa damaszena *Venen /Lymphe ent-stauend:* Cupressus semper-virens Melaleuca cajeputi Pogostemon patchouli
Haut	Haut Hautanhangsgebilde (Haare, Nägel, Schweißdrüsen, Talg-drüsen)	• Sinnesorgan für Schmerz, Temperatur und Druck, Wärme, Kälte, Zug • Regulierung der Körper-temperatur • Schutz (Schmutz, Chemika-lien, Licht, Erreger, Strahlen etc.) • Ausscheidung und Resorption (Aufnahme) • Synthese von Vitamin D • Energiespeicher	Boswellia carterii Cistus labdaniferus Helicrysum italicum Lavandula officinalis Matricaria chamomilla Pogostemon patchouli Styrax benzoe
Atmungssystem	Nase Rachen Kehlkopf Luftröhre Bronchien Lunge	• Transport von Sauerstoff zu den Lungenbläschen • dort Aufnahme ins Blut • Abtransport von Kohlendioxid • Aufrechterhaltung des Säure-Basen-Gleichgewichtes	Abies alba Eucalyptus radiata Hyssopus officinalis Lavandula spica Melaleuca cajeputi Myrtus communis Pinus sylvestris
Verdauungs-system	Mund Speiseröhre Magen Dünn- und Dickdarm Leber Bauchspeicheldrüse	• Zerlegung und Resorption von Nährstoffen • Ausscheidung • speziell Leber: Blutreinigung, Fremdstoffabbau, chemische Synthese von Körpersub-stanzen, Speicher (Glycogen, Vit. B 12) • Pankreas: Produktion von Verdauungsenzymen, Insulin, Glucagon	Coriandrum sativum Foeniculum vulgare Mentha piperita Origanum majorana Piper nigrum Rosmarinus officinalis Zingiber officinale

Organsystem	Organe	Aufgaben	Beispiel äth. Öle
Immunsystem	Lymphbahnen Lymphknoten weiße Blutkörperchen Thymus Milz Tonsillen	• Erkennung von körperfremden Stoffen (z. B. Bakterien, Viren, Pilze) • Reinigung des Blutes • Immunologisches Gedächtnis • Unterstützung von Heilungs- und Entzündungsprozessen • Infektabwehr durch spezifische (Lymphozyten) und unspez. Leukozyten (Freßzellen)	Citrus limon Cymbopogon flexuosus Eucalyptus radiata Lavandula officinalis Melissa officinalis Ravensara aromatica Thymus officinalis Thymol Vetiveria zizanoides
Nervensystem	Gehirn: Großhirn, Zwischenhirn, Kleinhirn, Hirnstamm Rückenmark, Nerven Sinnesorgane, z.B. Nase	• Erfassung der Umwelt durch Sinnesorgane • Steuerung und schnelle Regulierung der Körperaktivitäten durch Nervenimpulse • Regulationszentrum für das innere Milieu • „Sitz" der Psyche (z. B. Gefühle)	Anthemis nobilis Cananga odorata Citrus aurantium (flos & foliae) Citrus bergamia Rosa damaszena
Harntrakt	Nieren Harnleiter Harnblase Harnröhre	• Produktion, Ansammlung, Ausscheidung von Urin • Regulierung des Flüssigkeits- und Elektrolythaushaltes • Blutdruckregulation • Aufrechterhaltung des Säure-Basen-Gleichgewichtes	Citrus bergamia Cupressus sempervirens Juniperus communis Santalum album
Fortpflanzungssystem	Frau: Eierstock, Eileiter, Gebärmutter, Scheide, Brüste; Mann: Hoden, Nebenhoden, Prostata, Samenbläschen, Penis	• Geschlechtstrieb (Libido) • Fortpflanzung des Organismus • Erhaltung der Art	Frau: Foeniculum vulgare Pelargonium graveolens Salvia sclarea/officinalis Mann: Pistacia lentiscus Pinus sylvestris
Hormonsystem	Drüsen und Gewebe, die Hormone und hormonähnliche Stoffe produzieren	• langsame und mittelschnelle Regulation fast aller Aktivitäten des Körpers durch Verteilung der Hormone über das Blut	vermutlich beeinflussen viele ätherische Öle diesen Bereich mehr oder weniger

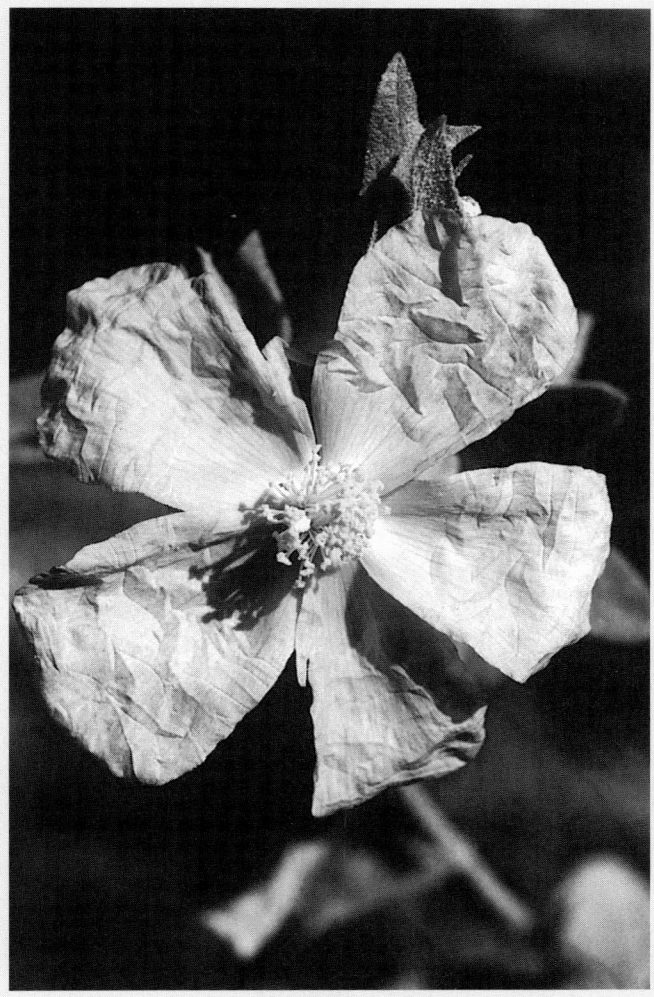

CISTUS LADANIFER · CISTROSE

4.1 Viele Öle und kaum Rezepte

In diesem Kapitel stellen wir die wichtigsten Eigenschaften und Wirkungen der einzelnen ätherischen Öle vor.

Im ersten Teil werden die wichtigsten **Pflanzenfamilien**, die duftende Pflanzen hervorbringen, **alphabetisch nach botanischem Familiennamen** aufgelistet und ihre für die Aromatherapie interessantesten Mitglieder kurz vorgestellt. Innerhalb der Familien bestimmt der deutsche Name die Reihenfolge. Bis auf Jasmin sind keine Absolues aufgeführt.

Im zweiten Teil dieses Kapitels werden die Öle – nach deutschem Namen alphabetisch geordnet – einzeln vorgestellt: Die bekannten und relevanten Inhaltsstoffe sind nach chemischen Gruppen sortiert. Teilweise handelt es sich um Analysen von in Deutschland erhältlichen ätherischen Ölen, teilweise wurden die Inhaltsstoffe der Fachliteratur entnommen. Am jeweiligen Quellenhinweis läßt sich dies erkennen.

Es muß darauf aufmerksam gemacht werden, daß auch die Inhaltsangaben (Stand 1996/97) der real existierenden Öle nur **Circa-Angaben** sein können, da bereits bei der nächsten Ernte große Abweichungen entstehen können. Vor allem das Wetter, dem die betreffenden Pflanzen ausgesetzt sind, spielt dafür eine entscheidende Rolle. Aber auch durch den Wechsel eines Lieferanten erhält eine Firma ein völlig neues Öl, auch wenn es von der botanisch gleichen Pflanze stammt.

▶ Therapeuten sollten von ihrem Lieferanten eine Inhaltsstoffe-Liste anfordern, insbesondere dann, wenn sie mit eventuell problematischen ätherischen Ölen wie zum Beispiel Salvia officinalis, Salvia lavandulifolia, Lavandula stoechas arbeiten. So können sie beispielsweise den aktuellen Keton-Gehalt „ihres" Öles überprüfen. Auch der Chemotyp von einigen Ölen (z. B. Thymian, Rosmarin, Myrte) muß einer solchen Liste entnommen werden können, da dieser für die Behandlung von Kindern, Epileptikern und schwangeren Frauen von Bedeutung sein kann.

Nach den Inhaltsstoffen werden die wichtigsten Eigenschaften, Indikationen und unerwünschten Nebenwirkungen beschrieben. Sie wurden zusammengestellt aufgrund persönlicher Erfahrungen und durch Vergleiche aus Fachbüchern. Viele ätherische Öle werden seit Jahrhunderten erfolgreich gegen unterschiedliche Krankheiten eingesetzt, viele Öle haben erst in den letzten zwanzig Jahren ihre heilenden Fähigkeiten bewiesen.

Für streng wissenschaftlich denkende Menschen mag es ein Schwachpunkt der Aromatherapie sein, daß es zu wenig „wissenschaftliche Beweise" gibt. Aber müssen erst hunderte von Ratten wochenlang mit hautreizenden ätherischen Ölen traktiert werden, um zu beweisen, was Menschen auch schon festgestellt haben: daß unverdünntes Zimtrinden-Öl oder pures Nelken-Öl hautreizend sind? Daß völlig absurde Mengen von stark estragolhaltigem Basilikum-Öl wochenlang auf rasierte Meerschweinchenhaut aufgetragen werden, um zu „beweisen", daß der Hauptinhaltsstoff kanzerogen wirken kann?

Müssen Kaninchen erst stressige Inhalationen mit scharfen kampher- und mentholhaltigen Ölen über sich ergehen lassen, damit von hoher Seite bestätigt wird, daß entsprechende Öle bei Erkältungen gut wirken? Und ist die tagelange Beduftung von Mäusen mit für sie penetrant riechendem Lavendel-Öl wirklich nötig, damit die entspannende Wirkung dieses alten Beruhigungsmittels wissenschaftlich anerkannt werden kann?

▷ Dennoch sei erwähnt, daß es in Deutschland über **2000 Medikamente mit ätherischen Ölen** gibt. Die teilweise sehr renommierten Anbieter haben selbstverständlich die entsprechenden Studien für die Zulassung als Arzneimittel durchgeführt und verfügen somit über hochinteressante Studien zur Wirkung von ätherischen Ölen. Wegen des Duftes sind in diesem Bereich jedoch die geforderten Doppelblindstudien nur unter erschwerten Bedingungen durchzuführen.

Es wäre begrüßenswert, wenn auch die sogenannte wissenschaftliche Welt lernen könnte, etwas mehr auf die uralten Heilverfahren zu vertrauen. Immerhin sind Millionen von Menschen mit der Pflanzenmedizin von ihren Leiden geheilt worden, lange, bevor es die synthetischen Arzneimittel gab. Womit der Platz der modernen Medizin keinesfalls streitig gemacht werden soll. Sie ist in vielen Fällen wirksamer und zuverlässiger als die Phytotherapie, zu der die Aromatherapie zählt.

Aber oft genug, gerade bei chronischen Leiden, die durch eine unstabile Psyche und Distress sehr hartnäckig sind, können die Naturheilkundigen ganzheitlicher und nebenwirkungsärmer therapieren. Sinnvoll für Patienten, Behandler und Krankenkassen ist eine Zusammenarbeit von traditioneller und moderner Medizin.

Wenn sich bei den Wirkungen und Nebenwirkungen im zweiten Teil dieses Kapitels Hinweise auf Tierexperimente finden, beziehen diese sich auf die von TONY BALACS und ROBERT TISSERAND gesammelten und veröffentlichten Dokumente (11), die vorwiegend für die Parfumindustrie hergestellt wurden. Für die strenger und transparenter werdenden Kosmetikverordnungen müssen die einzelnen Inhaltsstoffe genau untersucht werden. Da Kosmetika und Parfums fast immer auch natürliche ätherische Öle und/oder Pflanzenextrakte enthalten, muß auf diesem Sektor schon allein aus haftungsrechtlichen Gründen viel geforscht werden.

Nicht jede Wirkung eines Stoffes kann in vitro an Zellkulturen oder an freiwilligen Probanden studiert werden. Im Zeitalter der Allergien und Immunschwächen werden leider Tierexperimente gefordert. Aus dem Fundus beispielsweise der *Internationalen Vereinigung zur Erforschung von Duftstoffen* (IFRA, siehe Kapitel 3.3) stammen also die meisten toxikologischen und dermatologischen Daten und Vorsichtsempfehlungen.

In diesem Buch finden Sie kaum „Rezepte". Wer sich die Eigenschaften und Indikationen der ätherischen Öle anschaut, wird bemerken, daß einzelne Wirkungsweisen sehr häufig vorkommen. Antiviral wirkende Öle gibt es etliche, gegen Asthenie gibt es auch viele aromatische Mittel und unter expektorativen Ölen haben wir eine große Auswahl.

Wie auch bei anderen naturheilkundlichen Methoden schauen wir in der Aromatherapie den kranken Menschen in seiner Ganzheit an: seine innere und äußere Lebenssituation spielt eine wichtige Rolle. Ein Öl gegen „das trockene Ekzem" oder „die verschleimten Bronchien" zu suchen hieße, nur einen einzelnen Aspekt dieses individuellen Patienten zu betrachten. Suchen

wir jedoch nach einem Öl, das seine momentane Melancholie, seine leichte Leberinsuffizienz und seine Veranlagung zu kalten Füßen gleichzeitig zu kurieren vermag, dann erst arbeiten wir „ganzheitlich".

Zudem ist es gerade für AnfängerInnen der Aromatherapie sehr verwirrend, in entsprechenden Verzeichnissen unter einem bestimmten Symptom nachzuschauen und fünfzehn in Frage kommende ätherische Öle aufgelistet zu finden. Die Frage, welches Öl ist eigentlich „das Beste" für diesen „Fall", taucht sofort auf.

Die Heilkunst mit den ätherischen Ölen kann uns helfen, nicht in „Fällen" und einzelnen Symptomen zu denken, sondern komplexe Vorgänge in unterschiedlichen Individuen zu erkennen und zu behandeln. Wie bei allen anderen Methoden muß auch der Wunderglaube an bestimmte „Allheilmittel" relativiert werden, denn auch bei der aufmerksamsten Arbeit kann bei bestimmten Menschen die Aromatherapie „versagen". Ein Wundermittel gibt es hier ebensowenig wie bei anderen Heilmethoden, vor allem nicht, wenn die Krankheit für einen Patienten noch einen wichtigen (psychologischen) „sekundären Nutzen" hat. Dann kann nur eine Einstellungsänderung wirklich helfen.

4.2 Die Pflanzenfamilien

Anarcadiaceae, Sumachgewächse

▬ Mastix, Pistacia lentiscus
In Griechenland werden nicht nur die Pistazien des engen Verwandten dieses kleinblättrigen Baumes mit großer Leidenschaft gegessen, sondern man kaut in ländlichen Gegenden das Mastix-Harz wie Kaugummi. Es dient vor allem der Zahn- und Zahnfleischpflege. In der Aromatherapie ist das ätherische Öl des Mastix-Strauches wenig bekannt, obwohl es neben den obengenannten noch andere therapeutische Eigenschaften hat, ohne reizend zu sein.

▬ Roter Pfeffer, Schinus molle
Dieses Öl aus den gefiederten Blättern und „Beeren" dieses bis zu 20 Metern hohen Baumes hat bislang noch keine Bedeutung in der Aromatherapie. Es duftet ganz deutlich nach Pfeffer, ohne aber aggressiv zu wirken.

Annonaceae, Flaschenbaumgewächse

Ylang Ylang, Cananga odorata genuina
Die gelben Blüten der kultivierten Bäume duften intensiver als die der wilden Bäume; das beste ätherische Öl stammt vor allem von den Philippinen und aus Madagaskar. Es gibt noch das Öl der *Cananga odorata macrophylla* aus Java, es duftet jedoch nicht so fein.
Das Öl muß sofort nach der Ernte noch an Ort und Stelle aus den Blüten destilliert werden, da diese sehr schnell zu fermentieren beginnen. Die Ergiebigkeit ist für Blüten ungewöhnlich hoch, da man aus 40–80 Kilo bereits ein Liter ätherisches Öl erhält. Dadurch ist es recht preiswert.
Dieses narkotisch-betörend duftende Öl wird zur Haut- und Haarpflege eingesetzt. Durch einen höchst wirksamen Cocktail aus Estern, Sesquiterpenen und dem Monoterpenalkohol Linalool wirkt es stark entspannend, wenn es subtil dosiert wird.
Es gibt die Komplettdestillation, die 24 Stunden dauert, das dabei entstandene Öl ist entsprechend teuer und von den Inhaltsstoffen her vollständig = complet. Dieses Öl wirkt mehr auf Herz und Psyche, die I- und II-Öle wirken mehr entkrampfend, entzündungswidrig und bei Hautkrankheiten.

Cananga, Cananga odorata macrophylla
Der Duft von diesem Öl ist nicht ganz so „rund" und blumig wie der von Ylang Ylang, zudem ist es preiswerter. Die Wirkungen sind im wesentlichen ähnlich.

Burseraceae, Balsambaumgewächse

Elemi, Canarium luzonicum
Das Harz dieses bis zu 30 Meter hohen tropischen Baumes (Philippinen, Molukken) wird wasserdampfdestilliert. Sein blaßgelbes, frischwürzig duftendes, an Dill erinnerndes, ätherisches Öl hat einen Gehalt bis zu 12 Prozent an eventuell krebserregendem Elemicin. Deshalb sollte das Öl nur einprozentig angewendet werden. In der traditionellen Aromatherapie wird es kaum eingesetzt.

Myrrhe, Commiphora molmol
Zusammen mit Weihrauch war die Myrrhe eines der biblischen Geschenke der Heiligen drei Könige an Jesus. In der Aromatherapie schwören einige Kollegen auf das Zusammenspiel der beiden ätherischen Öle, ja, man solle keines ohne das andere verwenden, da sie sich in der Wirkung ergänzen.
Bekannt ist der alkoholische Extrakt aus dem Myrrhenharz, das wie das Opoponax aus Somalia kommt, in der Zahnmedizin, denn es hat eine enorm heilende Wirkung auf wundes und entzündetes Zahnfleisch.

Linaloe, Bursera delpechiana poisson
Das fein duftende Öl aus Holz und Zweigen dieses mittelamerikanischen Baumes wird gerne als Ersatz für das Rosenholzöl genommen. Dies erscheint fragwürdig, ist er doch auch ein ausgewachsener Baum aus tropischen Regionen, der wegen seines Duftes gefällt wird. Ein schnell nachwachsender Ersatz ist am ehesten das Öl der Ho-Blätter (Cinnamomum camphora).

Opoponax, Commiphora glabrescens
In Frankreich wird dieses ätherische Öl „Süße Myrrhe" genannt, die bei uns bekannte Myrrhe ist dagegen die „Bittere Myrrhe". Opoponax duftet tatsächlich leicht süß-balsamisch und ist deswegen vor allem als Fixativ in der Parfumindustrie begehrt. Es wird selten in der Aromatherapie angewendet, obwohl es sehr stark entzündungshemmende Eigenschaften hat. Man weiß jedoch sehr wenig über seine therapeutischen Eigenschaften.

Weihrauch oder Olibanum, Boswellia carterii, B. sacra, B. serrata
Der Begriff Weihrauch ist irreführend, da hiermit auch der „Rauch zur Weihe" gemeint ist. Das sind vor allem unterschiedlichste Mischungen aus Harzen und getrockneten Pflanzenteilen, teilweise – je nach Anlaß in der Kirche – sogar vergoldet.
Die echte Olibanum-Pflanze ist im arabischen Raum zu Hause, die beste Qualität kommt aus Somalia.
Zur Gewinnung dieses früher unbezahlbaren Harzes werden zu Jahresanfang die Rinden der drei bis sieben Meter großen Bäume angeritzt. Die heraustropfenden „Tränen" erstarren an der Luft, je nach Sorte zu rot-gelblichen oder bräunlichen Kügelchen.
Der Duft ist leicht holzig, würzig, manchmal muffig und etwas terpentinig/medizinisch.
Das ätherische Öl wird durch Wasserdampfdestillation gewonnen. Es sind Spuren des halluzinogen wirksamen Bestandteiles Tetrahydro-cannabinol enthalten. Bei zu intensivem

Gebrauch in der Duftlampe kann es benommen machen. Das Öl enthält Leukotrien-Hemmer und wird als hochwirksames Antirheumatikum eingesetzt.

Seit jeher war die Räucherung von Olibanum den religiösen Zeremonien vorbehalten, und auch heutzutage ist es eines der wichtigsten ätherischen Öle zur Meditation und zur inneren Sammlung. Seine bakterizide Wirkung nutzte man bei der Haltbarmachung von Mumien. Bei Räucherungen können wir uns diese Eigenschaft zu nutze machen, besonders in Erkältungszeiten.

Cistaceae, Cistusgewächse

Cistrose, Cistus ladanifer

In Portugal kann man ganze Landschaftstriche erriechen, hier ist die flimmernde, heiße Luft von dem Duft der klebrigen Blätter dieses knochig und hager wirkenden Strauches geschwängert. Die Blüten dagegen wirken extrem zart und vergänglich, ja zerknittert, sie duften kaum.

Dieses sehr schwer duftende ätherische Öl, das sowohl etwas Süßes und etwas Erdiges in sich verbirgt, ist ein Entweder/oder-Öl. Entweder man mag es oder eben nicht. Viele Menschen lehnen es bei den ersten Begegnungen ab. Es scheint so, als ob erst „fortgeschrittene Nasen" (und Psychen?) diesen Duft zu schätzen lernen. Bei der Destillation gibt es zwei Formen: einmal entsteht das „unechte" Cistrosen-Öl, dazu werden die Harzklümpchen destilliert und beim „echten" Cistrosen-Öl werden die Blätter und Zweige destilliert. Es gibt auch ein Labdanum-Resinoid, so heißt der Hexan-Extrakt aus dem Harz.

Die Cistrose ist nicht mit der Rose verwandt, auch wenn ihre Blüten denen der Heckenrose extrem ähneln.

Compositae oder Asteraceae, Korbblütler

Viele der ätherischen Öle dieser Familie wirken beruhigend, antiseptisch und entzündungshemmend für Haut und Verdauungssystem.
Die **Artemisias** aus dieser Familie sind alle mehr oder weniger **toxisch** und werden bis auf Estragon nicht in der Aromatherapie verwendet.

◄ Beifuß, Artemisia vulgare
Toxisch, nicht zu verwenden

Calendula (Ringelblume), Calendula officinalis
Das ätherische Öl ist extrem schwer zu erhalten und darf nicht mit dem Mazerat verwechselt werden (Ringelblumenblüten in Olivenöl).

Costuswurzel, Saussurea costus
Dieses ätherische Öl wird hauptsächlich als Fixativ in der Parfumindustrie verwendet.

Davana, Artemisia pallens
Dieses exotisch-feigenartig duftende Öl besteht aus etwa 50 Prozent Sesquiterpenketonen. FRANCHOMME/PÉNOËL stufen es als sehr neurotoxisch und abortiv ein, obwohl mittlerweile bekannt ist, daß Sesquiterpenketone nicht so gefährlich wie Monoterpenketone wirken.

Estragon, Artemisia dracunculus
Der Hauptbestandteil dieses ätherischen Öles ist der umstrittene Phenylether Methylchavicol (siehe unter Labiatae, Basilikum). Deshalb wird es zumindest in England nicht gerne in der Aromatherapie angewendet, zudem stand es bisher im Schatten des beliebten Anti-Streß-Öles Basilikum.

Immortelle (Katzenpfötchen), Helicrysum italicum aus Italien und Korsika und Helicrysum angustifolium aus Kroatien
Die kleinen leuchtendgelben Blüten dieses sonnenhungrigen Pflänzchens wachsen in etwa 500 sehr ähnlich aussehenden Sorten rund ums Mittelmeer. Wir kennen sie als getrocknete „Strohblümchen" aus Potpourris und Gestecken. Zudem ist sie manchmal in Gärtnereien als „Currypflanze" zu kaufen, da ihre Blättchen diesen Duft ausströmen. Immortelle bedeutet „Die Unsterbliche", „Helios" bedeutet „Sonne", „Chrysos" heißt auf griechisch „Gold".
Dieses sehr mächtige Öl kommt in mehreren Chemotypen vor. Es ist sehr wirksam gegen Hämatome (blaue Flecken), da die nur hier gefundenen Diketone (bis zu 10%) stark antikoagulierend (blutverflüssigend) wirken.
Es vermag alte (vielleicht traumatische) Bewußtseinsinhalte hochkommen zu lassen. Darum sollte die regelmäßige Anwendung nur unter fachlicher Aufsicht stattfinden.

Kamille blau (deutsche), Matricaria chamomilla oder Chamomilla recutita
Die Kamille ist eine der bekanntesten Heilpflanzen. Wenn man weiß, daß der Name matricaria von Matrix = Gebärmutter kommt, ahnt man,

welche Eigenschaften das ätherische Öl aus den Blüten dieses weit verbreiteten Krautes haben könnte. Tatsächlich ist es ein typisches Kinder-Öl: vor allem zur Beruhigung, zum Entkrampfen (nicht nur des Bauches), gegen Zahnungsbeschwerden (vielleicht eine Art Ergänzung der Mutter).

Das entzündungshemmende und wundheilende Chamazulen, das dem Öl die tintenblaue Färbung gibt, entsteht erst bei der Destillation der Pflanze. Das Bisabololoxid im Öl führt manchmal zu Augenreizungen.

▷ Dieses ätherische Öl wirkt als *Antidot in der Homöopathie* und kann bei empfindlichen Personen allergische Hautreaktionen verursachen. Dennoch wird es oft erfolgreich bei der Behandlung von Allergien eingesetzt.

Kamille römisch, Chamaemelum nobile oder Anthemis nobilis

Die zur Destillation verwendeten Blütenköpfchen dieser Kamillenart sehen meistens anders aus, als die der deutschen Kamille, die fast jedem Kind vertraut ist. Viele Formen der römischen Kamille, die wie ein Rasen ganze Beete bedecken kann, haben weiße buschige, kaum duftende Blüten ohne den bekannten gelben „Fleck" in der Mitte. Dafür duftet das Kraut intensiv fruchtig, apfelartig. Dieses ätherische Öl wirkt durch sein Gemisch von bis zu 85 Prozent Estern ungewöhnlich stark entspannend auf Psyche und ZNS. Es sollte der Psycho-Aromatherapie vorbehalten sein, da es durch seinen Gehalt an allergisierenden Anthecotuliden (Sesquiterpen-Lactone) percutan nicht immer verträglich ist.

Kamille wild, Chamaemelum ormensis oder Ormensis mixta

Diese Pflanze ist nur sehr weit entfernt verwandt mit den Kamillen und sollte der Korrektheit halber eigentlich einen anderen Namen haben. Die Wirkung des ätherischen Öles, das auch ganz anders als obige duftet, ist wenig erforscht, scheint aber in abgeschwächter Form jenen zu ähneln.

◀ **Santolin, Santolina chamaecyparissus**
Das Öl des Heiligenkrauts ist kaum erhältlich, es wirkt toxisch und abortiv.

Schafgarbe, Achillea millefolium

Ähnlich wie bei der blauen Kamille wirkt das ebenso blaue ätherische Öl der Schafgarbe durch seinen Azulengehalt sehr stark entzündungshemmend. Durch 9 Prozent Isoartemisiaketon

und 19% Kampfer kann es leicht neurotoxisch und abortiv wirken.

Tagetes, Tagetes minuta

Dieses fruchtig-erdig duftende Öl wirkt toxisch durch das Keton Tageton. Man benutzt es allenfalls gezielt in der Fußpflege bei Fuß- und Nagelpilzerkrankungen, da sich hier hier die fungizide Wirkung bewährt hat. Es ist auch sehr stark photosensitivierend.

◀ **Wermut, Artemisia absinthum**
Dies ist ein in der Aromatherapie nicht verwendetes sehr neurotoxisches und abortives Öl.

Cupressaceae, Zypressengewächse

Zypresse, Cupressus sempervirens

Es gibt etwa 20 Zypressenarten, sie gedeihen vor allem im Mittelmeerraum. Dieser Baum wird 25–45 Meter hoch und prägt ganze Landschaften, da er als Windschutz angepflanzt wird.

Das aus den schuppenförmigen Blättern destillierte Öl duftet frisch-würzig und ist sicherlich das wichtigste Mittel gegen Krampfadern und Hämorrhoiden (in Hamamelishydrolat).

Auch bei seelischer Zerstreutheit, bei „Nicht mehr wissen, wo es lang geht" ist dies ein hervorragendes Hilfsmittel.

◀ Die **Thuja** ist auch eine Zypressenart, deren ätherisches Öl jedoch aufgrund des hohen nervengiftigen Thujongehaltes keinesfalls angewendet werden sollte.

Wacholder, Juniperus communis

Bei geistiger und körperlicher Zerstreutheit und Erschöpfung ist das frisch-herb duftende Öl aus den Beeren und nadelartigen Blättchen dieser strauchartigen Bäume gut einsetzbar. Es wirkt auf der seelischen, aber auch auf der körperlichen Ebene sehr stark reinigend.

Dem Wacholderbeeren-Öl wird immer das Attribut „nierenreizend" gegeben. TISSERAND will in seinem Buch „Essential Oil Safety" mit diesem Vorurteil aufräumen. Aufgrund seiner Inhaltsstoffe könne dieses Öl weder in der Schwangerschaft noch bei Nierenkrankheiten kontraindiziert werden. Das Mißverständnis entstand vermutlich durch eine Verwechslung mit Juniperus sabina (Sadebaum), dessen Öl eventuell toxisch ist (durch bis zu 50 Prozent Sabinylacetat) und abortiv wirkt. Zumindest wird von der IFRA (International Fragrance Association) empfohlen, das Öl nicht in Parfums oder kosmetischen Produkten zu verwenden.

Nicht zu verwechseln mit einigen amerikanischen Wacholderarten, die dort Zeder (red cedar) genannt werden (Juniperus virginiana, Juniperus mexicana).

Geraniaceae, Storchschnabelgewächse

▬ Geranie, Pelargonium graveolens und Pelargonium odoratissimum

Diese Pflanze wächst in den Gärten Südeuropas und Nordafrikas, sie stammt aus Südafrika. Von den 200 Sorten werden nur wenige für die Öl-Herstellung kultiviert. Das beste Öl stammt von der Insel Réunion (früher Bourbon) bei Madagaskar. Da es viel Geraniol und Citronellol enthält und deshalb ähnlich wie Rosenöl duftet, wird es oft zum Verfälschen und Strecken davon genommen. Es ist wesentlich preiswerter als dieses, da man nur 300–500 Kilo der duftenden Blätter für 1 Kilo ätherischen Öles benötigt. Es ist eines der wichtigsten Öle in der Aromatherapie, da es ein Ausgleichs-Öl ist, vor allem harmonisiert es den weiblichen Hormonhaushalt.

▬ Zdravetz-Geranie, Geranium macrorrhizum

Diese in Bulgarien in 800 bis 1700 Metern Höhe wildwachsende Geranienart kennt man bei uns aus dem Ziergarten. In Bulgarien werden die Blätter als Glücksbringer verschenkt, da man der Pflanze viele Heilwirkungen zuspricht. Über das sehr streng riechende ätherische Öl ist nicht viel bekannt.

Gramineae oder Poaceae, Süßgräser

Die Öle dieser Familie werden meistens aus den duftenden schilfartigen Gräsern gewonnen, im Falle von *Vetiver* gewinnt man das ätherische Öl jedoch aus den Wurzeln. Ihre Gemeinsamkeit ist bis auf Vetiver der hoher Gehalt an Aldehyden, die entzündungshemmend und stark beruhigend wirken.

▬ Lemongras, Cymbopogon flexuosus/citratus

Diese und Citronella sind ganz eng miteinander verwandt, jedoch sind Cymbopogon flexuosus (Ostindisches Lemongras) und Cymbopogon citratus (Westindisches Lemongras) zarter im Wuchs und feiner im Duft. Sie werden deshalb in der asiatischen Küche verwandt. Sie wachsen sehr rasch und sind deshalb preiswert; zusammen mit Geranie werden sie zur Verfälschung/Streckung von Rosen-Öl genommen.

Wegen des hohen Citralgehaltes (70–85%) wirken sie antiseptisch und ihr Tee wird als Beruhigungsmittel getrunken.

Diesem Öl werden anregende und verjüngende Eigenschaften zugesprochen, da es den gesamten menschlichen Stoffwechsel „anheizt": Die Sauerstoffaufnahme der roten Blutkörperchen wird erleichtert. Sauerstoffreiches Blut entschlackt leichter. Das Immunsystem wird unterstützt.

▬ Citronella, Cymbopogon nardus

Dieses noch preiswertere Öl wird in der Therapie kaum angewandt, obwohl es auch antiseptisch wirkt. Man benutzt es aber mit viel Erfolg zur Insektenabwehr, hier wird es auch in kommerziellen Produkten eingesetzt. Vermischt mit Sandelholz wird es als „Geranienölersatz" gehandelt. Manchmal wird es auch zur Fälschung von Rosenöl verwendet.

▬ Palmarosa, Cymbopogon martinii

Früher hieß das rosig-zitronig duftende ätherische Öl dieses Grases „Indisches Geranienöl". Der duftgebende Inhaltsstoff ist der Monoterpenalkohol Geraniol (75–95%), somit wirkt das Öl antiseptisch und bakterizid.

▬ Vetiver, Vetiveria zizanoides

Dieser extrem schwere, erdige, dunkle Duft stammt aus den Wurzeln dieses in Indien beheimateten Grases. Das sehr gut verträgliche Öl regt die Bildung von Knochenzellen und roten und weißen Blutkörperchen an, es dient vermutlich der Osteoporose-Vorsorge.

Guttiferae

▬ Johanniskraut, Hypericum perforatum

Es gibt über 20 verschiedene Johanniskraut-Arten, die winzigen Löcher in den Blättchen kennzeichnen die heilkräftige Pflanze. Sie wurde vor allem durch das „Rot-Öl", das fette Johanniskraut-Öl bekannt (siehe Kapitel „Fette Öle").

Das ätherische Johanniskraut-Öl wirkt entzündungshemmend, besonders auf die Schleimhäute. Da es stark antidepressive Eigenschaften hat, wird es, zusammen mit dem fetten Johanniskraut-Öl, als pflanzliches Psychopharmakon benützt.

Hamamelidaceae, Hamamelisgewächse

Styrax, Liquidamber orientalis

Ein feiner balsamischer Duft nach Bittermandel kommt von der krankhaften harzigen Ausscheidung dieses bis zu 15 Metern hohen Baumes, der in Kleinasien beheimatet ist. Seine Blätter sehen unserem Ahorn ähnlich, der Baum ist jedoch mit unserer Zaubernuß (Hamamelis) verwandt.

Das aus dem Harz destillierte ätherische Öl ist fast farblos und erinnert im Duft entfernt an Marzipan und Vanille. Es ist ein hervorragender Fixateur für Potpourries und Parfums.

Iridaceae, Irisgewächse

Iris, I. pallida, I. germanica

Wohl einer der teuersten Düfte überhaupt (der Ertrag liegt bei 2 Promille). Man muß jedoch diese Wurzeln vor der Destillation 2 bis 3 Jahre trocknen und fermentieren. 1 Milliliter kostet um die DM 250, manchmal kann man das Öl in Weingeist oder Jojoba-Öl verdünnt erwerben.

Das Öl wirkt sehr stark auf die Psyche, man könnte es Neubeginn-Öl nennen, da es psychotherapeutische Heilungsprozesse unterstützt.

Labiatae, Lippenblütler

Die Familie der Lippenblütler ist die umfangreichste auf dem Gebiet der Aromatherapie. Dem Europäer steht mit ihnen eine umfangreiche Naturapotheke zur Verfügung, da sie – bis auf *Patchouli* – alle in unseren Breiten wachsen. Freilich wachsen die besonders ölergiebigen Pflanzen eher rund um das Mittelmeer, wo sie genügend Sonne tanken können. Doch im Vergleich zu Ölen, die aus Australien, Sri Lanka und Brasilien hergeschafft werden, fällt hier der Transportaufwand nicht so stark ins Gewicht.

Ein anderer ökologischer Aspekt ist, daß wir hier keine gefährdeten Arten finden. Diese unsere Ölelieferanten sind allesamt Kräuter, die den bedachten Schnitt durch den Menschen mit noch stärkerem Wuchs im Folgejahr danken.

Generell kann man sagen, daß die ätherischen Öle der Lippenblütler kräftigend und stimulierend wirken, mit Ausnahme des *Lavendels* und der *Melisse,* deshalb ist bei Hypertonikern manchmal Vorsicht geboten. Auch sollten sie in der Schwangerschaft eher gemieden werden oder nur von erfahrenen Aromatherapeuten verordnet werden.

Insgesamt finden wir hier viele sehr gut verträgliche Öle, nur die Salbeiarten und eine Ysop-Art enthalten neurotoxische Monoterpenketone.

Basilikum, Ocimum basilicum, B. sanctum

Hier gibt es sehr viele Arten, die in Farbe und Duft sehr unterschiedlich sind (manche riechen sogar nach Zimt oder Anis).

In England ist die aromatherapeutische Anwendung von allen Basilikum-Ölen umstritten, da in vielen von ihnen mehr oder weniger (bis 85%) des Phenylpropans Methylchavicol (oder auch Estragol genannt) enthalten sein kann. Dieser Inhaltsstoff bewirkt vor allen Dingen die stark sympatholytische Wirkung, hat sich aber in Tierversuchen als krebserregend erwiesen. Allerdings soll die drei bis fünfprozentige Anwendung in der Massage unproblematisch sein.

Die Heilpflanze Tul(a)si (Ocimum sanctum) wird in Indien verehrt und vielfältig eingesetzt, laut ayurvedischen Quellen soll sie „Herz und und Geist öffnen, Glauben, Mitleid und Liebe stärken und den Schutz des Göttlichen verleihen". Da deren ätherisches Öl im Duft eher an Gewürznelke erinnert, läßt sich bereits erahnen, daß es viel Eugenol enthält und damit stark antiinfektiös wirkt.

Bohnenkraut, Satureja montana (hortensis)

Kaum zu glauben, daß dieser krautige, etwas pfefferige Duft zu den Aphrodisiaka zählt. Das Öl ist insgesamt sehr energiespendend und vitalisierend und gut einsetzbar bei starken Erschöpfungszuständen. Durch den sehr hohen Gehalt am Phenol Carvacrol (ca. 40%), können wir es erfolgreich gegen zahlreiche Bakterienstämme einsetzen, aber auch gegen Viren, Pilze (Candida) und Parasiten. Es ist aber stark hautreizend, so daß es gering dosiert werden muß.

Lavendel, Lavandula officinalis/vera/angustifolia

Durch einen Zwischenfall, in dem ätherisches Lavendelöl ein entscheidende Rolle spielte, entstand in den dreißiger Jahren der Begriff Aromatherapie. RENÉ-MAURICE GATTEFOSSÉ, ein Chemiker, hatte einen Unfall in seinem Labor, bei dem er sich verbrannte. Mangels Wasser linderte er die Schmerzen der Wunde mit dort stehendem Lavendelöl. Als die Schmerzen schnell verschwanden, keine Blasen entstanden, keine der üblichen Probleme bei Verbrennungen und auch keine Narben auftraten, begann er, das ätherische Öl zu analysieren. Bis heute kennt man über 100 Inhaltsstoffe.

Grundsätzlich müssen wir unterscheiden zwischen dem echten Lavendel (Lavandula officinalis/vera/angustifolia) und der Hybride (unfruchtbare Pflanze) Lavandin. Sie entstand aus der Kreuzung zwischen Lavandula officinalis und Lavandula spica (latifolia). Wir sehen diese kräftige und ergiebige Pflanze auf weitläufigen Monokulturen in der französischen Provence. Der echte offizinelle Lavendel wird fast nur von Bio-Bauern kultiviert (*Lavendel fein* genannt) bzw. an Berghängen wildwachsend vorgefunden (*Lavendel extra oder wild* genannt). Letzterer enthält das weiteste Spektrum an Inhaltsstoffen.

Die Blüten, die Stengel und auch die nicht verholzten Zweiglein werden wasserdampfdestilliert. Es entsteht ein fast farbloses, manchmal gelbliches ätherisches Öl, das durch seinen frischen Duft und seine Vielseitigkeit in keiner Hausapotheke fehlen darf.

Es gibt kaum eine Beschwerde oder Krankheit, bei der Lavendel-Öl nicht hilft oder zumindest lindert. Es ist zudem ein ungefährliches Öl, das sogar pur auf die Haut aufgetragen werden kann. Durch seinen hohen Gehalt am Monterpenester Linalylacetat (bis 50%) wirkt es sehr beruhigend und entkrampfend und der hohe Gehalt an Monoterpenalkohol Linalool macht es sehr hautpflegend und antiseptisch.

Schopflavendel (Lavandula stoechas) hat eher gefiederte Blättchen und oberhalb der etwas gedrungeren Blüte noch einen „Schopf" aus abstehenden, größeren Blütenblättchen.

◄ Dieses herzstärkende Tonikum darf wegen des Kampheranteils (bis 30%) nicht bei Kindern, Schwangeren und empfindlichen Personen angewendet werden. Das Monoterpenketon Fenchon wird als nicht-toxisch eingestuft (11).

Speiklavendel (Lavandula spica/latifolia) ist sehr ergiebig, doch ärmer an Heilwert, sodaß dieses Öl hauptsächlich in der Kosmetikindustrie (Seifen etc.) Verwendung findet. Die Pflanze ist sehr wärmebedürftig und wächst daher in geringeren Höhen als der offizinelle Lavendel. Durch den Gehalt am Monoterpenketon Kampfer (bis 15%) sollte dieses Öl von den eher in Aromatherapie erfahrenen Behandlern angewendet werden. Zur Inhalation bei Bronchitis ist es sehr nützlich, auch in geringer Dosierung in einer Nasensalbe bei Schnupfen, wo es gleichzeitig die Nase frei macht, die Viren und Bakterien in Schach hält und die wunde Haut regeneriert.

Majoran, Origanum majorana

Dieses parasympatikotone ätherische Öl wirkt hervorragend bei Muskelkrämpfen, aber auch bei inneren Krämpfen, wenn sich jemand – vor allem Jugendliche – mit seinen Gedanken ständig im Kreise dreht und deshalb zu Verstimmungen bis hin zu Depressionen neigt. Es kann sexuell leicht dämpfend wirken. Majoran-Öl darf nicht verwechselt werden mit dem sogenannten *Spanischen Majoran,* der ein Thymian (Thymus mastichina) ist und bis zu 75% Cineol enthält.

Melisse, Melissa officinalis

Melissa heißt Honigbiene, die Pflanze heißt oft Bienenkraut oder Frauenwohl. Das recht teure echte Melissenöl wird meistens nur verfälscht angeboten, manchmal steht fairerweise der Name „Melisse indicum" auf der Flasche. Meistens handelt es sich dabei um Lemongras oder Citronella, die eine andere Wirkung auf den Organismus haben.

Für 1 kg ätherisches Öl benötigt man 5–8 Tonnen (mehr als bei der Rose) des empfindlichen, daher ganz frischen Pflanzenmateriales, das deshalb sofort an Ort und Stelle destilliert werden muß, sonst verschwindet der Duft mehr oder weniger.

Das Öl wirkt antiviral und antibakteriell, im ersteren Falle besonders gegen die Herpes-Viren (simplex und zoster). Auch bei der Bekämpfung des HIV-Virus bei AIDS hat man bereits Erfolge verzeichnen können, die Aggressivität des Virus wird geschwächt.

In der englischen und französischen Aromatherapie wird Melissenöl kaum oder gar nicht angewandt, da es als Narkotikum gilt.

Minze, Mentha piperita, M. citrata, M. spicata, M. pulegium, M. aquatica, M. arvensis

Dieses ätherische Öl ist eine extreme Kopfnote, es wirkt somit tonisierend, klärend und stark konzentrationsfördernd, wie in Versuchen mit amerikanischen Studenten bestätigt wurde. Zusammen mit Majoran, hilft Pfefferminzöl bei Migräne und starken Kopfschmerzen. In klinischen Studien wurde belegt, daß es speziell bei Spannungskopfschmerz die gleiche Wirkung wie Paracetamol aufweist (10%ig in Ethanol). Dieses Öl wirkt im Darm als Calcium-Antagonist vom Dihydropyridin-Typ: es hemmt den Ca-Einschub und die Wandspannung des Darmes nimmt somit ab, traditionell wird es gegen Übelkeit und Verdauungskrämpfe eingesetzt.

Arvensis (Ackerminze) ist das bekannte sehr starke Japanische/chinesische Heilpflanzenöl. Pulegium (Flohminze) hilft gegen Ungeziefer, ist aber wegendes hohen Pulegon-Gehaltes vorsichtig zu verwenden. Aquatica (Wasserminze) ist die leichteste, sanfteste Minze. Bis auf die Bergamotte-Minze (Mentha citrata), die sehr esterbetont ist (bis 60%), sind die Minzöle durch ihren hohen Menthol-Gehalt *nicht für Kinder geeignet*.

◄ Das Menthol der Minzöle greift Thermoplasten-Kunststoffe, wie z. B. Plexiglas, an.

Muskatellersalbei, Salvia sclarea

Äußerst hilfreich bei PMS und bei allen Menstruationsproblemen. Bei zu starker Blutung sollte frau dieses ätherische Öl allerdings in der 2. Zyklushälfte meiden. In der Psycho-Aromatherapie verwenden wir dieses herb duftende Öl, um Vergangenes abzulegen und um Neues erkennen zu können. Es ist ein Öl der Wandlung, in dem Stoffe enthalten sind, die unseren körpereigenen Endorphinen sehr ähnlich sind. Es sollte *nicht zusammen mit Alkohol* anwendet werden.

Oregano, Origanum vulgare

Wer schlecht mit seinen Kräften haushalten kann, ist ein Oregano-Typ. Das ätherische Öl dieser Heilpflanze, die auch „Wilder Majoran" genannt wird, wirkt extrem stark keimtötend, aber ist *stark hautreizend*.

Patchouli, Pogostemon cablin/patchouli

Dieses extrem schwer duftende Öl ist nicht ein Wurzelöl, sondern wird aus den Blättern dieser der Melisse sehr ähnlichen Pflanze destilliert. Bekannt geworden ist es durch die 68er-Generation, deren Symbol es war: Abgrenzung, Ablösung, gegen die Konventionen „anstinken".

Rosmarin, Rosmarinus officinalis

Dieses krautig/kampferig duftende ätherische Öl, das es in drei bekannten Chemotypen gibt, stimuliert den Kopf innerlich und äußerlich: es fördert klare Gedanken, Wachheit, Konzentration, Klarheit. Alzheimer-Patienten ermöglicht dieses Öl mehr wache und klare Momente. Zudem pflegt und regeneriert dieses ätherische Öl die Kopfhaut und fördert den Haarwuchs (zusammen mit Bay, Ylang-Ylang und Zeder). Ein Wundermittel für Morgenmuffel und Menschen mit niedrigem Blutdruck.

Salbei, Salvia officinalis

Der Name Salvia (die rettende/heilende Pflanze) erinnert uns daran, daß dies ein altes Heilkraut ist, das heute noch bei schamanischen Reinigungszeremonien zur Räucherung verbrannt wird. Durch den meistens hohen Thujongehalt (Monoterpenketon) ist das ätherische Öl nicht ungefährlich, daher sollten Laien lieber auf Salbeitee, Muskatellersalbei-Öl oder Lavendelsalbei-Öl ausweichen. Wegen seiner östrogenartigen Wirkung rät der französische Experte PHILIPPE MAILHEBIAU Männern davon ab, Salbei-Öl zu verwenden,

Thymian, Thymus vulgaris, T. serpyllum, T. mastichina

Es ist eines der stärksten antiseptischen Öle, genauso kraftvoll unterstützt es unseren Körper und unsere Psyche. Es gibt sieben erforschte Chemotypen. Das Öl aus hohen und mittleren Lagen ist milder (Linalool, Thujanol und Geraniol). In tieferen Lagen bildet die Pflanze mehr Phenole wie Charvacrol oder Thymol, dementsprechend ist der Duft hier auch stärker/medizinischer.

Die Bezeichnung weiß, rot oder schwarz hat nichts mit der Stärke oder den Inhaltsstoffen des ätherischen Öles zu tun, man erkennt daran, aus welchem Material die Destille war (Eisen = rot, Stahl = weiß).

Ysop, Hyssopus officinalis, Y. decumbens

Bei diesem fast immergrünen Kraut ist es wieder wichtig, den botanischen Namen zu kennen, da der decumbens-Typ (der kriechende) nicht das neurotoxische Potential wie die andere Pflanze hat, so daß dieser eher für die Hausapotheke von Laien Verwendung findet.

Ysop findet bereits in alten Schriften Erwähnung. Es wurden die heilenden und reinigenden Eigenschaften dieser verehrten Pflanze besungen.

◄ Die innere Anwendung von Hyssopus officinalis in der Schwangerschaft ist von allen Lippenblütlern am meisten kontraindiziert, da das Ysop-Öl einen beträchtlichen Gehalt des abortiven und neurotoxischen Monoterpenketons Pinocamphon (12%) und seines Isomers Isopinocamphon (32%) enthält.

◄ Epileptiker und Menschen mit hohem Blutdruck sollten das ätherische Öl nur in Ausnahmefällen und unter fachlicher Aufsicht verwenden.

Um die segensreichen Eigenschaften beim Behandeln der Atemwege und allgemein bei Erkältungen nutzen zu können, sollte man sich im Zweifelsfalle an den Gebrauch von Ysop-Hydrolat erinnern – gerade bei Kindern.

Lauraceae, Lorbeergewächse

Die ätherischen Öle dieser Familie von meist großen Bäumen umfassen alle wesentlichen Wirkungen der Aromatherapie: sie wirken mehr oder weniger antibakteriell, antiviral und fungizid; einige wirken eher stark beruhigend und ausgleichend, andere extrem anregend. Bis auf den schon im Altertum verehrten Lorbeerbaum, der sich rund ums Mittelmeer wohlfühlt, sind die Lorbeergewächse in heißen Ländern zu Hause. Einige Öle der Lauraceae wirken leicht bis sehr stark hautreizend.

Litsea oder Mai chang, Litsea cubeba, L. citrata

Ein kleiner Baum aus Malaysia und China mit ähnlich wie feinstes Lemongras duftenden Blättern und Blüten, die Früchte sehen wie (grüne) Pfefferkörner aus. Das ätherische Öl enthält bis zu 85% Citral, die Pflanze ist nach Lemongras der größte Citrallieferant der Welt. Mit Citral werden ätherische Öle „verfeinert" und gestreckt, zudem gibt es den Putz- und Waschmitteln die berühmte „Zitronenfrische".

In der Aromatherapie ist das Öl noch recht unbekannt und schwer erhältlich. In China wird an den interessanten Wirkungen auf den Herzmuskel intensiv geforscht. Für die Behandlung von Herzbeschwerden kann es ergänzend zur sehr teuren echten Melisse verwendet werden.

Lorbeer, Laurus nobilis

Aus den Blättern dieses in der Antike verehrten Baumes wird ein ätherisches Öl destilliert, das mit den Jahren zu einem wundervollen Duft heranreifen kann. Da es im Gegensatz zu seinen fernen Verwandten meistens aus Europa stammt, ist es also gegenüber den von weither gebrachten Ölen vorzuziehen. Aus den Beeren des Lorbeerbaumes wird ein Fett (Fettes Lorbeer-Öl) gewonnen (siehe Kapitel „Fette Öle").

Zimtrinde oder -blätter, Cinnamomum ceylanicum/verum

Dieses Zimtöl ist aromatischer, feiner im Duft als das des Cassiazimtes. Von dem bis zu 12 Metern hohen Baum wird die Rinde der zweijährigen Stockausschläge abgeschabt. Schon vor 4000 Jahren war Zimt ein wichtiges Handelsgut zwischen dem Fernen Osten und Ägypten. In der Aromatherapie verwendet man lieber das Zimtblätteröl als das Zimtrindenöl, da ersteres einen geringeren Gehalt an Zimtaldehyd (3%) hat und 70–75% Eugenol. Das stärkere Rindenöl enthält 65–75% Zimtaldehyd und 4–10% Eugenol. Zimtaldehyd ist *stark hautreizend,* es kann regelrecht *Verbrennungen* verursachen. Das Öl steht in England auf der IFA-Liste der nicht zu verwendenden Öle. In starker Verdünnung hat es jedoch gute Erfolge bei Durchblutungsstörungen der Beine und zur Durchblutungsförderung bei Zellulite.

Das Zimtblätteröl verwenden wir vor allem als erwärmendes Öl (gerade in der kalten Weihnachtszeit): bei Schwächezuständen, sexueller Schwäche und seelischen Tiefs.

Cassia(zimt), Cinnamomum aromaticum

Manche empfinden den Duft als nicht ganz so fein wie den der Ceylon-Zimt-Öle, sein Einsatzgebiet ist im wesentlichen dasselbe.

Suganda kokila, Cinnamomum glaucescens/polyandrum

Auch wenn der lateinische Name an Zimtdüfte erinnert, hier haben wir es mit einem ganz eigenen Duft zu tun. Dieses ätherische Öl riecht eher holzig-balsamisch. Seine Wirkung ist noch wenig erforscht, in Frankreich setzt man es gegen spastische und infektiöse Darmentzündungen ein.

Mandarinenholz, Cinnamomum Sintok

Dies ist ein sehr unbekanntes Öl, das man aus dem zerkleinerten Holz eines Verwandten des Zimt destilliert. Es duftet fruchtig-holzig-würzig und wirkt auf der körperlichen und seelischen Ebene kräftigend und stärkend.

Rosenholz, Aniba roseodora

Für dieses wunderbar sanft blumig duftende Holz-Öl müssen unzählige ausgewachsene Bäume im tropischen Amazonas-Raum gefällt werden, da es bei der Ölgewinnung auf das Holz ankommt. Die Behauptungen, daß das meiste Öl aus Plantagenholz gewonnen werde, müssen noch überprüft werden. Zudem bieten Plantagen nicht unbedingt eine ökologisch verträgliche Lösung, da sie fast immer Monokulturen sind und die Pflanzen dadurch krankheitsanfälliger werden als in ihrem natürlichen gemischten Lebensraum. Der Einsatz von Insektiziden ist vorprogrammiert.

Statt Rosenholz-Öl greifen umweltbewußte AromapraktikerInnen zu Linaloeholz-Öl (Bursera delpechiana) oder zu Ho-Blätter-Öl (Cinnamomum camphora), welche sehr ähnlich duften und wirken. In England kennt man ein „Rosenholz-Öl" aus Ocotea caudata, das aus Peru stammt.

Kampferbaum (japanisch), Cinnamomum camphora

Diesen Duft kennt wohl jeder vom *Wick Vaporub,* einem klassischen Mittel zur Behandlung von Erkrankungen des Atemtraktes. So kann man dieses ätherische Öl auch einsetzen. Vom Gebrauch raten jedoch alle Aromatherapeuten ab, da es 50 Prozent des Monoterpenketons Kampfer (Borneon) enthält und somit starke Vergiftungen und Atemkrämpfe bewirken kann, vor allem bei Asthmatikern. Es ist ein sehr stark desinfizierendes Öl und als extreme Kopfnote erfrischt es den Geist.

Man kann den rohen Kampfer in kristalliner Form direkt von diesem riesigen und sehr alt werdenden Baum (bis 1000 Jahre) absammeln, für das Öl destilliert man das Holz zusammen mit den Blättern und Wurzelteilen und erhält drei unterschiedliche Fraktionen: weißen, braunen und gelben Kampfer. Letztere enthalten um 80% Safrol, sind also *sehr giftig.* Früher wurde Kampfer als Insektizid benutzt (z. B. statt Mottenkugeln) und im Riechfläschchen zum Aufwachen nach der Ohnmacht.

Borneokampfer (Borneol), Dryobalanops aromatica, gehört zur Familie der Dipterocarpaceae und duftet nicht so stechend wie der japanische Kampfer. Es wird bei Erkältungen, Fieber, Grippe, Bronchitis, Rheuma, Prellungen und nervöser Erschöpfung empfohlen.

Ho-Baum

Das Ho-Blätter-Öl stammt auch vom Cinnamomum camphora-Baum. Diese Variante enthält jedoch etwa 80% Linalool und ist eher wie das Rosenholzöl anzuwenden. Hier wird nicht der ganze Baum zur Ölgewinnung gefällt, sondern es werden die Blätter verwendet. Es duftet auch ähnlich und wird von umweltbewußten Firmen stattdessen angeboten.

Ravensara oder Nelkennußbaum, Ravensara aromatica, R. anisata

Dieser stattliche Baum wächst vorwiegend auf der Hochebene Madagaskars. Das ätherische Öl von R. aromatica, das aus den Blättern destilliert wird, erinnert im Duft an Eukalyptus und ähnlich wird es auch eingesetzt. Es enthält etwa 60 Prozent 1,8-Cineol. Allerdings ist es wesentlich verträglicher, ohne jede Toxizität. Seine antivirale und antimykotische Wirkung ist dabei von besonderer Bedeutung.

Ravensara anisata duftet tatsächlich fast wie Anisöl, und hat durch einen Methylchavicol-Gehalt von fast 90% eine stark entspannende Wirkung, ähnlich wie Basilikum und Estragon. TISSERAND und BALACS raten in „Essential Oil Safety" von jeglichem Gebrauch von Ravensara anisata ab.

Massoia, Cryptocaria massoia

Ein sehr schwer erhältliches Öl aus der Rinde dieses Baumes, der in Neu-Guinea wächst. Es duftet schwer, harzig und erinnert an all die synthetischen Kokosnußdüfte in Speisen und Sonnenmilchen.

Leguminosae, Schmetterlingsblütler

Die Öle und Extrakte dieser Familie spielen in der Aromatherapie bislang keine sehr große Rolle. Sie duften alle holzig-balsamisch oder vanillig.

Cabreuva, Myrocarpus fastigiatus

Ein 12–15 Meter hoher, extrem harter Baum aus Brasilien liefert aus seinen Holzspänen ein süßlich-holzig duftendes ätherisches Öl (der Duft erinnert ganz stark an Whisky). Es findet hauptsächlich in der Parfumindustrie Verwendung.

Copaiba-Balsam, Copaifera officinalis, C. reticulata

Aus dem nördlichen Süd-Amerika stammt dieser bis zu 18 Meter hohe Baum. Er liefert in seiner Heimat eine wertvolle Medizin, um Geschlechtskrankheiten und Erkrankungen des Harntraktes zu behandeln. Zudem wenden die Amazonas-Indianer das pure Harz äußerlich an, um lokale Schmerzen zu stillen, die Narbenbildung zu beschleunigen, Entzündungen zu stoppen und die Durchblutung zu fördern. Sein angenehm holziger Duft wird in der Parfumindustrie sehr geschätzt.

Tolu-Balsam, Myroxylon balsamum
Perubalsam, Myroxylon balsamum

Diese beiden sehr stark nach Vanille duftenden Harze sind eng miteinander verwandt. Da vor allem der Perubalsam als *Allergen* eingestuft wird, sollte man beide erst nach einem *„Allergietest"* in der Ellbogenbeuge einsetzen. Beide wirken sehr stark keimtötend, weshalb vor allem der Perubalsam früher zur Konservierung von Kosmetika diente.

Tonka, Dipteryx odorata (Alkohol-Extrakt)

Die wie schwarze Bohnen aussehenden Samen dieses bis zu 25 Meter hohen Baumes aus dem Amazonasgebiet duften wunderbar nach Waldmeister, da sie genau wie unser Kraut Cumarin enthalten und somit leicht giftig sind. Noch vor dem zweiten Weltkrieg fehlte diese „Bohne" ebensowenig wie die Muskatnuß in keiner Küche. Eine Prise in den Obstsalat oder in den Kuchen gab jenen eine feine Würze. Schamanen in Amerika tragen stets einige dieser Samen als Talisman und zum Schutz vor bösen Geistern in einem Ledersäckchen bei sich.

Das Absolue aus der Tonkabohne ist in der Parfumindustrie ein wichtiges Fixativ, in der Aromatherapie rundet es jeden „Seelen-Duft" sehr schön ab, gibt ihm eine samtige Weichheit mit einer erotisierenden Note.

Myristicaceae, Muskatnußgewächse

Muskat, myristica fragrans

Von den Molukken und von anderen indonesischen Inseln stammt das Muskatnußöl, um das sich einige Unklarheiten ranken. Die Muskatnuß sieht aus wie eine Aprikose und wächst auf einem circa 20 m großen, immergrünen Baum, der im Alter von 30 Jahren jährlich bis zu 2000 Früchte trägt. Wenn das aprikosenähnliche Fleisch aufspringt, sehen wir den tief dunkelbraunen Kern, eben die uns allen bekannte Muskatnuß, umhüllt von einem karminroten Netz oder Mantel. Dieser wird fälschlich Muskatblüte genannt. Der korrekte Name dieses viel zarter schmeckenden Gewürzes ist Macis, es ist auch viel teurer und vergänglicher als das Muskatnußpulver. Das Land der Wurstesser, Deutschland, ist übrigens der weltweit größte Importeur der Würzmittel Muskat und Macis: die Einfuhr wird auf jährlich 2000 Tonnen geschätzt.

Wenn auch die Muskatnuß in pulverisierter Form unter den Küchengewürzen einen wichtigen Platz einnimmt, ist der Gebrauch des ätherischen Öls umstritten. Obwohl die ätherischen Öle beider Pflanzenteile stark tonisierend und kräftigend wirken, sollten sie nur behutsam (äußerlich) angewendet werden. Der Bestandteil Myristicin (bis 14 Prozent) kann schon in kleinen Mengen narkotisierend und halluzinogen wirken. Ein weiterer Bestandteil des Muskatöls ist das *Safrol*, es kann *krebserregend* wirken. Wir finden einen Wirkstoff der Muskatnuß heute in synthetischer Form als Bestandteil der Modedroge MDMA (Ecstasy).

Myrtaceae, Myrtengewächse

Die zahlreichen ätherischen Öle dieser Familie wirken sehr stark antiseptisch, tonisierend und stimulierend und wirken insbesondere antiviral. Viele haben ihren biochemischen Schwerpunkt bei den Oxiden und Monoterpenen, was sie hilfreich bei Infektionen der Atmungsorgane macht. Bay und Gewürznelke fallen mit ihrem hohen Eugenolgehalt, der auch den Duft bestimmt, etwas aus der eher „medizinisch" duftenden Reihe.

Bay, Pimenta racemosa

Dieses ähnlich wie Nelke duftende Öl aus den Blättern des Bay-Baumes wirkt stark antibakteriell und antiviral durch den Phenol Eugenol. Wegen der haarbodenpflegenden Eigenschaft ist „Bay-Rum" in Jamaica das Allheilmittel gegen Haarausfall und Kopfhautprobleme. Ähnlich in

Zusammensetzung und Wirkung ist das Piment-Öl von Pimenta dioica.

Cajeput, Melaleuca leucadendra/cajeputi

Der bis zu 25 Meter hohe, schlanke Baum heißt im englischen »paperbark-tree« wegen seiner sich abschälenden Rinde: wie Fetzen von Luftpostpapier steht sie ab. Caju-puti heißt „weißer Baum" oder „weißes Holz" auf malaysisch.

Schon Anfang des 17. Jahrhunderts brachten die Holländer das Cajeput-Öl von ihren Kolonien in Ost-Indonesien mit nach Europa. Es war gewissermaßen ein natürlicher Vorgänger der Antibiotika.

Eukalyptus, Eucalyptus globulus, E. citriodora, E. radiata, E. smithii, E. staigeriana

Dieser sehr hohe, wasserdurstige und wärmeliebende Baum (er wird zur Trockenlegung von Feuchtgebieten angebaut) stammt aus Australien und Tasmanien, gedeiht aber gut im Mittelmeergebiet, besonders in Portugal. Es gibt etwa 600 unterschiedliche Arten. In der Aromatherapie wird bislang vorwiegend der Eucalyptus globulus verwendet.

Nach der Namensbezeichnung findet man manchmal eine Prozentangabe, zum Beispiel „Eukalyptus 85%". Das bedeutet nicht, daß das Öl mit irgendeiner anderen Substanz vermischt ist, sondern daß durch eine bei Unterdruck vorgenommene Nachdestillation Teile der Kopf- und der Basisnote abgesondert wurden. Diese Tradition der französischen Aromatherapie wird angewendet, um die eventuell reizend wirkenden Monoterpene (α-Pinen, β-Pinen und Camphen) zu eliminieren und den sehr positiv auf die Bronchien wirkenden Cineol-Gehalt zum Beispiel von 60 Prozent auf 85 Prozent anzuheben. Der Duft wird dadurch auch frischer.

Der Hauptinhaltsstoff von **Eucalyptus globulus** 1,8-Cineol (70–75%) wird auch Eucalyptol genannt, er kann bei Babys und Kleinkindern Krämpfe der Atemmuskulatur verursachen.

◄ Deshalb darf dieses ätherische Öl keinesfalls bei Babys angewendet werden.

Eucalyptus radiata mit seinem deutlich milderen Duft enthält zwar auch rund 80 Prozent 1,8-Cineol, wird aber den gut verträglichen Eukalyptus-Ölen zugerechnet.

Eucalyptus citriodora überrascht durch einen zitronigen Duft, der durch seinen entspannenden und entzündungshemmenden Inhaltsstoff Citro-nellal hervorgerufen wird, diese Sorte ist für Kinder geeignet. Gut verträglich ist auch **Eucalyptus smithii**, der durch seinen Aldehydgehalt zudem das Einschlafen fördert.

Eucalyptus staigeriana erfreut sich großer Beliebtheit bei PÉNOEL und PRICE, sie schätzen dieses zart zitronig duftende ätherische Öl besonders bei der Behandlung von psychosomatischen Erkrankungen, da es sehr gut auf die Psyche wirke. Sie schwören auf eine sanfte Solar Plexus-Massage nur mit dem verdünnten Öl. Auffallend sei, daß das Öl – im Gegensatz zum Eucalyptus globulus – die Libido, zumindest bei Männern, steigere.

Der pfefferig duftenden **Eucalyptus dives** wartet mit einem hohen Keton-Gehalt (Piperiton) auf: er ist sehr stark schleimlösend, aber keinesfalls für Babys, Kinder und Schwangere geeignet. **Eucalyptus polybractea** kann neben sehr viel 1,8-Cineol je nach Chemotyp auch viel Paracymen enthalten und wirkt stark lokalanästhetisch.

Kanuka, Kunzea ericoides (früher Leptospermum ericoides)

Dieses noch recht seltene Öl stammt von einer traditionellen Heilpflanze aus Neuseeland. Das ätherische Öl wird aus den Blättern eines bis zu 15 Metern, schnellwachsenden hohen Baumes destilliert. Seine Blätter sind weich ohne Spitze und etwa einen Zentimeter lang. Die Rinde löst sich leicht ab, die zarten, winzigen weißen Blüten wachsen in Büscheln.

Die Heilwirkungen liegen ähnlich wie bei Manuka, früher wurden diese Pflanzen gar nicht unterschieden. Neuseeländisches „Tea-Tree-Öl" ist oft eine Mischung aus beiden.

Aus 80 bis 100 kg Blättern erhält man einen Liter gelbgrünes ätherisches Öl, das sehr erdigkrautig riecht. Das Öl hat nicht eine so starke antibakterielle oder antimykotische Wirkung wie Melaleuca alternifolia oder Leptospermum scoparium. Es wird vor allem zur Behandlung und Linderung von rheumatischen Beschwerden eingesetzt, vermutlich wirkt eine kortisonähnliche Eigenschaft: Die Nebennierenrinde wird zu einer verstärkten Kortisolausschüttung angeregt, so daß eine schmerzlindernde und entzündungshemmende Wirkung einsetzt. (12)

Niaouli, Melaleuca (quinquenervia) viridifolia

Dieser bis zu fünfzehn Meter hohe Baum wird im Englischen wie der Cajeput-Baum auch paperbark-tree genannt. Aus den lanzettförmigen Blättern wird das ätherische Öl in einer recht hohen Ausbeute von zwei bis drei Prozent destilliert. In Frankreich (und den USA) wird das echte Öl oft einfach „MQV" genannt (die Abkürzung des botanischen Namens), da es viele Verfälschungen gibt. In Frankreich heißt das dort sehr hoch geschätzte Heilmittel auch „Goménol".

In Neukaledonien stehen ausgedehnte Niaouliwälder, die vermutlich die Ausbreitung der Malaria verhindern, da die duftenden Ausdünstungen der Bäume in der feuchten Hitze die Mücken verscheuchen.

Die Wirkungen des Öles entsprechen im wesentlichen denen des Cajeput-Öles: es ist besonders mild, nicht toxisch und wird von den meisten Menschen gut vertragen – sogar unverdünnt auf der Haut. Es wird als antiallergisches Mittel eingesetzt (ggf. zusammen mit Leptospermum scoparium, Melissa officinalis, Myrtus communis und Anthemis nobilis). Kurioserweise verursachen die Pollen dieses Baumes durch seine starke Ausbreitung in Florida vermehrt Allergien.

Wegen seines leicht östrogenartigen Charakters liest man gelegentlich Warnungen bezüglich Kindern unter 10 Jahren, es wird von ihnen jedoch meistens gemocht und vertragen.

Manuka, Leptospermum scoparium

Dieses ätherische Öl aus Neuseeland, das dort „Tea Tree" genannt wird, gibt es noch nicht sehr lange in Deutschland, es riecht etwas weniger scharf als Melaleuca alternifolia, fast leicht süßlich/medizinisch. Der acht Meter hohe Baum mit seinen kleinen spitzen und starren Blättchen gilt in seiner Heimat als Allheilmittel. Blätter, Samenkapseln und Rinde werden im Rahmen der traditionellen Medizin gegen unterschiedliche Leiden eingesetzt. Im späten Frühling schmücken ihn kleine magentafarbene Blüten. So wird er bei uns um die Osterzeit als Miniaturausgabe für die Wohnstube in Blumengeschäften angeboten.

Blätter und Zweige von wildwachsenden Bäumen werden vor allem in der West-Cape-Region per Hand behutsam geschnitten, so daß ein kräftiger Neuaustrieb gesichert ist. Es werden etwa 150 Kilo benötigt, um ein Liter ätherisches Öl zu destillieren (knapp 0,5% Ausbeute).

Wissenschaftlich erwiesen ist, daß das ätherische Öl über eine sehr starke antibakterielle Wirkung verfügt, dazu kommen nicht unerhebliche Wirkungen gegen Viren und Pilze (letztere stärker als bei Tea Tree): es ist wie ein Breitbandantibiotikum einsetzbar. Dazu kommen expektorierende, entzündungshemmende, schmerzstillende und antihistaminische (z.B. zum Abschwellen der Nasenschleimhaut) Eigenschaften. Ein bislang nur im Manuka-Öl gefundener Inhaltsstoff, ein Triketon, der zu 25 Prozent enthalten ist, macht dieses Öl sehr vielseitig und gibt ihm einen starken Bezug zur Haut. Empfindlicher Haut, vor allem bei einer dahintersteckenden empfindsamen Seele, tut dieses Öl sehr gut. Die über 60% Sesquiterpene machen es auch geeignet für sensible Kinder, die oft mit Bauchweh reagieren.

Myrte, Myrtus communis

Der immergrüne Myrtenstrauch hat kleine, spitze Blättchen, aus denen das gelbliche ätherische Öl destilliert wird. Er wächst vor allem rund um den Mittelmeerraum aber auch in den Anden. In Marokko wird das Öl meistens aus den angetrockneten Zweigen und Blättchen gewonnen, sieht rötlich aus und enthält bis zu 35 Prozent Cineol, und zusätzlich bis zu 15 Prozent des stark entkrampfend wirkenden Esters Myrtenylacetat (allerdings nur bei der Frühlingsernte). In der Türkei und in Peru werden die frischen Zweige destilliert, das Öl wird dadurch grünlich und enthält 27 Prozent Cineol (Türkei) und 10 Prozent (Peru).

Da die Myrten-Öle im Vergleich zum ähnlich wirkenden Eukalyptus-Öl sehr mild sind, werden sie gerne bei Kindern, die Bronchitis und Husten haben, angewandt.

Das Myrtenöl aus den Anden duftet fast süßfruchtig, überhaupt nicht so „medizinisch" wie die europäischen Verwandten. Es enthält 64 Prozent α-Pinen und wirkt dadurch sehr antiseptisch, vor allem in der Luft (Vaporisateur).

Nelkenbaum, Syzygium aromaticum
(früher Eugenia caryophyllata)

Von diesem in der Region Indonesien beheimateten Baum werden drei leicht unterschiedliche Öle destilliert: aus den kompletten Nelkenknospen, aus den Stengeln und aus den Blättern. Das reine Nelkenknospen-Öl duftet besonders fein und blumig. Aus 50 kg der getrockneten Knospen erhält man ein Liter Öl, die Ergiebigkeit ist ungewöhnlich hoch (15–18%). Alle drei wirken durch einen hohen Gehalt des Phenols Eugenol (70–80%) stark antibakteriell.

Bekannt ist die Anwendung dieses pfeffrig duftenden Öles in der Zahnheilkunde, da es im Mund sehr anästhetisch wirkt. Es wirkt zudem uterotonisch und wehenfördernd und sollte deshalb *nicht in der Schwangerschaft* verwendet werden.

Tea Tree, Melaleuca alternifolia

Dieses ätherische Öl ist für die Australier ein Rundum-Mittel wie in Frankreich das Lavendelöl. Es gibt zahlreiche enge Verwandte, die medizinische Wirkung ist bei Tea Tree sehr gut erforscht. Das Öl wird so genannt, weil die australischen Eingeborenen daraus einen Tee zubereiten, der viele Heilwirkungen hat. Die englischen Entdecker nahmen die Blätter als Tee-Ersatz zur „tea-time". Aber auch neuseeländische Bäume mit Heilwirkung werden Tea Tree genannt, was zeigt, daß diese Bezeichnung sehr ungenau ist.

Dieser Melaleuca-Baum ist ungemein widerstandsfähig, Versuche, ihn an bestimmten Stellen zur Landgewinnung auszurotten, gelangen nicht. Er sproß dann umso mehr.

Das ätherische Öl vereint bakterizide, antivirale und fungizide Eigenschaften als Breitspektrum-Mittel. Es tötet nachgewiesenermaßen etliche Bakterienstämme ab und bei den Pilzen vor allem Candida albicans. Das Immunsystem wird zudem stimuliert: IgA und IgM werden vermehrt. Vorbeugend kann man es gegen Verbrennungen vor Strahlentherapien einsetzen und zur besseren Überwindung von Anästhesien.

In Australien wurde in einer Studie mit über hundert Patienten festgestellt, daß es selbst bei schwerer Akne besser half als Mittel mit Hydroxylbenzoat. In unseren Breiten nicht wichtig, jedoch in der Heimat dieses Baumes: Tea-Tree-Öl wirkte schon oft lebensrettend bei Schlangenbissen. Aber auch bei Stichen und Bissen von Insekten wird es erfolgreich eingesetzt.

In Deutschland wütet seit einiger Zeit ein regelrechter Teebaum-Boom, da das Öl als Tausendsassa und Wundermittel angepriesen wird. Sicherlich kann nicht alles Teebaum-Öl, was man auf Flohmärkten, in Buchläden oder Drogerien bekommt, bestes Melaleuca alternifolia-Öl sein, schon gar nicht aus kontrolliert biologischem Anbau, da gerade hier die Mengen noch sehr begrenzt sind.

Oleaceae, Ölbaumgewächse

Zu dieser Familie gehört Jasmin und der nicht minder schöne, aber therapeutisch nicht relevante Osmanthus. Und natürlich der Namensgeber, der Olivenbaum, dessen fettes Öl so wertvoll ist.

Jasmin, Jasminum grandiflorum, J. officinale, J. sambac

Es gibt über zweitausend Jasminsorten. Der bei uns wachsende sogenannte „Sommerjasmin" (Philadelphus) ist kein echter Jasmin. Dagegen duftet der „Winter-Jasmin" (Jasminum nudiflorum), der bei uns wächst, nicht. Die Jasminsorten, aus denen Absolues hergestellt werden, brauchen ein sehr gleichmäßig warmes Klima.

In der klassisch-medizinischen Aromatherapie werden keine Absolues verwendet, da sie noch Lösungsmittelrückstände enthalten können. Manchmal wird jedoch eine Ausnahme beim Jasmin gemacht. Für dieses Absolue benötigt man etwa 1000 Kilo oder acht Millionen Blüten, die im Morgengrauen gepflückt werden müssen. Jasminabsolues gehört also zu den teuren Düften. Neuerdings gibt es auch wieder die „altmodische" und aufwendige Enfleurage zur Herstellung dieses Duftes, der viel feiner duftet und ein Vielfaches kostet.

In der Duftlampe paßt es gut zu stimmungsaufhellenden und aphrodisischen Mischungen. Es muß gering dosiert werden, da der Duft sehr schwer und betörend ist, er kann Kopfschmerzen verursachen. *Nicht anzuwenden in der Schwangerschaft* wegen der hormonähnlichen Wirkung, dafür ist es ein gutes Entbindungsöl.

Das duftbestimmende Jasmon im Jasminabsolue ist eines der unbedenklichen Ketone.

Orchidaceae, Orchideengewächse

Vanille, Vanilla planifolia, V. fragrans

Diese rankende Orchidee ist in den tropischen Regenwäldern im südöstlichen Mexiko und Mittelamerika heimisch. Versuche, diese Pflanze auch woanders heimisch zu machen, scheiterten bereits Anfang des 19. Jahrhunderts, bis man entdeckte, daß ausschließlich eine bestimmte Kolibri-Art für die Befruchtung „zuständig" ist. Heute noch muß man auf Plantagen eine Befruchtung mit Pinseln vornehmen, dazu muß die hochkletternde Pflanze (20 Meter) niedrig gehalten werden. Mittlerweile kommt ein Großteil der Vanille von den Inseln des Indischen Ozeans: u. a. Madagaskar, Komoren, Seychellen.

Die zum richtigen Zeitpunkt geernteten grünen Vanilleschoten duften nicht. Zuerst müssen sie etwas welken und fermentieren. Nachdem sie etwas geschrumpft sind, setzt man sie abwechselnd der Sonne aus und läßt sie in dichten, verschlossenen Kästen „schwitzen". Durch einen chemischen Prozeß wird in diesen acht bis dreißig Tagen das duftende Vanillin freigesetzt.

Obwohl der Alkoholextrakt aus der Vanille in der offiziellen Aromatherapie keine Bedeutung hat, wird dieser immer beliebte Duft doch sehr gerne für stimmungsaufhellende und entspannende Mischungen eingesetzt. Er vermittelt Geborgenheit, Wärme und Erinnerungen an Kuschel-Zeiten. Ein gutes Fixativ für würzige, erotische Duftmischungen.

Pinaceae, Kieferngewächse

Die Familie der Kieferngewächse umfaßt etwa 200 Arten in zehn Gattungen, alle auf der Nordhalbkugel. Sie gelten als die höchstentwickelten Koniferen. Ihre verholzten Zapfen tragen viele schraubig angeordnete Schuppen mit je zwei Samen. Die Blätter sind linealisch oder nadelförmig. Hauptverbreitung durch Samen, Kultivare durch Pfropfung. Hier handelt es sich um ätherische Öle, die meistens aus den immergrünen Nadeln dieser Bäume destilliert werden. Sie werden hauptsächlich zu Einreibungen im Brust/Lungenbereich angewendet und zur Inhalation. So kommt die durchblutungsfördernde und schleimlösende Wirkung besonders zum Tragen. In der Sauna und in Duftlampen schätzt man ihre Hilfe beim Durchatmen und die desinfizierende Wirkung. Bekannt ist Franzbranntwein, der seine erfrischende Wirkung vor allem der Latschenkiefer verdankt. Anwendung der Nadelöle sind also immer Atemwegserkrankungen, aber auch zur allgemeinen Stärkung des Immunsystems sind sie heranzuziehen. Sie alle wirken stark desinfizierend. Bei Muskelschmerzen, Rheuma und schlechter Durchblutung kann man diese Öle auch erfolgreich einsetzen.

Die Pinaceae wirken vor allem auf die unteren Atemwege, die Myrtaceae wie Eukalyptus-Öl wirken eher auf die oberen Atemwege.

Kiefern (Gattung Pinus)

Sie ist die größte und am weitesten verbreitete Koniferengattung. Mit über 100 Arten kommt sie in den temperierten und südtropischen Gebieten der nördlichen Halbkugel vor. Von allen anderen Nadelbäumen heben sich die Kiefern durch ihre Nadeln ab, die in Bündeln zu zweit, zu dritt oder zu fünft zusammenstehen. Nördliche Kiefernarten sind fast alle zweinadelig. Die geläufigsten ätherischen Öle erhält man von der

- (Wald-)Kiefer, Föhre, Pinus sylvestris
- Latschenkiefer, Pinus mugo
- Meerkiefer, Pinus maritima
- Pinie, Pinus pinea
- Schwarzkiefer, Pinus nigra
- Sternkiefer (Seestrandkiefer), Pinus pinaster
- Zirbelkiefer, Pinus cembra.

Bei den Kiefern ist es besonders wichtig, den botanischen Namen des ätherischen Öles zu wissen, da das Öl der Zwergkiefer (Pinus pumilo) leicht toxisch ist und das Öl aus dem Harz der Meerkiefer (Pinus maritima) nierenreizend sein kann. Je weiter nördlich die ölliefernde Pflanze stand, desto höherwertiger ist das aus den Nadeln destillierte ätherische Öl; das Öl aus Schottland und aus Finnland wird am meisten geschätzt, besonders der **Pinus sylvestris**. Es wirkt hormonartig (Anwendung bei zu geringer Hormonproduktion der Hoden), sexuell und insgesamt stimulierend, blutzuckersenkend.

Das ätherische Öl der **Zirbelkiefer** hat besonders luftreinigende (Zigarettenrauch) und antiinsektizide Eigenschaften (als Möbelpolitur in Jojobaöl mit Orange). Zudem wird sie in der Psychoaromatherapie gerne bei Menschen eingesetzt, denen es an Durchsetzungsvermögen mangelt; Lebenswille, Mut und Ausdauer sind hier wichtige Themen. Für diesen Zweck passen Angelikawurzel, Thymian und Zitrone dazu. Manche Behandler schätzen das Öl auch als Schutzöl, um sich vom Leid und den Schwingungen der Patienten abzugrenzen.

Zirbelkiefer und Latschenkiefer stehen unter Naturschutz, da sie an ökologisch gefährdeten Alpenhängen wachsen. Die Öle sollen zwar nur von kranken und gefallenen Bäumen stammen, doch gibt es dafür einfach zuviel davon. Zudem werden sie meistens verfälscht. Wichtig ist daher der Bezug von einer vertrauenswürdigen Firma und ein selbstbeschränkter, bewußt eingesetzter Verbrauch.

Terpentin wird das ätherische Öl genannt, das aus dem austretenden Harz verschiedener Nadelbäume destilliert wird.

Tannen (Gattung Abies)

Es gibt etwa 50 Arten Tannen, die zu den höchsten Waldbäumen zählen. Sehr symmetrischer Aufbau, durchgehend gerade Stämme, aufrecht stehende Zapfen, relativ große, ledrige, selten zugespitze Nadeln, die auf einer verbreiterten Basis sitzen, sind die typischen Merkmale.

Neben dem Hauptinhaltsstoffen Pinen und Camphen sind in den Tannenölen noch zehn (Abies balsamea) bis vierzig Prozent (Abies sibirica) Ester enthalten, sie wirken somit sehr ausgleichend und entspannend. Das Öl der Sibirischen Tanne wird als „Fichtennadel-Öl" verkauft. Die geläufigsten ätherischen Öle gewinnt man von der

* Balsamtanne, Abies balsamea
* Riesentanne, Abies grandis
* Weiß(silber)tanne, Abies alba
* Sibirischen Tanne, Abies sibirica.

Hemlocktannen (Gattung Tsuga)

Insgesamt neun oder zehn Arten, Heimat Nordamerika, Himalaya, China und Japan. Sie sind eng mit den Fichten verwandt. Ihr Holz wird meist von der Papierindustrie genutzt. Vermehrung durch Samen. Das ätherische Öl der Hemlocktanne (Tsuga canadensis) ist schwer erhältlich.

Douglasien (Gattung Pseudotsuga = falsche Tsuga)

Sieben Arten gibt es, vier davon in Chile. Besonderheit daran sind ihre Zapfen mit herausragenden dreispaltigen Deckschuppen. Sie werden von den Fichten durch die weichen Nadeln und die tiefgefurchte Borke, von den Tannen durch die hängenden, als Ganzes abfallenden Zapfen unterschieden.

Das ätherische Öl der **Douglasie** oder Douglasfichte (Pseudotsuga menziesii) fällt durch einen leicht zitronigen Duft auf.

Fichten (Gattung Picea)

Diese Gruppe umfaßt etwa 50 Arten. Ihre Stämme wirken rauh und uneben durch die schuppige, niemals gefurchte Borke, stets bleiben die Nadelkissen als kleine Höcker am Zweig zurück,

die Nadeln selbst sind meist starr und zugespitzt. Reife Zapfen hängen herab und fallen als ganzes ab.

Picea mariana wirkt durch den hohen Estergehalt (bis 37 Prozent) besonders ausgleichend und entspannend. Ätherische Öle liefert die

* Fichte, Picea abies obovata
* Fichte weiß, Picea alba (glauca)
* Meer-Fichte, Picea mariana.

Lärchen (Gattung Larix)

Sie werfen die büscheligen Nadeln im Winter ab. Auf der nördlichen Halbkugel kommen etwa drei der zehn Lärchenarten vor. Das ätherische Öl der Lärche, Larix decidua oder europea, liefert ein stark neurotonisches Mittel.

Zedern (Gattung Cedri)

Es gibt nur vier echte Zedernarten:
* Atlas-Zeder, Cedrus atlantica
* Libanon-Zeder, Cedrus libani
* Himalaya-Zeder, Cedrus deodara
* Zypern-Zeder, Cedrus brevifolia

Alle vier gehören zur Alten Welt. Unglücklicherweise hat man darüber hinaus viele Koniferen Australiens und Nordamerikas mit wohlriechendem Holz „cedar" getauft, sie sind mit den echten Zedern jedoch nicht verwandt (Texaszeder, Juniperus mexicana & Virginiazeder, Juniperus virginiana). Cedrus-Arten blühen im Herbst und werden mit Samen vermehrt.

Für die Gewinnung des ätherischen Öles kennen wir hauptsächlich die **Atlas-Zeder**. Das schöne Öl der **Himalaya-Zeder** liegt in der Wirkung sehr ähnlich – es ist jedoch nicht überall erhältlich. Atlaszeder-Öl wirkt sehr kräftigend, auf der körperlichen als auch auf der seelischen Ebene. In der Psycho-Aromatherapie hat es mit dem Thema Neubeginn und der Präsenz im Hier und Jetzt zu tun.

Der Inhaltsstoff Atlanton ist ein Sesquiterpenketon und kann nicht als schädigend bezeichnend werden.

Die Anwendung in der Schwangerschaft scheint im Gegensatz zu dem, was in vielen Büchern zu lesen ist, kein Problem darzustellen. Wahrscheinlich kommen die Warnungen durch eine Verwechslung mit den amerikanischen „Zedern" (Red Cedar).

Piperaceae, Pfeffergewächse

Pfeffer schwarz und grün, Piper nigrum

Das Gewürz aus dieser Kletterpflanze hat eine alte Heilungstradition, vor allem was die Verdauungsorgane anbelangt. Es ist ein stark wärmendes Öl, ohne daß es die durch das Piperin der Körner entstehende Schärfe aufweist. Auf der seelischen Ebene hilft es bei Desinteresse und Gleichgültigkeit und stärkt die Nerven und den Geist.

Grüner, schwarzer und weißer Pfeffer stammen von derselben Pflanze. Nicht so der Rote Pfeffer: er ist die Frucht des Schinus molle-Baumes (Anarcadiaceae). Der schwarze Pfeffer wird sofort nach seiner Ernte für einige Minuten in kochendes Wasser getaucht und anschließend getrocknet. Der weiße Pfeffer wird vollreif (dunkelrot) geerntet und von Fruchthaut und Fruchtfleisch getrennt. Grüner Pfeffer wird im noch grünen Zustand in Salzlake eingeweicht oder gefriergetrocknet.

Es gibt noch ein ätherisches Öl aus Piper Cubeba, den Cubebenpfeffer oder Stielpfeffer, aus derselben Familie.

Ranunculaceae, Hahnenfußgewächse

Schwarzkümmel, Nigella sativa

Als „Jungfer im Grünen" ziert diese Pflanze (Nigella damaszena) unsere Gärten. Für die Ölgewinnung wird Nigella sativa in Ägypten und in der Türkei kultiviert. Das stark würzigpfeffrig duftende ätherische Öl dieser nicht mit dem Kümmel verwandten Pflanze wird zur Zeit mit Interesse untersucht, da seine antihistaminischen Eigenschaften es bei der Behandlung von allergischen Erkrankungen wertvoll machen. Nicht zu verwechseln mit dem derzeit überall angepriesenen fetten Schwarzkümmel-Öl.

Rosaceae, Rosengewächse

Zu dieser Familie gehören die Rosen-Öle und das ziemlich unbekannte Öl der Wiesenkönigin. Sie haben keine Gemeinsamkeiten. In dieser Familie finden wir auch beliebte fette Öle aus Mandel, Aprikosenkern und Rosa mosqueta/rubiginosa.

Rose, Rosa damaszena, R. centifolia, R. gallica

Die Königin der Blumen, ihr ätherisches Öl ist bereits gut erforscht, man kennt bereits 400 Inhaltsstoffe. Der Anteil dieser Stoffe hängt vom Herstellungsverfahren ab.

Hauptbestandteile sind die Alkohole Geraniol 40–76% (antirheumatisch und stark insektizid), Nerol 5–10% (antirheumatisch), Citronellol 15–37% und die Aldehyde Citral (entzündungshemmend, stark antiseptisch) und Citronellal (antirheumatisch und stark insektizid). Der mengenmäßig geringe Bestandteil, der den typischen Rosenduft ausmacht, ist der wasserlösliche Phenylethylalkohol, der mit circa 55% im durch Lösungsmittel extrahierten Rosenabsolue vorkommt (lokalanästhetisch, narkotisch, bakteriostatisch).

Die **Rosa damaszena** wird vor allem in Bulgarien angebaut und destilliert (das echte destillierte Öl ist fast farblos und wird im Kühlschrank gelartig), aus 4–5 Tonnen Rosenblütenblättern gewinnt man einen Liter ätherisches Öl. Umgerechnet kann man bei erstaunten Blicken über den vermeintlich hohen Preis antworten, daß etwa dreißig frisch erblühte Rosen einen Tropfen Rosen-Öl liefern, der DM 2–3 kostet. Die **Rosa centifolia** wird vor allem in Frankreich und Nordafrika als Absolue hergestellt (rot-bräunlich). Im Englischen wird sie auch »Cabbage-Rose« genannt, da ihr Aussehen durch die vielen Blütenblätter an einen Kohlkopf erinnern.

Das ätherische Rosenöl kann bei fast allen Krankheiten mit Erfolg eingesetzt werden, es wirkt als ein allgemein tonisierendes Mittel, vor allem für überstrapazierte Nerven und gegen akute und chronische Bronchitiden. Auch bei sexuellen Störungen findet es guten Einsatz. Besonders geeignet ist es für Kinder(haut), für strapazierte (Alters)haut und in der Sterbebegleitung.

Wiesenkönigin, Filipendula ulmaria oder Spirea ulmaria

Dieses Öl wird zusammen mit dem ähnlich wirkenden Rosmarin destilliert, das fertige Produkt enthält üblicherweise nur etwa zwanzig Prozent Wiesenkönigin. Ihr Öl enthält Salicylsäureverbindungen, so daß es Harnsäureablagerungen im Körper zu lösen vermag. Die Kombination aus beiden Ölen ergibt ein vorzügliches Mittel gegen Rheuma und Gicht und unterstützt auch Blutreinigungskuren.

Rutaceae, Rautengewächse

Zur Familie der Rautengewächse gehören das Würzkraut Raute (Ruta graveolens), das „westindische Sandelholz" = Amyris und die Zitrusbäume. Diese liefern sehr unterschiedliche Öle: ein Blüten-Öl (Neroli), ein Blätter-Öl (Petit Grain), ein Holz-Öl (Amyris), ein Kraut-Öl (Raute) und die Zitrusschalenessenzen, auch Agrumenöle genannt.

Verallgemeinernd kann man sagen, daß die Aromatherapie die Agrumenöle gerne für die Hautpflege in Anspruch nimmt, zur Unterstützung einer schwachen Verdauung und zur Stabilisierung der Psyche. Fast allen aus den Schalen gewonnenen Essenzen ist gemeinsam, daß sie photosensibilisierend wirken. Da die Essenzen teilweise aus den anfallenden Schalen der Saftproduktion gepreßt werden, sind sie relativ preiswert.

Die Zitrusschalenöle liefern uns fruchtig-frische Essenzen (hier spricht man manchmal von Essenzen, da die Duftstoffe bereits fertig in den Dufttaschen der Zitrusschalen vorkommen; bei der Destillation hingegen gehen die Duftstoffe durch einen Veränderungsprozeß, es entstehen am Ende ätherische Öle). Sie werden durch Kaltpressung gewonnen, früher einfach durch Ausquetschen per Hand, heutzutage in Maschinen. Die Farben der Öle können von blaßgelb, über knallgelb, orange, rot und grünlich variieren.

◄ So verträglich sie für die meisten Menschen sind, sollten sie niemals vor Sonnenbädern (oder im Gesicht überhaupt nicht) auf die Haut aufgetragen werden, da sie photosensibilisierend wirken (mindestens acht Stunden verstreichen lassen). Sie können je nach Haut irreversible Pigmentstörungen hinterlassen, wenn sie von ultraviolettem Licht (Sonne, Solarium) bestrahlt wird.

◄ Besonders vor Bergamotte ist in diesem Zusammenhang zu warnen. In Abendcremes jedoch kann man deren hautregenerierende Wirkung gut nutzen. Diese Zitrusessenz ist die einzige, die sehr häufig verfälscht verkauft wird, da die beste Bergamottequalität nur in Süditalien, auf dem begrenzten Raum der Reggio di Calabria, wächst.

Bedingt durch die Herstellungsart des Pressens wandern die Pestizide und Wachse, mit denen die Schalen aller Zitrusfrüchte meistens behandelt sind, in das ätherische Öl. Man sollte deshalb darauf achten, nur Öle aus kontrolliert-biologischem-Anbau (kbA) zu verwenden. Das gilt erst recht, wenn man mit diesen köstlichen Essenzen Speisen zubereitet.

Da alle untenstehenden Essenzen mehr oder weniger Kopfnoten sind, d. h. sie sind frisch und spritzig, wirken sie zunächst belebend, jedoch ohne aufzuputschen. Je tiefer eine Duftnote ist, desto beruhigender/harmonisierender wirkt sie. So zählt man manche Orangenessenzen schon zu den Herznoten. Die Haltbarkeit ist bei allen auf etwa ein gutes Jahr begrenzt, da durch die Pressung auch Wachse und oxidationsempfindliche Stoffe in die Essenz gelangen.

In der Parfumindustrie kann man auf diese Düfte nicht verzichten, die Putzmittelindustrie ist auch auf sie angewiesen und nicht zuletzt ist die Getränkeindustrie ein Großabnehmer vor allem von Zitronenschalenessenz (Cola etc).

◄ Vorsicht: Zitrusschalenessenzen greifen manche Kunststoffarten (Thermoplasten) an!

Als ätherische Öle der Agrumengewächse verwenden wir vor allem:

- Citrus aurantifolia/limetta, Limette
- Citrus aurantium ssp. aurantium, Bitterorange
- Citrus aurantium ssp. bergamia, Bergamotte
- Citrus limon, Zitrone
- Citrus paradisi, Grapefruit
- Citrus reticulata, Mandarine
- Citrus sinensis, Apfelsine/Blutorange

Amyris, Amyris balsamifera

Dieses Öl wird auch „Westindisches Sandelholz" genannt, gehört jedoch nicht zu den Santalaceae. Zudem liegt Westindien in der Karibik und hat mit Indien nichts zu tun. Es wird durch Wasserdampfdestillation aus dem zerkleinerten, abgelagerten Holz dieses kleinen, buschigen Baumes gewonnen. In seiner Heimat Haiti wird es durch seinen hohen Ölgehalt „Kerzenholz" genannt, da es als Fackel verwendet werden kann.

Bergamotte, Citrus aurantium ssp. bergamia

Hier sticht eine beruhigende Wirkung auf das Zentrale Nervensystem hervor, zudem ein sehr positiver Einfluß bei Depressionen und Schlaflosigkeit. Bergamotte bringt gerade im psychischen Bereich Klarheit, Helligkeit und Trost. Zudem wirkt es auf der Haut sehr stark entzündungshemmend und zellregenerierend (auch zum Gurgeln bei Halsschmerzen). Durch den hohen Furocumaringehalt wirkt es sehr stark lichtsensibilisierend, also ist nach der Anwendung mindestens acht Stunden mit dem Gang in die Sonne (und Solarium) zu warten.

Bitterorange, Citrus aurantium ssp. aurantium

Diese Essenz wird ähnlich eingesetzt wie die der Orange, nämlich gegen Angstzustände und Nervosität und insbesondere gegen Magenkrämpfe.

Clementine, Citrus deliciosa

Dieses Öl wird in der Literatur entweder fast nie erwähnt oder es wird dem Öl der Mandarine gleichgesetzt. Es scheint in abgeschwächter Form ähnlich zu wirken, enthält aber nicht die stark entspannenden Ester der Anthranilsäure.

Grapefruit, Citrus paradisi und Pampelmuse, Citrus maxima

Ein liebenswerter Duft, den niemand verwehren kann, vor allem die Menschen, denen Orange/Mandarine zu süß sind und Zitrone/Limette zu sauer. Das Öl wirkt stark stimmungsaufhellend. Beide Früchte sind sehr eng miteinander verwandt, die Pampelmuse ist jedoch schwer bei uns erhältlich. Sie ist die größere „Schwester" (20–30 cm), manchmal in Form der Pomelo bei uns erhältlich. Es gibt eine Essenz, bei der die ganze Frucht (samt Fruchtfleisch) gepreßt wird, sie duftet besonders angenehm fruchtig.

Limette, Citrus aurantifolia; Limone, Citrus limonia

Die Anwendung ist hier ähnlich wie bei der Zitrone, der Duft ist nur viel herber, frischer. Die Schale wird auch manchmal destilliert.

Mandarine grün oder rot, Citrus reticulata

Als Besonderheit enthält die Essenz der Mandarine Ester der Anthranilsäure und hat deswegen eine enorm sedative Wirkung. Da es ein risikoarmes Öl ist, wird es vorzugsweise bei unruhigen Kindern und bei schwangeren Frauen, die seelische Stabilität suchen, angewendet, da diese Essenz eine balancierende Wirkung auf das ZNS hat. Die Clementine wirkt ähnlich, jedoch deutlich schwächer.

Neroli, Citrus aurantium bigarada/aurantium

Dieses aus den Blüten der Bitterorangen destillierte Öl wird dem *Rescue* der Bachblüten gleichgesetzt. Da es im Gegensatz zur Rose eher zu den Kopfnoten zählt, hat es in der Tat eine schnellere Wirkung auf die Psyche, was man sich bei allen Arten von Schockzuständen zunutze machen kann. Bei psychovegetativen Störungen, Depressionen bis hin zu Dauermüdigkeit kann man es einsetzen. Durch seinen Gehalt an Estern und am Monoterpenalkohol Linalool wirkt es krampflösend und hilft beim Einschlafen.

Aus 1000–1200 kg Blüten gewinnt man 1 Liter Öl, der Ertrag ist also nicht sehr groß, so daß der recht hohe Preis gerechtfertigt ist. Übrigens dominiert Neroli als Duftkomponente im Kölnisch Wasser, heutzutage jedoch in „naturidentischer", also synthetischer Form.

Orange/Blutorange, Citrus sinensis

Diese Essenz wird meistens zur Abrundung in Mischungen verwandt, zur Beruhigung und Entspannung bei schwangeren Frauen (z. B. bei Stimmungsschwankungen) und Kindern. Orangenschalen-Essenz läßt sich statt Reinigungsbenzin sehr gut zum Reinigen und zum Ablösen von Etiketten nehmen. In Mischung mit Alkohol und waschaktiven Tensiden wird es als „Orangenex" verkauft (hier werden dann billigste Essenzen verwendet).

Petit Grain, Citrus aurantium bigarada

Dieses Öl duftet ähnlich wie Neroli und wirkt in abgeschwächter Form genauso. Es wird aus der gleichen Pflanze destilliert, man nimmt hier jedoch die Blättchen und die Zweige des Bitterorangenbaumes. Es ist preislich wesentlich günstiger, da man aus 200–300 kg 1 Liter Öl gewinnt. Es gibt auch Petitgrainöl vom Zitronen-, Mandarinen- und Clementinenbaum.

Es hat eine stark streßlösende und beruhigende Komponente, wirkt bei atonischen Verdauungsbeschwerden nervösen Ursprungs und hilft bei Schlaflosigkeit. Alles, was unter vegetativer Dystonie zusammengefaßt wird, kann mit den verschiedenen Petitgrain-Ölen hervorragend behandelt werden.

◄ Raute, Ruta graveolens

Das auch bei uns wachsende Kraut wird gerne

zur Dekoration in Gärten gepflanzt, das ätherische Öl der Raute ist dagegen kaum erhältlich, da es durch seinen hohen Gehalt an Ketonen (bis 75 Prozent) sehr **neurotoxisch und abortiv** wirken kann. Diese Wirkung ist noch umstritten, sicher ist jedoch, daß das frisch-krautig duftende Öl durch die darin enthaltenen Furocumarine *stark photosensibilisierend* auf der Haut wirkt.

Zitrone, Citrus limon

Diese vielseitig einsetzbare und fast immer beliebte, zudem preiswerte Essenz stärkt nachweislich das Immunsystem und die Konzentrationsfähigkeit und wirkt besonders gut bei der Raumdesinfektion. Sie wirkt sehr stark antibakteriell (Streptokokken), leicht antiviral, stärkt die Gefäßwände (sodaß sie nicht so leicht brüchig werden – „Vitamin P-like"), steinlösend (bei Nierenkoliken), nervenberuhigend, appetitanregend (bei Leber- und Verdauungsschwäche). Sie kann allerdings bei empfindlichen Personen hautreizend sein.

Santalaceae, Sandelholzgewächse

Sandelholz, Santalum album

Diese ungewöhnliche Pflanze aus der Familie der Santalaceae hat ihre Heimat in Indien, in einer Region, die sich im Südwesten des Subkontinents befindet – Mysore. Dort werden die Bäume mittlerweile auf 9000 Quadratkilometern Fläche angebaut. Zwar gibt es ähnliche Bäume in der Karibik, die jedoch zur Familie der Rautengewächse gehören. Auch in Indonesien und in Australien findet man diese Spezies. Bei uns bekannt ist das Amyrisöl, welches (manchmal zur bewußten Irreführung des Kunden) Westindisches Sandelholz genannt wird (Westindien – The Westindies – liegt in der Karibik). Die Wirkungsweise dieses Öles ist noch nicht so genau erforscht, jedoch kommt sein Wirkungsspektrum nicht an das des echten indischen Sandelholzes heran.

Dieser Baum ist ein Halbschmarotzer, d. h. er braucht zum Wachsen eine Wirtspflanze. Die zarten Wurzeln des Keimlings, der nach 20 Tagen aus der kleinen schwarzen Sandelholzfrucht entsteht, siedeln sich zu den Wurzeln von nahen Bäumen und das junge Pflänzchen muß sich sieben Jahre von diesem Wirt ernähren (dieser stirbt davon ab). Dann wächst der Sandelholzbaum noch bis zu 140 Jahre alleine weiter, bis er eine Höhe von etwa 15 Metern erreicht.

Die indische Regierung kontrolliert mittlerweile dreiviertel aller Plantagen, da mit diesen Bäumen schwerer Raubbau betrieben wird. Wie seit alters her wird das duftende Holz gerne zur Möbelherstellung und zum Innenausbau genommen, da es nicht von Insekten befallen wird und dadurch extrem lange haltbar ist. Früher wie heute wird das Holz vorwiegend für sakrale und medizinische Zwecke verwendet. Im Ayurveda hat es eine lange Tradition, auch in der Bibel wird es erwähnt.

Um mit den staatlichen Destillieranlagen konkurrieren zu können, haben sich die privaten Anlagen auf ein Gütesiegel geeinigt = AG Mark. Seit Anfang 1994 müssen alle Sandelholzöl-Produzenten eine Lizenz haben, seitdem haben viele Schmuggler dieser begehrten Ware pleite gemacht und der Marktpreis ist insgesamt gestiegen.

Das ätherische Öl ist nur im Kernholz und in den Wurzeln enthalten, die Rinde und die Blätter duften nicht. Dieses innere Hartholz kann man erst nach 15 Jahren gewinnen, aber aus Habgier werden immer mehr junge Pflanzen gehoben, weshalb die Anwendung von Sandelholzöl eher zu den ökologisch fragwürdigen Bereichen der Aromatherapie gehört. Offiziell dürfen nur kranke Bäume ausgehoben werden. Hierzu wird mit einem Kran der gesamte Baum mitsamt den Wurzeln aus dem feuchten, lehmigen Boden gehievt. Auch die kleinsten Würzelchen werden aufgesammelt. Die Rinde wird entfernt und das Hartholz zu Klötzen verarbeitet. Dann wird es auf Auktionen in Bangalore und Madras versteigert und nach der groben Pulverisation zu ätherischem Öl destilliert. Die fein pulverisierte Substanz wird zudem in der Seifenindustrie und zu Räucherstäbchen verarbeitet.

Das Öl wird extrem oft gestreckt, verfälscht oder gar synthetisch angeboten. Verfälscht wird es mit Amyrisöl und mit den Ölen der texanischen oder virginischen Zeder (die eigentlich Wacholdergewächse sind). Auf natürliche Weise wird es mit Rizinusöl, Leinsamenöl und Palmöl, auf chemische Weise mit Paraffin, Glycerylacetat und Dipropylglycol gestreckt. Bei der Streckung mit fetten Ölen erkennt man einen öligen Fleck auf Papier, der nach langer Zeit auch bleibt, was bei den reinen ätherischen Ölen nicht der Fall ist.

Die Hauptinhaltsstoffe Alpha- (58%) und Beta-Santalol (22%) (Sesquiterpenalkohole) bestimmen den Duft maßgeblich, das α-Santalol duftet leicht holzig und wird bereits als wirksames Neuroleptikum eingesetzt, das Beta-Santalol ist ein starker animalischer Duft, weshalb bei der Parfumindustrie ein hoher Anteil davon für die Basisnoten bevorzugt wird.

Andere sogenannte Sandelholzbäume sind: Pterocarpus santolinus (Roter Sandelbaum), Eucaria spicata (Australisches Sandelholz), Fusanus spicatum (Australisches Sandelholz), Osyris tenuifolia (Ostafrikanisches Sandelholz) und Santalum yassi (Fidschi Sandelholz).

Styracaceae, Styraxgewächse

Benzoe, Styrax benzoe (Sumatra) und **S. tonkinesis** (Siam)

Wenn dieser bis zu 20 Meter hohe Baum aus dem tropischen Asien verletzt wird, sondert er ein nach Vanille duftendes Harz ab. Es wurde seit Jahrtausenden zu religiösen Zwecken geräuchert.

Es gibt das als minderwertiger betrachtete Sumatra-Benzoe und das hochwertige Benzoe Siam. Manchmal findet man beide gemischt vor. Neben der Verwendung für Parfums ist sein therapeutisches Einsatzgebiet, vor allem bei Hautproblemen sehr groß: Trockene, aufgesprungene, entzündete Haut (ausgezeichnet für Hand- und Fußcremes).

Umbelliferaceae oder Apiaceae, Doldenblütler

Die ätherischen Öle dieser Familie wirken alle stark entkrampfend auf die Darmtätigkeit und helfen so bei der schnellen Behandlung von Blähungen. Besonders gut ist die Applikation von feuchtwarmen Kompressen auf den Darmbereich des Bauches. Anschließend kann man noch eine leichte Colon-Massage machen.

Sie wirken zudem hormonähnlich und leicht stimulierend auf die Gebärmutter und können somit in der Schwangerschaft abortiv wirken. Einige enthalten Phenole oder Ketone, deshalb sollten diese Öle, außer Koriander, bei Babies sehr behutsam verwendet werden.

Die Doldenblütler sind bei uns heimische Pflanzen, auch wenn die sehr ergiebigen Pflanzen zur Ölherstellung aus Südeuropa oder gar Nordafrika kommen.

Außer den folgenden geläufigen ätherischen Ölen gehören zu dieser Familie noch die aromatischen Pflanzen Asa foetida (Stinkasant, Teufelsdreck), Pastinake, Petersilie.

Angelika(wurzel), Angelica archangelica

Dieses sehr schwer und erdig duftende Öl bringt Menschen, die zu sehr im Kopf leben, wieder auf den Boden der Wirklichkeit zurück, deren Präsenz nimmt deutlich zu. Ideal ist die Anwendung bei Schlafstörungen, der Körper wird schwer, der Geist wird ruhig. Dieses Öl wirkt stärkend, was sich auf die Psyche, aber auch auf das Immunsystem bezieht.

Wie in der Essenz der Bergamotte ist im Angelikawurzelöl Bergapten enthalten, somit wirkt es sehr stark *photosensibilisierend.*

Anis, Pimpinella anisum

Dieses ätherische Öl enthält den Phenylether Transanethol (bis 90%), dadurch sollte die Anwendung mit Bedacht geschehen. Es wirkt dadurch psychoaktiv und manchmal halluzinogen (weshalb es gerne für wilde Träume in der Duftlampe am Nachttisch verwendet wird). Es ist eines der ganz stark östrogenähnlich wirkenden Öle, weshalb es bei ausbleibender Regel zu empfehlen ist und auch zur Geburtserleichterung. Es fördert zudem sehr stark den Milchfluß.

Diese Pflanze ist nicht zu verwechseln mit dem Sternanis (Illicium verum), der zur Familie der Illiciaceae gehört.

Dill, Anethum graveolens

Hier haben wir es mit einem sehr stark schleimlösenden Mittel zu tun, das zudem sehr stark den Gallefluß fördert; auch wirkt es aquaretisch. Das Monoterpenketon Carvon (knapp 30 Prozent) wird als unproblematisch angesehen (11) .

Fenchel, Foeniculum vulgare (dulce)

Mit Fenchelduft machen die meisten von uns in einem sehr frühen Alter Bekanntschaft (ähnlich wie mit Kamille). Beim Baby hilft der Tee und auch das ätherische Öl Blähungen zu lösen und die verängstigte Psyche zu entspannen: verantwortlich dafür ist das trans-Anethol, das eine stark ausgleichende Wirkung auf das Zentrale Nervensystem hat.

Der gebärenden Frau hilft das ätherische Öl, die Entbindung gelöster und leichter zu ertragen, die stark östrogenartige Wirkung macht sich auch bei schwachem Milchfluß nützlich. Foeniculum vulgare amara, der Bitter-Fenchel, kann durch den hohen Fenchon-Gehalt stark hautreizend sein. PÉNOEL rät vom Gebrauch beider Fenchelarten bei kleinen Kindern ab.

Galbanum, Ferula galbaniflua/gummosa
Diese Heilpflanze wird auch „Mutterharz" genannt. In ihrer Heimat Persien wird sie für vielerlei weibliche Beschwerden wie Ausfluß und schmerzhafte Regelblutungen, eingesetzt. Ungewöhnlich gut wirkt das Öl bei der Behandlung von Abszessen, Furunkeln, Geschwüren.

Karotte, Daucus carota
Dies ist ein ungewöhnlich schwerer Duft, wenn man an das Gemüse der nahen Verwandten Möhre denkt. Das ätherische Öl aus den Samen dieser wildwachsenden Pflanze riecht erdig, fast modrig, weswegen es nicht so gerne in der Kosmetik eingesetzt wird, wo es aber eine ganz besonders pflegende und faltenglättende Wirkung vorweisen kann.

Koriander, Coriandrum sativum
Auch hier schätzen wir die blähungswidrige Kombination mit der Fähigkeit, Distreß, Angst und Schlaflosigkeit positiv zu beeinflussen. Zudem hat dieser Duft eine leichte Ähnlichkeit mit Rosenholzöl, so daß man ihn als Ersatz für dieses nehmen kann. Für Babys und Kleinkinder geeignet.

Kreuzkümmel, Cuminum cyminum
Dieses extrem stark (nach Schweiß? …) duftende Öl wird auch zur Bekämpfung von Blähungen genommen, da es eine kräftigende und stimulierende Wirkung auf den Darm hat. Zudem wirkt es in geringen Mengen aphrodisisch.

Kümmel, Carum carvi
Kümmelöl wirkt verdauungsfördernd, da es die Arbeit von Leber und Galle stimuliert. Es enthält das Keton d-Carvon (50%), das von BALACS/TISSERAND als als nicht-toxisch eingestuft wird (11).

Liebstöckel, Levisticum officinale
Bislang wird dieses Öl kaum in der Aromatherapie eingesetzt, vielleicht wegen des an Küche erinnernden Duftes nach „Maggi". Es enthält bis zu 55% Phthalide, Wirkstoffe, die sonst nur noch im Sellerie-Öl vorkommen.
Liebstöckel-Öl ist ein idealer Begleiter einer Frühjahrskur, da es durch diese Stoffe ganz stark entgiftend wirkt (es stimuliert die Hepatozyten). Es wirkt sogar antitoxisch im Falle einer Lebens-mittelvergiftung. Psoriasisgeplagte werden hiermit ein gutes Therapeutikum finden.

Sellerie(samen), Apium graveolens
Dieses stark neurotonisch wirkende Öl ist in Deutschland selten erhältlich, sicher ist der gemüseartige Duft der Grund dafür. Es enthält bis zu 15% Phthalide, Wirkstoffe, die sonst nur noch im Liebstöckel-Öl vorkommen. Es stimuliert die Arbeit der entgiftend wirkenden Hepatozyten in der Leber, somit ist es ein sehr potentes Drainagemittel. Mit Zitrusessenzen gemischt wird der krautige Duft eher angenommen.

Valerianaceae, Baldriangewächse

Hier haben wir es in der Aromatherapie nur mit zwei Vertretern zu tun, die jedoch kaum angewendet werden. Beide wirken sehr stark beruhigend.

Baldrian, Valeriana officinalis
Durch den eigentümlich schwer-modrigen Duft, den übrigens Kater sehr anregend finden, wird dieses ätherische Öl hierzulande kaum benutzt. Es ist zwar sehr beruhigend und schlafanstoßend, jedoch gibt es viele gefälliger duftenden Öle, die eine vergleichbare Wirkung aufweisen.

Narde, Nardostachys jatamansi
Der Duft ähnelt dem des Baldrians, da sie eng miteinander verwandt sind. Auch ist dieses Öl nicht weitverbreitet. Die Wirkungen sind ähnlich, laut DIETRICH GÜMBEL ist Narden-Öl sogar fast ein Allheilmittel.

Verbenaceae, Verbenengewächse

Verbene, Lippia citriodora
(auch: **Aloysia triphylla**)
Nicht zu verwechseln mit der geruchlosen Pflanze *Eisenkraut,* wie dieses Öl meistens genannt wird, weil Eisenkraut den verwechslungsträchtigen botanischen Namen *Verbena officinalis* trägt. Im Französischen wird sie „verveine citronée" genannt. Es ist ein sehr teures ätherisches Öl, das oft gestreckt oder verfälscht angeboten wird. BALACS/TISSERAND (11) warnen vor der stark hautreizenden Wirkung mancher Verbenen-Öle.
◄ Vorsicht: Erhöht die Lichtempfindlichkeit der Haut!

Zingiberaceae, Ingwergewächse

Die Mitglieder dieser Familie liefern alle recht stark wärmende, anregende Öle, die auch als aphrodisisch eingestuft werden. Sie haben eine stärkende Wirkung auf die Verdauung. Sie benötigen alle zum Wachsen die heiße, gleichmäßige Sonne Süd-Asiens.

Galgant, Alpinia galanga

Dieses Öl ist in der Aromatherapie kaum bekannt, obwohl es es eine starke krampflösende Wirkung auf den Verdauungstrakt hat und ebenso bei Bronchitiden wirkt. Diese Wurzel sieht dem Ingwer sehr ähnlich und kommt auch aus dem südostasiatischen Raum.

Ingwer(wurzel), Zingiber officinale

Eines der „heißesten" Öle, ideal einzusetzen für alles, was ins Stocken geraten ist: Bei kalten Füßen und Beinen wirkt es durchblutungsfördernd, bei Stuhlverstopfung vermag es zusammen mit einer Colon-Massage (im Uhrzeigersinn) eine sofortige Entleerung bewirken. Natürlich auch gut einsetzbar bei „Kälte-Beschwerden": Rheuma, Erkältung, Bronchitis. Bei manchen Menschen wirkt es wunderbar gegen (Reise)übelkeit.

Kurkuma (Gelbwurz), Curcuma longa

Dieses Öl wird genau wie das aus der Ingwerwurzel aus den Rhizomen gewonnen. Es enthält das Keton Turmeron, weshalb es bis jetzt nicht in der Aromatherapie angewendet wird. Jedoch scheinen neue Studien zu belegen, daß die antitumorale und entzündungshemmende Wirkung sehr eindrucksvoll ist.

Kardamom, Elletaria cardamomum

Dieses Öl ist vom Duft ganz anders als die drei vorher beschriebenen, obwohl sie eng miteinander verwandt sind. Es duftet durch seinen 1,8-Cineol-Gehalt viel leichter, fast frisch und manchmal leicht kampferig. Das Kauen der Kardamomsamen gehört zu den reinigenden Tantrarituale, auch das Gurgeln mit dem ätherischen Öl ist sehr erfrischend und reinigend; es wird behauptet, es wirke gegen Karies. Auch zur Förderung der Konzentration ist es sehr empfehlenswert.

Zygophyllaceae, Jochblattgewächse

Guajak, Guaiacum officinale/Bulnesia sarmienti

Der kleine, bis zu 6 Meter hohe, immergrüne Baum ähnelt in der Blattform dem Buchsbaum. Er ist der Nationalbaum der Bahamas und seine Blüte hat die gleiche Ehre auf Jamaika. Nicht nur dort wird er als Lebensbaum verehrt. Er wird in Argentinien auch „palo santo" – heiliges Holz genannt. In Südamerika wurde seine weißliche Rinde schon seit Jahrhunderten zu Heilzwecken eingesetzt, vornehmlich bei Syphilis, die durch die Konquistadoren eingeschleppt wurde. Ein Dekokt aus der Rinde wurde bei Blasen- und Hautkrankheiten innerlich und äußerlich angewendet. Das aus der Rinde destillierte ätherische Öl ist eines der schweißtreibendsten Mittel in der Aromatherapie. Bei innerlicher Überdosierung entstehen Magenschleimhaut- und Darmentzündungen, ansonsten sind die Anwendungshinweise sehr unterschiedlich. DANIÈLE RYMAN rät gänzlich vor der Anwendung ab. Zusammen mit Geranie kann man einen Rosenduft herstellen, dieser holzige Duft ist zudem ein wichtiges Fixativ.

4.3 Übersicht Lavendel, Rosmarin und Thymian

Lavendel

Name	Lage	Duft	Gestalt	Wirkung
Lavendel extra / wild Lavandula officinalis/ vera/angustifolia	hohe Lagen 900–1800 m	krautig, herb kräftig	Triebe in kl. Büscheln wenige, lange, dünne Triebe	ausgleichend, beruhigend und anregend je nach Mensch. Haut: Verbrennung, Narbe, Entzündung. Herz: stärkend, krampflösend gegen Depressionen
Lavendel fein Lavandula officinalis/ vera/angustifolia	700–900 m ● auch Schatten	fein	mehr kleine Büschel als l. extra, robustere Erscheinung	wie oben, jedoch etwas geringer, schmerzlindernd (Kopfschmerzen)
Speiklavendel Lavandula spica	Meereshöhe 800 m ● frostempfindlich	frisch, kräftig kampferartig	große Büschel Blätter spatelförmig und länglich	Hautpilz, Akne, Nervenschmerzen, Rheuma, Erkältung, durchblutungsfördernd, desodorierend ◀ Nicht für Kleinkinder, diabetogen
Schopflavendel Lavandula stoechas	300–600 m Macchia u. Meeresnähe	kaum lavendelig kampferartig	kleiner Strauch, dicke Blüten mit „Propeller" Blätter filzig	wird in der Aromatherapie nur bei bestimmten Indikationen eingesetzt: als Herztonikum ◀ neurotoxisch & abortiv
Lavandin Lavandula hybrida ▼ ●	700–800 m	fein nach Lavendel, leicht kampferig	große Büschel, robuste Zweige	Muskelverspannung nach Insektenstichen zur Luftdesinfektion

Rosmarin

Rosmarinus officinalis ct. Kampfer	Enthält 30% Kampfer: schleimlösend, diuretisch, stimuliert den Kreislauf, entspannt die Muskulatur, wirkt emmenagog (nicht hormonell) und wirkt schmerzlindernd. Nicht für Kinder.
Rosmarinus officinalis ct. Cineol	Enthält 40–55% 1,8-Cineol: schleimlösend, auswurffördernd, antikatarrhalisch, fungizid und bakterizid. Reguliert die Leberfunktionen. Für Kinder geeignet.
Rosmarinus officinalis ct. Verbenon	Enthält 15–35% des Ketons Verbenon: schleimlösend, auswurffördernd, antikatarrhalisch, zudem krampflösend und vernarbendes Gewebe unterstützend. Das Öl reguliert das endokrine System.

Thymian

Thymus vulgaris ct. thymol	Durch den hohen Thymolgehalt (ein Phenol) wirkt dieses Öl sehr stark antiseptisch, aber es ist sehr hautreizend. Im Frühjahr geerntet enthält es ca. 30% Thymol, bei der Herbsternte 60–70%.
Thymus vulgaris ct. carvacrol	Wie oben, jedoch ist das dominante Phenol Carvacrol. Beide Öle wachsen eher in niedrigen Regionen. Sie werden oft „Roter Thymian" genannt. Sie duften beide sehr streng, fast bitter.
Thymus vulgaris ct. linalool	Hier dominiert der Alkohol Linalool, der diesem Öl einen fast zarten, leicht blumigen Duft verleiht. Die Pflanze wächst eher in hohen Lagen. Das Öl wirkt antibakteriell, fungizid (z. B. Candida albicans), antiviral, gegen Parasiten und Würmer, neurotonisch und uterotonisch. Geeignet für Kinder.
Thymus vulgaris ct. Thujanol-4	Dieses ätherische Öl enthält die Alkohole Trans-Thujanol-4 (50%), Terpinen-4-ol (15%) und Cismyrcenol-8 (15%), unabhängig vom Zeitpunkt der Ernte. Diese Pflanze kann nicht kultiviert werden. Das Öl duftet blumig und wirkt besonders antiviral, aber auch bakterizid (Chlamydien). Es stimuliert das Immunsystem (Vermehrung der IgA) und den Kreislauf. Es wirkt hormonähnlich und kann antidiabetisch wirken, zudem setzt man es als Neurotonikum ein.
Thymus vulgaris ct. Alpha-terpineol	Wie die beiden vorigen ist das Öl sehr mild, kann also auch bei Kindern verwendet werden, es reizt normalerweise weder Haut noch Schleimhaut. Es enthält den Alkohol α-Terpineol (80–90%) und den Ester Terpenylacetat. Es duftet leicht pfeffrig.
Thymus vulgaris ct. Geraniol	Diese Pflanze braucht wieder Höhenlagen zum Gedeihen, je nach Jahreszeit enthält das Öl den Alkohol Geraniol (80–90% je nach Jahreszeit) und den Ester Geranylacetat. Es duftet leicht zitronig und wirkt sehr breitgefächert gegen Bakterien, Viren und Hefepilze. Besonders gut wirkt es bei Bronchitis und gegen virale Darminfektionen. Es kann auch als Einschlafhilfe dienen. Sehr geeignet für Kinder.

Je weniger Licht der Thymian abbekommt (also in tiefen Lagen oder in nördlichen Gebieten), desto mehr Phenole baut er auf.
Thymus zygis, Thymus serpyllum, Thymus mastichina, Thymus satureidoides und Thymus citriodora sind weitere Thymianarten.

4.4 Inhaltsstoffe und Wirkungen ätherischer Öle

Die folgenden Eigenschaften und Indikationen der ätherischen Öle stammen aus der Praxis der Autorin, zudem wurden sie der Fachliteratur entnommen und zusammengestellt. Im wesentlichen entstammen auch diese der Erfahrungsheilkunde, jedoch sind bereits etliche Indikationsgebiete wissenschaftlich abgesichert.

Bei der Auflistung der Inhaltsstoffe wird jeweils die Quelle genannt: die Zahlen beziehen sich auf die Literaturliste im Anhang, sind Firmennamen angegeben, handelt es sich um die gaschromatographische Analyse eines konkreten in Deutschland käuflichen Öles. (Stand 1996/97)

▪ Ackerminze

Mentha arvensis
Synonym: Japanische Minze
Herstellungsverfahren: Destillation
Pflanzenfamilie: Labiatae

▪ **Inhaltsstoffe**
Monoterpene
9,8% Limonen
Sesquiterpene
β-Caryophyllen
Monoterpenole
70–80% Menthol
Ketone
15–30% (–)-Menthon
1,5% Piperiton
Isomenthon
0,2–5% d-Pulegon
Ester
Menthylacetat
Andere
Phenylether

Quelle: 1,11

Wichtige Eigenschaften
antibakteriell (besonders Staphylokokken, Meningokokken)
zerebral stimulierend, stark konzentrationsfördernd
analgetisch
cholagog
zellregenerierend
Haupt-Indikationen
Neuralgien
Kopfschmerzen, Migräne
Dyspepsie
Rhinitis, Sinusitis, Laryngitis

◄ **Kontraindikationen**
nicht für Schwangere, Babys und Kleinkinder geeignet, kann Apnoe und Kollaps hervorrufen; nicht bei Herzarrhythmien, nicht im warmen Bad
Siehe auch unter „Pfefferminze", „Spearmint"

▪ Ajowan

Trachyspermum ammi
Synonym: Carum copticum
Pflanzenteil: Samen
Herstellungsverfahren: Destillation
Pflanzenfamilie: Umbelliferae

▪ **Inhaltsstoffe**
Monoterpene
18–20% g-Terpinen
20–24% p-Cymen
Phenole
40–50% Thymol
5–7% Carvacrol

Quelle: 11

Wichtige Eigenschaften
stark antiinfektiös
tonisierend
karminativ
aphrodisisch

Haupt-Indikationen
Dyspepsie
infektiöse Colitis, Diarrhoe
Rhinitis, Bronchitis
◄ **Nebenwirkungen**
haut-/schleimhautreizend, nicht für Kleinkinder geeignet
Siehe auch „Thymian ct. Thymol", „Bohnenkraut", „Oregano"

▪ Alant

Inula helenium
Pflanzenteil: Kraut
Herstellungsverfahren: Destillation
Pflanzenfamilie: Compositae

▪ **Inhaltsstoffe**
Sesquiterpen-Ketone
52% Alantolacton
33% Iso-Alantolacton
Ester
50% Bornylacetat

Quelle: 9, 11

Wichtige Eigenschaften
stark mukolytisch
antitussiv
epithelisierend
emmenagog (10)
cholagog
Haupt-Indikationen
Bronchitis, Sinusitis
Husten, Asthma
Wunden
Leberinsuffizienz
Dysmenorrhoe
◄ **Nebenwirkungen**
Inula helenium wirkt stark hautreizend, über die diesbezügliche Wirkung von Inula graveolens gibt es keine gesicherten Erkenntnisse
Siehe auch unter „Costus"

■ Amyris

Amyris balsamifera
Synonym: Westindisches Sandelholz
Pflanzenteil: Holz
Herstellungsverfahren: Destillation
Pflanzenfamilie: Rutaceae

■ Inhaltsstoffe
Sesquiterpene
Cadinen
Caryophyllen
Sesquiterpenole
70% Cadinol, Balsamiol

Quelle: 1, 13, 14

Wichtige Eigenschaften
entstauend auf lymphatisches System
entstauend auf venöses System
antiphlogistisch
kardiotonisch
antispasmodisch
sedativ, psychisch ausgleichend
hautpflegend
Haupt-Indikationen
Varizen, Hämorrhoiden
gestaute, entzündete Haut
Unruhe, Dißtreß, Schlafstörungen
◄ **Nebenwirkungen**
keine bekannt
Siehe auch unter „Sandelholz"

■ Angelika

Angelica archangelica
Pflanzenteil: Wurzel
Herstellungsverfahren: Destillation
Pflanzenfamilie: Umbelliferae

■ Inhaltsstoffe
Monoterpene
24% α-Pinen
1,25% β-Pinen
13% Limonen
insgesamt bis zu 73% möglich
Monoterpenole

Linalool
Borneol
Ester
0,75% Bornylacetat
0,45% trans-Verbenylacetat
Andere
Alkaloide: Nitromenthadien
Kumarine: Umbelliferon, Archangelicin, Angelicin, Bergapten

Quelle: 1, 13

Wichtige Eigenschaften
stark sedativ
antispasmodisch
antikoagulativ
karminativ
entschlackend
emmenagog
hautregenerierend
Haupt-Indikationen
Angst, Nervosität, Schlafstörungen
Asthenie, Dißtreß
spastische Enterocolitis
Meteorismus, Dyspepsie
Gastralgien, Appetitlosigkeit
zur „Blutreinigung"
Amenorrhoe
gereizte Haut, Psoriasis
◄ **Nebenwirkungen**
durch den Kumaringehalt stark photosensibilisierend. In der Schwangerschaft nur unter fachlicher Aufsicht verwenden, bei Kindern kann es Hautreizungen verursachen
Anmerkung: es gibt ein seltenes ätherisches Öl aus den Samen der Angelikapflanze, das Inhaltsstoffe-Spektrum und die Wirkungen sind ähnlich wie beim Wurzel-Öl

■ Anis

Pimpinella anisum
Pflanzenteil: Samen
Herstellungsverfahren: Destillation
Pflanzenfamilie: Umbelliferae

■ Inhaltsstoffe
Sesquiterpene
0,3% g-Himachalen
β-Caryophyllen
Monoterpenole
0,3–3,5% Anisol
1,5% Linalool
1,5% α-Terpineol
Phenole
0,5% Isochavibetol
Phenylether
93–96% trans-Anethol
0,4% cis-Anethol
0,1–2,1% Methylchavicol
Aldehyde
0,6% Anisaldehyd
Ketone
Anisketon
Andere
Kumarine und Furokumarine: Umbelliferone, Scopoletin

Quelle: 1, 2

Wichtige Eigenschaften
stark karminativ
östrogenähnlich, uterotonisch, laktagog
psychoaktiv, narkotisierend
antispasmodisch
analgetisch
cholagog, choleretisch, appetitanregend
Haupt-Indikationen
Meteorismus, Dyspepsien
spastische Colitis, Gastralgien
Amenorrhoe, Oligomenorrhoe, PMS
Menstruationsschmerzen
Klimakterium
zur unmittelbaren Vorbereitung der Geburt
Nervosität, Unruhezustände, Anspannung
◄ **Nebenwirkungen**
Babys, Kinder, schwangere Frauen dürfen dieses ätherische Öl nicht anwenden. Bei empfindlichen Personen kann es Wahrnehmungsstörungen und Schläfrigkeit auslösen, bei allergischen und entzündlichen

Hauterkrankungen sollte es nicht angewendet werden. Nicht bei Endometriose, Prostatahyperplasie und östrogenabhängigen Kanzerosen anwenden. Anetholreiche ätherische Öle sollten nicht von Alkoholkranken verwendet werden, auch Erkrankungen der Leber und die Einnahme von *Paracetamol* gelten als Kontraindikation (1). Anmerkung: Das Cis-Isomer des Anethol ist 15 bis 38 mal so gefährlich wie das Trans-Isomer (2) Siehe auch unter „Fenchel", „Sternanis"

◼ Baldrian

Valeriana officinalis
Pflanzenteil: Wurzel
Herstellungsverfahren: Destillation
Pflanzenfamilie: Valerianaceae

◼ Inhaltsstoffe
Monoterpene
α-Pinen
(–)-Camphen
Limonen
Sesquiterpene
Azulen
Monoterpenole
α-Terpineol
Ketone
Valeranon (je nach Chemotyp)
Ester
Bornylacetat
Bornylisovalerat
Eugenylisovalerat
Oxide
Maalioloxid
Säuren
Isovaleriansäure

Quelle: 1, 13

Wichtige Eigenschaften
stark sedativ, schlaffördernd

antispasmodisch
aquaretisch
hautpflegend, hautregenerierend
Haupt-Indikationen
Neurasthenie
Schlafstörungen, Unruhe, Nervosität
nervöse Verdauungsstörungen
zur Hautpflege
◀ Nebenwirkungen
allergische Reaktionen sind möglich (kaum bekannte Daten)
Anmerkung: „Indischer Baldrian", Valeriana wallichii, enthält als Hauptbestandteil die Sesquiterpenole α-, β- und γ-Patchoulol, ferner Maaliol und das Sesquiterpenketon Valeranon.
Siehe auch unter „Narde"

◼ Balsamtanne

Abies balsamea
Pflanzenteil: Samen
Herstellungsverfahren: Destillation
Pflanzenfamilie: Pinaceae

◼ Inhaltsstoffe
Monoterpene (bis 90%)
35,21% β-Pinen
16,12% δ-3-Caren
13,85% Limonen
10,46% α-Pinen
6,73% Camphen
1,96% Santen
1,72% Myrcen
β-Phellandren
Sesquiterpene
0,30% β-Caryophyllen
Ester (bis zu 25%)
8–16% Bornylacetat

Quelle: Patrick Collin (1)

Wichtige Eigenschaften
antispasmodisch
belebend
atmosphärisch antiseptisch

Haupt-Indikationen
Asthenie
Rhinitis, Sinusitis
Arthrose
◀ Nebenwirkungen
bei empfindlicher Haut eventuell leicht hautreizend, nicht oral einnehmen
Siehe auch unter „Weißtanne", „Fichtennadeln"

◼ Basilikum

Ocimum basilicum
Chemotyp Methylchavicol
Synonym: „Exotisches Basilikum"
Pflanzenteil: Kraut
Herstellungsverfahren: Destillation
Pflanzenfamilie: Labiatae

◼ Inhaltsstoffe
Monoterpene
jeweils Spuren von
α- Pinen; Camphen;
β-Pinen; Sabinen;
β-Myrcen; Limonen;
trans-Ocimen; p-Cymen;
cis-Ocimen; γ-Terpinen;
Terpinolen
Sesquiterpene
1% cis- und a-Bergamotten
jeweils Spuren von β-Elemen; γ-Cadinen; Calamenen; Cadinen; β-Sesquiphellandren
Monoterpenole
jeweils Spuren von
Linalool
Terpineol-4; Fenchol;
p-Cymen-α-ol
Phenole
Spuren Eugenol
Phenylether
90% Methylchavicol
1% Methyleugenol
Aldehyde
Zimtaldehyd
Anisaldehyd

Ketone
jeweils Spuren von Borneon; Piperiton
5-Methyl-3-Heptanon;
Fenchon
Ester
jeweils Spuren von
Fenchylacetat; Methylcinnamat; Bornylacetat
Oxide
2% 1,8-Cineol
Linalooloxid;
Caryophyllenoxid

Quelle: 6

Wichtige Eigenschaften
sehr stark antispasmodisch
sehr stark antiviral
spezifisch antibakteriell (Staphylokokken, Pneumokokken)
stark antiphlogistisch
analgetisch
entstauend auf venöses System
entstauend auf Prostata
Haupt-Indikationen
gastrointestinale Spasmen
Pankreasinsuffizienz
virale Hepatitis (A, B, non A, non B)
Gelbfieber
virale Enzephalitis, Neuritis, Herpes zoster
Multiple Sklerose, Poliomyelitis
Unruhe, Angst, streßbedingte Beschwerden
Nervosität, Asthenie, Schlafstörungen
rheumatische Polyarthritis
Varizen
Prostatitis
◄ **Nebenwirkungen**
MAILHEBIAU empfiehlt nur
orale Anwendung (6), BALACS/
TISSERAND raten von jeglicher
Anwendung ab, da Methylchavicol (Estragol) als karzinogen
angesehen wird (11). Nicht in
der Schwangerschaft anwenden.
Anmerkung: Das sogenannte

Europäische Basilikum enthält
nur 3 bis 31 Prozent Estragol.
Siehe auch unter „Estragon",
„Ravensara anisata"

■ **Basilikum**

Ocimum basilicum
Chemotyp Linalool
Synonym: Europäisches Basilikum
Pflanzenteil: Kraut
Herstellungsverfahren:
Destillation
Pflanzenfamilie: Labiatae

■ **Inhaltsstoffe**
Monoterpene
jeweils Spuren von
α-Pinen; Camphen
β-Pinen; Limonen;
p-Cymen; cis-Ocimen
γ-Terpinen
Sesquiterpene
2–3% β-Caryophyllen
Isocaryophyllen
β-Elemen
Monoterpenole
40–55% Linalool
3–12% α-Fenchylalkohol
2% α-Terpineol
1,5% Citronellol
1,2% Geraniol
Phenole
1–19% Eugenol
2% Isoeugenol
Phenylether
3–31% Methylchavicol
1–9% Methyleugenol
Ketone
0,1% Borneon (Kampher)
Ester
0,1–7% Methylcinnamat
Linalylacetat
α-Fenchylacetat
α-Terpinylacetat
Oxide
2–8% 1,8-Cineol
Andere
cis-3-Hexanol

Quelle: 2, 5

Wichtige Eigenschaften
stark antiphlogistisch
hypertensorisch
als Adjuvans bei Prostatahyperplasie
neurotonisch, ausgleichend auf ZNS
antispasmodisch
analgetisch
antibakteriell
antiviral

Haupt-Indikationen
Gastritis, trockene Ekzeme, Insektenstiche
Hypotonie
Angst, Nervosität, Schlafstörungen
„Reisefieber", „Lampenfieber"
streßbedingte Beschwerden
Depression, mentale Überforderung
Migräne, Kopfschmerzen
◄ **Nebenwirkungen**
keine bekannt, jedoch je nach
Methylchavicolgehalt muß in
der Schwangerschaft behutsam
mit diesem Öl umgegangen
werden; laut BALACS/TISSERAND können bis zu 55 Prozent erreicht werden.
Anmerkung: Es gibt viele
Chemotypen von Basilikum,
die methylchavicolreichen
erkennt die geschulte Nase am
eindeutigen Estragonduft. So
können die eventuellen Nebenwirkungen vom *„Exotischen Basilikum"* (siehe dort) vermieden werden.
Siehe auch unter „Estragon".

■ **Bay**

Pimenta racemosa
Pflanzenteil: Blatt
Herstellungsverfahren:
Destillation
Pflanzenfamilie: Myrtaceae

Inhaltsstoffe
Monoterpene
Myrcen
Limonen
Sesquiterpene
Phellandren
Sesquiterpenole
Caryophyllen
Phenole
bis 56% Eugenol

Quelle: 13

Wichtige Eigenschaften
stark antibakteriell (Breit-band)
stark antiviral
antimykotisch
neurotonisch, stimulierend
aphrodisisch
Haupt-Indikationen
Zahninfektionen, Zahnschmer-zen
Amygdalitis
virale Hepatitis
Zystitis, Urethritis
Sinusitis, Bronchitis, Grippe
Asthenie, Hypotonie
Gelenkschmerzen, Muskel-schmerzen
Verstauchungen, Zerrungen
Seborrhoea oleosa, Haaraus-fall
◄ **Nebenwirkungen**
haut-/schleimhautreizend, auf korrekte Verdünnung achten; nicht in der Schwangerschaft verwenden, nicht für Babys und Kinder, nicht für Schwan-gere. Bei zu langer Anwen-dung hepatotoxisch. Nicht anwenden bei Blutgerinnungs-störungen und bei gleichzeiti-ger Anwendung von *Heparin* und *Aspirin,* da Eugenol die Aktivität der Thrombozyten verlangsamt.
Siehe auch unter „Piment", „Gewürznelke", „Tulsi", „Zimtblätter"

Beifuß
Artemisia vulgaris
Pflanzenteil: blühendes Kraut
Herstellungsverfahren:
Destillation
Pflanzenfamilie: Compositae

Inhaltsstoffe
Monoterpene
Pinen
Ketone
Thujon (Hauptbestandteil)
Oxide
1,8%-Cineol

Quelle: 13

Wichtige Eigenschaften
mukolytisch
choleretisch
Haupt-Indikationen
Bronchitis
Warzen
◄ **Nebenwirkungen**
stark abortiv und neurotoxisch; dieses ätherische Öl wird in der Aromatherapie nicht ange-wandt
Siehe auch unter „Thuja", „Salbei"

Benzoe
Styrax tonkinensis (Siam)
Pflanzenteil: Harz
Herstellungsverfahren:
Extraktion
Pflanzenfamilie: Styracaceae

Inhaltsstoffe
Aldehyde
Vanillin
Ester
60–80% Coniferylbenzoat
Cinnamylbenzoat
Säuren
10–20% Benzoesäure
Zimtsäure

Quelle: 13, 1

Wichtige Eigenschaften
sehr hautregenerierend, zell-erneuernd

antiphlogistisch
expektorativ
antiseptisch
sedativ
Haupt-Indikationen
Psoriasis, Ekzem, Ulcus, Akne, (Schnitt-)Wunden
trockene Nasenschleimhaut
Verbrennungen, Erfrierungen
aufgeplatzte Haut, Narben
Bronchitis, Husten, Asthma
nervöse Spannung, Disstreß
◄ **Nebenwirkungen**
kann gelegentlich allergische Reaktionen auslösen
Anmerkung: Das Resinoid von Benzoe aus Sumatra wird als nicht ganz so hochwertig angesehen, das Inhaltsstoffe-Spektrum ist ähnlich
Siehe auch unter „Tolu"

Bergamotte
Citrus aurantium var. bergamia
Pflanzenteil: Schale
Herstellungsverfahren:
Pressung
Pflanzenfamilie: Rutaceae

Inhaltsstoffe
Monoterpene
36–45% Limonen
2,9–5,1% β-Pinen
0,1–3,6% p-Cymen
α-Pinen
Camphen
Sabinen
Sesquiterpene
0,2–0,9% β-Bisabolen
Monoterpenole
11–22% Linalool
Nerol
Geraniol
α-Terpineol
Aldehyde
Neral
Ester
36–60% Linalylacetat
Nerylacetat

Kumarine und Furo-kumarine
0,3–0,4% Bergapten
Bergaptol, Bergamottin,
Auraptenol

Quelle: 2, 11, 13

Wichtige Eigenschaften
sedativ, antidepressiv
psychisch ausgleichend
antispasmodisch
antiseptisch
epithelisierend, wundheilend,
sehr hautregenerierend
leicht aquaretisch
verdauungsanregend
Haupt-Indikationen
Depressionen, Schlaflosigkeit
Nervosität, Unruhe, Disstreß
Wunden, Juckreiz, Narben
reife und faltige Haut
Hämorrhoiden
Zystitis
Angina tonsillaris
Meteorismus, Appetitlosigkeit
◄ **Nebenwirkungen**
sehr stark photosensitivierend,
bergaptenfreie Bergamotte-
Essenz wird jedoch in der
Ganzheitlichen Aromatherapie
meistens abgelehnt
Siehe auch „Bitterorange",
„Zitrone"

■ **Bergamotteminze**

Mentha x citrata
Pflanzenteil: Kraut
Herstellungsverfahren:
Destillation
Pflanzenfamilie: Labiatae

■ **Inhaltsstoffe**
Monoterpene
β-Pinen
Sesquiterpene
β-Caryophyllen
Germacren D
Monoterpenole
22–25% Linalool
1–2,8% α-Terpineol

0,5% Citronellol
0,1–0,7% Geraniol
Ester
57–63% Linalylacetat
0,7–1,8% Geranylacetat
0,7–1,2% 3-Octylacetat
Oxide
2,3% 1,8-Cineol
1,2% cis-Linalooloxid
1,3–1,7% trans-Linalol-oxid

Quelle: 1

Wichtige Eigenschaften
stark tonisierend
antispasmodisch
ausgleichend (ZNS)
Haupt-Indikationen
nervöse Erschöpfung
Zystitis
Tachykardie
intestinale Parasitosen
◄ **Nebenwirkungen**
keine bekannt
Siehe auch unter „Acker-minze", „Spearmint", „Pfeffer-minze"

■ **Bergbohnenkraut**

Satureja montana
Pflanzenteil: Kraut
Herstellungsverfahren:
Destillation
Pflanzenfamilie: Labiatae

■ **Inhaltsstoffe**
Monoterpene (40–50%)
2–20% α- und γ-Terpinen
10–25% p-Cymen
α- und β-Pinen, Camphen
Sabinen, Myrcen,
Limonen
α-Phellandren
Sesquiterpene
β-Caryophyllen, α-Humu-len, Aromadendren, β-Bis-abolen
α-Cadinen, γ-Cadinen
Monoterpenole
9–54% Linalool

6–9% α-Terpineol
bis zu 7% Terpineol-4
cis-Thujanol-4
trans-Thujanol-4
Geraniol, Borneol
Phenole (20–50%)
25–50% Carvacrol
1–5% Thymol
Eugenol
Ketone
Kampher
Ester
Linalylacetat
Terpinen-4-yl-acetat
Geranylacetat
α-Terpinylacetat
Oxide
1,8-Cineol
Caryophyllenoxid

Quelle: 2

Wichtige Eigenschaften
stark antiseptisch, antiinfektiös
(Breitband)
antiparasitisch (2)
immunmodulatorisch
neurotonisch und stimulierend
hypertensorisch
aphrodisisch
analgetisch
Haupt-Indikationen
Candida albicans
chronische Infekte
bei beginnendem Infekt zur
Abwehr
Bronchitis, Husten, Tonsillitis
Wurmbefall, Amöbiasis
Erschöpfung, Depression
Hypotonie
zur Gedächtnisstärkung
Impotenz
◄ **Nebenwirkungen**
durch den hohen Phenolgehalt
hautreizend, immer auf sorg-fältige Verdünnung achten, zu
immunomodulatorischen
Zwecken kann es auf den Fuß-sohlen gering verdünnt ange-wendet werden
Anmerkung: Das engver-wandte *Gartenbohnenkraut*

(Satureja hortensis) hat ein vergleichbares Inhaltsstoffe-Spektrum und demzufolge ähnliche Einsatzgebiete, es duftet und wirkt etwas milder. Siehe auch unter „Thymian ct. Thymol/Carvacrol", „Oregano".

■ Bergkiefer

Pinus mugo var. pumilio
Pflanzenteil: Zweig mit Nadeln
Herstellungsverfahren: Destillation
Pflanzenfamilie: Pinaceae

■ **Inhaltsstoffe**
Monoterpene
α- und β-Pinen
Limonen
Phellandren
δ-3-Careen
Sesquiterpene
unterschiedliche
Monoterpenole
0,5–1% Borneol
Sesquiterpenole
Pumiliol
Ester
4–10% Bornylacetat
Bornylpropionat

Quelle: 1

Wichtige Eigenschaften
(atmosphärisch) antiseptisch
mukolythisch
litholytisch
leicht antiphlogistisch
Haupt-Indikationen
Sinusitis, Bronchitis
Cholelithiasis
◄ **Nebenwirkungen**
hautreizend, Allergien möglich
Siehe auch unter „Latschenkiefer", „Zirbelkiefer"

■ Birke

Betula alleghaniensis
Pflanzenteil: Kraut
Herstellungsverfahren: Destillation
Pflanzenfamilie: Betulaceae

■ **Inhaltsstoffe**
Ester
98% Methylsalicylat

Quelle: 1, 11

Wichtige Eigenschaften
stark antispasmodisch
antiphlogistisch
vasodilatatorisch
Haupt-Indikationen
Rheumatismus, rheumatoide Polyarthritis
Muskelschmerzen, Muskelkater
Hypertonie
◄ **Nebenwirkungen**
Zahlreiche Methylsalicylatvergiftungen sind in den USA beobachtet worden. Die Todesrate beträgt 50–60%. Zwischen 4 und 8 ml Methylsalicylat werden für ein Kind als tödliche Dosis angesehen, 0,5 ml entsprechen einer Dosis von 21 Aspirintabletten. BALACS/TISSERAND (11) raten von jeglicher Verwendung dieses ätherischen Öles ab, da sein Hauptbestandteil Methylsalicylat sehr leicht die Haut durchdringen und so zu schweren Vergiftungen führen kann.
Siehe auch unter „Wintergrün"

■ Bittermandel

Prunus dulcis var. amara
Pflanzenteil: Kern (Samen)
Herstellungsverfahren: Destillation
Pflanzenfamilie: Rosaceae

■ **Inhaltsstoffe**
Aldehyde
95% Benzaldehyd
Säuren
Hydrozyansäure (Blausäure)

Quelle: 13,11

Wichtige Eigenschaften
sedativ
antispasmodisch
narkotisch
Haupt-Indikationen
keine
◄ **Nebenwirkungen**
Obwohl dieses ätherische Öl fast nur in rektifizierter Form angeboten wird (ohne Blausäure), wird es in der Aromatherapie nicht verwendet.
Anmerkung: Benzaldehyd und Hydrozyansäure duften sehr ähnlich, so daß die Zusammensetzung des Öles mit der Nase nicht erkannt werden kann.

■ Bitterorange

Citrus aurantium
Pflanzenteil: Fruchtschale
Herstellungsverfahren: Pressung
Pflanzenfamilie: Rutaceae

■ **Inhaltsstoffe**
Monoterpene (98%)
93,5% Limonen
1,7% Myrcen
0,7% β-Pinen
0,6% α-Pinen
0,6% trans-Ocimen
0,2% γ-Terpinen
0,2% Sabinen
Spuren Terpinolen
Sesquiterpene
0,1% Germacren D
0,06% Caryophyllen
Spuren γ-Elemen
Monoterpenole
0,25% Linalool
0,04% α-Terpineol

Aldehyde
0,05% Geranial
0,02% Neral
Spuren Citronellal
Spuren Aldehyd C 12
0,1% Aldehyd C 10
Ketone
0,02% Carvon
Ester
0,5% Linalylacetat
0,01% Geranylacetat
Andere
Spuren Bergapten

Quelle: Primavera Life

Wichtige Eigenschaften
sedativ
antispasmodisch
ausgleichend (ZNS)
cholagog, verdauungsfördernd
leicht entzündungshemmend
antikoagulierend
Haupt-Indikationen
Angst; Nervosität
Obstipation, nervöse Ver-
dauungsstörungen
Stomatitis
Zellulite
◄ **Nebenwirkungen**
photosensitivierend, bei Überdosierung im warmen Bade-
wasser kann es zu Hautreizungen führen; gut verträglich,
nicht toxisch
Siehe auch unter „Mandarine",
„Grapefruit"

■ **Boldo**

Peumus boldus
Pflanzenteil: Blatt
Herstellungsverfahren:
Destillation
Pflanzenfamilie: Monimia-
ceae

■ **Inhaltsstoffe**
Monoterpene
28,5% p-Cymen
Monoterpenole
9% Linalool

Ketone
0,4% 2-Nonanon
Terpenperoxide
16–25% Ascaridol
Oxide
4–16% 1,8-Cineol
Andere
0,5% Kumarin

Quelle: 1, 11, 13, 15

Wichtige Eigenschaften
anthelminthisch
stark fungizid
aquaretisch
analgetisch
antiseptisch
choleretisch
Haupt-Indikationen
keine
◄ **Nebenwirkungen**
eines der toxischsten ätherischen Öle, darf in der Aromatherapie nicht verwendet werden

■ **Borneokampfer**

Dryobalanops camphora
Synonym: Borneol, Dryoba-
lanops aromatica
Pflanzenteil: Holz
Herstellungsverfahren:
Destillation
Pflanzenfamilie: Dipterocar-
paceae

■ **Inhaltsstoffe**
Monoterpene
insgesamt 35%
Pinen
Camphen
Dipenten
Sesquiterpene
20% untersch.
Sesquiterpene
Monoterpenole
10% d-Borneol und
Terpineol

Quelle: 10,13, 15

Wichtige Eigenschaften
anregend auf ZNS
anregend auf Nebennieren-
rinde
antiseptisch
hyperämisierend
leicht analgetisch
Haupt-Indikationen
Herzinsuffizienz
Asthenie, Depression
Neuralgien
Durchblutungsstörungen,
Rheumatismus
(Schnitt-) Wunden,
Quetschungen
◄ **Nebenwirkungen**
bei normaler Verwendung
keine
Anmerkung: nicht zu verwechseln mit dem (Japanischen)
Kampfer (siehe dort), der
durch seinen Ketongehalt
toxisch ist

■ **Bucco (Duftraute)**

Barosma betulina
Synonym: Agathosma betulina
Pflanzenteil: Blatt
Herstellungsverfahren:
Destillation
Pflanzenfamilie: Rutaceae

■ **Inhaltsstoffe**
Monoterpene
Limonen
Alkohole
25–40% Diosphenol
Ketone
35–43% Isomenthon
9% (+)-Menthon
sulfurierte Ketone
Ester
0,5% Linalylacetat
0,01% Geranylacetat

Quelle: 1,11

Wichtige Eigenschaften
mukolytisch
antiphlogistisch
aquaretisch

Haupt-Indikationen
asthmatische Bronchitis
Niereninsuffizienz, Nierensteine
◄ Nebenwirkungen
neurotoxisch und abortiv, nicht
für Babys, Kinder und
schwangere Frauen geeignet.
Das ätherische Öl der engen
Verwandten Agathosma crenu-
lata enthält bis 60% Pulegon.

■ Cabreuva

Myrocarpus fastigiatus
Pflanzenteil: Holz
Herstellungsverfahren:
Destillation
Pflanzenfamilie:
Leguminosae

■ Inhaltsstoffe
Sesquiterpenole
80% (+)-trans-Nerolidol
2,5% Farnesol I und II
Bisabolol

Quelle: 1, 13, 15

Wichtige Eigenschaften
hormonartig, aphrodisisch
(nur bei Männern)
tonisierend, energetisierend
wundheilend
Haupt-Indikationen
Asthenie
Impotenz
rheumatische Polyarthritis
Wunden, Narben, Geschwüre
◄ Nebenwirkungen
eher nicht für Frauen geeignet
(1), nicht giftig, nicht reizend
(13)

■ Cajeput

Melaleuca leucadendra
Synonym: Melaleuca cajuputii
Pflanzenteil: Blatt
Herstellungsverfahren:
Destillation
Pflanzenfamilie: Myrtaceae

■ Inhaltsstoffe
Monoterpene
35% β-Pinen
4% α-Pinen
7% Limonen
Sesquiterpene
5,9% β-Caryophyllen
Monoterpenole
6,4% α-Terpineol
Sesquiterpenole
Viridiflorol
Nerolidol
Aldehyde
verschiedene
Ester
Terpineolacetat
Oxide
50–75% 1,8-Cineol
Quelle: 2, 13

Wichtige Eigenschaften
stark expektorativ
phlebotonisch
antiinfektiös
hormonartig
Haupt-Indikationen
Infektionen der oberen Atemwege
Otitis, Bronchitis
Varizen, Hämorrhoiden
Herpes genitalis
Kopfschmerzen, Neuralgien
Zystitis
Rheumatismus, Muskel-
schmerzen
Schutz und Stärkung der Haut
vor Radiotherapie (1)
◄ Nebenwirkungen
Bei normaler Anwendung
keine, nicht für Babys geeignet. Schwangere Frauen sollten wegen der hormonartigen
Wirkung sicherheitshalber
während der ersten Schwan-
gerschaftshälfte auf dieses
ätherische Öl verzichten. Bei
Kindern mit spastischen Atem-
wegserkrankungen ist Vorsicht
angebracht, ansonsten ist es
ein typisches Kinder-Öl.
Siehe auch unter „Niaouli",
„Tea Tree", „Eukalyptus"

■ Cardamom

Elettaria cardamomum
Pflanzenteil: Samen
Herstellungsverfahren:
Destillation
Pflanzenfamilie:
Zingiberaceae

■ Inhaltsstoffe
Monoterpene
1,4–3,1% Sabinen
1% Myrcen
0,15–2,5% Limonen
Monoterpenole
3–3,5% Linalool
1–1,5% α-Terpineol
0,8% Terpineol-4
Ester
30–35% Terpenylacetat
3,5% Linalylacetat
Oxide
40–45% 1,8%-Cineol

Quelle: 1

Wichtige Eigenschaften
stark tonisierend und
stimulierend
karminativ
stark expektorativ
antispasmodisch (neuromuskulär)
antibakteriell
desinfizierend (Mundpflege)
fördert den Speichelfluß
anthelminthisch
Haupt-Indikationen
Asthenie, Belastung durch
Disstreß
Konzentrationsstörungen
Bronchitis
Erkältungskrankheiten
Mundgeruch, Sodbrennen
Meteorismus
Dyspepsie, Aerophagie
spastische Colitis
◄ Nebenwirkungen
keine bekannt

■ Cassiazimt

Cinnamomum cassia
Pflanzenteil: Blatt & Zweig
Herstellungsverfahren:
Destillation
Pflanzenfamilie: Lauraceae

■ Inhaltsstoffe
Phenole
2% 4-Ethylguaiacol
aromatische Aldehyde
78–85% trans-Zimtaldehyd
2,7–3,7% Benzaldehyd
1–1,5% Hydroxizimt-
aldehyd
0,1–0,2% Cuminal
Salizylaldehyd
Methylsalizylaldehyd
Oxide
Benzoesäure
Zimtsäure
Andere
6–8% Kumarine

Quelle: 1

Wichtige Eigenschaften
sehr stark antibakteriell (Breitband)
antiviral
antimykotisch
sympatikoton
tonisierend und stimulierend
aphrodisisch
uterotonisch, emmenagog
stark hyperämisierend
stark antikoagulierend
Haupt-Indikationen
Colitis
Bronchitis
Zystitis
fiebrige Tropenkrankheiten
Asthenie, Depression
Impotenz, Frigidität
kalte Füße
◄ Nebenwirkungen
sehr hautreizend, auf empfindlicher Haut auch nicht verdünnt anwenden
Siehe auch unter „Zimt"

■ Cistrose

Cistus ladanifer
Pflanzenteil: Blatt & Zweig
Herstellungsverfahren:
Destillation
Pflanzenfamilie: Cistaceae

■ Inhaltsstoffe
Monoterpene
50% α-Pinen
4% (+)-Camphen
Monoterpenole
2% Borneol
Aldehyde
1% unterschiedliche
Ketone
2% 2,2,6-Trimethylcyclo-
hexanon
1% Fenchon
Ester
3% Linalylacetat und
Bornylacetat und andere
Säuren
1,8% unterschiedliche
Andere
1,5% Acetophenon
unterschiedliche Lactone

Quelle: 1

Wichtige Eigenschaften
stark antiviral
antibakteriell
stark antihämorrhagisch
parasympatikoton
Haupt-Indikationen
neurovegetative Dystonien
Atopisches Ekzem
Kinderkrankheiten: Varizellen,
Röteln, Scharlach, Pertussis
Autoimmunkrankheiten: rheumatische Polyarthritis, Multiple Sklerose
Arteriitis
Hämorrhagien, (Schnitt-)Wun-
den
◄ Nebenwirkungen
bei normaler Verwendung
keine bekannt

■ Citronella

Cymbopogon nardus
Pflanzenteil: Gras
Herstellungsverfahren:
Destillation
Pflanzenfamilie: Poaceae

■ Inhaltsstoffe
Monoterpenole
18% (15–24%) Geraniol
8,5% (12–15%)
Citronellol
6,5% Borneol
Phenylether
7% Isoeugenol
Aldehyde
5% (33–45%) Citronellal
Ester
4% Geranylformiat
1,5% Geranylbutyrat
(3–8%Geranylacetat)
(2–4% Citronellylacetat)

Die Werte in Klammern
beziehen sich auf *Cymbo-
pogon winterianus* (Java-
Citronelle), die Inhalts-
stoffe ohne Klammern sind
in diesem überhaupt nicht
enthalten

Quelle: 1

Wichtige Eigenschaften
stark antiphlogistisch, besonders *C. winterianus*
stark antispasmodisch
antiinfektiös
desodorierend
insektenvertreibend
stimulierend
Haupt-Indikationen
vorbeugend bei Infektionen
Luftdesinfektion
Arthritis
Entzündungen
◄ Nebenwirkungen
C. winterianus kann leicht
hautreizend sein
Siehe auch unter „Lemongras"

▣ Clementine

Citrus deliciosa
Pflanzenteil: Fruchtschale
Herstellungsverfahren:
Destillation
Pflanzenfamilie: Rutaceae

▣ **Inhaltsstoffe**
   Monoterpene
   85,8% Limonen
   6,6% γ-Terpinen
   1,7% Myrcen
   1,1% α-Pinen
   0,6% β-Pinen
   0,3% Sabinen
   0,3% a-Thujen
   0,3% Terpinolen
   0,1% α-Phellandren
   0,15% α-Terpinen
   0,06% δ-3-Careen
   Sesquiterpene
   0,07% δ-Cadinen
   0,07% Caryophyllen
   Monoterpenole
   0,2% Linalool
   0,08% α-Terpineol
   0,03% Terpineol-4
   Aldehyde
   0,03% Citronellal
   0,04% Neral
   0,05% Geranial;
   0,1% C 10-Aldehyd
   Ester
   0,2% Methyl-N-Methylanthranilat
   Spuren Linalylacetat

   Quelle: Primavera Life

Wichtige Eigenschaften
sympathikolytisch
sedativ
antispasmodisch
cholagog
(atmosphärisch) antiseptisch
Haupt-Indikationen
Ängste, Schlaflosigkeit,
Anspannung
Dyspepsien, Gastralgien,
Aerophagie
◀ **Nebenwirkungen**
leicht photosensitivierend, im

warmen Badewasser kann es
bei Überdosierung zu Hautreizungen kommen, ansonsten
sehr gut verträgliche Essenz

▣ Copaiva

Copaifera officinalis
Pflanzenteil: Harz-Balsam
Herstellungsverfahren:
Extraktion
Pflanzenfamilie:
Leguminosae

▣ **Inhaltsstoffe**
   Sesquiterpene (72–90%)
   50–53% β-Caryophyllen
   15–16% α-Copaen
   7–10% trans-Bergamotten
   3–3,5% α-Cubeben

   Quelle: 1, 13, 15

Wichtige Eigenschaften
sehr stark antiphlogistisch
aquaretisch
mukolytisch
wundheilend
Haupt-Indikationen
Urethritis, Zystitis
Arthritis, Bursitis, Tendinitis
bronchopulmonäre Infektionen
Wunden, Geschwüre
Hämorrhoiden
Hypotonie
Nervosität, Distreß
Wunden, Hämatome
◀ **Nebenwirkungen**
bei normaler Dosierung keine
bekannt, kann Hautreizungen
verursachen. Zu hohe Dosie-
rung führt zu Erbrechen und
Durchfall.
Anmerkung: Dieses Harz
wurde von den Indianern des
Amazonas traditionell zur
Behandlung von Geschlechts-
krankheiten verwendet

▣ Costus

Saussurea costus/lappa
Synonym: Auklandra costus
Pflanzenteil: getrocknete
Wurzel
Herstellungsverfahren:
Destillation
Pflanzenfamilie: Compositae

▣ **Inhaltsstoffe**
   Sesquiterpene
   Aplotaxen
   β-Elemen
   Sesquiterpenole
   Costol
   **Sesquiterpenketone/
   Lactone** (50%)
   Dihydrocostuslakton
   Costunolid
   α-Ionon

   Quelle: 1, 11, 13

Wichtige Eigenschaften
mukolytisch
antiphlogistisch
antimykotisch
antispasmodisch
antibakteriell, antiviral
Haupt-Indikationen
katarrhalische Infektionen der
Atemwege
Asthma, spastischer Husten
nervöse Anspannung, Streßsymptome
◀ **Nebenwirkungen**
sehr stark allergisierend, somit wird von der Anwendung
dieses ätherischen Öls abgeraten
Siehe auch unter „Alant"

▣ Davana

Artemisia pallens
Pflanzenteil: blühendes Kraut
Herstellungsverfahren:
Destillation
Pflanzenfamilie: Compositae

■ **Inhaltsstoffe**
Ketone
25–52% (+)-Davonon
Isodavanon
(+)-Nordavanon
(+)-Artemon
Diether
Davanaether
Andere
Davanafuran

Quelle: 1

Wichtige Eigenschaften
mukolytisch
anxiolytisch
wundheilend
Haupt-Indikationen
spastischer Husten
Asthenie, Neurasthenie
schmerzhafte Narben
◄ **Nebenwirkungen**
sehr neurotoxisch und abortiv,
nicht für Kinder und Schwangere. Dieses Öl wird in der
Aromatherapie normalerweise
nicht verwendet

■ **Dill**

Anethum graveolens
Pflanzenteil: Kraut & Samen
Herstellungsverfahren:
Destillation
Pflanzenfamilie:
Umbelliferae

■ **Inhaltsstoffe**
Monoterpene (etwa 50%)
29% α-Phellandren
16,5% Limonen
1% p-Cymen
0,35% β-Phellandren
0,15% α-Thujen
0,95% α-Pinen
0,42% β-Myrcen
Camphen, Sabinen
β-Pinen, γ-Terpinen
Sesquiterpene
0,12% β-Caryophyllen
0,17% Germacren D

Monoterpenole
cis-Carveol
trans-Carveol
Ketone (über 30%)
15% Isodihydrocarvon
13,4% d-Carvon
6% Dihydrocarvon
Phenylether
Anethol, Myristicin,
Dillapiol, Elemicin
Oxide
6% 3,9-epoxy-p-menth-
1-en
Limonenoxid
Andere
Kumarine: Umbelliferon

Quelle: Patrick Collin

Wichtige Eigenschaften
mukolytisch
cholagog, choleretisch, karminativ
antikoagulierend
aquaretisch
Haupt-Indikationen
Bronchialkatarrh,
akute Bronchitis
Dyspepsie, Darmkoliken,
Leberinsuffizienz
Schluckauf
◄ **Nebenwirkungen**
PÉNOËL/FRANCHOMME beziehen sich auf die neurotoxischen Ketone und lassen dieses Öl nicht für Babys, Kinder
und Schwangere zu (1).
MAILHEBIAU spricht von einem
sehr sanften Öl, vorausgesetzt
die ganze Pflanze (und nicht
nur die Samen) wurden destilliert (6).
Siehe auch „Fenchel", „Anis"

■ **Douglasie**

Pseudotsuga menziesii
Pflanzenteil: Zweig mit
Nadeln
Herstellungsverfahren:
Destillation
Pflanzenfamilie: Pinaceae

■ **Inhaltsstoffe**
Monoterpene
15–25% α-Pinen
35–50% β-Pinen
6–18% (–)-Limonen
d-3-Careen
Camphen
Monoterpenole
6,5–10% Borneol und
Geraniol
Aldehyde
Spuren Citral
Benzaldehyd
Ketone
Borneon (Kampher)
Ester
6–6,5% Geranylacetat und
Bornylacetat, je nach
Chemotyp bis zu 35%
Ester

Quelle: 1

Wichtige Eigenschaften
(atmosphärisch) antiseptisch
expektorativ
bei hohem Estergehalt:
antispasmodisch
Haupt-Indikationen
Infektionen der Atemwege
◄ **Nebenwirkungen**
eventuell leicht hautreizend,
vor allem im warmen Badewasser
Sie auch unter „Balsamtanne",
„Fichte", „Kiefer", „Weißtanne"

■ **Elemi**

Canarium luzonicum
Pflanzenteil: Harz
Herstellungsverfahren:
Destillation
Pflanzenfamilie: Burseraceae

■ **Inhaltsstoffe**
Monoterpene
27–54% d-Limonen
15% α-Phellandren

7% β-Phellandren
5% Sabinen
Terpinolen
Monoterpenole
Terpineol
Sesquiterpene
Elemen
Sesquiterpenole
Elemol
Phenylether
3–12% Elemicin
Ketone
Carvon
Andere
Dipenten

Quelle: 1, 5, 11, 13

Wichtige Eigenschaften
wundheilend
antiseptisch
expektorativ
Haupt-Indikationen
Ulcus cruris, Narben,
Geschwüre
Dyspepsien
spastische Enterocolitis,
Diarrhoe
Bronchitis, Husten
◀ **Nebenwirkungen**
Elemicin wirkt einigen Stu-
dien zufolge leicht kanzerogen
(11), eventuell puffert jedoch
die antitumorale Wirkung von
d-Limonen diesen Effekt ab.
Es wird sicherheitshalber eine
maximale Verdünnung von 1%
empfohlen.
Siehe auch unter „Myrrhe",
„Weihrauch"

■ **Estragon**

Artemisia dracunculus
Pflanzenteil: Kraut
Herstellungsverfahren:
Destillation
Pflanzenfamilie:
Compositae

■ **Inhaltsstoffe**
Monoterpene
10–13% cis-Ocimen
7–12% trans-Ocimen
Phellandren
Monoterpenole
Nerol
Phenylether
60–75% Methylchavicol
Ketone
Thujon
Oxide
1,8-Cineol

Quelle: 1, 5, 13

Wichtige Eigenschaften
stark spasmolytisch (neuromuskulär)
stark antiviral
antibakteriell
antiallergisch
emmenagog, östrogenähnlich
karminativ
Haupt-Indikationen
Spasmophilie
spastische Colitis,
Meteorismus
Schluckauf, Aerophagie
PMS, Dysmenorrhoe,
Amenorrhoe
◀ **Nebenwirkungen**
Methylchavicol (Estragol)
wird als karzinogen angesehen, weswegen BALACS/TISSE-
RAND von jeglicher Anwen-
dung dieses „Französischer
Estragon"-Öles abraten (1). Es
gibt jedoch Therapeuten, die
dieses ätherische Öl gerne einsetzen, besonders bei Men-
struationsstörungen.
Anmerkung: Der sogenannte
Russische Estragon enthält nur
bis zu 17% Estragol.
Siehe auch unter „Basilikum",
„Ravensara anisata"

■ **Eukalyptus**

Eucalyptus citriodora
Synonym: Zitronen-Eukalyp-
tus
Pflanzenteil: Blatt & Zweig
Herstellungsverfahren:
Destillation
Pflanzenfamilie: Myrtaceae

■ **Inhaltsstoffe**
Monoterpene
0,09% γ-Terpinen
0,08% β-Thujen
0,08% Limonen
0,05% β-Pinen
Sesquiterpene
1,25% β-Caryophyllen
0,09% α-Humulen
Monoterpenole
4,5% Citronellol
0,14% Borneol
0,12% Geraniol
0,11% γ-Terpineol
Phenole
0,32% Eugenol
Aldehyde
90,27% Citronellal
Ester
0,46% Bornylformiat
0,27% Citronellylacetat
0,11% Bornylacetat
0,11% Eugenylacetat
0,13% Geranylacetat

Quelle: La Florina

Wichtige Eigenschaften
stark antiphlogistisch
antirheumatisch
stark analgetisch
sedativ, hypotensorisch
leicht spasmolytisch
antiinfektiös (Staphylokokkus
aureus)
desodorierend
insektenvertreibend
Haupt-Indikationen
Arthritis, rheumatische Polyarthritis
Hypertonie, Perikarditis
Zystitis, Vaginitis
Herpes zoster
Halsschmerzen

◄ **Nebenwirkungen**
bei normaler Anwendung normalerweise sehr gut verträglich, gelegentlich allergische Reaktionen; nicht oral einnehmen
Siehe auch unter „Citronella"

■ **Eukalyptus**

Eucalyptus dives
Synonym: Pfefferminz-Eukalyptus
Pflanzenteil: Blatt & Zweig
Herstellungsverfahren:
Destillation
Pflanzenfamilie: Myrtaceae

■ **Inhaltsstoffe**
Monoterpene
30% α-Phellandren
Sesquiterpene
α-Cubeben
β-Caryophyllen
Longifolen
γ-Elemen
δ-Cadinen
Monoterpenole
Linalool
Terpineol-4
α-Terpineol
Piperitol
Ketone
40–50% Piperiton

Quelle: 1, 13

Wichtige Eigenschaften
stark mukolytisch
hyperämisierend
wundheilend
antibakteriell
aquaretisch
Haupt-Indikationen
Bronchitis
Sinusitis, Otitis
Rheumatismus, Muskelkater
Kopfschmerzen, Neuralgien
Asthenie
Wunden, Narben
◄ **Nebenwirkungen**
leicht neurotoxisch und abortiv,

nicht für Schwangere, nicht für Babys und Kinder
Anmerkung: Es gibt auch einen Cineol-Chemotyp von Eukalyptus dives, dieser enthält nicht das Keton Piperiton

■ **Eukalyptus**

Eucalyptus globulus
Pflanzenteil: Blatt & Zweig
Herstellungsverfahren:
Destillation
Pflanzenfamilie: Myrtaceae

■ **Inhaltsstoffe**
Monoterpene
17,76% a-Pinen (3–27%)
1,8–9% Limonen
0,2–0,4% Camphen
1,2–3,3% p-Cymen
Sesquiterpene
2,09% Aromadendren
0,2% α-Phellandren
Monoterpenole
0,1–0,6% α-Terpineol
Sesquiterpenole
2,56% trans-Pinocarveol
Aldehyde
Myrtenal, Geranial
Monoterpenketone
1–2% Pinocarvon
0,4% Fenchon
0,1% Carvon
Ester
0,1–2% α-Terpenylacetat
Oxide
65,75% 1,8-Cineol
(60–85%)

Quelle: Patrick Collin (2)

Wichtige Eigenschaften
mukolytisch, expektorativ
antibakteriell (besonders Staphylokokkus aureus, Streptokokken, Pneumokokken)
antimykotisch (Candida)
antiviral
antiphlogistisch
Haupt-Indikationen
Grippe, Sinusitis, Rhinitis,

Pharyngitis, Amygdalitis,
Bronchitis, Bronchopneumonie
Otitis
Hautmykosen
◄ **Nebenwirkungen**
nicht für Kinder unter drei Jahren und Kinder bis 12 Jahre mit spastischen Atemwegserkrankungen
Siehe auch unter „Cajeput", „Niaouli"

■ **Eukalyptus**

Eucalyptus polybractea
Chemotyp Cineol
Pflanzenteil: Blatt & Zweig
Herstellungsverfahren:
Destillation
Pflanzenfamilie: Myrtaceae

■ **Inhaltsstoffe**
Oxide
80–90% 1,8-Cineol

Quelle: 1

Wichtige Eigenschaften
stark mukolytisch
Haupt-Indikationen
Bronchitis (akut und chronisch)
Rhinitis
Kopfschmerzen
◄ **Nebenwirkungen**
nicht toxisch; wegen des hohen Cineolgehaltes jedoch nicht für Babys; nicht für Kinder mit spastischen Atemwegserkrankungen

■ **Eukalyptus**

Eucalyptus polybractea
Chemotyp Crypton
Pflanzenteil: Blatt & Zweig
Herstellungsverfahren:
Destillation
Pflanzenfamilie: Myrtaceae

Inhaltsstoffe
Monoterpene
30% p-Cymen
Monoterpenole
Linalool
Terpineol-4
α-Terpineol
Sesquiterpenole
α-Eudesmol
Aldehyde
7% Cuminal
5% Phellandral
Geranial, Myrtenal
Ketone
40% (−)-Crypton
Piperiton
Oxide
10% 1,8-Cineol

Quelle: 1

Wichtige Eigenschaften
stark mukolytisch
stark antiviral
Haupt-Indikationen
Bronchitis (akut und chronisch)
Condylome
◄ **Nebenwirkungen**
nicht für Babys, Kinder und
Schwangere

▓ Eukalyptus

Eucalyptus radiata
Pflanzenteil: Blatt & Zweig
Herstellungsverfahren:
Destillation
Pflanzenfamilie: Myrtaceae

▓ Inhaltsstoffe
Monoterpene (rund 10%)
4,90% Limonen
2,50% α-Pinen
0,88% p-Cymen
0,68% γ-Terpinen
0,50% α-Phellandren
0,41% Myrcen
0,26% β-Pinen
0,15% Sabinen
0,14% α-Terpinen

0,01% Camphen
Terpinolen
Sesquiterpene
0,05% Caryophyllen
Monoterpenole (8%)
6,05% α-Terpineol
1,44% Terpineol-4
0,19% Geraniol
0,09% Linalool
Aldehyde (1%)
Myrtenal, Citronellal,
Geranial, Neral
Oxide (rund 80%)
82,70% 1,8-Cineol
Linalooloxid

Quelle: Patrick Collin

Wichtige Eigenschaften
stark expektorativ
stark antiviral
antibakteriell
entzündungshemmend
leicht stimulierend
Haupt-Indikationen
Grippe, grippale Infekte
Rhinitis, Rhinopharyngitis,
Sinusitis, Otitis
Akne
Asthenie
◄ **Nebenwirkungen**
nicht toxisch, jedoch wegen
des hohen Cineolgehaltes
nicht für Babys; nicht für Kinder mit spastischen Atemwegserkrankungen
Siehe auch unter „Cajeput",
„Niaouli"

▓ Eukalyptus
Eucalyptus smithii
Pflanzenteil: Blatt & Zweig
Herstellungsverfahren:
Destillation
Pflanzenfamilie: Myrtaceae

▓ Inhaltsstoffe
Monoterpene
10% Limonen
7% α-Pinen
p-Cymen

Monoterpenole
Terpineol, Terpineol-4,
Geraniol, Linalool
Aldehyde
Isovaleraldehyd
Ester
in Spuren
Oxide
70–80% 1,8-Cineol

Quelle: 2

Wichtige Eigenschaften
mukolytisch, expektorativ
antiviral, antibakteriell
analgetisch
Haupt-Indikationen
Bronchitis, Husten, Erkältung,
Grippe
Asthma
schmerzende Gelenke
◄ **Nebenwirkungen**
gut verträgliches, nicht toxisches ätherisches Öl. Wegen
des hohen Cineolgehaltes
nicht für Babys und Kinder
mit spastischen Atemwegserkrankungen.

▓ Eukalyptus

Eucalyptus staigeriana
Pflanzenteil: Blatt & Zweig
Herstellungsverfahren:
Destillation
Pflanzenfamilie:
Myrtaceae

▓ Inhaltsstoffe
Monoterpene (45%)
25,14% Limonen
7,99% Terpinolen
2,69% α-Pinen
2,55% α-Phellandren
2,18% p-Cymen
1,98% γ-Terpinen
1,55% β-Pinen
0,72% Myrcen
0,62% trans-β-Ocimen
0,19% cis-β-Ocimen

Monoterpenole
6,27% Geraniol
2,68% Nerol
Aldehyde (25%)
13,31% Geranial
8,21% Neral
4,56% Methylgeraniat
Ester
4,01 Geranylacetat
Oxide
5,58% 1,8-Cineol

Quelle: 2

Wichtige Eigenschaften
entzündungshemmend
antispasmodisch
antiviral, antibakteriell
ausgleichend, entspannend
aphrodisisch (besonders bei
Männern)
Haupt-Indikationen
Arthritis
Muskelschmerzen, Rücken-
schmerzen
Husten, Erkältung bei Kindern
vegetative Dystonie
Nervosität, Verspannungen
depressive Verstimmung
◀ **Nebenwirkungen**
keine, sehr gut verträgliches
Öl

◼ **Fenchel**

Foeniculum vulgare
Pflanzenteil: Samen
Herstellungsverfahren:
Destillation
Pflanzenfamilie: Umbelliferae

◼ **Inhaltsstoffe**
Monoterpene
3,8–4,8% α-Pinen
8–13% Limonen
Monoterpenole
3,2% Fenchol
Phenylether
52–86% trans-Anethol
2–7% Methylchavicol
0,3–0,5% cis-Anethol

Aldehyde
Anisaldehyd
Ketone
0,3%–14% Fenchon
0,3% Borneon (Kampher)
Anisketon
Oxide
bis 6,5% 1,8-Cineol

Quelle: 1, 11

Wichtige Eigenschaften
östrogenartig, emmenagog
geburtserleichternd,
laktagog
antispasmodisch (ZNS)
stark karminativ
cholagog, choleretisch
analgetisch
kardiotonisch
aquaretisch
mukolytisch
Haupt-Indikationen
Amenorrhoe, Oligomenorrhoe,
Dysmenorrhoe
Entbindung
Klimakterium
Dyspepsie, Gastralgie,
spastische Colitis
Meteorismus, Aerophagie
Schluckauf
Bronchitis, Asthma
Zellulite, Ödeme
◀ **Nebenwirkungen**
nicht für schwangere Frauen,
nicht bei Endometriose,
Prostatahyperplasie und östrogenabhängigen Kanzerosen.
Für die Anwendung bei Babys
und Kleinkindern muß sicher-
gestellt sein, daß das Öl einwandfrei und natürlichen
Ursprungs ist.
Gepantschte/synthetische Öle
enthalten oft cis-Anethol, das
wesentlich toxischer als trans-
Anethol ist (11). Anetholreiche ätherische Öle wie Fenchel
und Anis sollten nicht von
Alkoholkranken verwendet
werden, auch Erkrankungen
der Leber und die Einnahme

von *Paracetamol* gelten als
Kontraindikation.
Siehe auch unter „Anis",
„Sternanis"

◼ **Fichtennadel**

Abies sibirica
Pflanzenteil: Zweig mit
Nadeln
Herstellungsverfahren:
Destillation
Pflanzenfamilie: Pinaceae

◼ **Inhaltsstoffe**
Monoterpene
10% Camphen
Diterpenole
Isoabienol
Ester
30–40% Bornylacetat
Terpinylacetat

Quelle: 1

Wichtige Eigenschaften
stark spasmolytisch
antiphlogistisch
Haupt-Indikationen
Bronchitis,
asthmatische Bronchitis
spastische Colitis
◀ **Nebenwirkungen**
keine bekannt
Siehe auch unter „Weißtanne",
„Balsamtanne"

◼ **Flohminze**

Mentha pulegium
Pflanzenteil: Kraut
Herstellungsverfahren:
Destillation
Pflanzenfamilie: Labiatae

◼ **Inhaltsstoffe**
Monoterpene
0,5% α-Pinen
0,5% (−)-Limonen
0,4% β-Pinen
Monoterpenole
bis 9% Menthol

bis 3% Neoisomenthol
0,3% Linalool
Isomenthol
Ketone
je nach Chemotyp:
55–95% (+)-Pulegon
1,5–30% (–)-Menthon
5–20% (–)-Isomenthon
0,4–2,5% Piperitenon
0,1% Piperiton
0,2% Isopiperitenon
Ester
0,25–1,5% Neoiso-
menthylacetat
Andere
1,5% 3-Octanol

Quelle: 1

Wichtige Eigenschaften
stark mukolytisch
parasympathikoton (in geringer Dosierung)
cholagog, karminativ
emmenagog
wundheilend
insektenabwehrend
Haupt-Indikationen
chronische Bronchitis
asthmatische Bronchitis
Leberinsuffizienz
Dysmenorrhoe
Wunden, Narben
◄ **Nebenwirkungen**
sehr hepatotoxisch, nicht für
Schwangere, Babys und Kinder geeignet. Dieses ätherische
Öl wird wegen seiner starken
Toxizität normalerweise nicht
in der Aromatherapie eingesetzt. Die abortive Wirkung ist
umstritten, mutmaßlich erfolgt
der Abort nur indirekt, durch
ein Leberversagen der werdenden Mutter (11).
Anmerkung: Es gibt noch eine
Amerikanische Flohminze
(Hedeoma pulegioides), deren
ätherisches Öl ist als ähnlich
gefährlich einzustufen
Siehe auch unter „Bucco"

▓ **Galbanum**

Ferula gummosa
Pflanzenteil: Harz
Herstellungsverfahren:
Destillation
Pflanzenfamilie:
Umbelliferae

▓ **Inhaltsstoffe**
Monoterpene (70%)
36,1% β-Pinen
18,5% α-Pinen
4,4% α-Thujen
3,6% Limonen
2,2% Myrcen
1,4% cis-Ocimen
0,6% Terpinolen
0,4% δ-3-Careen
0,4% p-Cymen
0,5–1% Camphen
0,3% trans-Ocimen
Sesquiterpene
2,8% Germacren D
0,9% δ-Cadinen
0,9% β-Cubeben
0,4% β-Elemen
0,3% α-Cedren
0,2% β-Bourbonnen
Monoterpenole
0,1% Pinocarveol
0,1% Myrtenol
0,02% α-Terpineol
Sesquiterpenole
0,25% t-Cadinol
0,2% Bulsenol
3% β-Eudesmol
Phenylether
0,1% Carvacrolmethyl-
ether
Aldehyde
0,02% Myrtenal
Ketone
0,1% Pinocarvon
Ester
0,1% Fenchylacetat
0,07% Bornylacetat
0,3% Terpinylacetat
Andere
1,5% Undecatrien

Quelle: La Florina

Wichtige Eigenschaften
stark wundheilend
antiphlogistisch
antiseptisch
stimulierend, tonisierend
emmenagog
aphrodisisch
analgetisch
antispasmodisch
mukolytisch
karminativ
Haupt-Indikationen
Ulzerationen, Abszesse,
Narben, Furunkel
Asthenie, nervöse Spannung
Amenorrhoe, Dysmenorrhoe
Fluor vaginalis
Rheumatismus, Muskel-
schmerzen
Bronchitis, Asthma,
chronischer Husten
Meteorismus
faltige, schlaffe Haut
◄ **Nebenwirkungen**
ungiftig, sehr gut verträglich, in
der Schwangerschaft nur unter
Aufsicht einer/s TherapeutIn
Siehe auch unter „Karottensamen"

▓ **Galgant**

Alpinia galanga
Pflanzenteil: Rhizom
Herstellungsverfahren:
Destillation
Pflanzenfamilie:
Zingiberaceae

▓ **Inhaltsstoffe**
Monoterpene
δ-3-Careen
Camphen
Ester
48% p-Methoxymethyl-
cinnamat
Oxide
20–30% 1,8-Cineol
Andere
p-Methoxystyren
Quelle: 1

Wichtige Eigenschaften
stark antispasmodisch
karminativ
mukolytisch
Haupt-Indikationen
spastische Gastritis
Verdauungsinsuffizienzen
Bronchitis (auch asthmatische)
◄ **Nebenwirkungen**
keine bekannt
Anmerkung: Galanga (Alpinia officinarum) wird zu den gleichen Zwecken eingesetzt

▓ Gelbholz

Zanthoxylum alatum
Pflanzenteil: Früchte
Herstellungsverfahren:
Destillation
Pflanzenfamilie: Rutaceae

▓ **Inhaltsstoffe**
Monoterpene
unterschiedliche
Aldehyde
Citral

Quelle: 1

Wichtige Eigenschaften
antiphlogistisch
sedativ
antiinfektiös
Haupt-Indikationen
Arthritis
Nervosität, Angstzustände
Cholera
◄ **Nebenwirkungen**
keine bekannt

▓ Geranie

Pelargonium graveolens
Pflanzenteil: Blatt
Herstellungsverfahren:
Destillation
Pflanzenfamilie:
Geraniaceae

▓ **Inhaltsstoffe**
Monoterpene
0,5% α-Pinen
0,3% trans-Ocimen
0,2% cis-Ocimen
0,2% Limonen
0,15% Myrcen
Sesquiterpene
1,2% Germacren D
1,1% δ-Cadinen
1% α-Copaen
0,8% Bourbonen
0,7% Caryophyllen
0,2% γ-Cadinen
Monoterpenole (58%)
30,1% Citronellol
17,9% Geraniol
8,8% Linalool
0,8% α-Terpineo
0,2% l-Menthol
Sesquiterpenole
4,5% g-epi-Eudesmol
1% Spatulenol
Ketone
5,5% iso-Menthon
0,4% l-Menthon
Ester
6,4% Citronellylformiat
3,3% Geranylformiat
1,4% Geranyltiglat
1,3% Geranylbutyrat
0,9% Citronellyltiglat
0,2% Citronellylpropionat
0,1% Citronellylacetat
Oxide
0,9% cis-Rosenoxid
0,4% trans-Rosenoxid
0,2% cis-Linalooloxid
0,2% trans-Linalooloxid

Quelle: Primavera Life

Wichtige Eigenschaften
phlebotonisch, lymphotonisch
entstauend
entspannend, ausgleichend
adstringierend
antimykotisch, antibakteriell
antidiabetisch (2)
wundheilend, sehr hautpflegend
insektenvertreibend

Haupt-Indikationen
Varizen, Hämorrhoiden,
Ulcus cruris
Ödeme
Dysmenorrhoe, PMS
Angst, Erschöpfung
Haut- und
Nagelpilzinfektionen
Akne, Wunden, Dehnungsstreifen
Impetigo, infektiöse Hauterkrankungen
Krämpfe, Koliken, Diarrhoe
◄ **Nebenwirkungen**
nicht toxisch; je nach Hauttyp
sind leichte Hautreizungen
möglich, allgemein sehr gut
verträgliches Öl
Siehe auch unter „Rose", „Palmarosa"

▓ Geranie („Echte Geranie")

Geranium macrorrhizum
Pflanzenteil: Blatt
Herstellungsverfahren:
Destillation
Pflanzenfamilie: Geraniaceae

▓ **Inhaltsstoffe**
Monoterpene
4% unterschiedliche
Sesquiterpene
insgesamt 16%
α-Santalen
β-Caryophyllen
β-Elemen
Guaiazulen
Sesquiterpenole
Selinol
Sesquiterpenketone
55% Germacron
8% Germazon

Quelle: 1

Wichtige Eigenschaften
antitumoral
mukolytisch
lipolytisch
hypotonisch
epithelisierend
antiseptisch

Haupt-Indikationen
bestimmte Krebsarten
katarrhalische Bronchitis,
Asthma
Hypertonie
Dermatosen
◄ **Nebenwirkungen**
eventuell neurotoxisch und
abortiv, es sind noch keine
gesicherten Daten bekannt

▩ Gewürznelke

Syzygium aromaticum
Synonym: Eugenia caryo-
phyllata (alter Name)
Pflanzenteil: Blütenknospe
Herstellungsverfahren:
Destillation
Pflanzenfamilie: Myrtaceae

▩ **Inhaltsstoffe**
  Monoterpene
  Pinen
  Sesquiterpene
  1,7% α-Humulen
  13,3 β-Caryophyllen
  Phenole bis 90%
  73,5% Eugenol (bis 80%)
  Isoeugenol
  Acetoeugenol
  Chavicol
  Aldehyde
  0,11% Furfural
  Ester (bis 25%)
  10,1% Eugenylacetat, bis
  22%
  0,24% Methylsalicylat
  α-Terpenylacetat
  Benzylacetat
  Benzylbenzoat
  Säuren/Oxide
  0,1% Caryophyllenoxid
  Humulen Epoxid

  Quelle: Patrick Collin, (1)

Wichtige Eigenschaften
eubiotisch: stark antibakteriell
(Breitband)
stark antiviral
antimykotisch

antiparasitisch, anthelminthisch
stark anregend und stimulierend
neurotonisch, uterotonisch
analgetisch, antineuralgisch
hypertensorisch
aphrodisisch
Haupt-Indikationen
Zahn- und Zahnfleischinfek-
tionen
Amygdalitis, Sinusitis, Bronchitis
virale Hepatitis
bakterielle und spastische
Colitis
Cholera, Amöbenruhr
Zystitis, Salpingitis
virale Nephritis
Herpes zoster
Multiple Sklerose,
Poliomyelitis
Asthenie,
chronische Müdigkeit
Arthritis, Rheumatismus,
Verstauchungen
Hautparasiten
◄ **Nebenwirkungen**
sehr haut-/schleimhautreizend,
unbedingt auf korrekte Verdünnung achten. Nicht in der
Schwangerschaft anwenden,
erst kurz vor errechnetem Ent-
bindungstermin. Für Kinder
nur wenig in der Duftlampe.
Bei zu langer Anwendung
hepatotoxisch. Nicht anwenden bei Blutgerinnungsstörungen und bei gleichzeitiger
Anwendung von *Heparin* und
Aspirin, da Eugenol die Aktivität der Thrombozyten verlangsamt.
Anmerkung: Das ätherische Öl
aus den Blättern der Gewürznelke enthält mehr, bis zu
83%, Eugenol und ihm fehlt
der relativ große Anteil an
Eugenylacetat. Es wirkt somit
noch etwas aggressiver gegen
Mikroorganismen und auf der
Haut.

Siehe auch unter „Bay",
„Tulsi", „Piment", „Zimtblätter"

▩ Gingergrass

Cymbopogon martini var.
Sofia
Pflanzenteil: Gras
Herstellungsverfahren:
Destillation
Pflanzenfamilie: Poaceae

▩ **Inhaltsstoffe**
  Monoterpene
  (+)-Limonen
  (+)-α-Phellandren
  Limonen
  Monoterpenole
  35–65% Geraniol
  Sesquiterpenole
  Farnesol
  Ketone
  Carvon
  Ester
  Geranylacetat
  Andere
  Methylheptenon

  Quelle: 1, 13

Wichtige Eigenschaften
sehr stark antimykotisch
stark antiviral
antibakteriell
neurotonisch, uterotonisch,
kardiotonisch
Haupt-Indikationen
Rhinopharyngitis, Sinusitis,
Otitis
Bronchitis
Urethritis, Zystitis, Vaginitis
virale Enteritis
Akne
Asthenie
◄ **Nebenwirkungen**
bei normaler Anwendung
keine bekannt

■ Goldrute

Solidago canadensis
Pflanzenteil: blühendes Kraut
Herstellungsverfahren:
Destillation
Pflanzenfamilie: Compositae

■ Inhaltsstoffe
Monoterpene
α-Pinen
Myrcen
Limonen
α-Phellandren
Sesquiterpene
Isolongifolen
(–)-Germacren D
Ester
Bornylacetat
diverse Benzoate

Quelle: 1

Wichtige Eigenschaften
stark entzündungshemmend
hypotensorisch
aquaretisch
Haupt-Indikationen
Perikarditis, Endokarditis
Arteriitis
Hypertonie
Nervosität, neurovegetative
Dystonie
leichte Leberinsuffizienz
◄ **Nebenwirkungen**
keine bekannt

■ Grapefruit

Citrus paradisi
Pflanzenteil: Fruchtschale
Herstellungsverfahren:
Destillation
Pflanzenfamilie: Rutaceae

■ Inhaltsstoffe
Monoterpene
86–98% (+)-Limonen
2–3% Myrcen
Aldehyde
Nonanal
Decanal

Citrale
Citronellal
Andere
Kumarine und Furokumarine: 0,012–0,013% Bergapten, Aurapten, Limettin, Bergaptol

Quelle: 1, 5, 11

Wichtige Eigenschaften
adstringierend
(atmosphärisch) antiseptisch
leicht aquaretisch
psychisch aufhellend
Haupt-Indikationen
Zellulite
gestaute/fettige Haut, Akne
Niedergeschlagenheit
nervöse Erschöpfung
◄ **Nebenwirkungen**
photosensitivierend, im warmen Badewasser bei zu hoher Dosierung leicht hautreizend, ansonsten ein sehr gut verträgliches Öl
Anmerkung: Die Pampelmuse (Citrus maxima) ist sehr eng mit der Grapefruit verwandt, ihre Essenz ist jedoch kaum erhältlich

■ Guajak

Bulnesia sarmienti
Synonym: Palo Santo
Pflanzenteil: Holz
Herstellungsverfahren:
Destillation
Pflanzenfamilie:
Zygophyllaceae

■ Inhaltsstoffe
Sesquiterpene
α-Bulnesen
α-und β-Guaien
Sesquiterpenole
42–72% Guajol
Bulnesol
Oxide
Guaioside

Quelle: 1, 13

Wichtige Eigenschaften
entstauend auf venöses System
entstauend auf lymphatisches System
schweißtreibend
stimulierend
antirheumatisch
antiphlogistisch
Haupt-Indikationen
Stauungen im kleinen Becken
Varizen, Hämorrhoiden
Arthritis, Gicht
◄ **Nebenwirkungen**
keine bekannt.
Anmerkung: Es gibt noch ein anderes Guajak-Öl aus Guajacum officinale. Es enthält 20–30% des Phenylethers Guaiakol, dadurch wirkt es stark antiinfektiös und schmerzlindernd. Es wurde in seiner Heimat Südamerika vor allem gegen Syphilis eingesetzt. Bei Überdosierung kann es hierdurch zu Enteritis oder Colitis kommen.

■ Gurjum

Dipterocarpus turbinatus
Pflanzenteil: Harz
Herstellungsverfahren:
Extraktion
Pflanzenfamilie:
Dipterocarpaceae

■ Inhaltsstoffe
Sesquiterpene
90% α-Gurjunen
5% allo-Aromadendren
β-Gurjunen
α-Caryophyllen
Guaiazulen
Sesquiterpenole
Guai-5-en-11-ol
Säuren
Gurjumsäure

Quelle: 1

Wichtige Eigenschaften
antiphlogistisch
antiseptisch im Intestinal-
bereich
Haupt-Indikationen
entzündliche Prozesse
im Urogenitaltrakt
entzündliche Prozesse im
Bronchialtrakt
Colitis
Dermatosen
◄ **Nebenwirkungen**
keine bekannt

▣ Hanf

Cannabis sativa
Pflanzenteil: Blätter
Herstellungsverfahren:
Destillation
Pflanzenfamilie: Moraceae

▣ **Inhaltsstoffe**
Monoterpene
8% α-Pinen
2,5% β-Pinen
7–8% Myrcen
Sesquiterpene
28–35% β-Caryophyllen
10–12% α-Humulen
4% allo-Aromadendren
Oxide
4,5–10% Caryophyllen-
epoxid
Andere
Kumarin

Quelle: 1

Wichtige Eigenschaften
stark entzündungshemmend
entstauend
Haupt-Indikationen
Entzündungen des
Bronchialsystems
Entzündungen des
Verdauungstraktes
◄ **Nebenwirkungen**
keine bekannt, das ätherische
Öl ist in Deutschland nicht
erhältlich

▣ Heiligenkraut

Santolina chamaecyparissus
Pflanzenteil: blühende
Pflanze
Herstellungsverfahren:
Destillation
Pflanzenfamilie: Compositae

▣ **Inhaltsstoffe**
Monoterpene
5% α-Pinen
4% Camphen
1,8% β-Pinen
Ketone
39% Artemisiaketon
α- und β-Santolinenon
Andere
Sesquiterpenlactone

Quelle: 1

Wichtige Eigenschaften
stark antiinfektiös
antiparasitisch (Ascaris)
mukolytisch
Haupt-Indikationen
Wurmbefall (besonders Spul-
wurm)
Hautparasitosen
Bronchitis
◄ **Nebenwirkungen**
neurotoxisch und abortiv, dieses Öl wird in der Aromatherapie normalerweise nicht verwendet
Siehe auch unter „Wermut"

▣ Himalayazeder

Cedrus deodara
Pflanzenteil: Holz
Herstellungsverfahren:
Destillation
Pflanzenfamilie: Pinaceae

▣ **Inhaltsstoffe**
Sesquiterpene
α- und β-Himachalen
Sesquiterpenole
Himachalol
allo-Himachalol

Sesquiterpenketone
α- und γ-Atlanton

Quelle: 1

Wichtige Eigenschaften
stark lymphotonisch
regenerativ auf Arterien
epithelisierend
lipolytisch
psychisch stabilisierend
Haupt-Indikationen
Zellulite
Arteriosklerose
◄ **Nebenwirkungen**
trotz des Ketongehaltes ist es
ein gut verträgliches Öl. In der
Schwangerschaft sollte es nur
unter fachlicher Aufsicht verwendet werden. Nicht für
Babys.
Siehe auch unter „Zeder"

▣ Ho-Baum

Cinnamomum camphora
Pflanzenteil: Blatt
Herstellungsverfahren:
Destillation
Pflanzenfamilie: Lauraceae

▣ **Inhaltsstoffe**
Monoterpenole
80–90% Linalool
Terpineol-4
Citronellol
Ketone (aliphatische)
Methylvinylketon
Methylisobutylketon
Oxide
cis- und trans-Linalool-
oxid

Quelle: 1

Wichtige Eigenschaften
stark antibakteriell
stark antiviral
stark antimykotisch
tonisierend und stimulierend
Haupt-Indikationen
Infektionen der Atemwege,
vor allem bei Kindern

Infektionen des
Verdauungstraktes
Infektionen des
Urogenitaltraktes
Asthenie
◄ **Nebenwirkungen**
keine bekannt
Anmerkung: dieses noch recht
unbekannte ätherische Öl wird
zunehmend als „Ersatz" für
Rosenholzöl verwendet, siehe
dort.

■ Hopfen

Humulus lupulus
Pflanzenteil: „Zapfen"
Herstellungsverfahren:
Destillation
Pflanzenfamilie: Moraceae

■ **Inhaltsstoffe**
  Monoterpene
  30% Myrcen
  β-Pinen
  Limonen
  Sesquiterpene
  50–60% α- und
  β-Caryophyllen
  Farnesen
  Ketone
  2-Undecanon
  Ester
  Geranylacetat
  Geranylpropionat
  Geranylisobutyrat
  unterschiedliche ali-
  phatische Ester
  Säuren
  Valeriansäure

  Quelle: 1, 13

Wichtige Eigenschaften
östrogenartig
stark sedativ, nervlich ausgleichend
schlafanstoßend
antispasmodisch
antiphlogistisch
Haupt-Indikationen
Amenorrhoe, Dysmenorrhoe

nervöse Gastritis
Tachykardie
Schlafstörungen
Spannungskopfschmerzen
◄ **Nebenwirkungen**
nicht verwenden bei östrogen-
abhängigem Krebs

■ Immortelle

Helicrysum gymnocepalum
Pflanzenteil: blühendes
Kraut
Herstellungsverfahren:
Destillation
Pflanzenfamilie: Compositae

■ **Inhaltsstoffe**
  Monoterpene
  11,48% β-Pinen
  7,4% α-Pinen
  3,98% Limonen
  2,57% p-Cymen
  1,63% Sabinen
  1,05% δ-Careen
  0,54% Myrcen
  0,51% α-Terpinen
  0,44% α-Thujen
  0,43% α-Phellandren
  0,4% Terpinolen
  0,35% β-Thujen
  0,22% β-Phellandren
  0,14% γ-Terpinen
  0,08% Camphen
  0,04% trans-β-Ocimen
  0,04% cis-β-Ocimen
  Sesquiterpene
  11,64% α-Humulen
  7,98% β-Caryophyllen
  0,42% α-Copaen
  0,26% δ-Cadinen
  0,15% allo-Aroma-
  dendren
  Monoterpenole
  2,63% α-Terpineol
  2,24% γ-Terpineol
  2,2% Linalool
  2,2% Terpineol-4
  Sesquiterpenole
  1,98% trans-Nerolidol
  0,95% Muurolol T

  0,36% δ-Cadinol
  0,16% Viridiflorol
  Aldehyde
  1,44% Geranial
  0,78% Neral
  Ketone
  0,33% Borneon
  (Kampher)
  Oxide
  26,1% 1,8-Cineol
  0,47% Caryophyllenoxid

  Quelle: La Florina

Wichtige Eigenschaften
analgetisch
antiphlogistisch
Haupt-Indikationen
Gingivitis
Oropharyngitis
Gastritis
Amenorrhoe, Dysmenorrhoe
Dermatosen, Ulzerationen,
Ulcus cruris
◄ **Nebenwirkungen**
keine bekannt
Anmerkung: Dieses Immor-
tellen-Öl ist selten erhältlich

■ Immortelle

Helicrysum italicum
Synonym: Strohblume
Pflanzenteil: blühendes
Kraut
Herstellungsverfahren:
Destillation
Pflanzenfamilie: Compositae

■ **Inhaltsstoffe**
  Monoterpene
  5,7% β-Pinen
  5,7% Limonen
  3,1% α-Pinen
  0,9% Camphen
  0,4% trans-β-Ocimen
  0,3% p-Cymen
  Monoterpenole
  6,6% Borneol
  4% Nerol

Ketone
je nach Chemotyp: β-
Dione: 15–20% Italidion I,
II, II
Ester
38% Nerylacetat
(bis 75%)
Nerylbutyrat
Oxide
1,1% 1,8-Cineol
Andere
4,8% 4,7-Dimethyl-oct-
6-en

Quelle: Patrick Collin

Wichtige Eigenschaften
stark antikoagulierend
mukolytisch, expektorativ
epithelisierend
Haupt-Indikationen
Hämatome, Wunden,
Traumata
Phlebitis, Couperose
Rhinitis, spastischer Husten,
Keuchhusten
virale Colitis
Arthritis, Polyarthritis
◄ **Nebenwirkungen**
nicht für Schwangere und
Kleinkinder (eventuell keton-
haltig), kann psychisch auf-
wühlen
Anmerkung: Es gibt unter-
schiedliche Chemotypen und
Arten der Immortelle, dement-
sprechend variieren die
Inhaltsstoffe der Öle, beson-
ders der Gehalt an Nerylacetat
und an Ketonen/Dionen.

■ **Ingwer**

Zingiber officinalis
Pflanzenteil: (getrocknetes)
Rhizom
Herstellungsverfahren:
Destillation
Pflanzenfamilie:
Zingiberaceae

■ **Inhaltsstoffe**
Monoterpene
8% Camphen
4,2% α-Phellandren
3,1% Limonen
2,5% α-Pinen
0,9% Myrcen
0,4% β-Pinen
0,1% p-Cymen
Sesquiterpene
30–56% Zingiberen
0–13,8% β-Farnesen
0–11,6% α-Farnesen
9% β-Sesquiphellandren
8% ar-Curcumen
7% γ-Bisabolen
0,6% Germacren B
0,3% trans-β-Farnesen
0,2% β-Elemen
0,1% β-Caryophyllen
0,1% α-Copaen
Spuren diverser Sesquiterpene
Monoterpenole
2% Citronellol
0,6% Linalool
Sesquiterpenole
0,8% Nerolidol
0,6% β-Eudesmol
0,4% Zingiberol
0,4% trans-β-
Sesquiphellandrol
0,2% Elemol
Aldehyde
0,9% Geranial
0,5% Neral
0,4% Citronellal
aliphatische Aldehyde:
Butanal
2-Methylbutanal
 3-Methylbutanal
Pentanal
Ketone
Crypton
Carvotanaceton
aliphatische Ketone:
0,2% Methylheptenon,
0,1% 2-Hexanon
 0,1% 2-Heptanon,
0,1% 2-Nonanon
Aceton

Andere
Undecan, Dodecan, Hexa-
decan, Toluen
2-Butanol, 2-Heptanol,
2-Nonalol
2-Methyl-but-3-en-2-ol

Quelle: 1, 8, 13

Wichtige Eigenschaften
stark karminativ,
verdauungsfördernd
hyperämisierend
stark aphrodisisch,
sexuell tonisierend
analgetisch
expektorativ
Haupt-Indikationen
Meteorismus, Dyspepsie,
Obstipation
Appetitlosigkeit, (Reise-)Übel-
keit
Durchfall, Krämpfe
der Verdauungsorgane
Impotenz
Zahnschmerzen
Rheumatismus, Muskel-
schmerzen
Verstauchung, Zerrung,
Muskelkater
kalte Gliedmaßen/schlechte
Durchblutung
(chronische) Bronchitis,
Husten
Erkältung, Grippe
Asthenie
◄ **Nebenwirkungen**
bei normaler Dosierung keine,
kann bei zu hoher Dosierung
und empfindlicher Haut Reizungen verursachen. Bei
Blutgerinnungsstörungen
sowie gleichzeitiger Verabrei-
chung von ASS oder *Heparin*
sollte Ingwer-Öl mit Vorsicht
verwendet werden, da es mutmaßlich die Aktivität der
Thrombozyten verlangsamt
(11).

■ Iris

Iris germanica/pallida
Pflanzenteil: Rhizom
Herstellungsverfahren:
Destillation
Pflanzenfamilie: Iridaceae

■ Inhaltsstoffe
Monoterpene
0,06% Limonen
Monoterpenole
0,05% α-Terpineol
0,02% Linalool
Sesquiterpenketone
(75%)
31,7% cis-α-Methyljonon
19,4% iso-α-Methyljonon
14,2% cis-α-Iron
9,7% cis-γ-Iron
1,5% iso-β-Methyljonon
1,3% γ-Methyljonon
Ester
4,2% Ethylmyristat
2,4% Methylmyristat
0,5% Ethylpalmitat
0,3% Ethyldecanoat

Quelle: Primavera Life

Wichtige Eigenschaften
stark mukolytisch,
expektorativ
psychisch stark stabilisierend
sehr hautpflegend
Haupt-Indikationen
chronische und asthmatische
Bronchitis
Asthma, Pertussis
begleitend zur Psychotherapie
Dermatosen, Wunden, faltige
Haut
◄ Nebenwirkungen
keine bekannt
Dieses ätherische Öl ist sehr
selten und kostet rund DM
250 pro Milliliter, es sollte
nicht mit *Iris-Absolue* verwechselt werden

■ Johanniskraut

Hypericum perforatum
Pflanzenteil: Blüte
Herstellungsverfahren:
Destillation
Pflanzenfamilie: Guttiferae

■ Inhaltsstoffe
Monoterpene
25,1% α-Pinen
2,2% β-Pinen
2,45% trans-Ocimen
0,42% Limonen
0,9% Myrcen
α-Terpinen
γ-Terpinen
Sesquiterpene (bis 45%)
15,5% Germacren D
(bis 26%)
4,5% β-Caryophyllen
(bis 20%)
2% δ-Cadinen
0,6% α-Humulen
trans-β-Farnesen
α-Himachalen
Monoterpenole
0,25% Nerolidol
Oxide
0,35% Caryophyllenoxid
1,8-Cineol
Andere
über 30% Kohlenwasser-
stoffe, z. B. 2-Methyloctan
(bis über 30%), Nonan
(3,4%), Dodecanol

Quelle: Patrick Colin

Wichtige Eigenschaften
antiphlogistisch (besonders
Schleimhäute)
antidepressiv, antitraumatisch
leicht antiseptisch
Haupt-Indikationen
Depressionen
Enterocolitis, Ulcus gastroduodenalis
Zystitis, Pyelonephritis
◄ Nebenwirkungen
gelegentlich wurden Allergien
beobachtet

■ Kalmus

Acorus calamus
Pflanzenteil: Rhizom
Herstellungsverfahren:
Destillation
Pflanzenfamilie: Araceae

■ Inhaltsstoffe
Phenylether
45–80% β-Asaron
1–2% α-Asaron
2,5–25% cis-Isoeugenol
0,5–2% trans-Isoeugenol
Aldehyde
0,2–6% Asaronaldehyd

Quelle: 1, 13

Wichtige Eigenschaften
sehr stark antispasmodisch
sehr stark antiphlogistisch
verdauungsfördernd
Haupt-Indikationen
Gastritis,
spastische Enterocolitis
asthmatische Bronchitis
Zystitis
◄ Nebenwirkungen
Dieses ätherische Öl sollte
ausschließlich von erfahrenen
Therapeuten verwendet werden. Je nach Menge des β-
Asaron kann es spastische
Zustände auslösen, auch
Leber- und Nierenschädigun-
gen sind bekannt. Im Tierver-
such wirkt dieser Inhaltsstoff
eindeutig kanzerogen.
Anmerkung: Das Kalmus-Öl
aus Indien erreicht die Höchst-
werte an β- Asaron, das Öl aus
Rußland nur 6% (11, 13).
α-Asaron wird als nicht-
toxisch betrachtet.

■ Kamille blau (deutsche Kamille)

Chamomilla recutita
Synonym: Matricaria chamo-
milla
Pflanzenteil: Blüte

Herstellungsverfahren:
Destillation
Pflanzenfamilie: Compositae

■ Inhaltsstoffe
Monoterpene
4,2% trans-Ocimen
0,7% p-Cymen
0,06% Limonen
Sesquiterpene
22,9% cis-β-Farnesen
9,2% cis-α-Farnesen
8,9% Chamazulen
(bis 35%)
5,2% Germacren D
5% γ-Cadinen
0,1% δ-Cadinen
Sesquiterpenole
0,7% Spathulenol
0,6% α-Bisabolol
Ketone
1,1% Artemisiaketon
Oxide
12% Bisabololoxid
4,5% Bisabololoxid A

Quelle: Primavera Life (2)

Wichtige Eigenschaften
antiphlogistisch
antiallergisch
stomachisch
antispasmodisch
hormonartig
Haupt-Indikationen
Dermatosen aller Art
Ekzeme, Ulcus, Wunden, Akne
Ulcus gastroduodenalis,
Dyspepsie
Diarrhoe
Zystitis
Amenorrhoe, Dysmenorrhoe
◄ **Nebenwirkungen**
keine bekannt, Vorsicht bei
Allergie gegen Korbblütler
(Asteraceae). Bei einer gleich-
zeitigen Konstitutionsbehand-
lung mit hochpotenzierten
homöopathischen Mittel raten
manche Therapeuten von der
Verwendung von Kamille in
jeder Form ab (Antidot).

Anmerkung: Es gibt mehrere
Chemotypen der blauen
Kamille.

■ Kamille römisch

Anthemis nobilis
Synonym: Chamamaelum
nobile
Pflanzenteil: Blüte
Herstellungsverfahren:
Destillation
Pflanzenfamilie: Compositae

■ Inhaltsstoffe
Monoterpene
3,2% α-Pinen
0,5% Camphen
0,4% β-Pinen
Sesquiterpene
bis 10% Sabinen
bis 10% β-Caryophyllen
Monoterpenole
2,8% Pinocarveol
Sesquiterpenole
Farnesol, Nerolidol
Aldehyde
bis 10%
Ketone
bis 13% Pinocarvon
Ester (75–80%)
38,8% i-Butylangelat
8,8% i-Butylbutyrat
3,8% n-Butylbutyrat
0,4% Prenylacetat
0,4% n-Hexyltigliat
0,1% i-Amylacetat
Oxide
bis 25%

Quelle: Primavera Life
In diesem speziellen Öl
sind weder Sesquiterpene,
Sesquiterpenole, Aldehyde,
Ketone, noch Oxide ent-
halten

Wichtige Eigenschaften
sehr stark antispasmodisch
beruhigend, entspannend
antiphlogistisch
emmenagog
analgetisch

Haupt-Indikationen
Tachykardie
Migräne, Kopfschmerzen
emotionale Schockzustände
nervöses Asthma
Schlafstörungen
Dermatosen, Dermatitis
entzündete Brustwarzen und
Zahnfleisch
Menopause, PMS
Amenorrhoe, Dysmenorrhoe
Neuralgien
unruhige, zahnende Kinder
Vorbereitung auf
Anästhesie/Operation (1)
◄ **Nebenwirkungen**
hautreizend in zu hoher Dosie-
rung, Vorsicht bei Allergie
gegen Korbblütler (Astera-
ceae). Bei einer gleichzeitigen
Konstitutionsbehandlung mit
hochpotenzierten homöopathi-
schen Mittel raten manche
Therapeuten von der Verwen-
dung von Kamille in jeder
Form ab (Antidot).

■ Kamille wild

Ormensis mixta
Pflanzenteil: Kraut
Herstellungsverfahren:
Destillation
Pflanzenfamilie:
Compositae

■ Inhaltsstoffe
Monoterpene (30%)
17,5% α-Pinen
7,4% Limonen
1,5% Myrcen
0,9% Camphen
0,6% β-Pinen
0,6% p-Cymen
0,5% Sabinen
Sesquiterpene
1% β-Farnesen
0,9% Caryophyllen
0,5% δ-Cadinen
0,4% β-Elemen

Monoterpenole
2,3% Borneol
1,6% Linalool
1% Geraniol
0,2% Terpineol-4
0,2% α-Terpineol
Sesquiterpenole
2,8% trans-Pinocarveol
1,2% α-Cadinol
Ketone
7,8% Fenchon
Ester
2,9% Bornylacetat
0,5% Geranylacetat
0,6% Bornyl-iso-butyrat
Oxide
0,7% Caryophyllenoxid
Andere
21,2% Santolina-Alkohol

Quelle: Primavera Life

Wichtige Eigenschaften
antiinfektiös,
besonders antimykotisch
tonisierend
aphrodisisch
Haupt-Indikationen
leichte Leberinsuffizienz
Colitis (durch Colibakterien)
(1)
Hautmykosen
nervöse Depression
Ekzeme, trockene Dermatitis,
Pruritus
◄ **Nebenwirkungen**
keine bekannt
Siehe auch unter „Kamille
blau/römisch"

■ **Kampfer**

Cinnamomum camphora
Pflanzenteil: Blatt und Holz
Herstellungsverfahren:
Destillation
Pflanzenfamilie: Lauraceae

■ **Inhaltsstoffe**
Sesquiterpene
Spuren Chamazulen

Sesquiterpenole
α- und β-Bisabolol
t-Cadinol
Cubenol
Epicubenol
Phenylether
Eugenolmethylether
0,8–18% Safrol (Oxid-
Ether)
Ketone
40–50% (+)-Borneon
(Kampher)
Piperiton
Oxide
20–30% 1,8-Cineol
Linalooloxid

Quelle: 1, 13

Wichtige Eigenschaften
tonisierend und stimulierend
stark analgetisch
antirheumatisch
hyperämisierend
mukolytisch
antiseptisch
aquaretisch
Haupt-Indikationen
Rheumatismus, Neuralgien
Muskelschmerzen,
Muskelkater
Asthenie
chronische Bronchitis
◄ **Nebenwirkungen**
eines der *toxischsten* ätherischen Öle für *Babys und
Kleinkinder.* Es darf auch nicht
von *schwangeren Frauen* und
Epileptikern verwendet werden. Bei einer gleichzeitigen
homöopathischen Konstitutionsbehandlung sollte keine
Berührung mit Kampfer stattfinden (Antidot).
Anmerkung: Die kristalline
Substanz, die ein alter Kamp-
ferbaum ausscheidet, wird in
Fraktionen destilliert. Beim
allgemein erhältlichen ätherischen Öl handelt es sich um
den sogenannten „Weißen
Kampfer", die erste und leich-

teste Fraktion. *Brauner* und
der noch schwerere *Gelbe
Kampfer* enthalten 10–20%
des Oxid-Ethers Safrol. Dieser
und vor allen Dinge seine
Metaboliten wirken *stark
hepatotoxisch.* Nicht zu verwechseln mit dem nicht-toxi-
schen *Borneokampfer,* siehe
dort.

■ **Kanuka**

Kunzea ericoides
Synonym: früher Leptosper-
mum ericoides
Pflanzenteil: Blatt und Holz
Herstellungsverfahren:
Destillation
Pflanzenfamilie: Myrtaceae

■ **Inhaltsstoffe**
Monoterpene (73%)
63,3% α-Pinen
3,6% γ-Terpinen
2,8% p-Cymen
1,4% Limonen
0,9% α-Thujen
0,9% Terpinolen
0,8% β-Pinen
Sesquiterpene
1,6% Calamenen
1,5% Viridifloren
1,1% α-Cubeben
0,6% α-Gurjunen
0,5% α-Copaen
0,4% Caryophyllen
Monoterpenole
1,8% Linalool
0,6% α-Terpineol
0,2% Terpineol-4
0,2% trans-Carveol
Sesquiterpenole
2,8% Viridiflorol
1,1% Nerolidol
0,3% trans-Pinocarveol
0,2% Spathulenol
Aldehyde
0,3% Campholenal
Ester
0,1% Phenylethylacetat

Oxide
4,2% 1,8-Cineol
Andere
0,4% Isoamylalkohol

Quelle: Neumond

Wichtige Eigenschaften
kortisonähnlich
antirheumatisch
antiphlogistisch
analgetisch
antiallergisch
entstauend auf venöses System
entstauend auf lymphatisches
System
immunostimulierend
hautpflegend (12)
Haupt-Indikationen
Rheumatismus,
Muskelschmerzen
allergische Dermatosen
allergische Erkrankungen der
Atemwege
Phlebitis
Immunschwäche
◄ **Nebenwirkungen**
keine bekannt

■ **Karotte**

Daucus carota
Pflanzenteil: Samen
Herstellungsverfahren:
Destillation
Pflanzenfamilie: Umbelliferae

■ **Inhaltsstoffe**
Monoterpene
5% α-Pinen
5% β-Pinen
Sabinen
Sesquiterpene
10% (−)-β-Bisabolen
4% β-Caryophyllen
2% (−)-Daucen
Monoterpenole
3% Linalool
0,5% Geraniol
Sesquiterpenole
50% Carotol

Phenylether
Asaron
Ester
3% Geranylacetat
Andere
4% Daucol (Alkohol-Oxid)

Quelle: 1, 13

Wichtige Eigenschaften
stark regenerierende Wirkung
auf die Hepatozyten
karminativ
aquaretisch, „blutreinigend"
neurotonisch
hypertensorisch
Haupt-Indikationen
leichte Leberinsuffizienz
leichte Niereninsuffizienz
Zystitis
Ödeme
Furunkel, Ekzeme, Couperose
Neurasthenie
Hypotonie
◄ **Nebenwirkungen**
keine bekannt, ungiftiges,
nicht reizendes ätherisches Öl
Anmerkung: Das ätherische Öl
der wilden Karottensamen enthält 70% Carotol, der Wert
von 50% bezieht sich auf die
kultivierte Pflanze
Siehe auch unter „Galbanum"

■ **Katzenminze**

Nepeta cataria var. citriodora
Pflanzenteil: Kraut
Herstellungsverfahren:
Destillation
Pflanzenfamilie: Labiatae

■ **Inhaltsstoffe**
Monoterpene
bis 1,5% Myrcen
bis 0,7% Ocimen
bis 0,4% Limonen
Sesquiterpene
1,1–6,8% β-Caryophyllen
bis 4,3% α-Humulen

Monoterpenole (bis 60%)
48,3% Citronellol
13,7% Geraniol
Nerol
Aldehyde
5,6% Geranial
4,9% Neral
Ester
diverse Acetate, Valerate
und Butyrate
Lactone
9,4% Nepetalacton
1,6% Epinepetalacton
1,2% Dihydronepetalacton

Quelle: 1, 2

Wichtige Eigenschaften
antiviral
antibakteriell
sedativ
antiphlogistisch
litholytisch
Haupt-Indikationen
Herpes
Infektionen des
Urogenitaltraktes
Ängste, nervöse Depression
Gallensteine
◄ **Nebenwirkungen**
keine bekannt

■ **Khella**

Ammi visnaga
Pflanzenteil: Samen
Herstellungsverfahren:
Destillation
Pflanzenfamilie:
Umbelliferae

■ **Inhaltsstoffe**
Monoterpenole
Linalool
Borneol
Ester
Bornylacetat
Sesquiterpenylacetat
Benzylisovalerat

Kumarine
Furokumarine: (+)-
Marmesin
8-Hydroxybergapten
Pyrokumarine: (+)-cis-
Khellacton
Dihydropyrokumarinester
Andere
Chromone: 1% Khellin,
0,1% Visnagin

Quelle: 1, 15

Wichtige Eigenschaften
stark antispasmodisch
gefäßerweiternd
antikoagulierend
Haupt-Indikationen
akutes Asthma
Koronarinsuffizienz
Arteriosklerose
spastische Colitis
Leberkoliken
Nierenkoliken
◄ **Nebenwirkungen**
stark photosensibilisierend

■ **Kiefer**

Pinus sylvestris
Synonym: Waldkiefer, Föhre
Pflanzenteil: Zweig mit Nadel
Herstellungsverfahren:
Destillation
Pflanzenfamilie: Pinaceae

■ **Inhaltsstoffe**
Monoterpene (60–70%)
22–43% α-Pinen
3–33% β-Pinen
0,4–31% δ-Caren
0,7–4,1% Limonen
1–2,7% β-Phellandren
0,7–1,4% trans-Ocimen
p-Cymen
Terpinolen
γ-Terpinen
Sabinen
Sesquiterpene
0,5–5,4% γ-Cadinen
0,7–5,5% β-Caryophyllen

Longifolen
α-Copaen
Longifolen
β-Guaien
β-Farnesen
δ-Elemen
α-Humulen
γ-Muurolen
Cubeben
γ-Patchoulen
γ-Cadinen
Calamenen
Monoterpenole
2% Borneol
1% Terpinen-4-ol
Sesquiterpenole
α-Cadinol
Ester
bis 10% Bornylacetat

Quelle: 2

Wichtige Eigenschaften
kortisonähnlich (1)
testosteronähnlich
antidiabetisch (1)
neurotonisch
hypertensorisch
Lymphsystem entstauend
antiinfektiös,
atmosphärisch antiseptisch
hyperämisierend
desodorierend
Haupt-Indikationen
Diabetes
Impotenz
Asthenie, Hypotonie
Bronchitis, Husten, Sinusitis,
Asthma
Arthritis,
rheumatische Polyarthritis
schlechte Durchblutung,
Muskelkater
entzündliche und allergische
Prozesse
◄ **Nebenwirkungen**
keine bekannt
Siehe auch unter „Latschenkiefer", „Zirbelkiefer"

■ **Kiefer**

Pinus laricio
Pflanzenteil: Zweig mit Nadel
Herstellungsverfahren:
Destillation
Pflanzenfamilie: Pinaceae

■ **Inhaltsstoffe**
Monoterpene
großer Anteil α-Pinen
β-Pinen
(–)-Limonen
Sesquiterpene
β-Caryophyllen
Monoterpenole
Spuren Borneol
Sesquiterpenole
Larichiol (Spuren im Öl
aus Österreich, deutlich
mehr im Öl aus Korsika)
Ester
Spuren Bornylacetat

Quelle: 1

Wichtige Eigenschaften
stark antiseptisch
tonisierend und stimulierend
entstauend auf Atemtrakt
entstauend auf Lymphsystem
als Adjuvans bei Prostatahyperplasie
Haupt-Indikationen
Sinusitis
Bronchitis
Prostatitis
Asthenie
◄ **Nebenwirkungen**
keine bekannt

■ **Koriander**

Coriandrum sativum
Pflanzenteil: Samen
Herstellungsverfahren:
Destillation
Pflanzenfamilie: Umbelliferae

■ **Inhaltsstoffe**
Monoterpene (10–20%)
1–8% γ-Terpinen
0,2–8,5% α-Pinen

0,5–4% Limonen
bis 3,5% p-Cymen
bis 1,4% Camphen
0,2–2% Myrcen
Monoterpenole (60–80%)
60–87% (+)-Linalool
1,2–3,3% Geraniol
Terpineol-4
α-Terpineol
Ketone
0,9–4% Borneon
(Kampher)
Ester
0,1–4,7% Geranylacetat
bis 2,7% Linalylacetat
**Kumarine und Furo-
cumarine**
Umbelliferon, Bergapten

Quelle: 2

Wichtige Eigenschaften
antibakteriell
karminativ
antispasmodisch
tonisierend und stimulierend
neurotonisch, euphorisierend
konzentrationsfördernd
analgetisch
Haupt-Indikationen
Atonie der Verdauungsorgane
Dyspepsie, Meteorismus
Enterocolitis
Zystitis
grippale Infekte (besonders bei
Kindern)
Asthenie, mentale
Erschöpfung
Konzentrationsstörungen
Trauer
◀ **Nebenwirkungen**
keine bekannt, sehr gut ver-
trägliches ätherisches Öl

■ **Koriander**

Coriandrum sativum
Pflanzenteil: Kraut
Herstellungsverfahren:
Destillation
Pflanzenfamilie: Umbelliferae

■ **Inhaltsstoffe**
Aldehyde (85–95%)
21,25% 7-Dodecanal
16,25% Dodecanal
10% Decanal
9,25% 9-Tetradecanal
5,5% 5,8-Tridecadienal
5% Octanal
4% Tridecanal
3,5% 3,6-Undecadienal
3% Undecanal
1,75% Tridecenal

Quelle: 1

Wichtige Eigenschaften
stark antiphlogistisch
stark sedativ
Haupt-Indikationen
Gastritis
Streß, Angst, Schlafstörungen
◀ **Nebenwirkungen**
keine bekannt

■ **Kreuzkümmel**

Cuminum cyminum
Pflanzenteil: Samen
Herstellungsverfahren:
Destillation
Pflanzenfamilie: Umbelliferae

■ **Inhaltsstoffe**
Monoterpene (30–60%)
12–28% α-Terpinen
13–22% β-Pinen
3–9% p-Cymen
Sesquiterpene
β-Caryophyllen
Monoterpenole
0,1–4% Cuminol
Monoterpenaldehyde
(30–40%)
24% p-Mentha-1,4-dien-
7-al
6–15% p-Mentha-1,3-dien-
7-al
aromatische Aldehyde:
20–32% Cuminaldehyd
Kumarine
Scopoletin

Anmerkung: Es gibt noch
einen zweiten Chemotypen
mit 42% p-Cymen

Quelle: 1

Wichtige Eigenschaften
stark beruhigend
betäubend (in hoher Dosis)
analgetisch
antiphlogistisch
karminativ,
verdauungsfördernd
aphrodisisch
Haupt-Indikationen
Dyspepsie, Meteorismus
Epigastralgien
spastische und entzündliche
Enterocolitis
Schlafstörungen
Hypothyreose
Orchitis
◀ **Nebenwirkungen**
photosensitivierend, kann bei
empfindlicher Haut Reizungen
verursachen

■ **Kümmel**

Carum carvi
Pflanzenteil: Samen
Herstellungsverfahren:
Destillation
Pflanzenfamilie: Umbelliferae

■ **Inhaltsstoffe**
Monoterpene (38–45%)
30% Carven
10–45% Limonen
0,2% Terpinolen
Myrcen
p-Cymen
Sesquiterpene
0,1% Caryophyllen
Monoterpenole
5,5% cis-Carveol
0,1% cis-Peryllalkohol
Dihydrocarveol
Cuminylalkohol
Aldehyde
0,1% Cuminaldehyd

Monoterpenketone
(50–60%)
45–80% d-Carvon
0,7% Dihydrocarvon
Kumarine
Spuren Herniarin

Quelle: 2

Wichtige Eigenschaften
stark mukolytisch
cholagog, choleretisch,
appetitanregend
karminativ
aquaretisch
antihistaminisch
Haupt-Indikationen
Bronchitis
Meteorismus, Dyspepsien
Leber-/Galleninsuffizienz
Magen-/Darmspasmen
Appetitlosigkeit
◄ **Nebenwirkungen**
in extrem erhöhter Dosierung
und je nach Carvon-Anteil
neurotoxisch und abortiv. In
normaler Dosierung ist dieses
ätherische Öl jedoch gut verträglich. Dennoch sollten
Schwangere, Babys und *Kinder unter 3 Jahren* dieses Öl
nur unter fachlicher Aufsicht
anwenden.
Siehe auch unter „Kreuzkümmel", „Spearmint"

■ **Kurkuma**

Curcuma zedoaria
Synonym: Gelbwurz
Pflanzenteil: (getrocknetes)
Rhizom
Herstellungsverfahren:
Destillation
Pflanzenfamilie:
Zingiberaceae

■ **Inhaltsstoffe**
Monoterpene
1% (+)-a-Phellandren
0,6% Sabinen

Sesquiterpene
25% Zingiberen
Monoterpenole
0,5% Borneol
Sesquiterpenketone
(50–60%)
30% Turmeron
23% ar-Turmeron

Quelle: 1, 8

Wichtige Eigenschaften
karminativ, choleretisch
analgetisch
aphrodisisch
anthelminthisch
antiphlogistisch
epithelisierend
Haupt-Indikationen
Verdauungsinsuffizienz
schmerzhafte Colitis
Ulcus ventriculi
Wurmbefall
Rheumatismus
Dermatosen, Ödeme
◄ **Nebenwirkungen**
weder über Wirkungen noch
über Nebenwirkungen dieses
seltenen ätherischen Öles ist
viel bekannt. Der recht hohe
Gehalt an Sesquiterpenlacto-
nen spricht jedoch nicht unbedingt für eine starke neurotoxische und abortive Wirkung.
Studien geben Hinweise auf
eine antitumorale Wirkung
(speziell Zervixkarzinom) (8)

■ **Lärche**

Larix europaea
Pflanzenteil: Zweig mit
Nadeln
Herstellungsverfahren:
Destillation
Pflanzenfamilie: Pinaceae

■ **Inhaltsstoffe**
Monoterpene
(–)-α-Pinen (Haupt-
bestandteil)

β-Pinen
(–)-Limonen
Monoterpenole
α-Terpineol
Sesquiterpenole
Cadinol
Ester
Bornylacetat

Quelle: 1

Wichtige Eigenschaften
antiinfektiös, besonders
Pneumokokken
stark neurotonisch
Haupt-Indikationen
Pneumonie, Bronchitis
Asthenie
◄ **Nebenwirkungen**
eventuell leicht hautreizend,
vor allem bei Überdosierung
in warmem Badewasser

■ **Latschenkiefer**

Pinus mugo
Pflanzenteil: Zweig mit
Nadeln
Herstellungsverfahren:
Destillation
Pflanzenfamilie: Pinaceae

■ **Inhaltsstoffe**
Monoterpene
20–36% α-Pinen
10–30% Limonen
6–9% δ-3-Careen
Sabinen
Camphen
β-Pinen
β-Phellandren
Terpinolen
γ-Terpinen
Myrcen
p-Cymen
Sesquiterpene
δ-Cadinen
Caryophyllen
Ester
Bornylacetat

Quelle: La Florina

Wichtige Eigenschaften
atmosphärisch antiseptisch
antiphlogistisch
mukolytisch
leicht hyperämisierend
(besonders auf Atemwege)
immunostimulierend
Haupt-Indikationen
Rhinitis, Bronchitis
Zystitis
Abwehrschwäche
Rheumatismus, Gicht
Muskelkater
◀ **Nebenwirkungen**
keine bekannt, nicht
innerlich
siehe auch unter „Zirbelkiefer", „Kiefer"

■ **Lavandin**

Lavandula hybrida
Synonym: Lavandula x Bur-
natii clone super
Pflanzenteil: blühende Rispe
Herstellungsverfahren:
Destillation
Pflanzenfamilie: Labiatae

■ **Inhaltsstoffe**
  Monoterpene
  0,6% Limonen
  0,15% α-Pinen
  1% cis-Ocimen
  2,3% trans-Ocimen
  0,2% Camphen
  Sesquiterpene
  1,3% β-Caryophyllen
  Monoterpenole
  (30–40%)
  37% Linalool
  3% Borneol
  Terpineol-4
  Ketone
  4,5% Borneon (Kampher)
  Ester (40% und mehr)
  36% Linalylacetat
  1,73% Lavandulylacetat
  0,25% Nerylacetat
  Octylacetat

Oxide
2,9% 1,8-Cineol
0,1% Linalooloxid
0,03% Caryophyllenoxid
Andere
Spuren Kumarin

Quelle: Patrick Collin

Wichtige Eigenschaften
stark spasmolytisch
sedativ
neurotonisch, kardiotonisch
analgetisch
hypotensorisch
leicht antikoagulierend
Haupt-Indikationen
Nervosität, Schlafstörungen,
Ängste
Krämpfe
Juckreiz, infektiöse Dermatosen
Vaginitis (Candida)
Tachykardie
◀ **Nebenwirkungen**
bei normaler Anwendung:
keine

■ **Lavendel fein**

Lavandula officinalis
Synonym: Lavandula
vera/angustifolia
Pflanzenteil: blühende Rispe
Herstellungsverfahren:
Destillation
Pflanzenfamilie: Labiatae

■ **Inhaltsstoffe**
  Monoterpene
  5,88% cis-β-Ocimen
  3, 32% trans-β-Ocimen
  0,5% β-Myrcen
  0,24% Limonen
  0,19% α-Pinen
  0,18% γ-Terpinen
  0,12% Camphen
  0,11% β-Pinen
  0,05% α-Terpinen
  0,03% Sabinen
  0,08% δ-3-Careen

Sesquiterpene
5,19% β-Caryophyllen
1,67% cis- und trans-
Farnesen
0,6% α-Santalen
Monoterpenole (35%)
29,11% Linalool
4,15% Terpineol-4
0,88% Lavandulol
0,63% α-Terpineol
0,32% Borneol
0,31% 1-Octen-3-ol
0,22% Geraniol
Ketone
0,27% Borneol (Kampher)
0,39% 3-Octanon
Ester (50%)
33,7% Linalylacetat
3,66% Lavandulylacetat
1,01% Octenyl-3-acetat
0,52% Geranylacetat
0,38% Hexylbutyrat
Oxide
0,62% 1,8-Cineol
Linalooloxid
Caryophyllenoxid

Quelle: La Florina

Wichtige Eigenschaften
stark spasmolytisch
antiphlogistisch
epithelisierend
sedativ
kardiotonisch, hypo-
tensorisch
analgetisch
leicht antikoagulierend
antimykotisch
antibakteriell (besonders
Staph. aureus)
Haupt-Indikationen
Nervosität, Anspannung,
Angst
Schlafstörungen
Dysmenorrhoe
Asthma und asthmatische
Bronchitis
infektiöse und allergische Dermatosen
(Brand-) Wunden,
Ulcus cruris, Juckreiz

Phlebitis, Arteriitis
Kardialgien, Tachykardie,
Hypertonie
Krämpfe
◀ **Nebenwirkungen**
bei normaler Anwendung
keine bekannt; auch eine über-
durchschnittlich lange Anwendung ist möglich.
Anmerkung: Im psychischen
Bereich ist eher gering zu
dosieren, da ein Zuviel manchmal zu paradoxen Situationen
führt, z. B. Schlaflosigkeit,
Unruhe

■ **Lavendel extra**

Lavandula officinalis
Synonym: Wilder Lavendel
Pflanzenteil: Blühende Rispe
Herstellungsverfahren:
Destillation
Pflanzenfamilie: Labiatae

■ **Inhaltsstoffe**
   Monoterpene
   3,8% cis-Ocimen
   2,4% trans-Ocimen
   0,6% Myrcen
   0,6% Limonen
   0,2% α-Pinen
   0,2% Camphen
   0,1% β-Pinen
   0,1% γ-Terpinen
   0,08% α-Thujen
   Sesquiterpene
   3,9% Caryophyllen
   1,2% α-Humulen
   0,3% Germacren D
   0,1% Bergamotten
   0,05% α-Bisabolol
   Monoterpenole (40%)
   36,7% Linalool
   2,5% Terpineol-4
   0,8% Borneol
   0,7% Lavandulol
   0,6% α-Terpineol
   Ketone
   1,2% Octenon-3
   0,2% Borneon (Kampher)

Ester (35%)
30,6% Linalylacetat
3,1% Lavandulylacetat
1,1% 1-Octenyl-3-acetat
0,7% Geranylacetat
0,6% n-Hexylacetat
0,3% Nerylacetat
0,2% Bornylformiat
0,04% n-Hexyltigliat
Oxide
0,6% 1,8-Cineol
0,5% Caryophyllenoxid
0,2% cis-Linalooloxid
0,2% trans-Linalooloxid
Andere
0,5% 1-Octen-3-ol

Quelle: Primavera Life

Wichtige Eigenschaften
stark spasmolytisch
antiphlogistisch
epithelisierend
sedativ
kardiotonisch, hypotensorisch
analgetisch
antimykotisch
antibakteriell (besonders
Staph. aureus)
Haupt-Indikationen
Nervosität, Anspannung,
Angst
Schlafstörungen
Dysmenorrhoe
Asthma und asthmatische
Bronchitis
infektiöse und allergische Der-
matosen
(Brand-) Wunden,
Ulcus cruris, Juckreiz
Phlebitis, Arteriitis
Kardialgien, Tachykardie,
Hypertonie
Krämpfe
◀ **Nebenwirkungen**
bei normaler Anwendung
keine bekannt; auch eine über-
durchschnittlich lange Anwen-
dung ist möglich.
Anmerkung: Im psychischen
Bereich ist eher gering zu
dosieren, da ein Zuviel manch-

mal zu paradoxen Situationen
führt, z. B. Schlaflosigkeit,
Unruhe

■ **Lavendelsalbei**

Salvia lavandulifolia
Synonym: Spanischer Salbei
Pflanzenteil: Kraut
Herstellungsverfahren:
Destillation
Pflanzenfamilie: Labiatae

■ **Inhaltsstoffe**
   Monoterpene
   6–8,5% α-Thujen
   4–6% Camphen
   (bis 20%)
   3–6% β-Thujen
   Sabinen
   Myrcen
   Limonen (bis 41%)
   cis- und trans-Ocimen
   allo-Ocimen
   Sesquiterpene
   α-Cubeben
   α-Copaen
   α-Gurjunen
   cis- und trans-α-
   Bergamotten
   β-Caryophyllen
   α-Humulen
   Aromadendren
   allo-Aromadendren
   δ-Cadinen
   Curcumen
   Monoterpenole (35%)
   28% Linalool
   4% α- und δ-Terpineol
   2% Borneol
   trans-Thujanol-4
   Sabinol
   Nerol
   Geraniol
   Ketone
   1–11% Borneon
   (Kampher)
   Ester
   0,1–24% Sabinylacetat
   Bornylacetat
   Terpinylacetat

Oxide
18–32% 1,8-Cineol
Andere
a-p-Dimethylstyren

Quelle: 1, 11, 13

Wichtige Eigenschaften
antiinfektiös
expektorativ
antispasmodisch
analgetisch
tonisierend
Haupt-Indikationen
Rhinitis, Sinusitis, Bronchitis,
Grippe
Asthenie, streßbedingte
Beschwerden
Kopfschmerzen
Arthritis, Muskelschmerzen
Neuralgien
◄ **Nebenwirkungen**
die Zusammensetzung dieses
ätherischen Öles ist sehr unter-
schiedlich. Ist der Gehalt an
Sabinylacetat hoch, gehört es
zu den *besonders gefährlichen*
Ölen in der *Schwangerschaft,*
die Kombination dieses aborti-
ven Stoffes mit einem hohen
Kampheranteil erhöht diese
Nebenwirkung sogar (11).
Auch *nicht geeignet* für *Epi-
leptiker* und *fiebernde Men-
schen.* Deshalb sollten sich
Therapeuten eine aktuelle
Inhaltsstoffe-Analyse ihres
Öle-Lieferanten geben lassen.
Siehe auch unter „Salbei"

■ **Ledum** (Porst)

Ledum groenlandicum
Pflanzenteil: blühendes Kraut
Herstellungsverfahren:
Destillation
Pflanzenfamilie: Ericaceae

■ **Inhaltsstoffe**
Monoterpene (rund 70%)
64,13% Limonen
3,54% ortho-Cymen

1,37% α-Pinen
1,22% Sabinen
1,04% β-Pinen
1,03% p-Cymen
0,91% Myrcen
Sesquiterpene
6,88% β-Selinen
2,14% α-Selinen
Monoterpenole
0,89% trans-Carveol
Aldehyde
Myrtenal
Ketone
1,18% Carvon
Germacron
Ester
0,60% Bornylacetat

Quelle: Patrick Collin

Wichtige Eigenschaften
entstauend (besonders auf
Leber)
antispasmodisch
antiseptisch (vor allem
atmosphärisch)
Haupt-Indikationen
Leberinsufizienz
bakterielle Nephritis
Prostatastauungen
Schlafstörungen
◄ **Nebenwirkungen**
keine bekannt

■ **Lemongras**

Cymbopogon flexuosus
Auch: Cymbopogon citratus
(Westindisches Lemongras)
Pflanzenteil: Gras
Herstellungsverfahren:
Destillation
Pflanzenfamilie: Poaceae

■ **Inhaltsstoffe**
Monoterpene
(1–11% Limonen)
Monoterpenole
2,25% α-Terpineol
1,9% Borneol
1,5% Geraniol und Nerol

Sesquiterpenole
12,8% Farnesol
Monoterpen-Aldehyde
(insgesamt 60–85%)
46,6% (37–45,5%)
Geranial
27,7% (22–33%) Neral
(1–13,5% Citronellal)
Sesquiterpen-Aldehyde
3% Farnesal

Die Werte in Klammern
beziehen sich auf *Cymbo-
pogon citratus*

Quelle: 1, 13

Wichtige Eigenschaften
stark sedativ (in hoher Dosis
anregend)
antidepressiv
stark antiphlogistisch
stark gefäßerweiternd
antiviral, antibakteriell,
antimykotisch
immunmodulatorisch
desodorierend
insektenvertreibend
Haupt-Indikationen
neurovegetative Dystonie
nervöse Erschöpfung, Disstreß
Zellulite, zur Gewebestraffung
Hämatome
Akne, fettige und schlaffe
Haut
grippale Infekte,
Infektanfälligkeit
starke Schweißbildung
zur Insektenvertreibung
◄ **Nebenwirkungen**
ungiftiges, gut verträgliches
Öl; in Einzelfällen Hautreizungen möglich. Citral erhöhte in
Tierversuchen den Augen-
innendruck, deshalb sollte dieses citralreiche ätherische Öl
bei Menschen mit *Glaukom*
sicherheitshalber *vorsichtig*
angewendet werden (11).
Siehe auch unter „Citronella",
„Palmarosa", „Melisse", „Verbene"

■ Liebstöckel

Levisticum officinale
Pflanzenteil:
Kraut und Wurzel
Herstellungsverfahren:
Destillation
Pflanzenfamilie:
Umbelliferae

■ Inhaltsstoffe
Monoterpene
2–8% β-Pinen
2–4,5% α-Pinen
2,5–1% β-Phellandren
Sesquiterpene
2% α-Copaen
2% β-Elemen
0,5% trans-α-Bergamotten
Alkohole
6,1% Hexanol
Ketone
0,5% Carvon
0,1% Borneon (Kampher)
Ester
0,8% Terpinylacetat
Phthalide (50–55%)
30,5–32% Z-Butyliden
21,5–24% Z-Ligustilide
und andere
**Kumarine und
Furokumarine**
2,5–4,5% Kumarin,
Umbelliferon, Psoralen
und Bergapten
Andere
1,7% Pentylbenzen

Quelle: 1, 13

Wichtige Eigenschaften
sehr stark entgiftend (stimuliert Hepatozyten und Gallenblase)
aquaretisch
antiinfektiös
expektorativ
Haupt-Indikationen
Lebensmittelvergiftungen
leichte Leberinsuffizienz
Psoriasis
Rheumatismus
chronische Bronchitis

◄ **Nebenwirkungen**
leicht photosensitivierend,
nicht in der *Schwangerschaft*
verwenden
Siehe auch unter „Sellerie"

■ Limette

Citrus aurantifolia
Andere: Citrus limetta, Citrus
latifolia
Pflanzenteil: Fruchtschale
Herstellungsverfahren:
Pressung/Destillation
Pflanzenfamilie: Rutaceae

■ Inhaltsstoffe
Monoterpene
42–64% d-Limonen
Monoterpenole
0,09–0,7% (–)-Linalool
0,3–1,05% (–)-α-Terpineol
Ester
2,5–3,1% Nerylacetat
2,3% Terpinylacetat
0,55–3,1% Geranylacetat
0,6% Bornylacetat
N-Methylanthranylat
Aldehyde
7,1% Geranial
4,4% Neral
1,4% Citronellal
Nonanal, Decanal,
Furfural, Octanal
Andere
2–2,5% Kumarine und
Furokumarine

Quelle: 1, 11

Wichtige Eigenschaften
stark antiphlogistisch
stark antispasmodisch
sedativ
blutgerinnungshemmend
antiinfektiös
Haupt-Indikationen
Angst, Streß, Nervosität
Dyspepsie, Magenkrämpfe
Appetitlosigkeit
Arteriosklerose
grippale Infekte

◄ **Nebenwirkungen**
photosensitivierend, über die
Wirkweise dieser Essenz ist
noch nicht viel bekannt; sie
scheint in der Anwendung der
Zitronenessenz zu ähneln
Anmerkung: Es gibt auch ein
destilliertes ätherisches Öl, das
jedoch nicht photosensitivierend wirkt.

■ Linaloe

Bursera delpechiana
Pflanzenteil: Holz
Herstellungsverfahren:
Destillation
Pflanzenfamilie: Burseaceae

■ Inhaltsstoffe
Monoterpene
1% Limonen
Monoterpenole
94% Linalool
Oxide
3% Linalooloxid

Quelle: Primavera Life

Wichtige Eigenschaften
antiinfektiös mit breitem
Spektrum
ausgleichend
antispasmodisch
Haupt-Indikationen
Infektionen, besonders bei
Kindern
Asthenie, Depression, Disstreß
◄ **Nebenwirkungen**
keine bekannt, sehr verträgli-
ches Öl
Anmerkung: Es gibt noch das
seltene ätherische Öl aus den
Samen und Samenhülsen des
Linaloebaumes („Indisches
Lavendel-Öl"), hier finden wir
hauptsächlich Linalylacetat als
Inhaltsstoff, es wirkt somit
stark antispasmodisch.
Siehe auch unter „Rosenholz",
„Ho-Baum"

▨ Litsea (May Chang)

Litsea cubeba
Pflanzenteil: Frucht
Herstellungsverfahren:
Destillation
Pflanzenfamilie: Lauraceae

▨ Inhaltsstoffe
Monoterpene
8,4% Limonen
3% Myrcen
0,9% α-Pinen
Sesquiterpene
0,5% Caryophyllen
Monoterpenole
1,7% Linalool
1,6% Geraniol
1,1% Nerol
Aldehyde (75%)
40,6% Geranial
33,8% Neral
0,6% Citronellal
Ester
1,7% Linalylacetat
Andere
4,4% Methylheptenon

Quelle: 8

Wichtige Eigenschaften
stark sedativ und ausgleichend
stark antiphlogistisch
antiinfektiös
verdauungsfördernd
Haupt-Indikationen
Ängste, Nervosität,
Depressionen
Herzarrhythmien
Schlafstörungen
Ulcus gastroduodenalis
Enterocolitis
Appetitlosigkeit
◄ **Nebenwirkungen**
ungiftiges, gut verträgliches
Öl; in Einzelfällen Hautreizungen möglich. Citral (Geranial
und Neral) erhöhte in Tierversuchen den Augeninnendruck,
deshalb sollte dieses citralreiche ätherische Öl bei Menschen mit *Glaukom* sicherheitshalber *vorsichtig*
angewendet werden (11).

Anmerkung: In China wird
diese Pflanze und ihr ätherisches Öl bezüglich der Prävention von Herzerkrankungen
gründlich studiert und erfolgreich angewendet (8).
Siehe auch unter „Lemongras", „Citronella", „Melisse",
„Verbene"

▨ Lorbeer

Laurus nobilis
Pflanzenteil: Samen
Herstellungsverfahren:
Destillation
Pflanzenfamilie: Lauraceae

▨ Inhaltsstoffe
Monoterpene (18%)
9% Sabinen
4% α-Pinen
4% β-Pinen
β-Myrcen
p-Cymen
α-Thujen
Camphen
α-und γ-Terpinen
α-Phellandren
Sesquiterpene
2% β-Caryophyllen
α-Humulen
β-Selinen
Germacren D
γ-Elemen
γ-Cadinen
δ-Cadinen
Monoterpenole
9% Linalool
2% Terpineol-4
2% α-Terpineol
cis-Thujan-4-ol
Nerol
Geraniol
δ-Terpineol
trans-Thujan-4-ol
Borneol
Sesquiterpenole
Elemol
β-Eudesmol
Spathulenol

Phenole
1% Eugenol
Phenylether
6% Methyleugenol
Ester
15% α-Terpinylacetat
1% Terpinyl-4-acetat
Thujan-4-yl-acetat
Linalylacetat
Bornylacetat
Oxide
36% 1,8-Cineol
Caryophyllenoxid
Andere
Spuren Sesquiterpenlactone

Quelle: 6, 11

Wichtige Eigenschaften
antibakteriell (Staphylokokken,
Streptokokken, Enterokokken,
Gonokokken, Pneumokokken,
Colibakterien, Klebsiella)
sehr stark analgetisch
stark mukolytisch
stark antispasmodisch
stark entstauend auf
Lymphsystem
ausgleichend auf ZNS
antikoagulierend
neurotonisch
Haupt-Indikationen
Grippe, Infektionen der oberen
Atemwege
Odontalgien, Stomatitis,
Aphthosen
Arthritis, Polyarthritis
Rheumatismus,
Muskelschmerzen
Adenitis
virale Neuritis, virale
Hepatitis
neurovegetative Dystonie
Angstzustände, leichte Psychosen (6)
Akne, fettige Haut, Furunkel
◄ **Nebenwirkungen**
je nach Herkunft und Zusammensetzung des Lorbeer-Öles
kann es hautreizend sein und
ein stark allergisierendes

Potential haben; in der *Schwangerschaft* nur unter fachlicher Aufsicht anwenden

■ Majoran

Origanum majorana
Pflanzenteil: Kraut
Herstellungsverfahren: Destillation
Pflanzenfamilie: Labiatae

■ Inhaltsstoffe
Monoterpene (40%)
13,7% γ-Terpinen
8,4% α-Terpinen
7,7% Sabinen
4,2% Limonen
3,1% Terpinolen
1,8 % Myrcen
1,4% p-Cymen
0,9% α-Thujen
0,7% α-Phellandren
0,6% α-Pinen
0,4% β-Pinen
Sesquiterpene
2,5% Caryophyllen
1,1% Germacren B
0,1% α-Humulen
0,02% allo-Aromadendren
Monoterpenole (38%)
19,5% Terpineol-4
15,4% Linalool
3,1% α-Terpineol
0,4% Piperitol
Sesquiterpenole
0,05% Spathulenol
Phenylmethylether
0,3% Methylchavicol
Aldehyde
(5,4% Citral)
Ketone
0,5% trans-Dihydrocarvon
0,09 (–)-Carvon
Ester
0,05% Geranylacetat (bis zu 7,8%)
Oxide
0,07% Caryophyllenoxid
Andere
4,6% cis-Sabinenhydrat

Quelle: Primavera Life

Wichtige Eigenschaften
sehr stark parasympathikoton
hypotensorisch, vasodilatatorisch
antispasmodisch
antibakteriell
analgetisch
aquaretisch
anaphrodisisch
tokolytisch
Haupt-Indikationen
neurovegetative Dystonie
Hypertonie, Tachykardie
Angst, Disstreß, Neurasthenie
Schlafstörungen, Psychosen, Epilepsie (2)
Neuralgien, Rheuma, Arthritis
Migräne, Spannungskopfschmerzen
Rhinopharyngitis, Sinusitis, Bronchitis, Otitis
Pertussis
bakterielle Infektionen und Spasmen der Verdauungsorgane
◄ Nebenwirkungen
keine bekannt, in der Schwangerschaft nur unter fachlicher Aufsicht
Anmerkung: nicht zu verwechseln mit „Spanischem Majoran", Thymus mastichina
Siehe auch unter „Oregano"

■ Mandarine

Citrus reticulata
Pflanzenteil: Fruchtschale
Herstellungsverfahren: Pressung
Pflanzenfamilie: Rutaceae

■ Inhaltsstoffe
Monoterpene
65–94% Limonen
13,7–20,9% γ-Terpinen
1,2–3,6% p-Cymen
α- und β-Pinen
Myrcen

Terpinolen
α-Phellandren
Monoterpenole
0,03,6,1% Linalool
0,01–0,5% Citronellol
Aldehyde
Decanal
α-Sinensal
Octanal
Ester
Benzylacetat
0,9% Dimethylanthranilat
0–0,85% Methyl-N-Methylanthranilat
Andere
Kumarine und Furokumarine

Quelle: 1,2

Wichtige Eigenschaften
stark sedativ
antispasmodisch
cholagog
antiseptisch, antimykotisch
Haupt-Indikationen
Unruhe, Disstreß, nervöse Anspannung
Schlafstörungen, Reizbarkeit, Ängste
Schluckauf
Gastralgie, Obstipation, Dyspepsie
◄ Nebenwirkungen
eventuell photosensivierend, im warmen Badewasser kann es bei Überdosierung zu Hautreizungen kommen, nicht giftig
Anmerkung: für „Mandarine rot" werden die Schalen der reifen Mandarinen gepreßt (Januar), die frühe Ernte im Oktober/November liefert die Essenz „Mandarine grün"
Siehe auch „Clementine", „Bitterorange"

■ Manuka

Leptospermum scoparium
Pflanzenteil: Blatt
Herstellungsverfahren:
Destillation
Pflanzenfamilie: Myrtaceae

■ Inhaltsstoffe
Monoterpene
1,2% α-Pinen
0,2% β-Pinen
0,1% p-Cymen
0,1% γ-Terpinen
0,09% Limonen
0,07% Terpinolen
Sesquiterpene (37%)
8% α-Cadinen
5,7% α-Copaen
4,8% β-Cadinen
4,7% δ-Cadinen
4,2% β-Selinen
3,4% α-Cubeben
2,1% β-Caryophyllen
1,8% allo-Aromadendren
1,1% β-Elemen
1% α-Gurjunen
Monoterpenole
0,2% Linalool
0,07% α-Terpineol
Oxide
0,2% 1,8-Cineol
Andere
CHP 1: 19,5%;
CHP 2: 4,3%;
CHP 3: 13,5
Diese Daten wurden im
April 1997 anhand eines
konkreten ätherischen
Öles erfaßt. Die chemi-
sche Struktur von drei
qualitätsrelevanten
Inhaltsstoffen (CHP) ist
noch nicht bekannt. Laut
RUTH VON BRAUNSCHWEIG
enthält Manuka-Öl
20–25% der seltenen
Triketone und insgesamt
60–68% Sesquiterpene.

Quelle: Neumond, 12

Wichtige Eigenschaften
stark antibakteriell
stark antimykotisch
stark hautregenerierend
beruhigend auf Hautnerven
psychisch ausgleichend (ZNS)
mukolytisch, expektorativ
antiphlogistisch,
antirheumatisch
juckreizstillend
Haupt-Indikationen
Candidosen
Akne, Psoriasis, Ekzeme
Ulzerationen, Dekubitus,
Pruritus
Stomatitis
allergischer Schnupfen
gereizte, nervöse Zustände
◀ **Nebenwirkungen**
keine bekannt

■ Mastix

Pistacia lentiscus
Pflanzenteil: Blatt & Zweig
Herstellungsverfahren:
Destillation
Pflanzenfamilie:
Anarcadiaceae

■ Inhaltsstoffe
Monoterpene (bis 50%)
6,5–20% α-Pinen
4–15% Myrcen
1,5–15% Sabinen
0,2–0,8% δ-Careen
Sesquiterpene
Muurolen; Cadinen
Monoterpenole
Terpineol-4
Sesquiterpenole
α-Cadinol

Quelle: 1, 13

Wichtige Eigenschaften
stark entstauend auf
venöses System
stark entstauend auf
lymphatisches System
als Adjuvans bei Prostatahyperplasie

mukolytisch
adstringierend
Haupt-Indikationen
Varizen, Hämorrhoiden
Thrombophlebitis
Prostatitis; Sinusitis
spastische Colitis, Ulcus ven-
triculi
◀ **Nebenwirkungen**
ungiftig, eventuell allergische
Reaktionen möglich

■ Melisse

Melissa officinalis
Pflanzenteil: Kraut
Herstellungsverfahren:
Destillation
Pflanzenfamilie: Labiatae

■ Inhaltsstoffe
Monoterpene
3,93% trans-β-Ocimen
0,68% Limonen
0,51% α-Pinen
0,12% β-Pinen
0,17% Sabinen
0,18% Myrcen
0,38% cis-β-Ocimen
Sesquiterpene (40–60%)
33,91% β-Caryophyllen
25,88% Germacren D
2,49% α-Humulen
2.17% α-Copaen
Monoterpenole
0,85% Linalool
0,15% Geraniol
Sesquiterpenole
1,3% 1-Octen-3-ol
Aldehyde (meistens
rund 35%)
4,53% (bis zu 37%)
Geranial
2,70% Citronellal
2,41% (bis zu 24%)
Neral
Ketone
0,42% Borneon
(Kampher)
0,42% 6-Methyl-5-
hepten2-on 2,3

Ester
2,68% Nerylacetat
1,02% Geranylacetat
Oxide
0,07% 1,8% Cineol
0,72% Caryophyllenoxid

Quelle: Patrick Collin, (2)

Wichtige Eigenschaften
stark antiviral
stark hypotensorisch
entzündungshemmend
sedativ, schlaffördernd,
hypnotisch
choleretisch
litholytisch
analgetisch
phlebotonisch
hormonähnlich
immunmodulatorisch
Haupt-Indikationen
Herpeserkrankungen (labialis
und genitalis)
Herzarrhythmien
Angstzustände, Schlaflosigkeit, Nervosität
Magenkrämpfe, Aerophagie,
Gallensteine
Zystitis (6)
Varizen
Übelkeit in der
Schwangerschaft
Amenorrhoe
Wehenschmerzen
Hautpflege vor Radiotherapie
◀ **Nebenwirkungen**
in der *Schwangerschaft* nur
unter fachlicher Aufsicht; in
Einzelfällen Hautreizungen
möglich. Citral (Geranial und
Neral) erhöhte in Tierversuchen den Augeninnendruck,
deshalb sollte dieses citral-
reiche ätherische Öl bei
Menschen mit *Glaukom*
sicherheitshalber *vorsichtig*
angewendet werden (11). Das
sehr teure Öl wird meistens
mit Cymbopogon-Arten ver-
fälscht oder gestreckt.
Anmerkung: Je nach Herkunft

schwanken die Inhaltsstoffe,
besonders die Aldehyde,
erheblich
Siehe auch unter „Verbene",
„Litsea", „Lemongras",
„Citronella"

■ Moschuskörner

Abelmoschus moschatus
Pflanzenteil: Samen
Herstellungsverfahren:
Destillation
Pflanzenfamilie: Malvaceae

■ Inhaltsstoffe
Sesquiterpenole
Farnesol
Säuren
Ambrettolsäure
Palmitinsäure
Andere
Ambrettolid

Quelle: 13

Wichtige Eigenschaften
aphrodisisch
spasmolytisch
neurotonisch
karminativ
Haupt-Indikationen
Asthenie
Ängste, Depressionen
Streßsymptome
Muskelschmerzen
◀ **Nebenwirkungen**
keine bekannt

■ Muskat

Myristica fragrans
Pflanzenteil: „Nuß"
Herstellungsverfahren:
Destillation
Pflanzenfamilie:
Myristicaceae

■ Inhaltsstoffe
Monoterpene
25% (15%) α-Pinen
18% (15%) Sabinen

10% (10%) β-Pinen
8% (12%) γ-Terpinen
4% (8%) α-Terpinen
3% (4%) Limonen
(12% Myrcen)
Monoterpenole
10% (4%) Terpineol-4
Phenole
Eugenol, Isoeugenol
Phenylether
0,5–14% (1,5%)
Myristicin
0,1–4,6% (2%) Elemicin
0,1–3,3% (0,2%) Safrol
(Oxidether)

In Klammern befinden
sich die Werte für die
sogenannte Muskatblüte
(Macis)

Quelle: 1, 11

Wichtige Eigenschaften
stark analgetisch
stark neurotonisch,
psychotonisch
konzentrationsfördernd
emmenagog, uterotonisch
karminativ
Haupt-Indikationen
allgemeine Schmerzen,
Neuralgien, Rheuma
Asthenie,
Gedächtnisstörungen
Amenorrhoe
Impotenz, Frigidität
chronische Diarrhoe,
Appetitlosigkeit
◀ **Nebenwirkungen**
Der halluzinogen wirksame
Bestandteil Myristicin macht
es erforderlich, daß dieses Öl
sehr behutsam angewendet
wird: *nicht innerlich,* ausreichend verdünnt und nur
gelegentlich. Da es je nach
Herkunft unterschiedliche
Zusammensetzungen dieses
ätherischen Öles gibt, ist die
Wirkung schwer vorauszu-
sagen.

Anmerkung: Das Öl der „Muskatblüte" wirkt etwas milder als das der „Muskatnuß".

▣ Muskatellersalbei

Salvia sclarea
Pflanzenteil: Blüte & Kraut
Herstellungsverfahren: Destillation
Pflanzenfamilie: Labiatae

▣ Inhaltsstoffe
Monoterpene
jeweils weniger als 1%
von α-Pinen; β-Myrcen;
cis-Ocimen; trans-Ocimen
Limonen
Sesquiterpene
4% Germacren D
1% β-Caryophyllen
jeweils weniger als 1%
von α-Copaen; β-Elemen;
β-Bourbonnen
γ-Elemen; δ-Cadinen;
α-Humulen
Monoterpenole
10% Linalool
1% α-Terpineol
Nerol; Geraniol
Sesquiterpenole
Spathulenol; β-Eudesmol
Diterpenole
2% Sclareol
Manool
Ester (76%)
74% Linalylacetat
1% Geranylacetat
Nerylacetat; Linalyl-
formiat; Bornylacetat
Oxide
Sclareoltransoxid;
Manooloxid
1,8-Cineol; Caryophyllen-
oxid

Quelle: 6

Wichtige Eigenschaften
stark östrogenartig,
aphrodisisch

stark antispasmodisch
antidepressiv
neurotonisch
phlebotonisch
entstauend, entgiftend,
regenerativ
Haupt-Indikationen
Amenorrhoe, Prämenstruelles
Syndrom, besonders bei
Mädchen und jungen Frauen
Dysmenorrhoe, Prämenopause
genitale Infektionen (durch
Hormonstörung)
Depression, Erschöpfung,
Nervosität
Migräne, streßbedingte
Beschwerden
Varizen, Hämorrhoiden
fettige Haut, fettiges Haar
spastischer Husten,
Keuchhusten
◄ **Nebenwirkungen**
verstärkt die berauschende
Wirkung von Alkohol. Nicht
kurz vor und während starker
Menstruation anwenden, nicht
in der *Schwangerschaft,*
ansonsten ein sehr verträg-
liches Öl
Siehe auch unter „Salbei",
„Lavendelsalbei"

▣ Myrrhe

Commiphora molmol
Pflanzenteil: Harz
Herstellungsverfahren:
Destillation
Pflanzenfamilie:
Burseraceae

▣ Inhaltsstoffe
Monoterpene
Pinen
Limonen
Sesquiterpene (85–90%)
29% δ- und β-Elemen
10% α-Copaen
Cadinen
Phenole
Eugenol

Aldehyde
Zimtaldehyd
2,2% 3-Methyl-1,2-
Butenal
Ketone
5,5% Methyl-Isobutyl-
keton

Quelle: 1, 12

Wichtige Eigenschaften
stark antiviral
antibakteriell
stark antiphlogistisch
epithelisierend,
hautregenerierend
mukolytisch
hormonell ausgleichend
psychisch stabilisierend
Haupt-Indikationen
virale Hepatitis
Dysenterie
Diarrhoe
Wunden, Narben, Geschwüre
aufgesprungene Haut
Aphthen, Stomatitis
Husten, Bronchitis
Amenorrhoe
◄ **Nebenwirkungen**
nicht bekannt, sollte jedoch
sicherheitshalber in der
Schwangerschaft nicht verwendet werden, da darüber
unterschiedliche Meinungen
vertreten werden
Siehe auch unter „Opoponax",
„Weihrauch"

▣ Myrte

Myrtus communis
Chemotyp Cineol
Pflanzenteil: frische Zweige
Herstellungsverfahren:
Destillation
Pflanzenfamilie: Myrtaceae

▣ Inhaltsstoffe
Monoterpene (27%)
24,5% α-Pinen
1% trans-Ocimen

0,6% Myrcen
0,6% Terpinolen
0,5% β-Pinen
0,4% γ-Terpinen
0,3% α-Thujen
Sesquiterpene
0,8% Caryophyllen
0,4% α-Humulen
0,2% β-Elemen
Monoterpenole
9,5% Linalool
3,2% α-Terpineol
1,6% Myrtenol
0,3% Terpineol-4
0,1% Geraniol
0,06% Pinocarveol
Ester (8%)
4,6% Myrtenylacetat
1,3% Linalylacetat
1,1% Geranylacetat
0,8% Terpinylacetat
0,1% Nerylacetat
Oxide
43,7% 1,8-Cineol
Andere
0,8% n-Butylbutyrat
0,4% i-Butylvalerianat

Quelle: Primavera Life
(Myrte türkisch)

Wichtige Eigenschaften
expektorativ
schlafanstoßend
entstauend
als Adjuvans bei Prostatahyperplasie
antiinfektiös
antiallergisch,
immunmodulatorisch
antispasmodisch
hautpflegend, hautstraffend
Haupt-Indikationen
Sinusitis, Bronchitis, Angina,
Husten
Mukoviszidose
Schlafstörungen
Leberinsuffizienz
Prostatitis
allergischer Schnupfen
faltige Haut

◀ **Nebenwirkungen**
keine bekannt, jedoch wegen
des hohen 1,8-Cineol-Gehaltes
vorsicht bei *Kindern* mit spastischen Atemwegserkrankungen.
Diesen Chemotyp der Myrte
erkennt man an der meist
grünlichen Farbe. Siehe auch
unter „Cajeput", „Niaouli",
„Eukalyptus (globulus)",
„Ravensara"

■ **Myrte**

Myrtus communis
Chemotyp Myrtenylacetat
Pflanzenteil: angetrocknete
Zweige/Blätter
Herstellungsverfahren:
Destillation
Pflanzenfamilie: Myrtaceae

■ **Inhaltsstoffe**
Monoterpene (45%)
27,6% Limonen
19,8 % α-Pinen
0,3% β-Pinen
0,2% α-Thujen
0,07% Myrcen
Sesquiterpene
0,8% β-Elemen
0,4% Caryophyllen
0,2% α-Humulen
Monoterpenole
3,2% α-Terpineol
2,1% Linalool
1,2% Myrtenol
0,3% Terpineol-4
0,2% Pinocarveol
Ester (22%)
19,2% Myrtenylacetat
2,4% Geranylacetat
0,5% Linalylacetat
0,3% Terpinylacetat
Oxide
15,9% 1,8-Cineol

Quelle: Primavera Life
(Myrte marokkanisch)

Wichtige Eigenschaften
stark entstauend (Lymph-
system)
phlebotonisch
antispasmodisch
Haupt-Indikationen
Hämorrhoiden, Varizen
Ödeme
Zystitis
Dysmenorrhoe, PMS
Disstreß
◀ **Nebenwirkungen**
keine bekannt
Diesen Chemotyp der Myrte
erkennt man an der meist röt-
lichen Farbe.

■ **Myrte**

Myrtus communis
Pflanzenteil: angetrocknete
Zweige/Blätter
Herstellungsverfahren:
Destillation
Pflanzenfamilie: Myrtaceae

■ **Inhaltsstoffe**
Monoterpene (75%)
2,1% Limonen
63,7 % α-Pinen
6,8% β-Pinen
0,6% γ-Terpinen
0,5% α-Thujen
0,1% Myrcen
0,2% Terpinolen
Sesquiterpene
0,4% α-Selinen
0,3% β-Selinen
0,3% Caryophyllen
0,06% α-Farnesen
0,1% δ-Cadinen
0,07% α-Humulen
Monoterpenole
5% Linalool
1,1% Myrtenol
0,2% Terpineol-4
0,2% Borneol
0,1% Pinocarveol
0,1% Fenchol
Oxide
9,8% 1,8-Cineol

Andere
0,3% Ethyl-2-methyl-
butyrat

Quelle: Primavera Life
(Myrte Anden)

**Wichtige Eigenschaften/
Haupt-Indikationen**
ähnlich wie Myrte ct. Myrtenylacetat, sehr gut verträgliches Öl
◄ **Nebenwirkungen**
keine bekannt

■ **Narde**

Nardostachys jatamansi
Pflanzenteil: Rhizom
Herstellungsverfahren:
Destillation
Pflanzenfamilie:
Valerianaceae

■ **Inhaltsstoffe**
Monoterpene
0,1% α-Pinen
0,1% β-Pinen
0,1% Limonen
Sesquiterpene (66%)
29% β-Gurjunen
29% α-Patchoulen
5% Aristolen
1,7% Seychellen
0,7% β-Patchoulen
0,6% α-Gurjunen
β-Maalien
Dihydroazulen
Sesquiterpenole
6% Patchoulialkohol
Calarenol, Nardol,
Valerianol, Maaliol
Aldehyde
Valerianal
Sesquiterpenketone
6% 1-Hydroxyaristolenon
1,4% β-Jonon
0,7% Aristolenon
Valeranon
3,4-Dihydro-β-Jonon

Oxide
0,2% 1,8-Cineol
Andere
Kumarin

Quelle: 2

Wichtige Eigenschaften
stark beruhigend
kardiotonisch
phlebotonisch
Ovarien stimulierend
hautregenerierend
Haupt-Indikationen
Herzarrhythmien, besonders
Tachykardie
vegetative Dystonie
Varizen, Hämorrhoiden
Insuffizienz der Ovarien
Psoriasis, reife Haut
◄ **Nebenwirkungen**
bei normaler Verwendung
keine bekannt
Siehe auch unter „Baldrian"

■ **Neroli**

Citrus aurantium ssp. auran-
tium
Pflanzenteil: Blüte
Herstellungsverfahren:
Destillation
Pflanzenfamilie: Rutaceae

■ **Inhaltsstoffe**
Monoterpene
13% α- und β-Pinen
8–18% Limonen
Monoterpenole
30–45% Linalool
2–5% α-Terpineol
2–3% Geraniol
1–3% Nerol
Sesquiterpenole
3–6% trans-Nerolidol
Farnesol
Aldehyde
2–5% verschiedene
Aldehyde
Ketone
Jasmon

Ester
4–13% Linalylacetat
3% Nerylacetat
1% Geranylacetat
Methylanthranilat B
Andere
Phenyletheralkohol
Benzylalkohol

Quelle: 2

Wichtige Eigenschaften
stark antidepressiv,
neurotonisch
hypotensorisch
anregend auf Leber und
Pankreas
antibakteriell (besonders Coli-
bakterien)
antiparasitisch (Ankylostoma,
Lamblia int.)
phlebotonisch
hautpflegend
Haupt-Indikationen
Asthenie, nervöse Depression
Schockzustände,
Schlafstörungen
Angst, Niederschlagenheit
prämenstruelles Syndrom
Hypertonie
Varizen, Hämorrhoiden,
Couperose
Bronchitis, Lungentuberkulose
Enterocolitis durch Parasiten
chronische Diarrhoe
Leber- und Pankreas-
insuffizienz
Falten, Narben, Schwanger-
schaftsstreifen
◄ **Nebenwirkungen**
keine bekannt, sehr gut ver-
trägliches Öl (auch für
Schwangere und Kleinkinder)
Siehe auch unter „Bitter-
orange", „Petit Grain"

■ **Niaouli**

Melaleuca viridiflora
Synonym: Melaleuca quinque-
nervia viridiflora
Pflanzenteil: Zweig

Herstellungsverfahren:
Destillation
Pflanzenfamilie: Myrtaceae

■ **Inhaltsstoffe**
Monoterpene
8% α-Pinen
1,9% β-Pinen
0,5% α-Terpinen
1,5% γ-Terpinen
α-Phellandren
β-Myrcen
Terpinolen
trans-Ocimen
Sesquiterpene
0,6% Viridifloren
0,1% γ-Cadinen
α-Copaen
Monoterpenole
8% α-Terpineol
0,15% Linalool
Citronellol, Geraniol
Sesquiterpenole
6,2% Viridiflorol
3,5% Nerolidol
Aldehyde
0,15% Benzaldehyd
Ester
0,3% Terpinylacetat
0,07% Methylbenzoat
Oxide
54% 1,8-Cineol
0,2% Caryophyllenoxid

Quelle: Patrick Collin, 2

Wichtige Eigenschaften
antiinfektiös (vor allem gegen
Staphylokokkus aureus)
antimykotisch (Candida)
stark antiviral
stark expektorativ
immunmodulatorisch
analgetisch
antihypertensorisch
hormonartig
litholytisch
phlebotonisch
Haupt-Indikationen
Bronchitis, Rhinopharyngitis,
Sinusitis
chronische Infektionen der
Atemwege

Herpesinfektionen,
Condylome
virale Hepatitis
Psoriasis, Furunkel,
Insektenstiche
Varizen, Hämorrhoiden
zur Stärkung der Haut vor
Radiotherapie (1)
◄ **Nebenwirkungen**
der Hinweis „nicht für Klein-
kinder und schwangere
Frauen" ist umstritten
Siehe auch unter „Tea Tree"
(Melaleuca alternifolia),
„Cajeput" (Melaleuca leuca-
dendron), „Eukalyptus"

■ **Opoponax**

Commiphora glabrescens
Synonym: Süße Myrrhe
Pflanzenteil: Harz
Herstellungsverfahren:
Destillation
Pflanzenfamilie:
Burseraceae

■ **Inhaltsstoffe**
Sesquiterpene
Bisabolen
Elemen
Copaen
Sesquiterpenole
diverse
Sesquiterpenketone
diverse

Quelle: 1, 13

Wichtige Eigenschaften
stark antiphlogistisch
antiviral
epithelisierend
mukolytisch
Haupt-Indikationen
infektiöse Enterocolitis
Dermatosen, Hautulcus
◄ **Nebenwirkungen**
keine bekannt, eventuell leicht
photosensivierend (11)
Anmerkung: Es gibt ein ätherisches Öl aus *Acacia farne-*

siana, das auch *Opoponax*
genannt wird.
Siehe auch unter „Myrrhe",
„Weihrauch"

■ **Orange** (Apfelsine)

Citrus sinensis
Pflanzenteil: Fruchtschale
Herstellungsverfahren:
Pressung
Pflanzenfamilie: Rutaceae

■ **Inhaltsstoffe**
Monoterpene
etwa 80% (+)-Limonen
über 10% weitere Mono-
terpene
Monoterpenole
1,8% (+)-Linalool
1,3–1,6% cis- und trans-
Carveol
0,7% (+)-α-Terpineol
0,4% Geraniol
Aldehyde
1,1% n-Decanal
0,5% n-Octanal
0,5% Citronellal
Ketone
1,8% Carvon
0,7% α-Jonon
**Kumarine und
Furokumarine**
Aurapten, Bergaptol,
Isoimperatorin

Quelle: 1

Wichtige Eigenschaften
sedativ
antiseptisch
karminativ,
verdauungsstärkend
adstringierend
Haupt-Indikationen
Nervosität, Angst, Streßsymptome
Schlafstörungen
Obstipation, Meteorismus
Zellulite
◄ **Nebenwirkungen**
photosensivierend

Anmerkung: Es gibt auch ein Blütenöl aus dieser Pflanze, das sich „Neroli Portugal" nennt, dem Neroli aus Citrus aurantium therapeutisch jedoch unterlegen ist.
Siehe auch unter „Bitterorange", „Grapefruit"

Oregano

Origanum vulgare
Pflanzenteil: Kraut
Herstellungsverfahren: Destillation
Pflanzenfamilie: Labiatae

Inhaltsstoffe
Monoterpene (25%)
α- und α-Pinen
Myrcen
γ-Terpinen
p-Cymen
Sesquiterpene
β-Caryophyllen
Monoterpenole (9%)
Linalool
Terpineol-4
α-Terpineol
Phenole (60–70%)
Carvacrol (Hauptbestandteil)
Thymol
Phenylether
Carvacrolmethylether
Ketone
Borneon (Kampher)

Quelle: 1, 11, 13

Wichtige Eigenschaften
sehr stark antibakteriell (Breitband)
sehr stark antimykotisch
sehr stark gegen Parasiten (bes. Amöben)
stark antiviral
hyperämisierend
hypertensorisch
analgetisch
immunmodulierend

Haupt-Indikationen
infektiöse Rhino-Broncho-Pneumopathien
Oropharyngitis
Enterocolitis
Nephritis, Zystitis
Hypotonie, Asthenie, Rekonvaleszenz
zur Abwehr von Infektionen
◄ Nebenwirkungen
stark hautreizend, auf korrekte Verdünnung achten. *Nicht für Schwangere, Babys und Kleinkinder*
Anmerkung: Origanum heracleoticum hat ein vergleichbares Inhaltsstoffe-Spektrum und ist ähnlich einsetzbar.
Siehe auch unter „Bohnenkraut", „Thymian ct. Carvacrol/Thymol"

Oud

Aquilaria agallocha
Synonym: Adlerholz, Aloebaum, Agaro
Pflanzenteil: durch einen Pilz infiziertes Holz
Herstellungsverfahren: Destillation
Pflanzenfamilie: Tymelaceae

Inhaltsstoffe
Sesquiterpenderivate
α- und β-Agarofuran
Sesquiterpenolderivate
Agarol
Agarospirol

Quelle: 1, 17

Wichtige Eigenschaften
entstauend auf das lymphatische System
entstauend auf das venöse System
aphrodisisch
Haupt-Indikationen
Varizen, Hämorrhoiden
Ödeme
sexuelle Störungen

◄ Nebenwirkungen
keine bekannt
Anmerkung: Über dieses seltene ätherische Öl ist noch nicht viel bekannt, obwohl die therapeutische Anwendung des Holzes im Nahen und Fernen Osten zu den alten, weitverbreiteten Traditionen zählt.

Palmarosa

Cymbopogon martinii
Synonym: Indische (türkische) Geranie
Pflanzenteil: Gras
Herstellungsverfahren: Destillation
Pflanzenfamilie: Poaceae

Inhaltsstoffe
Monoterpenole
70–80% Geraniol
2–4% Linalool
0,2–1,5% Nerol
Sesquiterpenole
0,3–1,4% Elemol
Ester
5–20% Geranylacetat
5–15% Geranylformiat
0,5–1% Nerylformiat
Geranylbutyrat
Geranylisobutyrat
Geranylisovalerat
Geranylhexanoat
Amylhexanoat
Geranyloctanoat
und andere Ester
Andere
p-Mentha-1,8-dien-9-ol

Quelle: 1

Wichtige Eigenschaften
stark antibakteriell (Breitband)
stark antimykotisch
stark antiviral
neurotonisch, kardiotonisch, uterotonisch
entstauend auf Lymphsystem (6)
hautpflegend

Haupt-Indikationen
Rhinopharyngitis, Sinusitis
Otitis, Oropharyngitis,
Bronchitis
Urethritis, Zystitis
Vaginitis, Zervizitis,
Salpingitis
zur Entbindung
bakterielle und virale Enteritis
Zellulite
◀ **Nebenwirkungen**
keine bei normaler Anwen-
dung
Siehe auch unter „Geranie",
„Citronella"

■ **Patchouli**

Pogostemon cablin patchouli
Pflanzenteil: Blatt
Herstellungsverfahren:
Destillation
Pflanzenfamilie: Labiatae

■ **Inhaltsstoffe**
Monoterpene
0,5–1% α-Pinen
0,5–1% β-Pinen
0,02% Limonen
Sesquiterpene (40–50%)
10,8–20,9% Aroma-
dendren
10–19,6% α-Bulnesen
14–16% β-Bulnesen
6–15% α-Guaien
5–12% Seychellen
3–5,3% α-Patchoulen
2–4,2% β-Caryophyllen
1,1–6,6% β-Patchoulen
1–2,8% δ-Cadinen
0,2–0,6% 1,10-epoxy-α-
Bulnesen
0,1% 1,5-epoxy-α-Guaien
α-Guaien
cyclo-Seychellen
Sesquiterpenole
23,6–45,9% Patchoulol
1–3% Pogostol
1% Bulnesol
Guaiol
Norpatchoulenol

Ketone
bis 2,2% Patchoulenon
1% Isopatchoulenon
Oxide
4% α-Bulnesenoxid
1% α-Guaienoxid
0,5–1% Caryophyllenoxid
Andere
Carboxypentylcyclo-
propansäure
Sesquiterpenalkaloide:
Patchoulipyridin, Guaia-
pyridin

Quelle: 2, 8

Wichtige Eigenschaften
stark entstauend auf venöses
System
aquaretisch
antiphlogistisch
zellregenerierend
sedativ
analgetisch
karminativ,
verdauungsregulierend
antiinfektiös, besonders anti-
mykotisch
insektenvertreibend
immunmodulatorisch
aphrodisisch
Haupt-Indikationen
Varizen, Hämorrhoiden
entzündliche und allergische
Dermatosen
Akne, Ekzeme, Parasitosen
Narben, Falten, müde Haut
Zellulite
Angstzustände,
Streßsymptome
Schlafstörungen
(Kopf-)Schmerzen
Dyspepsie, Magenschmerzen,
Dysbiose
Fußpilz
infektiöse Enterocolitis
Immunschwäche
◀ **Nebenwirkungen**
keine, sehr gut verträgliches
Öl

■ **Petersilie**

Petroselinum crispum
Pflanzenteil: Kraut
Herstellungsverfahren:
Destillation
Pflanzenfamilie: Umbelliferae

■ **Inhaltsstoffe**
Monoterpene
6–60% p-Menthatrien-
1,3,8
13–14% β-Phellandren
17–22% β-Pinen
2,8–4% α-Pinen
3,5–5% Myrcen
3–4,5% Terpinolen
Sesquiterpene (40–50%)
1,2% β-Caryophyllen
Monoterpenole
5,8% Linalool
Carotol
Aldehyde
p-Menthadien-1,4-al-7
Oxid-Ether
7–33% Myristicin
Spuren bis 18% Apiol
0,2–3% Elemicin

Quelle: 1, 11

Wichtige Eigenschaften
stark antiepileptisch (1)
aquaretisch
antispasmodisch
Haupt-Indikationen
Epilepsie
nervöse Störungen
spastische und entzündliche
Enterocolitis
Niereninsuffizienz
◀ **Nebenwirkungen**
stark abortiv (zumindest in
oraler Verabreichung), je nach
Myristicingehalt *stark toxisch.*
Dieses schwer erhältliche ätherische Öl wird in der Aromatherapie nicht verwendet.
Siehe auch unter „Muskat-
nuß", „Elemi"

▪ Petit Grain

Citrus aurantium ssp. aurantium
Pflanzenteil: Blatt und Zweig
Herstellungsverfahren:
Destillation
Pflanzenfamilie: Rutaceae

▪ Inhaltsstoffe
Monoterpene
2% trans-Ocimen
2% β-Myrcen
2% β-Pinen
1% Limonen
cis-Ocimen
p-Cymen
δ-3-Careen
α-Pinen
Sabinen
γ-Terpinen
Camphen
β-Phellandren
Sesquiterpene
β-Caryophyllen
γ-Elemen
trans-β-Farnesen
Monoterpenole (30%)
25% Linalool
5% α-Terpineol
Geraniol
Nerol
Terpineol-4
γ-Terpineol
2-Hexen-1-ol
1-Hexanol
Sesquiterpenole
Nerolidol
Aldehyde
Geranial
Neral
Ester (60%)
50% Linalylacetat
4% Geranylacetat
2% Nerylacetat
1% Isononylacetat
Terpinylacetat
Methylanthranilat
Oxide
1,8-Cineol, Linalooloxid

Quelle: 6

Wichtige Eigenschaften
stark antispasmodisch
nervlich ausgleichend
antiphlogistisch
antiinfektiös (Staphylokokken, Pneumokokken)
Haupt-Indikationen
neurovegetative Dystonie
Schlafstörungen
Überarbeitung, Streßsymptome
Infektionen der Atemwege (besonders bei Kleinkindern), obstruktive Bronchitis
nervöses Asthma
prämenstruelles Syndrom, vorzeitige Wehen
entzündliche Akne, Furunkel
chronische Hepatitis
◄ **Nebenwirkungen**
keine bekannt, sehr verträgliches ätherisches Öl
Siehe auch unter „Neroli", „Bitterorange"

▪ Petit Grain

Citrus clementina deliciosa
Pflanzenteil: Blatt und Zweig
Herstellungsverfahren:
Destillation
Pflanzenfamilie: Rutaceae

▪ Inhaltsstoffe
Monoterpene (70%)
41,1% Sabinen
14,2% Limonen
6% trans-β-Ocimen
4,7% δ-3-Careen
3,6% β-Myrcen
2% β-Pinen
1,9% γ-Terpinen
1,8% α-Pinen
1,3% Terpinolen
1,2% α-Terpinen
Monoterpenole (15%)
14,6% Linalool
2,7% Terpineol-4
Aldehyde
1,2% Citronellal

Quelle: La Florina

Wichtige Eigenschaften
tonisierend
antiseptisch
Haupt-Indikationen
Erkrankungen der Atemwege, besonders bei Kleinkindern
◄ **Nebenwirkungen**
keine bekannt, sehr verträgliches ätherisches Öl
Siehe auch unter „Clementine", „Neroli", „Bitterorange"

▪ Peru-Balsam

Myroxylon balsamum var. pereirae
Pflanzenteil: Blatt und Zweig
Herstellungsverfahren:
Destillation
Pflanzenfamilie:
Leguminosae

▪ Inhaltsstoffe
Sesquiterpenole
Farnesol
Nerolidol (Peruviol)
aromatische Aldehyde
Vanillin
Ester (50–70%)
Benzylbenzoat
Benzylcinnamat
Cinnamylcinnamat
Säuren
Zimtsäure
Benzoesäure
Andere
Kumarin
Benzylalkohol
Peruresinotannol

Der rohe Balsam enthält 50–64% ätherisches Öl und 20–28% Harz

Quelle: 1,13

Wichtige Eigenschaften
stark antibakteriell
stark mukolytisch, expektorativ
stimuliert sehr stark das Wachstum von Epithelzellen
antiphlogistisch
antispasmodisch

Haupt-Indikationen
akute, asthmatische, chronische Bronchitis
Zystitis, Urethritis, Pyelitis
Dermatosen (wegen Parasiten)
rauhe, aufgesprungene Haut
Ekzeme, Schürfwunden
Dekubitusprophylaxe
Disstreß, Anspannung, Ängste
◄ Nebenwirkungen
allergische Reaktionen auf der
Haut sind leicht möglich,
könnten jedoch mit dem
Lösungsmittel zusammenhängen
Siehe auch unter „Tolubalsam", „Benzoe"

■ **Pfeffer** (schwarz)

Piper nigrum
Pflanzenteil: Frucht
Herstellungsverfahren:
Destillation
Pflanzenfamilie: Piperaceae

■ **Inhaltsstoffe**
Monoterpene (50% und mehr)
17% l-Limonen
9–19% Sabinen
5–9% α-Phellandren
5–14% β-Pinen
2–9% α-Pinen
2,6% δ-Elemen
1,6–2,5% Myrcen
1–2,8% p-Cymen
0,5–3,5% α-Thujen
0,4–2,8% α-Terpinen
0,5–3,9% γ-Terpinen
0,5–1,5% Terpinolen
1–15% δ-3-Caren
Camphen
Sesquiterpene (4–45%)
9–29% β-Caryophyllen
2–5% β-Bisabolen
1–3% Farnesen
1–2% α-Humulen
0,5–7,7% α- und β-Selinen
0,5–1,5% α-Copaen

0,5% Bergamoten
0,5% ar-Curcumen
0,3–2,4% α- und β-Elemen
0,2–1,6% α- und b-Cubeben
α-Guaien
Zingiberen
Calamenen
Monoterpenole
Terpineol-4
α-Terpineol
Linalool
trans-Pinocarveol
Sesquiterpenole
0,5% Elemol
0,1% α-Bisabolol
Phenylether
p-Cymenphenylether
Carvacrolmethylether
Myristicin
Safrol (jeweils Spuren)
Aldehyde
Piperonal
Ketone
0,05% Dihydrocarvon
Piperiton
Oxide
0,6% Caryophyllenoxid

Quelle: 2

Wichtige Eigenschaften
stark analgetisch
stark anregend auf
Verdauungsdrüsen
karminativ
stark expektorativ
antibakteriell, antiviral
hyperämisierend
aquaretisch, entgiftend
aphrodisisch
fiebersenkend
Haupt-Indikationen
(Zahn-)Schmerzen
Verdauungsinsuffizienz
Angina, Laryngitis, Husten
chronische Bronchitis
Rheumatismus
Durchblutungsstörungen
Fieber
sexuelle Asthenie

◄ Nebenwirkungen
keine bekannt
Anmerkung: *Kubebenpfeffer*
(Piper cubeba) hat eine vergleichbare Zusammensetzung,
mit höherem Sesquiterpenanteil; die Anwendungsgebiete
sind ähnlich.

■ **Pfeffer** (rot)

Schinus molle
Pflanzenteil: Frucht
Herstellungsverfahren:
Destillation
Pflanzenfamilie:
Anarcadiaceae

■ **Inhaltsstoffe**
Monoterpene
24–34% α-Phellandren
25% α-Pinen
10–15% β-Phellandren
5% β-Pinen
Sesquiterpene
β-Caryophyllen
δ-Cadinen

Quelle: 1

Wichtige Eigenschaften
expektorativ
antiseptisch
karminativ
hyperämisierend
Haupt-Indikationen
Bronchitis
rheumatische Schmerzen,
Arthritis
Neuralgien
kalte Gliedmaßen, schlechte
Durchblutung
◄ Nebenwirkungen
keine bekannt
Siehe auch unter „Pfeffer
(schwarz)", „Mastix"

■ Pfefferminze

Mentha piperita
Pflanzenteil: Kraut
Herstellungsverfahren:
Destillation
Pflanzenfamilie:
Labiatae

■ Inhaltsstoffe
Monoterpene
1% α-Pinen
1% Limonen
Sabinen
α-Phellandren
β-Pinen
cis-Ocimen
trans-Ocimen
β-Myrcen
p-Cymen
α-Thujen
γ-Terpinen
Terpinolen
Camphen
Sesquiterpene
2% β-Caryophyllen
2% Germacren D
trans-β-Farnesen
α-Humulen
α-Copaen
α-Bourbonnen
δ-Cadinen
Bicyclogermacren
Monoterpenole(50%)
42% l-Menthol
4% Neomenthol
2% Isomenthol
1% Terpineol-4
Linalool
trans-Thujan-4-ol
Sesquiterpenole
1% Viridiflorol
Ketone (15%)
12% Menthon
2% Isomenthon
1% Neomenthon
Pulegon
Piperiton
Ester
10% Menthylacetat
Isomenthylacetat
Neomenthylacetat

Oxide
8% 1,8-Cineol
1% Menthofuran
Caryophyllenoxid

Quelle: 6, 11

Wichtige Eigenschaften
antibakteriell, antiviral,
antimykotisch
antiparasitisch
stark analgetisch,
anästhetisierend
stark spasmolytisch (Calcium-
Antagonist)
stimulierend: kardiotonisch,
uterotonisch
neurotonisch,
konzentrationsfördernd
enterotonisch, hepatotonisch
cholagog, choleretisch
hypertensorisch
epithelisierend
Haupt-Indikationen
neurovegetative Dystonie,
Asthenie
Hypotonie
Leberinsuffizienz,
Pankreasinsuffizienz
Übelkeit, Erbrechen,
Dyspepsie
virale Hepatitis, Leberkoliken,
Zirrhose
Gastralgien, Gelbfieber
Zystitis, Prostatitis,
Nierenkoliken
Zoster, virale Neuritis
Ischiasschmerzen
Muskelschmerzen, Muskel-
kater, Juckreiz
Geburtseinleitung, Geburts-
schmerzen
Rhinitis, Sinusitis, Otitis,
Laryngitis
◀ **Nebenwirkungen**
Babys und *Kinder unter 4 Jah-
ren* (Apnoegefahr), *Schwan-
gere* nur unter fachlicher
Aufsicht. Leicht schleimhaut-
reizend, *nicht bei Fieber, nicht
bei Epilepsie,* Achtsamkeit bei
gleichzeitiger homöopathi-

scher Konstitutionsbehandlung; bei normaler Anwendung
gut verträgliches Öl.
Siehe auch unter „Acker-
minze", „Spearmint", „Flohminze"

■ Piment

Pimenta dioica
Pflanzenteil: Samen
Herstellungsverfahren:
Destillation
Pflanzenfamilie: Myrtaceae

■ Inhaltsstoffe
Sesquiterpene
Caryophyllen
Phellandren
Phenole
60–83% Eugenol im Öl
aus der Frucht
bis 60–95% Eugenol im
Öl aus den Blättern
Isoeugenol
Phenylether
1,2–4,4% Methyleugenol
Oxide
1,8-Cineol

Quelle: 1, 11, 13

Wichtige Eigenschaften
stark antiinfektiös
stark antibakteriell (Breitband)
stark antiviral
antimykotisch
neurotonisch, stimulierend
aphrodisisch
Haupt-Indikationen
Zahninfektionen,
Zahnschmerzen
Amygdalitis
virale Hepatitis
Zystitis, Urethritis
Sinusitis, Bronchitis, Grippe
Asthenie, Hypotonie
Gelenkschmerzen, Muskel-
schmerzen
Verstauchungen, Zerrungen
◀ **Nebenwirkungen**
haut-/schleimhautreizend, auf
korrekte Verdünnung achten;

nicht in der *Schwangerschaft* verwenden, nicht für *Babys* und *Kinder.* Bei zu langer Anwendung *hepatotoxisch.* Nicht anwenden bei *Blutgerinnugsstörungen* und bei gleichzeitiger Anwendung von *Heparin* und *Aspirin,* da Eugenol die Aktivität der Thrombozyten verlangsamt. Siehe auch unter „Bay", „Gewürznelke", „Tulsi"

■ Quendel

Thymus serpyllum
Synonym: Feldthymian, türkischer Thymian
Pflanzenteil: Kraut
Herstellungsverfahren: Destillation
Pflanzenfamilie: Labiatae

■ **Inhaltsstoffe**
  Monoterpene
  4% p-Cymen
  3,9% γ-Terpinen
  1,5% β-Myrcen
  1,2% α-Terpinen
  1,1% α-Thujen
  0,9% Limonen
  0,6% α-Pinen
  0,4% β-Pinen
  0,2% Camphen
  0,2% α-Phellandren
  0,2% Terpinolen
  Sesquiterpene
  0,9% Caryophyllen
  Monoterpenole
  6,7% Linalool
  0,7% Terpineol-4
  0,6% α-Terpineol
  0,5% Borneol
  Phenole
  73,2% Thymol und Carvacrol
  Ester
  0,6% Geranylformiat
  Oxide
  1% 1,8-Cineol

Phenylether
0,07% Thymolmethylether

Quelle: Primavera Life

Wichtige Eigenschaften
antiinfektiös (Breitband)
neurotonisch, stimulierend
analgetisch
stomachisch
Haupt-Indikationen
Bronchitis, Tuberkulose (1)
Husten, Keuchhusten (1)
Zystitis
Dyspepsie, Enterocolitis
neurovegetative Dystonie
Neuralgien, Arthrose
infizierte Wunden
◄ Nebenwirkungen
stark hautreizend, unbedingt verdünnen, *niemals pur auf Haut und Schleimhäute* auftragen; für Kinder ist Thymian ct. Linalool besser geeignet
Siehe auch unter „Thymian ct. Thymol/Carvacrol", „Bohnenkraut", „Oregano"

■ Rainfarn

Tanacetum vulgare
Pflanzenteil: Kraut
Herstellungsverfahren: Destillation
Pflanzenfamilie: Compositae

■ **Inhaltsstoffe**
  Monoterpene
  Limonen
  Sesquiterpene
  30% Chamazulen
  3,6-Dihydrochamazulen
  Monoterpenole
  Borneol
  Ketone
  66–81% Thujon
  Borneon (Kampher)

  Quelle: 13

Wichtige Eigenschaften
sehr stark antiphlogistisch
stark antihistaminisch

analgetisch
anthelminthisch
hypotensorisch
phlebotonisch
Haupt-Indikationen
Asthma
allergische Dermatitis, Erythem, Couperose
Juckreiz
Varizen
Hypertonie
◄ Nebenwirkungen
neurotoxisch und abortiv, *nicht für Schwangere, Babys und Kinder.* Dieses Öl darf nur bei entsprechender Indikation unter ärztlicher Aufsicht verwendet werden, es wird in der Aromatherapie kaum noch verwendet
Siehe auch unter „Thuja", „Texas-Zeder"

■ Raute (Weinraute)

Ruta graveolens
Pflanzenteil: Kraut
Herstellungsverfahren: Destillation
Pflanzenfamilie: Compositae

■ **Inhaltsstoffe**
  Alkohol
  1,5% 2-Undecanol
  Ketone
  31–49% 2-Undecanon (Methylnonylketon)
  18–25% 2-Nonanon
  Andere
  Furokumarine: Bergapten, Xanthotoxin, Psoralen

  Quelle: 11

Wichtige Eigenschaften
sehr stark anthelminthisch
stark antispasmodisch
Haupt-Indikationen
entfällt
◄ Nebenwirkungen
sehr stark photosensivierend, mutmaßlich neurotoxisch und abortiv (11). Dieses Öl darf

nur bei entsprechender Indikation *unter ärztlicher Aufsicht* verwendet werden, es wird in der Aromatherapie kaum verwendet. *Nicht bei Epilepsie* anwenden.
Siehe auch unter „Thuja", „Texas-Zeder"

■ Ravensara

Ravensara anisata
Pflanzenteil: Rinde
Herstellungsverfahren: Destillation
Pflanzenfamilie: Lauraceae

■ Inhaltsstoffe
Sesquiterpene
verschiedene
Phenylmethylether
88% Methylchavicol
7% trans-Anethol

Quelle: 1, 11

Wichtige Eigenschaften
östrogenartig
emmenagog, lactogen
stark antispasmodisch (ZNS)
karminativ
cholagog, choleretisch
kardiotonisch, neurotonisch
Haupt-Indikationen
Amenorrhoe, Oligomenorrhoe
Menstruationskrämpfe
erleichert die Entbindung
Dyspepsien, Gastralgien,
spastische Colitis
Meteorismus, Aerophagie
Kardialgien
◄ **Nebenwirkungen**
PÉNOËL/FRANCHOMME raten schwangeren Frauen und Kindern von der Verwendung dieses sehr seltenen ätherischen Öles ab, zudem deuten sie an, daß im Falle einer Überdosierung intestinale Hämorrhagien auftreten können. BALACS/TISSERAND wiederum raten aufgrund des hohen Methylchavi-

colgehaltes von jeglicher Verwendung ab. In Tierversuchen erwies sich dieser Stoff als karzinogen.
Siehe auch unter „Anis", „Fenchel", „Estragon", „Exotisches Basilikum"

■ Ravensara

Ravensara aromatica
Synonym: Nelkennußbaum
Pflanzenteil: Zweig/Blatt
Herstellungsverfahren: Destillation
Pflanzenfamilie: Lauraceae

■ Inhaltsstoffe
Monoterpene
7,9% Sabinen
3,8% α-Pinen
2,8% β-Pinen
1,2% γ-Terpinen
1,1% Myrcen
0,7% α-Thujen
0,7% α-Terpinen
0,6% trans-Ocimen
0,4% Terpinolen
0,3% Camphen
0,08% γ-Muurolen
Sesquiterpene
0,6% α-Humulen
0,5% Caryophyllen
0,1% β-Selinen
0,09% β-Elemen
Monoterpenole
8,1% α-Terpineol
4,3% Terpineol-4
0,2% Linalool
0,1% Nerol
Ketone
0,07% Borneon (Kampher)
Oxide
64,3% 1,8-Cineol

Quelle: Primavera Life

Wichtige Eigenschaften
stark antiviral
antibakteriell, antimykotisch
stark expektorativ
stark neurotonisch

Haupt-Indikationen
virale Hepatitis, virale
Enteritis, Cholera
Zoster, Zoster ophthalmicus (1)
Varicella, Mononukleose,
Pertussis
Grippe, grippale Infekte
Rhinopharyngitis, Bronchitis
neuromuskuläre Störungen
Asthenie, Schlafstörungen
Vaginalmykosen
◄ **Nebenwirkungen**
keine bekannt, sehr gut verträgliches Öl. Wegen des hohen 1,8-Cineol-Gehaltes wird vorsichtige Dosierung bei Kindern mit spastischen Atemwegserkrankungen empfohlen.
Siehe auch unter „Lorbeer", „Eukalyptus staigeriana"

■ Rose

Rosa damaszena
Pflanzenteil: Blüte
Herstellungsverfahren: Destillation
Pflanzenfamilie: Rosaceae

■ Inhaltsstoffe
Monoterpene
0,8% α-Pinen
0,3% Myrcen
0,15% β-Pinen
Sesquiterpene
0,6% Caryophyllen
0,6% Germacren D
0,3% α-Humulen
Monoterpenole
40,4% (38,5%/39,5%)
Citronellol
17,8% (28,5%/14,2%)
Geraniol
2,7% (2,3%/1,2%) Linalool
0,8% Terpineol
0,3% Terpineol-4
Sesquiterpenole
1,3% (1,5%/0,8%) trans-Farnesol

Phenole
1% Eugenol
Phenylether
1,7% (2,1%/1,6%)
Methyleugenol
Aldehyde
0,9% Geranial
Spuren Benzaldehyd
Ester
0,9% (1,7%/0,5%)
Geranylacetat
0,8% Phenylethylacetat
0,8% Citronellylacetat
Oxide
0,3% trans-Rosenoxid
Andere
9,6% (7,4%/11%) Nona-
decan
3,5% Nonadecen
3,4% Heneicosan
1,8% Heptadecan
0,8% Eicosan
0,7% Tricosan
0,5% Pentadecan
0,25% Heptadecen
0,1% Tricosen
0,08% Tricosen
2,1% (2,4%/2,5%)
Phenylethylalkohol

Quelle: Primavera Life:
Rose bulgarisch; in Klam-
mern Rose türkisch/
marokkanisch (die ande-
ren Werte weichen nicht
stark voneinander ab)

Wichtige Eigenschaften
antiinfektiös
bakteriostatisch/bakterizid
antiviral
antiphlogistisch
stark neurotonisch, allgemein
tonisierend
kardiotonisch
aphrodisisch
antidepressiv,
psychisch stabilisierend
leicht lokalanästhetisch
hautregenerierend,
desodorierend
choleretisch

Haupt-Indikationen
akute und chronische Bronchitis
wunde, trockene, faltige Haut
entzündete Haut, Geschwüre
Tachykardie
Impotenz, Frigidität
Depressionen, Ängste,
Sterbebegleitung
◄ **Nebenwirkungen**
bei normaler Dosierung keine
Nebenwirkungen bekannt, sehr
verträgliches, nicht toxisches
ätherisches Öl
Anmerkung: Das Absolue der
Rosa centifolia, meistens
Mairose genannt, wird durch
flüchtige Lösungsmittel gewonnen. Es wird in der streng
medizinisch orientierten
Aromatherapie nicht ver-
wendet. Durch 74% des duftprägenden Phenylethyl-
alkohols erinnert der Duft des
Absolue jedoch stärker an die
frische Rosenblüte.
Siehe auch unter „Palmarosa",
„Geranie"

■ **Rosenholz**

Aniba rosaeodora
Pflanzenteil: Holz
Herstellungsverfahren:
Destillation
Pflanzenfamilie: Lauraceae

■ **Inhaltsstoffe**
Monoterpene
Pinen
Limonen
Monoterpenole
95% Linalool
Geraniol
Terpineol
Aldehyde
Citronellal

Quelle: 1

Wichtige Eigenschaften
antibakteriell, antimykotisch,
antiviral

tonisierend und stimulierend
hautregenerierend
antidepressiv
aphrodisisch
desodorierend
Haupt-Indikationen
HNO Infektionen, besonders
bei Babys und Kleinkindern
chronische und akute Bronchitis
Vaginalmykosen
Asthenie, Depression
blasse, trockene, reife Haut
◄ **Nebenwirkungen**
keine, extrem mild und gut
verträglich
In der ökologisch orientierten
Aromatherapie wird dieses Öl
kaum noch verwendet, da für
die Produktion dieses Öles
wertvolle, 30- bis 40jährige
Bäume des brasilianischen
Regenwaldes gefällt werden.
Als „Ersatz" werden Öle mit
ähnlichem Inhaltsstoffe-Spek-
trum verwendet: Ho-Baum,
Linaloeholz und Koriander-
Samen (siehe dort).

■ **Rosmarin**

Rosmarinus officinalis
Chemotyp Cineol, „marokka-
nisch"
Pflanzenteil: Kraut
Herstellungsverfahren:
Destillation
Pflanzenfamilie: Labiatae

■ **Inhaltsstoffe**
Monoterpene
10,9% α-Pinen
7,1% β-Pinen
3,6% Camphen
2,1% Limonen
1,4% Myrcen
0,9% γ-Terpinen
0,5% α-Terpinen
0,4% Terpinolen
0,25% α-Thujen
0,2% α-Phellandren

0,07% Sabinen
0,07% trans-Ocimen
0,03% δ-3-Careen
Sesquiterpene
3,8% β-Caryophyllen
0,4% α-Humulen
0,3% δ-Cadinen
0,04% α-Cubeben
Monoterpenole
2,2% Borneol
1,8% α-Terpineol
0,9% Linalool
0,6% Terpineol-4
0,05% Myrtenol
Phenole
0,02% Eugenol
Ketone
9,7% Borneon
(Kampher)
0,2% Verbenon
Ester
0,4% Bornylacetat
Oxide
45,7% 1,8-Cineol
0,1% Caryophyllenoxid

Quelle: Primavera Life

Wichtige Eigenschaften
stark mukolytisch,
expektorativ
hypertensiv (in hoher Dosis)
antibakteriell (besonders
Staph. aureus)
fungizid (besonders Candida
albicans)
choleretisch, entgiftend,
aquaretisch
litholytisch
neurotonisch
hyperämisierend, analgetisch
konzentrationsfördernd
Haupt-Indikationen
chronische und akute
Bronchitis, Sinusitis
Hypotonie, Asthenie,
Müdigkeit
Leberinsuffizienz, Zirrhose,
Hepatitis
Gallensteine
Neuralgien, Rheuma,
Muskelkater

◄ **Nebenwirkungen**
in der *Schwangerschaft* ausschließlich unter fachlicher
Aufsicht; nicht für *Babys* und
Kleinkinder

■ **Rosmarin**

Rosmarinus officinalis
Chemotyp Borneon (Kam-
pher), „spanisch"
Pflanzenteil: Kraut
Herstellungsverfahren:
Destillation
Pflanzenfamilie: Labiatae

■ **Inhaltsstoffe**
Monoterpene
22,8% α-Pinen
10,6% Camphen
3,8% β-Pinen
3,7% Limonen
3,5% Myrcen
0,7% γ-Terpinen
0,7% Terpinolen;
0,4% α-Terpinen
0,4% α-Phellandren
0,1% α-Thujen
0,07% trans-Ocimen
0,06% δ-3-Careen
Sesquiterpene
1,7% β-Caryophyllen
0,4% α-Humulen
Monoterpenole
3,9% Borneol
1,3% α-Terpineol
0,9% Linalool
0,9% Terpineol-4
Phenole
0,03% Eugenol
Ketone
15,2% (bis zu 27%)
Borneon (Kampher)
2,3% Verbenon
Ester
1,8% Bornylacetat
Oxide
16,4% 1,8-Cineol
0,1% Caryophyllenoxid

Quelle: Primavera Life, (6)

Wichtige Eigenschaften
neuromuskulär anregend (in
hoher Dosis)
tonisierend, kardiotonisch
hyperämisierend
mukolytisch
choleretisch, cholagog
emmenagog
Haupt-Indikationen
Hypotonie, Kreislaufstörungen
Muskelkrämpfe, Myalgien,
Rheuma
Herzrhythmusstörungen
Sinusitis, Rhinitis, Bronchitis
Dyspepsie, Leberinsuffizienz
Ammenorrhoe,
Oligomenorrhoe
◄ **Nebenwirkungen**
wegen des eventuell hohen
Kamphergehaltes nicht in der
Schwangerschaft

■ **Rosmarin**

Rosmarinus officinalis
Chemotyp Verbenon/Bornyl-
acetat (ABV)
Pflanzenteil: Kraut
Herstellungsverfahren:
Destillation
Pflanzenfamilie: Labiatae

■ **Inhaltsstoffe**
Monoterpene
35,2% (32,6%) α-Pinen
6,9% (7,4%) Camphen
2,9% (1,9%) β-Pinen
2,3% (4,3%) Limonen
1,7% (1,3%) Myrcen
1,1% γ-Terpinen
0,9% (1%) Terpinolen
0,8% (1,3%) α-Phel-
landren
0,5% α-Terpinen
0,2% δ-3-Careen
0,1% α-Thujen
(1,3% p-Cymen)
Sesquiterpene
0,2% α-Humulen
Monoterpenole
4,7% (5,9%) Borneol

1,2% (1%) Terpineol-4
0,9% (2,9%) Linalool
0,8% α-Terpineol
0,4% Myrtenol
(0,5% Geraniol)
Phenole
0,06% Eugenol
Ketone
0,8% (5,7%) Borneon
(Kampher)
1,1% (6,2%) Verbenon
Ester
10,8% (11,1%) Bornyl-
acetat
Oxide
9,2% (5,7%) 1,8-Cineol

Quelle: Primavera Life
Die Werte in Klammern
beziehen sich auf das
Rosmarin-Öl von La Flo-
rina, die Stoffe ohne
Klammer sind dort nicht
enthalten

Wichtige Eigenschaften
antispasmodisch
mukolytisch, expektorativ
kardiotonisch
epithelisierend
Haupt-Indikationen
Asthenie, nervöse Depression
Bronchitis, Sinusitis
Angina pectoris, Tachykardie,
Arrhythmie
Narben
◄ **Nebenwirkungen**
wegen des Ketongehaltes nicht
in der *Schwangerschaft;* nicht
für *Kinder unter 12 Jahren*
Anmerkung: dieses Öl ist selten erhältlich

▨ Sade-Baum

Juniperus sabina
Pflanzenteil: Zweig
Herstellungsverfahren:
Destillation
Pflanzenfamilie:
Cupressaceae

▨ **Inhaltsstoffe**
Monoterpene
α- und β-Pinen
Sabinen
Terpinen
Sesquiterpene
Cadinen
Monoterpenole
Geraniol
Citronellol
Sabinol
Aldehyde
Dihydrocuminaldehyd
Ester
Sabinylacetat
Andere
Dihydrocuminalkohol

Quelle: 1, 13

Wichtige Eigenschaften
stark hyperämisierend
stark anthelminthisch
analgetisch
Haupt-Indikationen
Wurmbefall
Rheumatismus
◄ **Nebenwirkungen**
neurotoxisch und *abortiv.* Dieses ätherische Öl wird normalerweise in der Aromatherapie
nicht verwendet, in manchen
Ländern ist es nicht frei verkäuflich.
Siehe auch unter „Wacholder",
„Texas-Zeder", „Thuja", „Virginia-Zeder"

▨ Salbei

Salvia officinalis
Pflanzenteil: Kraut
Herstellungsverfahren:
Destillation
Pflanzenfamilie: Labiatae

▨ **Inhaltsstoffe**
Monoterpene (12%)
3% α-Pinen
3% Camphen
2% β-Pinen

1% cis-Salven
1% trans-Salven
1% Limonen
1% p-Cymen
Sabinen
α-Thujen
Tricyclen
Sesquiterpene
4% α-Humulen
3% β-Caryophyllen
β-Bourbonnen
Aromadendren
Monoterpenole
3% Borneol
Linalool
Terpineol-4
Myrtenol
α-Terpineol
trans-Thujan-4-ol
Sesquiterpenole
1% Viridiflorol
Ketone (bis 60%)
39% α-Thujon (30/32%)
14% Borneon (Kampher)
5% β-Thujon
Ester
2% Bornylacetat
Linalylacetat
Myrtenylacetat
Oxide
12% 1,8-Cineol
1% Caryophyllenoxid
1% Humulenepoxid

Quelle: 6 (5)

Wichtige Eigenschaften
spezifisch antibakteriell:
β-häm. Streptokokken, Staph.
aureus, Colibakt., Klebsiella,
Pseudomonas
stark antiviral
mukolytisch
antimykotisch (Candida)
cholagog, choleretisch
östrogenähnlich, emmenagog
epithelisierend
tonisierend und stimulierend
Haupt-Indikationen
Sinusitis, Angina tonsillaris,
Grippe
Bronchitis

virale Enteritis, v. Neuritis, v. Meningitis
Amenorrhoe, Oligomenorrhoe
Prämenopause, Hitzewallungen, Schwitzen
bremst übermäßige Laktation
Zellulite
Wunden, Narben
Herpes genitalis,
Herpes labialis
◄ **Nebenwirkungen**
je nach Herkunft stark abortiv und neurotoxisch sowie potentiell Epilepsie auslösend. Für therapeutische Zwecke sollte die Zusammensetzung des jeweiligen Öles von der liefernden Firma eingesehen werden; Öle mit 40–80% Thujongehalt sollten gemieden werden. Britische Aromatherapeuten, die Mitglied in der IFA sind, verpflichten sich, ätherisches Salbei-Öl nicht zu verwenden.
Siehe auch unter „Muskateller-Salbei", „Lavendelsalbei", „Thuja"

■ **Salbei** (Griechischer)

Salvia fructicosa
Synonym: Salvia triloba, Salbei Elma
Pflanzenteil: blühendes Kraut
Herstellungsverfahren: Destillation
Pflanzenfamilie: Labiatae

■ **Inhaltsstoffe**
Monoterpene
7,4% β-Pinen
6,3% α-Pinen
5,5% Camphen
0,6% Sabinen
0,3–0,6% γ-Terpinen
0,8% Limonen und p-Cymen
0,2% Terpinolen

Sesquiterpene
8,2% β-Caryophyllen
Monoterpenole
Borneol
Ketone
9,1% Borneon (Kampher)
1% Fenchon
1% Thujon
Oxide
42% 1,8-Cineol

Quelle: 1

Wichtige Eigenschaften
stark mukolytisch und expektorativ
antibakteriell, antiviral
Haupt-Indikationen
chronische Infektionen der oberen und unteren Atemwege
chronische katarrhalische Genital-Infektionen
◄ **Nebenwirkungen**
nicht für Kleinkinder, nicht für Schwangere
Siehe auch unter „Muskateller-Salbei", „Lavendelsalbei"

■ **Sandelholz**

Santalum album
Pflanzenteil: (Kern-)Holz
Herstellungsverfahren: Destillation
Pflanzenfamilie: Santalaceae

■ **Inhaltsstoffe**
Sesquiterpene
1,3% β-Santalen
0,8% epi-β-Santalen
0,6% α-Santalen
0,3% ar-Curcumen
0,2% γ-Curcumen
Sesquiterpenole
(65–90%)
39,8% cis-α-Santalol
(bis zu 60%)
21,1% cis-β-Santalol
(bis zu 30%)
4,2% cis-epi-β-Santalol

Quelle: Primavera Life

Wichtige Eigenschaften
antiseptisch (besonders auf Urogenitaltrakt)
venös und lymphatisch entstauend
kardiotonisch
entstauend
neuroleptisch (8)
aphrodisisch
epithelisierend
Haupt-Indikationen
Varizen, Hämorrhoiden
Stauungen im kleinen Becken (1)
Bronchitis, Husten
Halsschmerzen
Zystitis
Neuralgien
milde Depressionen
verschiedene Formen von Ängsten
Schlaflosigkeit, Zwangserkrankungen (8)
Impotenz
trockene, wunde, aufgesprungene Haut
Milchschorf, Psoriasis
◄ **Nebenwirkungen**
keine bekannt
Siehe auch unter „Amyris" („Westindisches Sandelholz")

■ **Sassafras**

Ocotea pretiosa
Pflanzenteil: Holz
Herstellungsverfahren: Destillation
Pflanzenfamilie: Lauraceae

■ **Inhaltsstoffe**
Monoterpene
0,7% (–)-α-Pinen
Phellandren
Sesquiterpene
5% Cadinen
Phenole
0,6% Eugenol
Phenylether
75–95% Safrol
Myristicin
Asaron

Aldehyde
Furfural
Benzaldehyd
Ketone
1–4% Borneon
(Kampher)

Quelle: 1, 13

Wichtige Eigenschaften
stimulierend
aquaretisch
karminativ
analgetisch
Haupt-Indikationen
Rheumatismus
Arthritis
Muskelschmerzen
Dermatosen (durch Parasiten)
◀ **Nebenwirkungen**
hochtoxisches Öl, nicht für Babys, Kinder und Schwangere
Anmerkung: Das ätherische Öl von *Sassafras albidum* wirkt ähnlich toxisch.

■ **Schafgarbe**

Achillea millefolium
Pflanzenteil: Kraut
Herstellungsverfahren:
Destillation
Pflanzenfamilie: Compositae

■ **Inhaltsstoffe**
Monoterpene (rund 23%)
4,59% Limonen
3,65% β-Pinen
2,31% Myrcen
2,26% Camphen
2,24% p-Cymen
2,15% γ-Terpinen
1,79% Sabinen
1,48% α-Phellandren
1,25% α-Pinen
0,77% α-Terpinen
0,63% Terpinolen
Sesquiterpene
4,22% β-Caryophyllen
1,71% trans-β-Farnesen

1,37% trans-α-Bergamotten
0,79% α-Caryophyllen
0,81% γ-Muurolen
Chamazulen, Dihydroazulen
Monoterpenole
3,66% Terpinen-4-ol
2,89% Borneol
1% α-Terpineol
0,84% Verbenol
Ketone
21,60% Borneon
(Kampher)
9% Isoartemisia-Keton
4,78% β-Thujon
2,02% α-Thujon
Ester
1,39% Bornylacetat
Oxide
4,08% 1,8-Cineol
Andere
Sesquiterpenlacton:
Achillin

Quelle: Patrick Collin

Wichtige Eigenschaften
stark antiphlogistisch
stark epithelisierend
emmenagog
choleretisch
analgetisch
leicht hypotensiv
Haupt-Indikationen
Wunden, Ulcus cruris
Dysmenorrhoe,
Oligomenorrhoe
Leberinsuffizienz
Neuralgien (9)
Hypertonie
◀ **Nebenwirkungen**
nicht für Babys, Kleinkinder, Schwangere
Siehe auch unter „Kamille blau"

■ **Schopflavendel**

Lavandula stoechas
Pflanzenteil: Blühende Rispe
Herstellungsverfahren:
Destillation
Pflanzenfamilie: Labiatae

■ **Inhaltsstoffe**
Monoterpene
5,58% α-Pinen
7% Camphen
Limonen
Sesquiterpene
β-Caryophyllen
δ-Cadinen
Monoterpenole
Linalool
α-Fenchol
Borneol
δ-Cadinol
α-Terpineol
Ketone
15–30% Borneon
(Kampher) (17,70%)
45–50% Fenchon
(33,53%)
Verbenon
Ester
Bornylacetat
Nerylacetat

Quelle: 1(3)

Wichtige Eigenschaften
mukolytisch, expektorativ
antiinfektiös
epithelisierend und leicht antiphlogistisch
spasmolytisch
Haupt-Indikationen
Rhinitis, Sinusitis
Asthma bronchiale (auch bei Kindern) (8)
chronische Atemwegserkrankungen
Otitis
Wunden, Ekzeme
◀ **Nebenwirkungen**
neurotoxisch und abortiv, bei Kindern nur unter fachlicher Aufsicht

■ Schwarzkümmel

Nigella sativa
Pflanzenteil: Samen
Herstellungsverfahren:
Destillation
Pflanzenfamilie:
Ranunculaceae

■ Inhaltsstoffe
Monoterpene (85%)
55,1% p-Cymen
14,8% α-Thujen
4,6% Limonen
3,8% β-Pinen
3,4% α-Pinen
2,3% γ-Terpinen
1,6% Sabinen
0,5% α-Terpinen
Sesquiterpene
2,6% Longifolen
0,6% α-Longipinen
0,2% β-Longipinen
Monoterpenole
0,6% Linalool
0,4% Myrtenol
0,1% Thujanol
0,1% Terpineol-4
Phenole
0,4% Thymol
Phenylether
0,3% trans-Anethol
Monoterpenketone
0,2% Borneon (Kampher)
0,1% Carvon
Ester
0,6% Bornylacetat
Andere
0,04% cis-3-Hexanal

Quelle: Neumond

Wichtige Eigenschaften
stark antihistaminisch,
antiallergisch
antiinfektiös
antiphlogistisch
(lokal) analgetisch
Haupt-Indikationen
Asthma bronchiale
allergische Atemwegs-
erkrankungen
allergische Dermatosen

◄ Nebenwirkungen
keine bekannt

■ Sellerie

Apium graveolens
Pflanzenteil: Samen
Herstellungsverfahren:
Destillation
Pflanzenfamilie: Umbelliferae

■ Inhaltsstoffe
Monoterpene
(insg. bis 80%)
35–50% (+)-Limonen
Sesquiterpene
10–33% (+)-β-Selinen
Phthalide
3–8% Dihydroligustilid
1–7% 3n-Buthylphthalid
bis 0,5% Sedanenolid
3n-Butyl-hexa-hydro-
phthalid
Isobutylidenphthalid
Isobutyliden-3-α
Sedanonsäure
Kumarinether
Umbelliprenin
Sellerin
Apigravin

Quelle: 1, 13

Wichtige Eigenschaften
sehr stark ausleitend, reinigend
(Hepatozyten)
stark tonisierend
stark sedativ
entstauend auf venöses
System
emmenagog
karminativ
bleichend
Haupt-Indikationen
Nieren-/Leberinsuffizienz
Hepatitis
als Adjuvans beim Fasten
Arthritis, Gicht
Toxinablagerungen im Blut
Asthenie, Ängste
Hämorrhoiden
Amenorrhoe, Dysmenorrhoe

◄ Nebenwirkungen
keine bekannt, in der *Schwangerschaft* nur unter fachlicher
Aufsicht
Siehe auch unter „Liebstöckel"

■ Siam-Holz

Fokenia Hodginsii
Pflanzenteil: Samen
Herstellungsverfahren:
Destillation
Pflanzenfamilie:
Cupressaceae

■ Inhaltsstoffe
Sesquiterpene
24% trans-Nerolidol
24% Fokeniol
4,5% Elemol
2,5–4,5% α- und β-
Eudesmol
2% γ-Eudemol

Quelle: 1

Wichtige Eigenschaften
hormonähnlich
neurotonisch
Haupt-Indikationen
Asthenie
sexuelle Asthenie beim Mann
◄ Nebenwirkungen
nicht für Frauen (1)

■ Spearmint

Mentha spicata
Synonym: Krause Minze
ähnlich: Mentha viridis nana,
Nanaminze
Pflanzenteil: Kraut
Herstellungsverfahren:
Destillation
Pflanzenfamilie: Labiatae

■ Inhaltsstoffe
Monoterpene
8,25–20% (–)-Limonen
4,4% Myrcen
0,85% (–)-α-Pinen
0,80% β-Pinen
(–)-α-Phellandren

Sesquiterpene
1,95% β-Bourbonnen
1,85% β-Caryophyllen
α-Elemen
Farnesen
Monoterpenole
20% trans-Thujanol-4
1,5% Dihydrocarveol
1,1% Linalool
0,5% cis- und trans-
Carveol
0,5% (–)-Menthol
0,1% Borneol
Neodihydrocarveol
Sesquiterpenole
Farnesol
Elemol
Cadinol
Ketone
55–65% (–)-Carvon
1,8% (–)-Dihydrocarvon
0,4% Menthon
(+)-Pulegon
Ester
2% cis- und trans-Carvyl-
acetat
1,5% Dihydrocarvylacetat
Oxide
2,2% 1,8-Cineol
Andere
1,5% Octan-3-ol

Quelle: 1

Wichtige Eigenschaften
stark antiphlogistisch
stark mukolytisch
stark cholagog und
choleretisch
verdauungsanregend
epithelisierend, wundheilend
Haupt-Indikationen
katarrhale Infektionen der
Atemwege
chronische und
akute Bronchitis
Gallenblaseninsuffizienz
nervöse Verdauungsstörungen
Übelkeit
(Schnitt-) Wunden, Narben
Asthenie
Kopfschmerzen,
Streßsymptome

◄ Nebenwirkungen
nicht für *Babys* und *Schwan-*
gere, bei *Kindern ab 6 Jahren*
mit Vorsicht. Nicht zusammen
mit einer homöopathischen
Konstitutions-Behandlung
(Antidot).
Siehe auch unter „Acker-
minze", „Bergamotteminze",
„Flohminze", „Pfefferminze"

■ Speiklavendel

Lavandula spica
Pflanzenteil: Blühende
Rispe
Herstellungsverfahren:
Destillation
Pflanzenfamilie: Labiatae

■ Inhaltsstoffe
Monoterpene
1,8% α-Pinen
1,75% β-Pinen
0,2% p-Cymen
0,25% Sabinen
α-Terpinen
γ-Terpinen
β-Myrcen
Sesquiterpene
β-Caryophyllen
β-Bisabolen
Germacren D
trans-β-Farnesen
Monoterpenole
40% Linalool
2% Borneol
Ketone
16% Borneon (Kampher)
(25–28%)
Carvon
Ester
1,75% Linalylacetat
0,15% Bornylacetat
Geranylacetat
Oxide
26% 1,8-Cineol
0,6% Caryophyllenoxid
0,3% Linalooloxid

Quelle: Patrick Collin, (1)

Wichtige Eigenschaften
antiinfektiös (bes. Staph.
aureus), besonders antiviral
mukolytisch, expektorativ
fungizid
analgetisch
tonisierend, kardiotonisch
Haupt-Indikationen
(schwere) Verbrennungen
Rhinitis, Bronchitis
Akne
Mykosen, besonders Fußpilz
Rheuma
Polyarthritis
Neuralgien
Asthenie
◄ Nebenwirkungen
diabetogene Wirkung (drosselt
die Insulinproduktion leicht,
Vorsicht bei *adipösen* Patienten!); in der Schwangerschaft
und bei Kleinkindern nur unter
fachlicher Aufsicht

■ Stechwacholder

Juniperus oxycedrus
Pflanzenteil: Zweig & Holz
Herstellungsverfahren:
Destillation
Pflanzenfamilie:
Cupressaceae

■ Inhaltsstoffe
Sesquiterpene
β-Cadinen
Sesquiterpenole
Cadinol
p-Cresol
Guaiakol
Andere
Benzopyren

Quelle: 13

Wichtige Eigenschaften
antibakteriell
juckreizstillend
analgetisch
anthelminthisch
Haupt-Indikationen
Dermatitis
Ekzeme, Akne, Haarschuppen

◄ Nebenwirkungen

Dieses ätherische Öl wird in der Aromatherapie normalerweise nicht verwendet; es kann bei entsprechender Prädisposition *Allergien auslösen.*
Anmerkung: Aus dieser Pflanze wird auch das Wacholderteer-Öl (Cade) gewonnen. Siehe auch unter „Wacholder", „Sadebaum", „Texaszeder", „Virginiazeder"

▣ Steinquendel

Calamintha nepeta
Pflanzenteil: Kraut
Herstellungsverfahren: Destillation
Pflanzenfamilie: Labiatae

> ▣ **Inhaltsstoffe**
> **Monoterpene**
> (–)-α-Pinen
> **Ketone** (insgesamt 70%)
> Pulegon
> (–)-Menthon
> Calamenthon
>
> Quelle: 1

Wichtige Eigenschaften
hormonähnlich
antiinfektiös,
besonders antimykotisch
choleretisch
Haupt-Indikationen
Hyperthyreose
leichte Leberinsuffizienz
Colitis
Bronchialmykosen
◄ Nebenwirkungen
sehr *neurotoxisch,* wird in der Aromatherapie normalerweise nicht verwendet
Siehe auch unter „Flohminze"

▣ Sternanis

Illicium verum
Pflanzenteil: Frucht
Herstellungsverfahren: Destillation
Pflanzenfamilie: Illiciaceae

> ▣ **Inhaltsstoffe**
> **Monoterpene**
> 5% Limonen
> 4% α- und γ- Terpinen
> **Phenylether**
> 88–91% trans-Anethol
> 0,5–4% Methylchavicol
> 0,15% cis-Anethol
> 0,1% trans-Isomethyl-eugenol
> **Aldehyde**
> 0,9% Anisaldehyd
>
> Quelle: 1, 11

Wichtige Eigenschaften
stark antispasmodisch
östrogenähnlich
stimulierend
karminativ
Haupt-Indikationen
spastische Enterocolitis
Dyspepsie, Aerophagie
asthmatische Bronchitis, spastischer Husten
Meteorismus
Oligomenorrhoe, Menopause
◄ Nebenwirkungen
nicht für *Babys, Kinder* und *schwangere Frauen.* Nicht bei *Endometriose, Prostatahyperplasie* und *östrogenabhängigen Kanzerosen.* Anetholreiche ätherische Öle sollten nicht von *Alkoholkranken* verwendet werden, auch Erkrankungen der *Leber* und die Einnahme von *Paracetamol* gelten als Kontraindikation (1).
Anmerkung: Das Cis-Isomer des Anethol ist 15 bis 38 mal so gefährlich wie das Trans-Isomer (2)
Siehe auch unter „Anis", „Fenchel", „Sternanis"

▣ Sugandha kokila

Cinnamomum polyandrum
Synonym: Cinnamomum glaucescens
Pflanzenteil: Balsamharz

Herstellungsverfahren: Destillation
Pflanzenfamilie: Lauraceae

> ▣ **Inhaltsstoffe**
> **Sesquiterpene**
> 7,5% α-Copaen
> **Ester**
> 17–35% Transmethyl-cinnamat
> **Oxide**
> 15% 1,8-Cineol
>
> Quelle: 1

Wichtige Eigenschaften
stark antispasmodisch
stark antiphlogistisch
Haupt-Indikationen
Colitis
Myokardinfarkt (1)
Koronariitis
◄ Nebenwirkungen
keine bekannt
Siehe auch unter „Zimt", „Ho-Baum", „Kampfer"

▣ Styrax

Liquidamber orientalis
Synonym: Amberbaum, Storax
Pflanzenteil: Balsamharz
Herstellungsverfahren: Destillation
Pflanzenfamilie: Hamamelidaceae

> ▣ **Inhaltsstoffe**
> **Alkohole**
> Ethylalkohol
> Benzylalkohol
> Phenylpropylalkohol
> Zimtalkohol
> **aromatische Aldehyde**
> Vanillin
> **Ester**
> Ethylcinnamat
> Benzylcinnamat
> Cinnamylcinnamat
> **Säuren**
> Zimtsäure
>
> Quelle: 1

Wichtige Eigenschaften
stark antispasmodisch
mukolytisch, antitussiv
aquaretisch
antiseptisch
antiphlogistisch
Haupt-Indikationen
Pneumonie
katarrhalische Bronchitis,
Husten
Dermatosen (auch durch Parasiten)
Ulcus cruris
Angst, Streßbeschwerden
◄ **Nebenwirkungen**
keine bekannt, bei entsprechender Prädisposition sind
allergische Reaktionen möglich
Siehe auch unter „Benzoe",
„Tolubalsam"

■ **Tagetes**

Tagetes glandulifera
Pflanzenteil: blühende Pflanze
Herstellungsverfahren:
Destillation
Pflanzenfamilie: Compositae

■ **Inhaltsstoffe**
Monoterpene
30–40% trans-β-Ocimen
3% (+)-Limonen
Myrcen
Pinen
Camphen
Monoterpenole
Linalool
Aldehyde
Citral
Salizylaldehyd
Ketone
50–60% Tageton
Carvon
Andere
Furokumarine

Quelle: 1, 11, 13

Wichtige Eigenschaften
stark antimykotisch (besonders
Candida)

stark anthelminthisch
mukolytisch
emmenagog
Haupt-Indikationen
Fußpilz, Schwielen
katarrhalische Infektionen der
Atemwege
parasitenbedingte Enterocolitis
◄ **Nebenwirkungen**
extrem photosensitivierend.
Dieses ätherische Öl wird,
außer in der Fußpflege, kaum
verwendet. Die Rolle des
Ketons Tageton ist noch nicht
geklärt.

■ **Tea Tree**

Melaleuca alternifolia
Pflanzenteil: Blatt
Herstellungsverfahren:
Destillation
Pflanzenfamilie: Myrtaceae

■ **Inhaltsstoffe**
Monoterpene (45%)
21% γ-Terpinen
10,4% α-Terpinen
3,7% Terpinolen
2,5% α-Pinen
2,3% p-Cymen
1,8% Sabinen
1,1% Limonen
Sesquiterpene
1,6% Aromadendren
1,4% Viridifloren
1,4% δ-Cadinen
Monoterpenole
35,9% Terpineol-4
2,5% α-Terpineol
Sesquiterpenole
0,5% Globulol
0,3% Viridiflorol
Oxide
2,8% 1,8-Cineol

Quelle: La Balance

Wichtige Eigenschaften
stark antibakteriell (Staphylokokken, Colibakterien, Proteus, Klebsiellen, verschiedene
Enterobakterien)

stark antiviral
stark antimykotisch
antiparasitisch (Lamblia,
Askaris, Ankylostoma)
immunmodulatorisch (erhöht
IgA und IgM)
antiphlogistisch
analgetisch
phlebotonisch
neurotonisch
epithelisierend
Haupt-Indikationen
genitale Infektionen, besonders vaginale Candidosen
Vaginitis durch Trichomonaden
bakterielle, virale und
Candida-Enterocolitis
Parasitenbefall
Immunschwäche,
Infektanfälligkeit
Aphthosen, Stomatitis,
Zahnabszesse
Zystitis
Asthenie
Varizen, Hämorrhoiden
(psychische) Vorbereitung auf
Operationen
Schutz und Stärkung der Haut
vor Radiotherapie (1)
(Schnitt-)Wunden, Insektenstiche
Schlangenbisse
◄ **Nebenwirkungen**
wichtig ist bei diesem Mode-
Öl, auf *höchste Qualität* und
botanische Klarheit zu achten
(es gibt viele „Tea Tree"-Öle
von anderen Melaleucas). In
Australien wird für die höchste Qualitätsstufe ein 1,8-
Cineol-Gehalt von unter fünf
Prozent gefordert und ein Terpineol-4-Gehalt von über
35 Prozent. Bei dieser Zusammensetzung des Öles sind bei
normaler Anwendung keine
Nebenwirkungen bekannt.
Siehe auch unter „Cajeput",
„Eukalyptus", „Niaouli"

Tea Tree

Melaleuca linariifolia &
Melaleuca uncinata
Pflanzenteil: Blatt
Herstellungsverfahren:
Destillation
Pflanzenfamilie: Myrtaceae

Inhaltsstoffe
Monoterpene
(+)-Terpinen
⟨α-Pinen⟩
Sesquiterpene
⟨diverse Sesquiterpene⟩
Monoterpenole
Terpinen-1-ol-4
⟨α-Terpineol⟩
⟨Linalool⟩
⟨Uncineol⟩
Sesquiterpenole
⟨Eudesmol⟩
Oxide
Hauptbestandteil 1,8-
Cineol
Die Bestandteile in Klammern sind darüberhinaus
in Melaleuca uncinata
vorhanden.
Quelle: 1

Wichtige Eigenschaften
stark expektorativ
stark antibakteriell
stark antiviral
⟨antiparasitisch (Askaris,
Bandwurm) nervlich ausgleichend⟩
Haupt-Indikationen
Sinusitis, Rhinopharyngitis
Bronchitis, asthmatische Bronchitis
nur linariifolia: virale Hepatitis
virale Enterocolitis
Fibrom der weiblichen Brust
⟨nur uncinata: Enterocolitis
durch Parasiten, Zystitis⟩
◄ **Nebenwirkungen**
bei normaler Anwendung
keine bekannt
Siehe auch unter „Cajeput",
„Eukalyptus", „Niaouli"

Texas-Zeder

Juniperus mexicana
Synonym: Juniperus ashei,
Mexikanischer Wacholder
Pflanzenteil: Zweig
Herstellungsverfahren:
Destillation
Pflanzenfamilie:
Cupressaceae

Inhaltsstoffe
Sesquiterpene (40–60%)
30–35% Thujopsen
24% (–)-α-Cedren
6% (–)-β-Cedren
Sesquiterpenole
14,5–17,5% Cedrol
4% Widdrol
Pseudocedrol

Quelle: 1, 13

Wichtige Eigenschaften
stark entstauend auf
venöses System
stark entstauend auf
lymphatisches System
kreislaufanregend
aquaretisch
beruhigend
Haupt-Indikationen
Varizen, Hämorrhoiden
Arthritis, Rheumatismus
streßbedingte Beschwerden
◄ **Nebenwirkungen**
bei nur äußerlicher Anwendung keine bekannt, in Einzelfällen allergische Reaktionen
möglich
Siehe auch unter „Wacholder",
„Thuja", „Virginiazeder"

Thuja

Thuja occidentalis
Synonym: Lebensbaum
Pflanzenteil: Zweig
Herstellungsverfahren:
Destillation
Pflanzenfamilie:
Cupressaceae

Inhaltsstoffe
Monoterpene
2–35% (+)-Sabinen
1% Limonen
Sesquiterpene
diverse Sesquiterpene
Monoterpenole
3–6% Terpineol-4
Sesquiterpenole
1,5–5% Occidentalol
1–3% Occidol
α-, β-, γ-Eudesmol
Monoterpenketone
(50–95%)
31–65% α-Thujon
8–15% β-Thujon
7–15% (–)-Fenchon
2–3% Borneon (Kampher)
Piperiton

Quelle: 11, 13

Wichtige Eigenschaften
stark mukolytisch
epithelisierend, wundheilend
antiinfektiös
aquaretisch
anregend
Haupt-Indikationen
katarrhalische und virale
Bronchitis
Warzen, Wunden, Narben
◄ **Nebenwirkungen**
stark abortiv und neurotoxisch
(vor allem bei oraler Einnahme), dieses ätherische Öl
wird (außer in der lokalen,
kurzzeitigen Warzenbehandlung) in der Aromatherapie
normalerweise nicht verwendet
Siehe auch unter „Sadebaum",
„Salbei"

Thymian

Thymus mastichina
Synonym: meistens „Spanischer Majoran" genannt
Pflanzenteil: blühendes Kraut
Herstellungsverfahren:
Destillation
Pflanzenfamilie: Labiatae

■ **Inhaltsstoffe**
Monoterpene (14%)
4% Terpinolen
2,8% Limonen
2,5% α-Pinen
2% β-Pinen
1,3% p-Cymen
1% Sabinen
0,4% α-Thujen
0,2% Camphen
0,2% Myrcen
Sesquiterpene
0,3% β-Gurjunen
0,1% β-Caryophyllen
0,2% allo-Aromadendren
0,1% γ- und δ-Cadinen
α-Copaen
Longifolen
Monoterpenole
10–20% Linalool
8% α-Terpineol
1% Pinocarveol
0,9% Borneol
0,7% Terpineol-4
0,2% Geraniol
Ketone
4% Borneol (Kampher)
Ester (bis 10%)
2–7% Terpinylacetat
1,5% Linalylacetat
0,5% Pinocarvylacetat
0,1% Geranylacetat und
andere
verschiedene Isovalerate
Oxide
55–75% 1,8-Cineol
Caryophyllenoxid

Quelle: 1

Wichtige Eigenschaften
stark entstauend auf Lungen
und Bronchien
expektorativ
antibakteriell
entspannend
Haupt-Indikationen
Sinusitis,
katarrhalische Bronchitis
ausgleichend bei
Streßsymptomen

◄ **Nebenwirkungen**
für Kinder mit obstruktiven
Atemwegserkrankungen und
empfindliche Schwangere nur
gering dosieren

■ **Thymian**

Thymus vulgaris
Chemotyp Linalool und Gera-
niol
Pflanzenteil: Kraut
Herstellungsverfahren:
Destillation
Pflanzenfamilie: Labiatae

■ **Inhaltsstoffe**
Monoterpene
1,3% p-Cymen
1,7% γ-Terpinen
0,5% Myrcen
0,2% α-Pinen
0,2% Camphen
0,2% Terpinolen
0,1% α-Thujen
Spuren δ-3-Careen
Spuren Sabinen
Spuren β-Pinen
Spuren α-Terpinen
Sesquiterpene
3,9% Caryophyllen
Monoterpenole (rund
75%)
74,8% Linalool (60–80%
Geraniol)
0,3% Terpineol-4
0,2% Borneol
0,7% α-Terpineol
Phenole
2,7% Thymol
0,2% Carvacrol
Ketone
0,2% Borneon (Kampher)
Ester (rund 6%)
5,1% Linalylacetat
0,5% Geranylacetat
0,4% Terpinylacetat
0,2% Nerylacetat
Oxide
1,9% 1,8-Cineol

Quelle: Primavera Life

Wichtige Eigenschaften
antibakteriell, antiviral
stark antimykotisch
neurotonisch, uterotonisch,
aphrodisisch (1)
leicht antispasmodisch
immunmodulierend (Linalool-
Typ)
kardiotonisch (Geraniol-Typ)
Haupt-Indikationen
Enterocolitis, Stomatitis,
Gastritis
Urethritis, Vaginitis
(spastische) Bronchitis (auch
bei Kleinkindern)
Bronchopneumonie
nervöse Erschöpfung
◄ **Nebenwirkungen**
keine, sehr mildes ätherisches
Öl
siehe auch unter „Quendel"

■ **Thymian**

Thymus vulgaris
Chemotyp Thujanol
Pflanzenteil: blühendes Kraut
Herstellungsverfahren:
Destillation
Pflanzenfamilie: Labiatae

■ **Inhaltsstoffe**
Monoterpene
Myrcen
γ-Terpinen
Monoterpenole
(+)-trans-Thujanol-4
(+)-Terpinen-1-ol-4
cis-Myrcenol-8
(–)-Linalool

Quelle: 1

Wichtige Eigenschaften
sehr stark antiviral
stark antibakteriell (besonders
Chlamydien)
immunmodulierend (erhöht
IgA)
stimuliert Hepatozyten
neurotonisch,
ausgleichend auf ZNS
hormonähnlich/antidiabetisch

Haupt-Indikationen
Sinusitis, Rhinopharyngitis,
Rhinitis, Otitis
Stomatitis, Amygdalitis
Bronchitis, Alveolitis
Grippe
leichte Leberinsuffizienz,
Enterocolitis
Vaginitis, Zervizitis, Salpingitis
Endometriose, Zystitis
Urethritis, Prostatitis, Tendinitis
Condylome
Arthrose
Asthenie
◀ **Nebenwirkungen**
bei normaler Verwendung
keine bekannt
Siehe auch unter „Quendel“

▨ **Thymian**

Thymus vulgaris
Chemotyp Thymol und Carvacrol
Pflanzenteil: blühendes Kraut
Herstellungsverfahren:
Destillation
Pflanzenfamilie: Labiatae

▨ **Inhaltsstoffe**
Monoterpene
22,5% p-Cymen
17,3% α-Terpinen
1,9% β-Pinen
1,9% β-Myrcen
1,6% α-Thujen
1,6% α-Terpinen
0,9% Limonen
0,8% α-Pinen
0,3% Camphen
0,2% α-Phellandren
0,2% Terpinolen
0,1% δ-3-Careen
Sesquiterpene
4,4% Caryophyllen
0,2% allo-Aromadendren
Monoterpenole
1,8% Linalool
0,8% Terpineol-4

0,5% Borneol
0,3% α-Terpineol
Phenole
36% Thymol und
Carvacrol
Oxide
1,9% 1,8-Cineol

Quelle: Primavera Life

Wichtige Eigenschaften
stark antiinfektiös (Breitband),
besonders auf bronchopulmonales System
stark immunmodulatorisch
stimulierend
analgetisch
Haupt-Indikationen
chronische Infektionen
Husten
(postinfektiöse) Asthenie
Arthrose
◀ **Nebenwirkungen**
hautreizend, *niemals pur auf
die Haut auftragen;* für Kinder
besonders stark verdünnen
oder besser Thymian ct. Linalool verwenden. MAILHEBIAU
rät von Inhalationen und der
Raumbeduftung mit diesem
Thymian ab.
Siehe auch unter „Bohnenkraut“, „Oregano“, „Quendel“

▨ **Tolu-Balsam**

Myroxylon balsamum
Pflanzenteil: Balsamharz
Herstellungsverfahren:
Alkohol-Extraktion
Pflanzenfamilie:
Leguminosae

▨ **Inhaltsstoffe**
Sesquiterpene
α-Copaen
β-Caryophyllen
α- und δ-Cadinen
Calamenen
Aromatische Alkohole
Benzylalkohol
Zimtalkohol

Phenole
Spuren Eugenol
aromatische Aldehyde
Vanillin
Ester
22% Benzylbenzoat
Säuren
12–15% Zimtsäure
8% Benzoesäure
Andere
Styren
Kumarin

Quelle: 1, 5, 13

Wichtige Eigenschaften
stark expektorativ
antiseptisch auf
Urogenitaltrakt
antiphlogistisch
epithelisierend
psychisch aufhellend,
stabilisierend
Haupt-Indikationen
Tuberkulose
chronische katarrhalische
Infektionen
chronische Bronchitis,
(Krupp-) Husten
Urethritis, Zystitis
Ekzeme, (Schürf-) Wunden
trockene, aufgesprungene,
rissige Haut
depressive Verstimmung
◀ **Nebenwirkungen**
in Einzelfällen allergische
Reaktionen möglich
Siehe auch unter „Perubalsam“, „Benzoe“

▨ **Tulsi**

Ocimum sanctum
Pflanzenteil: Kraut
Herstellungsverfahren:
Destillation
Pflanzenfamilie: Labiatae

▨ **Inhaltsstoffe**
Sesquiterpene
Caryophyllen

Monoterpenole
Linalool
Geraniol
Phenole
50–70% Eugenol
Phenylether
20% (und mehr) Eugenol-
methylether
Ester
Linalylacetat
Geranylacetat

Quelle: La Balance

Wichtige Eigenschaften
stark antiseptisch
anregend, stimulierend
hypertensorisch
Haupt-Indikationen
bakterielle und virale Infektionen
Asthenie
◄ **Nebenwirkungen**
hautreizend, *nicht für Kinder
und Schwangere*
Siehe auch unter „Gewürz-
nelke", „Bay", „Basilikum"

■ **Verbene**

Lippia citriodora
Synonym: Zitronenverbene,
Eisenkraut
Pflanzenteil: Blatt
Herstellungsverfahren:
Destillation
Pflanzenfamilie:
Verbenaceae

■ **Inhaltsstoffe**
Monoterpene
5–15% (–)-Limonen
Sesquiterpene
4,5% ar-Curcumen
4% α-Farnesen
3–3,8% β-Caryophyllen
1,8% Germacren D
Monoterpenole
0,5–6% Geraniol
0,5–5% Nerol
1,5–2,5% (+)-α-Terpineol

Sesquiterpenole
2,5–3% Spathulenol
1,3–2% (+)-Nerolidol
Caryophylladienol I, II, II
Aldehyde (40%)
26% Geranial
12% Neral
1,5% Photocitral und
Epiphotocitral
Ester
4% Nerylacetat
1,8% Geranylacetat
Oxide
3–6% 1,8-Cineol
2,5% β-Caryophyllenoxid
1,5% (–)-Epoxicaryo-
phyllen
Andere
Spuren Furokumarine

Quelle: 1, 11

Wichtige Eigenschaften
sehr stark sedativ
sehr stark antiphlogistisch
stimulierend (Verdauungs-
organe)
stimulierend auf ZNS
konzentrationsfördernd
litholytisch
wehenfördernd
Haupt-Indikationen
Ängste, Disstreß, Schlaf-
störungen
Depressionen, nervöse
Erschöpfung
Enterocolitis, Morbus Crohn
Cholezystitis, Diabetes
Koronariitis, Tachykardie
Hypertonie
Malaria
Asthma (zur Vorbeugung)
Rheumatismus
Konzentrationsstörungen
geburtseinleitend
◄ **Nebenwirkungen**
*keinesfalls in der Schwan-
gerschaft verwenden*. Je nach
Herkunft und Zusammenset-
zung eventuell photosensivie-
rend, Hautreizungen sind
unabhängig davon möglich.

Citral (Geranial und Neral)
erhöhte in Tierversuchen den
Augeninnendruck, deshalb
sollte dieses citralreiche ätherische Öl bei Menschen mit
Glaukom sicherheitshalber
vorsichtig angewendet werden.
BALACS/TISSERAND lehnen es
wegen der hautreizenden Möglichkeit ganz für die Aromatherapie ab (11). Das sehr
teure und seltene Öl wird
meistens mit Cymbopogon-
Arten verfälscht oder ge-
streckt.
Siehe auch unter „Melisse",
„Litsea", „Lemongras"

■ **Vetiver**

Vetiveria zizanoides
Pflanzenteil: Wurzel
Herstellungsverfahren:
Destillation
Pflanzenfamilie:
Zingiberaceae

■ **Inhaltsstoffe**
Sesquiterpene
Vetiven
Triclovetiven
Vetiazulen
Sesquiterpenole
12,1% Biclovetiverol
3,3% Triclovetiverol
Vetiverol
Ketone
3,9% α-Vetivon
3% β-Vetivon
Ester
Vetiverolacetat
Säuren
Vetivensäure
Palmitinsäure
Benzoesäure

Quelle: 2, 8

Wichtige Eigenschaften
immunmodulierend
Drüsen und Kreislauf stimulierend

arterielles und venöses System
stimulierend
hyperämisierend
sehr hautpflegend
emmenagog
antispasmodisch
parasympatikoton
stark psychisch „erdend"
sedativ
Haupt-Indikationen
Immunschwäche,
Infektanfälligkeit
Pankreasinsuffizienz,
Leberstauung
Koronariitis
Amenorrhoe, Oligomenorrhoe
reife, faltige Haut
Wunden, Akne
Streßsymptome, Anspannung
Asthenie
Schlafstörungen
sexuelle Traumata, Frigidität,
Impotenz
◀ **Nebenwirkungen**
keine bei normaler Verwendung

▦ **Virginia-Zeder**

Juniperus virginiana
Synonym: Rote Zeder, Red
Cedar
Pflanzenteil: Zweig
Herstellungsverfahren:
Destillation
Pflanzenfamilie: Cupressceae

▦ **Inhaltsstoffe**
Sesquiterpene (60%)
18–31% (–)-α-Cedren
14,5–19% Thujopsen
4,5–9% (–)-β-Cedren
2% Cuparen
Sesquiterpenole
21,5–36,5% (+)-Cedrol
5% Widdrol
4–6% γ-Eudesmol
Pseudocedrol
Primcedrol
Cedrenol

Quelle: 1, 13

Wichtige Eigenschaften
stark entstauend
auf venöses System
stark entstauend
auf lymphatisches System
antispasmodisch
hautregenerierend
aquaretisch
insektenabwehrend
Haupt-Indikationen
Varizen, Hämorrhoiden
Anspannung, streßbedingte
Beschwerden
Akne, Psoriasis
fettige Haut, fettige Haare
◀ **Nebenwirkungen**
bei nur äußerlicher Anwendung keine bekannt, in Einzelfällen *allergische* Reaktionen
möglich
Siehe auch unter „Sadebaum",
„Texaszeder", „Thuja",
„Wacholder"

▦ **Wacholder**

Juniperus communis
Pflanzenteil: Zweig & Frucht
Herstellungsverfahren:
Destillation
Pflanzenfamilie:
Cupressaceae

▦ **Inhaltsstoffe**
Monoterpene (80%)
30,2% α-Pinen
21,3% Sabinen
6,2% Limonen
4,5% Myrcen
3,9% γ-Terpinen
3,4% α-Thujen
2,9% Terpineol-4
2,2% β-Pinen
2,2% α-Terpinen
2,2% Terpinolen
1,5% p-Cymen
0,7% δ-3-Careen
0,5% Camphen
Sesquiterpene
1,4% δ-Cadinen
1,2% β-Caryophyllen

1,2% Germacren D
0,8% α-Humulen
0,6% γ-Elemen
Monoterpenole
2,9% Terpineol-4
0,2% α-Terpineol
0,1% Linalool
0,07% Borneol
Sesquiterpenole
0,2% Cedrol
0,2% α-Cadinol
0,15% trans-Pinocarveol
Ketone
0,08% Verbenon
Ester
0,2% i-Bornylacetat

Quelle: Primavera Life

Wichtige Eigenschaften
expektorativ
(atmosphärisch) antiseptisch
antirheumatisch
aquaretisch (Terpinen-4-ol
bewirkt eine leichte Irritation
der Gefäßwände der Nierentubuli)
entschlackend
Haupt-Indikationen
Bronchitis, Rhinitis
Rheuma
Gelenkschmerzen
Zellulite, Ödeme
als Adjuvans bei Fastenkuren
◀ **Nebenwirkungen**
Auch wenn in der Literatur
stets Warnhinweise bezüglich
der stark reizenden Wirkung
auf die Niere zu finden sind,
ist dieses Öl laut TISSERAND/
BALACS (11) nicht gefährlich.
Das gleiche gilt für die angeblich abortive Wirkung dieses
ätherischen Öles. Hier scheint
es sich um Verwechslungen
mit anderen Juniperus-Arten
zu handeln (z. B. Juniperus
sabina), von denen manche zu
den toxischen Ölen zählen.
Auch schloß man bislang
immer von der nierenreizenden Wirkung der Wacholder-

beeren auf das ätherische Öl. Diesbezüglich ist die Argumentation von BALACS/TISSERAND nicht eindeutig, jedoch schließen sie von sämtlichen harmlosen Inhaltsstoffen auf ein gut verträgliches ätherisches Öl. In der *Schwangerschaft* sollte es dennoch nur unter fachlicher Aufsicht angewendet werden.
Siehe auch unter „Sadebaum", „Texaszeder", „Virginiazeder"

■ Wacholder

Juniperus communis
Pflanzenteil: Frucht
Herstellungsverfahren:
Destillation
Pflanzenfamilie:
Cupressaceae

■ Inhaltsstoffe
Monoterpene
24–46% α-Pinen
9–28% Sabinen
6–8% Myrcen
Limonen
Camphen
Terpinen
Sesquiterpene
2,5% α-Muurolen
Monoterpenole
5–10% Terpineol-4
Aldehyde
0,05% Campholenaldehyd
Ketone
Borneon (Kampher)
Pinocamphon
Junionon

Quelle: 1, 13

Wichtige Eigenschaften
stark litholythisch
stimulierend auf Pankreas
aquaretisch, antitoxisch
antibakteriell
Haupt-Indikationen
Gallensteine
leichte Leberinsuffizienz
leichte Pankreasinsuffizienz

infektiöse Enterocolitis
als Adjuvans bei Fastenkuren
◄ Nebenwirkungen
in der *Schwangerschaft* sollte es nur unter fachlicher Aufsicht angewendet werden.
Siehe unter „Wacholder (Zweig und Frucht)"

■ Weihrauch

Boswellia sacra
Synonym: Boswellia carterii, Olibanum
Pflanzenteil: Harz
Herstellungsverfahren:
Destillation
Pflanzenfamilie: Burseraceae

■ Inhaltsstoffe
Monoterpene
28,6% α-Thujen
25,6% α-Pinen
6,8% Limonen
5,6% Sabinen
4,1% Myrcen
1,5% Camphen
1% β-Pinen
0,9% α-Phellandren
0,6% δ-3-Careen
0,5% γ-Terpinen
0,3% α-Terpinen
0,2% cis-Ocimen
0,2% trans-Ocimen
0,05% p-Cymen
Sesquiterpene
0,4% α-Copaen
0,4% γ-Cadinen
0,4% δ-Cadinen
0,3% β-Elemen
0,2% α-Humulen
0,2% Germacren D
α-Gurjunen
α-Guaianen
Monoterpenole
0,2% Linalool
0,7% Terpineol-4
Sesquiterpenole
0,6% trans- & cis-Verbenol
0,5% trans-Pinocarveol
Ketone
0,3% α-Thujon

Oxide
10,4% 1,8-Cineol
0,4% Caryophyllenoxid
Quelle: Primavera Life

Wichtige Eigenschaften
mukolytisch, expektorativ
immunmodulierend
antiphlogistisch
epithelisierend
antidepressiv
Haupt-Indikationen
(chronische) Bronchitis,
Husten
Rheuma
Narben, Wunden, Ulcus
Schwangerschaftsstreifen
(auch vorbeugend), reife
Haut
Immunschwäche
nervöse Depression
◄ Nebenwirkungen
sehr gut verträgliches Öl, bei Überdosierung im Zerstäuber/ Duftlampe tritt gelegentlich Benommenheit auf
Siehe auch unter „Myrrhe", „Opoponax"

■ Weißtanne

Abies alba
Pflanzenteil: Zweig mit Nadeln
Herstellungsverfahren:
Destillation
Pflanzenfamilie: Pinaceae

■ Inhaltsstoffe
Monoterpene (insg. bis 95%)
9,5% α-Pinen (bis 24%)
11% Camphen (bis 21%)
54% Limonen
1,8% β-Myrcen
Sabinen
α-Phellandren
α-Terpinen
Sesquiterpene
2,1% α-Caryophyllen
0,4% Longifolen

Monoterpenole
Borneol
4-Terpineol
α-Terpineol
Ester
4,7% Bornylacetat
(bis 10%)
0,6% Geranylacetat
Linalylacetat
Citronellylformiat
α-Terpenylacetat
Oxide
0,2% Caryophyllenoxid

Quelle: Patrick Collin

Wichtige Eigenschaften
atmosphärisch stark antiseptisch
stimulierend
mukolytisch
hyperämisierend
Haupt-Indikationen
Bronchitis (akute
und chronische)
Asthenie
Arthrose
◄ **Nebenwirkungen**
eventuell leicht hautreizend
Siehe auch unter „Balsamtanne", „Fichtennadeln"

■ **Wermut**

Artemisia absinthium
Pflanzenteil: Kraut
Herstellungsverfahren:
Destillation
Pflanzenfamilie: Compositae

■ **Inhaltsstoffe**
Monoterpenole
9% Thujol
Ketone
35–71% Thujon
Ester
6–9% Sabinylacetat
Andere
Sesquiterpenlacton
Absintiin

Quelle: 1, 11

Wichtige Eigenschaften
emmenagog
anthelminthisch
verdauungsstärkend
Haupt-Indikationen
Amenorrhoe
Wurmbefall
Obstipation, Appetitlosigkeit
◄ **Nebenwirkungen**
wegen des Hauptinhaltsstoffes
Thujon *neurotoxisch* und *abortiv*. Dieses Öl sollte in der
Aromatherapie nicht verwendet werden, es ist keinesfalls
für Laien geeignet
Siehe auch unter „Salbei",
„Thuja"

■ **Wintergrün**

Gaultheria fragrantissima
Pflanzenteil: Kraut
Herstellungsverfahren:
Destillation
Pflanzenfamilie: Ericaceae

■ **Inhaltsstoffe**
Phenole
Spuren Eugenol
Aldehyde
2-Methylbutanal
3-Methylbutanal
Hexanal
trans-2-Decenal
Benzaldehyd
Zimtaldehyd
Ester
98% Methylsalicylat

Quelle: 11, 1

Wichtige Eigenschaften
stark antispasmodisch
antiphlogistisch
vasodilatatorisch
Haupt-Indikationen
Rheumatismus, rheumatoide
Polyarthritis
Muskelschmerzen,
Muskelkater
Hypertonie

◄ **Nebenwirkungen**
Zahlreiche Methylsalicylatvergiftungen sind in den USA
beobachtet worden. Die Todesrate beträgt 50–60%. Zwi-
schen *4 und 8 ml Methyl-
salicylat* werden *für ein Kind
als tödliche Dosis* angesehen,
0,5 ml entsprechen einer Dosis
von 21 Aspirintabletten.
BALACS/TISSERAND (11) raten
von jeglicher Verwendung dieses ätherischen Öles ab, da
sein Hauptbestandteil Methylsalicylat sehr leicht die Haut
durchdringen kann und so zu
schweren Vergiftungen führen
kann.
Siehe auch unter „Birke"

■ **Ylang Ylang**

Cananga odorata genuina
Pflanzenteil: Blüte
Herstellungsverfahren:
Destillation (complet)
Pflanzenfamilie: Anonaceae

■ **Inhaltsstoffe**
Monoterpene
α-Pinen und β-Pinen
Sesquiterpene (bis 70%)
11,5% β-Caryophyllen
(bis 22%)
23% Germacren D
(bis 35%)
6,5–14,4% γ-Cadinen
6,5% α-Farnesen
3,5% α-Humulen
Monoterpenole
8,4% Linalool (bis 30%)
1,7% Geraniol, Nerol
Sesquiterpenole
Farnesol
Phenole
Eugenol, Isoeugenol
Phenylmetyether
15% Paracresylmethyl-
ether
Safrol
Isosafrol
Methyleugenol

Ester
10% Geranylacetat
3,7 % Benzylacetat (bis 12%)
5–12% Benzylbenzoat
3,5% Methylbenzoat
2,2% Farnesylacetat
Andere
Benzylalkohol

Quelle: Patrick Collin

Wichtige Eigenschaften
stark antispasmodisch,
sedativ & ausgleichend
sehr haut- und haarpflegend
leicht blutdrucksenkend
analgetisch
antiseptisch
aphrodisisch
antidiabetisch
Haupt-Indikationen
Hypertonie, Tachykardie
prämenstruelles Syndrom
sexuelle Asthenie, Frigidität,
Impotenz
Haut- und Kopfhautpflege,
bes. fettige Haut
Tumorschmerzen (6)
◀ **Nebenwirkungen**
keine bekannt, das Öl sollte
jedoch sorgfältig dosiert werden, da der schwere Duft
leicht zu *Kopfschmerzen*
führen kann. Überdosierung
im warmen Bad kann zu kurzzeitigen *Kreislaufstörungen*
führen. Von der Einnahme
wird abgeraten.
Anmerkung: Cananga odorata
macrophylla, in Deutschland
Cananga-Öl genannt, wird für
die gleichen Indikationen eingesetzt.
Achtung: die Inhaltsstoffe der
unterschiedlich lang destillierten Fraktionen von Cananga
odorata genuina (I, II, III)
unterscheiden sich u. a. durch
höhere Ester-Gehalte von dieser Komplett-Destillation.
Therapeutisch wird das oben
beschriebene Öl verwendet

■ **Ysop**

Hyssopus officinalis
Pflanzenteil: Kraut
Herstellungsverfahren:
Destillation
Pflanzenfamilie: Labiatae

■ **Inhaltsstoffe**
Monoterpene (25–30%)
8,8–22,9% β-Pinen
1,5–2% Sabinen
0,7–1% Limonen
0,7–1,4% α-Pinen
0,1–0,4% Camphen
0,1–3,6% cis-Ocimen
0,3–0,5% trans-Ocimen
0,1–0,9% p-Cymen
0,03–0,3% α-Phellandren
Sesquiterpene
0,4–3,2% α-Caryophyllen
0,4–2,8% Germacren D
0,5–0,8% allo-Aroma-
dendren
0,1% δ-Cadinen
Spuren Calamenen
α-Humulen
Monoterpenole
0,1–1% Nerolidol
0,7–2,2% Spatulenol
1–1,8% α-Terpineol
0,4–2,2% Myrtenol
Borneol, Geraniol,
Terpinen-4-ol, Linalool
Sesquiterpenole
0,4–1,7% Elemol
Phenylmethylether
0,1–1,3% Methylchavicol
0,1–0,5% Methyleugenol
Monoterpenketone
25–32,6% Isopinocam-
phon
12–58% Pinocamphon
Borneon
Spuren α- und β-Thujon
Ester
2% Methylmyrtenat
Bornylacetat

Quelle: 2

Wichtige Eigenschaften
sehr mukolytisch
antiasthmatisch: verringert die

Irritationsbereitschaft der
Bronchialschleimhaut (1)
antibakteriell (besonders Sta-
phylokokken und Pneumo-
kokken)
antiviral
hypertensorisch, tonisierend
Haupt-Indikationen
Bronchitis, Pneumonie,
Emphysem, Husten
Asthma, allergischer Schnup-
fen
Rhinopharyngitis, Sinusitis
Wunden, Narben
Asthenie
stabilisierend bei Multipler
Sklerose (1)
◀ **Nebenwirkungen**
Verwendung nur unter Auf-
sicht eines erfahrenen Thera-
peuten. Nicht für *Babys* und
Kinder, nicht für *Schwangere,*
nicht für *ältere/gebrechliche*
Menschen; durch den hohen
Ketongehalt bei Einnahme
neurotoxisch und abortiv
Siehe auch unter „Salbei",
„Kampfer", „Raute"

■ **Ysop**

Hyssopus officinalis var.
decumbens
Pflanzenteil: Kraut
Herstellungsverfahren:
Destillation
Pflanzenfamilie: Labiatae

■ **Inhaltsstoffe**
Monoterpene (28%)
15% β-Pinen
3% Sabinen
2,8% Limonen
2,5% α-Pinen
1,52% trans-Ocimen
1,3% β-Myrcen
1,2% p-Cymen
1% β-Phellandren
0,4% γ-Terpinen
α-Terpinen
Terpinolen

Sesquiterpene (2%)
0,82% Germacren D
0,53% β-Bourbonen
0,3% β-Caryophyllen
0,25% α-Humulen
Monoterpenole (6%)
2,4% 4-Terpineol
2,1% α-Terpineol
0,7% δ-Terpineol
0,38% trans-Thujan-4-ol;
0,28% Linalool
0,4% Myrtenol
Carveol
Sesquiterpenole
0,5% Pinocarveol
0,3% Viridiflorol
Spatulenol
Aldehyde
0,5% Myrtenal
Cuminaldehyd
Phellandral
Ketone (6%)
4,3% Isopinocamphon
1,34% Pinocarvon
0,25% Crypton
0,15% Pinocamphon
Verbenon
Ester
0,15% Nerylacetat
Oxide
48% 1,8-Cineol

Quelle: Patrick Collin

Wichtige Eigenschaften
sehr stark antiviral
expektorativ
stimulierend: sympathikoton
antiphlogistisch
antiasthmatisch (1)
Haupt-Indikationen
Bronchitis, Rhinopharyngitis,
Sinusitis
Asthma (nicht allergisch)
nervöse Depressionen, Ängste
◄ **Nebenwirkungen**
keine bekannt

■ Zeder

Cedrus atlantica
Synonym: Atlas-Zeder
Pflanzenteil: Holz
Herstellungsverfahren:
Destillation
Pflanzenfamilie: Pinaceae

■ Inhaltsstoffe
Sesquiterpene
42% β-Himachalen
14,5% α-Himachalen
10% γ-Himachalen
0,45% Longifolen
1,2% cis α-Bisabolen
Sesquiterpenole
4% Himachalol
2,3% Allo-Himachalol
Sesquiterpenketone
5% α-Atlanton
2,65% γ-Atlanton
Oxide
1% Himachalenoxid

Quelle: Patrick Collin

Wichtige Eigenschaften
stark epithelisierend,
wundheilend
lymphotonisch
lipolythisch
antiallergisch,
antihistaminisch
Haupt-Indikationen
Wunden, Dermatosen
Arteriosklerose
sehr wirksam gegen
Zellulite
Bronchitis, allergischer
Schnupfen
antiphlogistisch und regenerierend bei arteriellen Erkrankungen
◄ **Nebenwirkungen**
in der Schwangerschaft nur
unter fachlicher Aufsicht, Zu-
rückhaltung bei Kleinkindern;
Sesquiterpenketone sind gut
verträglich
Siehe auch unter „Texas-
Zeder", „Thuja", „Virginia-
Zeder"

■ Zimt

Cinnamomum verum
Pflanzenteil: Rinde
Herstellungsverfahren:
Destillation
Pflanzenfamilie: Lauraceae

■ Inhaltsstoffe
Monoterpene
3% β-Phellandren
3% p-Cymen
1% α-Pinen
1% α-Phellandren
Camphen
β-Pinen
Limonen
Terpinolen
α-Thujen
γ-Terpinen
Sabinen
β-Myrcen
Sesquiterpene
4% β-Caryophyllen
α-Copaen
α-Humulen
Monoterpenole
5% Linalool
Borneol
Terpineol-4
α-Terpineol
aromatische Alkohole
0,4% 2-Phenylethyl-
alkohol
0,25% Zimtalkohol
Benzylalkohol
Phenole
6 bis10% Eugenol
0,03% 2-Vinylphenol
0,02% Isoeugenol
aromatische Aldehyde
(rund 70%)
64 bis 76% Zimtaldehyd
0,4% Hydrozimtaldehyd;
0,25% Benzaldehyd
0,04–0,25% Cumin-
aldehyd
aromatische Ester
3% Cinnamylacetat
0,65% Benzybenzoat
2-Phenylethylbenzoat
Methylcinnamat

Andere
0,65% Kumarin
Quelle: 1, 6, 11

Wichtige Eigenschaften
stark antiinfektiös: sehr breites antibakterielles Spektrum
antiviral, antimykotisch
antiparasitisch
stark hyperämisierend
emmenagog, wehenauslösend
erhöht Darmperistaltik (6)
leicht analgetisch
sympatikoton
stark stimulierend, stärkend
aphrodisisch
leicht antikoagulierend
Haupt-Indikationen
Tropeninfektionen, tropische Fieber (1)
Erkältung, Schüttelfrost, Grippe
Infektionen des Magen-Darm-Traktes
Wurmbefall, Amöbiasis
Obstipation, Diarrhoe
Durchblutungsstörungen
Zellulite
Muskelschmerzen
Muskelerwärmung vor Sport
Amenorrhoe,
Geburtseinleitung
Impotenz, Frigidität
Asthenie, Überarbeitung
seelische „Unterkühlung"
◄ **Nebenwirkungen**
nicht in der *Schwangerschaft,* für Kinder nur wenig in der Duftlampe. Sehr *stark hautreizend,* auf *korrekte Dosierung* achten (1% und weniger), bei empfindlichen Personen kann es dennoch zu Dermatitis kommen. Gleichzeitige Verwendung von limonenhaltigen ätherischen Ölen (z. B. Bitterorange) zeigt einen puffernden Effekt und erhöht somit die Verträglichkeit von Zimtaldehyd (1). Britische Aromatherapeuten (IFA) verwenden dieses ätherische Öl gar nicht.

Siehe auch unter „Zimt(blatt)", „Gewürznelke"

■ **Zimt**

Cinnamomum verum
Pflanzenteil: Blatt
Herstellungsverfahren: Destillation
Pflanzenfamilie: Lauraceae

■ **Inhaltsstoffe**
Sesquiterpene
1,9–5,75% β-Caryophyllen
0,25–1% γ-Ylangen
aromatische Alkohole
0,5–7% Zimtalkohol
Phenole (70–80%)
70–87% Eugenol
0,15% Isoeugenol
aromatische Aldehyde
0,2–3% Zimtaldehyd
Hydrozimtaldehyd
Ester
2,7–3,5% Benzylbenzoat
1% Phenylpropylacetat
0,8–1,6% Cinnamylacetat
Methylcinnamat
2-Phenylethylbenzoat

Quelle: 1

Wichtige Eigenschaften
stark antiinfektiös: sehr breites antibakterielles Spektrum
antiviral, antimykotisch
antiparasitisch
stark immunmodulatorisch (erhöht IgA)
stimulierend und stärkend
Haupt-Indikationen
Stomatitis, Oropharyngitis, Odontalgien
Rhinopharyngitis,
schwere Bronchitits
Enterocolitis
Zystitis, Salpingitis
rheumatische Schmerzen
◄ **Nebenwirkungen**
nicht für *Schwangere,* für Kinder nur wenig in der Duft-

lampe. Durch den hohen Eugenolanteil hautreizend und bei zu langer Anwendung hepatotoxisch. Nicht anwenden bei *Blutgerinnungsstörungen* und bei gleichzeitiger Anwendung von *Heparin* und *Aspirin,* da Eugenol die Aktivität der Thrombozyten verlangsamt (1).
Siehe auch unter „Bay", „Gewürznelke", „Piment", „Tulsi"

■ **Zirbelkiefer**

Pinus cembra
Synonym: Arve
Pflanzenteil: Zweig mit Nadeln
Herstellungsverfahren: Destillation
Pflanzenfamilie: Pinaceae

■ **Inhaltsstoffe**
Monoterpene
20–37% α-Pinen
10–30% Limonen
7–10% β-Pinen
δ-3-Careen
Camphen
Terpinolen
γ-Terpinen
Myrcen
Sesquiterpene
Caryophyllen
Ester
Bornylacetat

Quelle: La Florina

Wichtige Eigenschaften
atmosphärisch antiseptisch
mukolytisch
leicht hyperämisierend (besonders auf Atemwege)
leicht antidepressiv, psychisch stärkend
Haupt-Indikationen
Rhinitis, Bronchitis, Pneumonie
Rheumatismus
Muskelkater

Asthenie, nervöse Depression, Ängste

◀ **Nebenwirkungen**
keine bekannt, nicht innerlich
Siehe auch unter „Latschenkiefer", „Kiefer"

▪ Zitrone

Citrus limon
Pflanzenteil: Fruchtschale
Herstellungsverfahren: Pressung
Pflanzenfamilie: Rutaceae

▪ Inhaltsstoffe
Monoterpene
64% Limonen
2,9% α-Pinen
15% β-Pinen
10,5% γ-Terpinen
0,7% α-Thujen
1,9% β-Myrcen
Camphen
trans-Ocimen
Sabinen
Sesquiterpene
β-Caryophyllen
0,35% β-Bisabolen
Monoterpenole
Geraniol
Nerol
Linalool
4-Terpineol
0,05% α-Terpineol
Aldehyde
0,48% Neral
0,82% Geranial
Citronellal
Nonanal, Octanal, Decanal
Ester
0,27% Nerylacetat
0,25% Geranylacetat
Citronellylacetat
Andere
1,5% Kumarine und Furokumarine, z. B.
0,6% Bergapten,
0,2% Bergamottin

Quelle: Patrick Collin

Wichtige Eigenschaften
antibakteriell (besonders Streptokokken)
antiviral
atmosphärisch antiseptisch
adstringierend, phlebotonisch
antikoagulierend
litholytisch
immunmodulatorisch
leicht beruhigend
Haupt-Indikationen
Phlebitis
Thrombose
Varizen
Infektionen der Atemwege, besonders Halsschmerzen
Durchfall, Leberinsuffizienz
Gallensteine, Nierensteine, Nierenkoliken
Schlafstörungen
zur Raumdesinfektion
◀ **Nebenwirkungen**
photosensibilisierend; kann leicht hautreizend wirken, vor allem in warmem Wasser (Bad); auf ungespritzte Qualität achten
Siehe auch unter „Limette", „Bitterorange", „Grapefruit"

▪ Zypresse

Cupressus sempervirens
Pflanzenteil: Zweig
Herstellungsverfahren: Destillation
Pflanzenfamilie: Cupressaceae

▪ Inhaltsstoffe
Monoterpene
61% α-Pinen
14,4% δ-3-Careen
2,5% Limonen
2,4% Terpinolen
2,1% Myrcen
1,2% β-Pinen
0,8% Camphen
0,5% Sabinen
0,5% γ-Muurolen
0,4% β-Terpinen
0,4% p-Cymen
0,3% α-Thujen
0,3% Tricyclen
Sesquiterpene
2% Germacren-D
0,9% δ-Cadinen
0,6% Caryophyllen
0,5% Italicen
0,3% γ-Cadinen
0,1% α-Copaen
Monoterpenole
0,4% Terpineol-4
0,2% α-Terpineol
0,2% Linalool
Sesquiterpenole
0,8% Cedrol (bis zu 21%)
Diterpenole
Spuren von Manool,
Abienol
Pimarinol, Totarol (2)
Ketone
0,02% Verbenon
Ester
1,3% Terpinylacetat
0,2% Bornylacetat
0,2% Terpinylformiat
0,1% Dihydrocarvolacetat
Oxide
0,03% Caryophyllenoxid
Andere
0,2% Carvacrolmethylether

Quelle: Primavera Life

Wichtige Eigenschaften
adstringierend
phlebotonisch, entstauend
stark entstauend auf das lymphatische System
als Adjuvans bei Prostatahyperplasie
leicht aquaretisch
antitussiv, mukolytisch
neurotonisch
antiinfektiös
schweißhemmend
Haupt-Indikationen
Varizen, Hämorrhoiden
Couperose, Ulcus cruris
Ödeme
Keuchhusten, Husten, Bronchitis

bei exzessiver Schweißbildung, besonders Schweißfüße
Asthenie

◀ **Nebenwirkungen**
nicht anwenden bei *Mastopathien* (1). Sehr gut verträgliches ätherisches Öl, wegen

der stark adstringierenden Wirkung soll es bei Kindern nur bei gezielter Indikation perkutan angewendet werden.

PELARGONIUM · GERANIE

5.1 Die gespeicherte Kraft der Sonne

Fette Öle – nicht nur in der Aroma-Massage

Die Massage als besonders gut geeignete Form der Aromapflege und der Gesundheitsvorsorge wird in fast jedem Buch zum Thema ätherische Öle beschrieben. Daß wir als Trägersubstanz bei der Massage fette Öle nehmen, ist allgemein bekannt. Übersehen wird jedoch oft, daß die pflanzlichen Basisöle auch wertvolle Wirksubstanzen in sich bergen, die man je nach Hautbild und Allgemeinbefinden differenziert einsetzen kann. Nur in wenigen Büchern finden wir zu diesem Thema mehr als ein paar Zeilen zu dem jeweiligen Öl. Bei über hundert Büchern zur Aromatherapie und Naturkosmetik stellt sich das als ein noch auf die Forschung wartendes Thema dar.

Wie und warum können sowohl fette als auch ätherische Öle die Haut überhaupt passieren? Ätherische Öle bestehen aus fettlöslichen (lipophilen) Molekülen, die Zellwände (nicht nur der Haut) bestehen aus ungesättigten Fettsäuren. Die Öle können per Diffusion von der obersten Hautschicht, durch die Schweißdrüsen- und Talgdrüsenausgänge in die tieferen Hautschichten eindringen. Sodann kommen sie über die kleinsten Blutkapillaren in den Blutstrom. Dieser Prozeß variiert allerdings stark je nach behandelter Hautregion, nach der Wärme von Haut und Öl und der Anzahl ungesättigter Fettsäuren des Trägeröles.

Daß wir als Behandler, die mit naturbelassenen und reinen ätherischen Ölen arbeiten, auch die Trägersubstanzen sorgfältig auswählen, versteht sich von selbst. Es ist allerdings auch wichtig, sich mit der ursprünglichen Pflanze, deren Eigenschaften und Vorlieben, vertraut zu machen. Nur so können wir das geeignete Öl bewußt einsetzen und auch seine heilsame Kraft würdigen.

Warum entstehen in einer Pflanze überhaupt diese fetten Substanzen? Wenn wir uns die Herkunftsländer vieler Öle anschauen, sehen wir, daß dort oft oder sogar fast immer die Sonne scheint. Die ölhaltigsten Pflanzen der Welt gedeihen relativ nah am Äquator bzw. zwischen den beiden Wendekreisen besonders gut: die Ölpalme und die Erdnußpflanze finden wir vor allem in Afrika. Olivenbäume wachsen in Griechenland, Spanien und Italien; aus Nord- und Südamerika bekommen wir das Sojaöl und das Saflor- oder Distelöl. Kalifornien bzw. Mexico beliefern uns mit Avocadoöl und Jojobaöl. Das Sesam- und das Kokosöl kommen aus Südostasien. Aber auch in unseren Breiten bekommen wir ein gutes Öl: das Sonnenblumenöl wird vor allem in Deutschland und in Rußland gewonnen, Haselnußöl ist auch deutscher Herkunft, hervorragendes Kürbiskernöl kommt aus Österreich.

Das Fett in den Samen und Früchten ist der natürliche Schutz der jeweiligen Pflanze gegen zu hohe Temperaturen. Sie benötigt wiederum Sonnenenergie, um mittels der Photosynthese organische Stoffe wie Eiweiß, Kohlenhydrate und eben Fette herzustellen.

Verfolgt man die Geschichte der Anwendung von pflanzlichen Ölen, reicht man rasch an die Ursprünge der Menschheit. Dort begegnet uns der Ölbaum sowohl als Lieferant eines Grundnahrungsmittels als auch als Medizin, als Hautpflegemittel, als Opfergabe für die Götter und als Lampenbrennstoff. Im Jahr 500 vor unserer Zeitrechnung stand das Roden eines Ölbaumes, selbst des eigenen, unter Todesstrafe.

Saflaröl wurde im alten Ägypten als Rauchopfer und Inhalationsöl verwendet Die Azteken massierten ihre Säuglinge in einem Einweihungsritual mit Jojobaöl. Das Pfirsichkernöl war im alten China eine Kostbarkeit, das der Seele half, aus der Dunkelheit zu entrinnen. Die innerliche und äußerliche Anwendung von Sesamöl hat in Indien eine alte Tradition.

Die Gewinnung von pflanzlichen fetten Ölen

Pflanzliche Öle werden aus Samen und Früchten gewonnen.

▬▬ Die hochwertigen Sorten werden durch mechanische Pressung gewonnen. Dazu quetschen Stempel- oder Schneckenpressen die zerkleinerten (und teilweise vorerhitzten) Früchte und Samen aus. Bei dem mechanischen Druck entstehen kontinuierlich steigende Temperaturen im Preßgut (bis 60 Grad). Deshalb werden die Öle heutzutage nicht mehr „kaltgepreßt" genannt, sondern „nativ". In dem zurückbleibenden Preßgut ist anschließend noch Öl (ca. 10–15%) enthalten, dieses wird dann mit Lösungsmitteln extrahiert.

▰ Dazu nimmt man flüchtige Stoffe wie z. B. Hexan. Samenbrei und Lösungsmittel werden vermischt, dabei geht das Öl eine innige Verbindung mit dem Lösungsmittel ein. Das Öl wird herausgeschwemmt und wird durch eine anschließende Destillation vom Lösungsmittel getrennt. Dabei können Rückstände im Öl verbleiben, es werden auch geschmacklich nicht erwünschte Substanzen wie Bitter- und Schleimstoffe gelöst. Um es genießbar zu machen, muß es daher raffiniert werden.

Das Öl wird nun mit Hilfe von Wasser vom Lecithin und von Schleimstoffen befreit. Dann entsäuert man es mit einer Lauge (löst die freien Fettsäuren), es wird nun nochmals mit Soda entschleimt, mit Bleicherde geblichen und mit Wasserdampf (bei 240–270 Grad) desodoriert (Geschmacks-/Geruchstoffe entfernt). Nun kann man es gegebenenfalls mit Betacarotin oder künstlichen Farbstoffen färben und ihm (künstliche) Vitamine zusetzen. Diese Öle sind – wie der Verbraucher es wünscht – geschmacksneutral und sehr lange haltbar, da sie frei von ungesättigten Fettsäuren sind.

▰ Man kann Olivenöl durch Zentrifugieren gewinnen. Dazu werden die Oliven im Mixer zerkleinert, mit viel lauwarmem Wasser aufgeschwemmt und anschließend zentrifugiert. Bei diesem Verfahren lösen sich keine Gerb- und Bitterstoffe, es entsteht ein ganz mildes, hochwertiges Öl.

Es versteht sich von selbst, daß wir zur aromatherapeutischen Behandlung von Menschen nur beste natürliche pflanzliche Öle verwenden sollten. Und da gerade fette Substanzen sich sehr

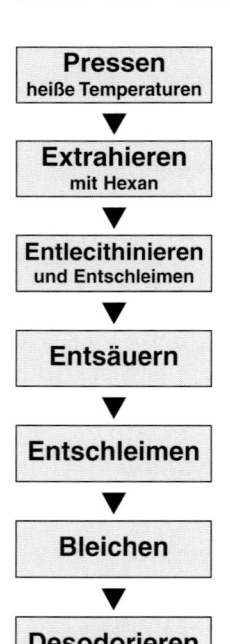

schnell mit verschiedenen hochgiftigen Stoffen anzureichern vermögen und in tiefe Hautschichten eindringen können, sollten die Trägeröle – wenn irgend möglich – aus kontrolliert biologischem Anbau stammen. Sie nähren und pflegen zudem die Haut.

Aus Erdöl hergestellte Öle und Fette (z. B. Babyöl und Vaseline) sollten zur Aroma-Massage nicht verwendet werden, sie bilden einen relativ undurchlässigen Film auf der Haut. Allenfalls nehmen wir sie zum „Abdichten der Haut", wie vor Schmutzarbeiten oder gelegentlich am wunden Babypopo, der vor dem Windelinhalt geschützt werden soll.

Raffinierte pflanzliche Öle enthalten kaum noch die lebensnotwendigen zwei- und mehrfach ungesättigten (oder essentiellen) Fettsäuren.

5.2 Der chemische Aufbau von Fetten und Ölen

Fettsäuren sollten sowohl für die Ernährung als auch für die Hautpflege einfach oder mehrfach ungesättigt (essentiell) sein.

Chemisch gesehen haben diese speziellen Fettsäureketten einen oder mehrere „Sprünge": Es fehlen an diesen Stellen die Wasserstoff-Atome (H-), stattdessen entsteht hier eine relativ unstabile Doppelbindung.

Fettsäuren mit mehreren Doppelbindungen sind zum Erhalt des Lebens notwendig, können jedoch vom Körper nicht selbst hergestellt werden (sie wurden deshalb früher „Vitamin F" genannt).

Besonders wichtig für den Menschen sind die **Ölsäure** (1 „Sprung" in der Kette mit 18 C-Atomen, also einfach ungesättigt), die **Linolsäure** (2 „Sprünge" in der Kette mit 18 C-Atomen, also zweifach ungesättigt) und die **Linolensäure** (3 „Sprünge" in der Kette mit 18 C-Atomen, also dreifach ungesättigt).

Fette und Öle haben eine sehr ähnliche chemische Strukturformel. Sie bestehen aus einer oder mehreren (bis zu drei) Fettsäuren und Glyzerin, darum werden sie auch *Triglyzeride* genannt. Das Glyzerin bildet dabei sozusagen die Brücke zwischen den Fettsäuren. Durch unterschied-

liche Kombinationen entsteht eine große Vielfalt von Ölen.

Die Abbildung unten zeigt als Beispiel die Palmitin(fett)säure, die im Palm- oder Kokosfett eine wichtige Rolle spielt. Sie besitzt eine lange Kette von 16 Kohlenstoffatomen, denen jeweils Wasserstoffatome zugeordnet sind. Das Molekül ist also sehr groß, es besteht aus 50 Einzelatomen. Das aus dieser Fettsäure gebildete Fett ist bei Normaltemperatur fest, denn es besteht ein Zusammenhang zwischen der Länge der Kohlenstoffkette und der Schmelztemperatur. Dies jedoch gilt nur für die gesättigten Fettsäuren, wie z. B. die Palmitinsäure.

Bei Fetten aus ungesättigten Fettsäuren mit der gleichen Anzahl von C-Atomen vermindert sich die Schmelztemperatur so stark, daß diese bei Zimmertemperatur flüssig sind, sie sind also Öle.

Glyzerin ist chemisch gesehen ein dreiwertiger Alkohol. Als Substanz ist Glyzerin eine sirupartige, süßlich schmeckende Flüssigkeit, die sich mit Wasser und mit Weingeist mischen läßt, nicht aber mit Öl. Glyzerin zieht Wasser an (hygroskopisch) und bindet es. Auf dieser feuchtigkeitsbindenden Eigenschaft beruht der Feuchthalteeffekt und damit eine weichmachende Wirkung für die Haut (zuviel auf der Haut würde sie allerdings austrocknen).

Fettsäuren, gesättigte und ungesättigte

Diese haben sozusagen einen Sprung in der Kette, das heißt, an bestimmten C-Atomen fehlen je ein H-Atom. Dafür entsteht zwischen beiden eine nicht so stabile Doppelbindung, die einerseits die Schmelztemperatur senkt, andererseits aber auch dazu führt, daß diese Öle mit vielen ungesättigten Fettsäuren leicht mit dem Sauerstoff der Luft reagieren. Dann werden sie ranzig.

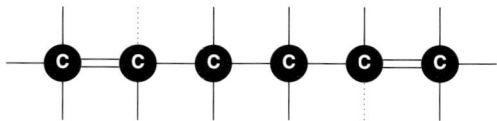

Man kann diesen „Sprung" in der Kette auch mit einem Gelenk vergleichen, denn diese ungesättigten Fettsäuren sind sehr anpassungsfähig, sie schmiegen sich sozusagen an unterschiedliche Körperzellen an, statt sich Stoffwechselprozessen störend in den Weg zu stellen. Auch unsere Zellmembranen bestehen aus ungesättigten Fettsäuren, sie bleiben dadurch elastisch oder verlieren durch einen Mangel davon ihre Elastizität. Auch polstern und schützen die ungesättigten Fettsäuren unsere Gewebe.

Doppelbindungen in Ölen sind leicht verdaulich und bewirken bei innerer Einnahme in unserem Organismus einen wichtigen Schutz vor degenerativen Erkrankungen, vor allem bei der „Jagd" auf *freie Radikale*. Das sind Substanzen, die unsere Körperzellen bis hin zur Krebsentstehung schädigen können.

Dadurch, daß die Doppelbindung relativ unstabil

Palmitin(fett)säure

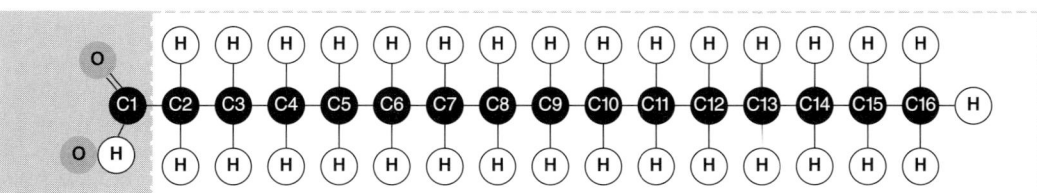

hydrophil =
wasserliebend/
ölabstoßend

hydrophob = wasserabstoßend/ölliebend

ist, zieht sozusagen ein „Ärmchen" des C-Atoms lieber ein anderes Molekül an, als sich in die C-Kette einzureihen. Bei diesem Vorgang können sich Moleküle schädlicher Substanzen an die Fettsäure anlagern und werden somit unschädlich gemacht (ausgeschieden).

Es kann sich jedoch auch Sauerstoff an dieses „Ärmchen" anlagern, man spricht dann vom Ranzigwerden. Und das ist der Grund, warum Kosmetik- und Nahrungsmittelindustrie diese wertvollen Öle nicht gerne verwenden oder sie so verändern („gehärtete Fette"), daß von dem ursprünglichen Naturprodukt nicht mehr viel übrig bleibt.

Fettsäuren können auch **mehrfach ungesättigt** sein, das heißt mehrere Doppelbindungen haben. Die zweifach ungesättigte Linolsäure wird *essentiell* genannt, da der Körper sie nicht selbst herstellen kann, sie jedoch für Stoffwechselprozesse unentbehrlich ist. Aus ihr können die mehrfach ungesättigten Fettsäuren im Organismus synthetisiert werden. Pflanzliche Öle enthalten grundsätzlich wesentlich mehr ungesättigte Fettsäuren als tierische Fette, mineralische Fette enthalten keine ungesättigten Fettsäuren.

Zweifach und dreifach ungesättigte Fettsäuren wirken sehr *hautpflegend,* teilweise auch *epithelisierend* und *regenerierend* (zum Beispiel bei Narben und Falten). Die dreifach ungesättigte Linolensäure spielt eine spezielle Rolle bei allergischen Erkrankungen der Haut.

Bei *chronischem Mangel* an essentiellen Fettsäuren verdunstet der Körper mehr Flüssigkeit als normal, der Mensch hat ungewöhnlichen Durst, die Haut wird trocken, spröde und schuppig. Bei der Sauerstoffversorgung der roten Blutkörperchen und damit des Blutes spielen sie eine Rolle. Der Informationsfluß in den Nervenzellen ist auf mehrfach ungesättigte Fettsäuren angewiesen. Sie sind zudem die Ausgangsstoffe für Prostaglandine. Diese Gewebshormone steuern viele Stoffwechselabläufe, zum Beispiel den Cholesterinspiegel im Blut. Auch **PMS** (Prämenstruelles Syndrom), **Wechseljahresbeschwerden** und bestimmte Formen der **Unfruchtbarkeit** lassen sich durch eine längere und regelmäßige Einnahme von mehrfach ungesättigten Fettsäuren günstig beeinflussen (25).

Besonderheit: Gamma-Linolensäure

In der Kosmetik, aber auch für die Gesundheitsvorsorge, spielt diese dreifach ungesättigte – also essentielle – Fettsäure eine besondere Rolle. Sie kommt in der Natur nur sehr selten vor. Man kennt sie aus der Muttermilch und bereits 1917 entdeckte man sie in den Samen der Nachtkerze. Seit wenigen Jahren findet man sie in immer mehr Samenölen, wie zum Beispiel im Boretschsamenöl, im Öl der Samen der schwarzen Johannisbeere und im Nachtkerzenöl. Man nutzt sie intensiv in der Kosmetik und auch als wichtiges Nahrungsergänzungsmittel. Öle mit Gamma-Linolensäure unterstützen die Behandlung von *schweren Hauterkrankungen,* Störungen des Immunsystems *(Allergien)* und *hormonellen Dysfunktionen.*

Der gesunde Körper kann aus der zweifach ungesättigten (Alpha-)Linolsäure die Gamma-Linolensäure herstellen, doch dieser Prozeß ist sehr anfällig gegen Störungen wie durch negativen Streß (Disstreß), hohen Alkoholkonsum, durch Rauchen und das Verspeisen von zuviel gehärteten Fetten. Auch scheint eine erbliche Veranlagung diesen Vorgang zu stören, zum Beispiel bei Neurodermitis.

Grundsätzlich sind bei allen Arten von *Hautproblemen* die Öle aus den winzigen Samen der **Nachtkerze,** der **Schwarzen Johannisbeere** und der **Boretschpflanze** ein idealer und wichtiger Ergänzungswirkstoff für die Massageölmischung. Sie enthalten zwischen 10 Prozent (Nachtkerzensamen) und 30 Prozent (Boretschsamen) Gamma-Linolensäure und enthalten – soweit bis jetzt bekannt – antibiotikaähnliche Wirkstoffe. Beim **Hagebuttenkernöl** spielt die Vitamin A-Säure noch eine besondere Rolle (siehe dort).

Man gibt sie frisch, möglichst aus einer Kapsel, die zur Einnahme verkauft wird, zur Massageölmischung. Alle drei sind recht teuer und nur kurz haltbar, da sie unter Sauerstoffeinwirkung sehr schnell ihre Wirksamkeit einbüßen. Dennoch sollten sie bei keiner hochwertigen Gesichtspflege fehlen.

Fett + Wasser

Im Fettmolekül-Schema sehen wir die Fettsäuren als Stäbe mit einem Quadrat als „Kopf" dargestellt. Dieser Stab will vom Wasser nichts wissen, weil das Wassermolekül – 2 Wasserstoffatome und 1 Sauerstoffatom – sich dort nirgends anlagern kann. Das Wasser wird geradezu abgestoßen. Das Quadrat jedoch reagiert mit Wasser wegen des (links unten) angelagerten Wasserstoffmoleküls.

Emulgatoren

Öl und Wasser haben also so unterschiedliche Strukturen, so daß sie sich nicht von selbst vermischen. Auch ätherische Öle sind lipophil und vermischen sich nicht mit Wasser.

Zum Vermischen benötigen wir Emulgatoren. Emulgatoren sind Stoffe, die Öle/Fette/ätherische Öle und Wasser wie eine Brücke miteinander verbinden, weil sie aus Molekülen bestehen, die über je einen fettliebenden (im Schema länglich) und einen wasserliebenden (runder Kopf) Anteil verfügen. In Cremes sorgen die Emulgatoren dafür, daß eine chemische Verbindung zwischen Emulgator, Fett und Wasser in Form von kleinsten Tröpfchen entsteht. Diese feinen Tröpfchen müssen durch kräftiges Schütteln, Rühren oder durch Pressen durch feinste Düsen mikroskopisch fein verteilt werden. Natürliche Emulgatoren sind zum Beispiel Honig, Sahne und Lezithin. Es gibt

Öl in Wasser-Emulsionen (O/W)

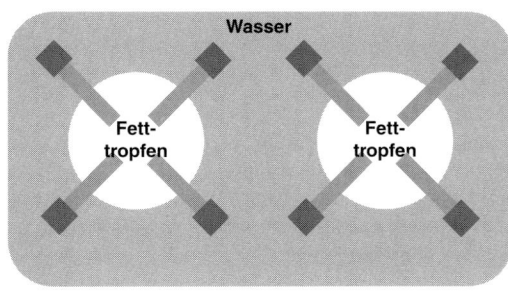

Die Fett-Tröpfchen schwimmen im Wasser, z.B. ergibt dies eine leichte Körperlotion oder eine ganz leichte Feuchtigkeitscreme. Im Unterschied dazu gibt es die

Wasser in Öl-Emulsionen (W/O)

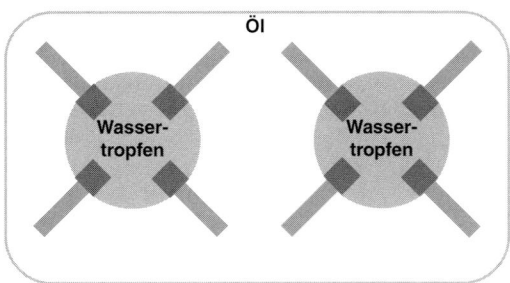

Hier schwimmen die Wasser-Tröpfchen im Öl, der Fettanteil beträgt mindestens 50%. Hier muß nur wenig oder gar nicht konserviert werden, da der Wasseranteil, der den Bakterien als Lebensgrundlage dient, nicht so groß wie bei O/W-Emulsionen ist. Diese Emulsionen sind teurer als O/W-Emulsionen, da qualitativ hochwertiges Öl teurer ist als Wasser.

Bei der äußerst effektiven Anwendung von ätherischen Ölen in Form von Bädern, ist das Emulgieren unerläßlich, da die lipophilen duftenden Tröpfchen sonst wie Fettaugen auf dem Badewasser schwimmen würden. Das bedeutet für manche Körperstellen einen massiven Kontakt mit den ätherischen Ölen, andere Körperstellen bleiben wiederum unversorgt. Zudem würden so die empfindlichen Schleimhäute eventuell gereizt.

Warum keine Mineralöle?

Zum Differenzieren seien an dieser Stelle einige Produkte vorgestellt, die öfters in Zusammenhang mit Naturkosmetik bzw. Aromakosmetik verkauft werden. Sie haben mit gesunder Hautpflege im oben erwähnten Sinne nichts zu tun, da sie „tote" Produkte sind, die dauerhaft von umwandelnden Lebensprozessen ausgeschlossen sind. Ihnen fehlt zum Beispiel der Sauerstoffanteil und auch die nährenden und pflegenden Doppelverbindungen. Sie sind zwar aus vergehendem Pflanzenmaterial im Laufe der Jahrmillionen entstanden, doch „stammen sie nicht aus aufbauenden Lebensprozessen in der Pflanze, sondern aus Abbauprozessen, die sich an das Sterben der Pflanze anschließen" (23).

Paraffin(öl)

Paraffin ist ein in der Kosmetik- und Salbenherstellung oft verwendetes Gemisch aus gereinigten, gesättigten und kettenförmigen Kohlenwasserstoffen, das aus Erdöl gewonnen wird. Es ist weder in Wasser noch in hochprozentigem Alkohol löslich. Paraffinöl wird auch *Weißöl* genannt.

Vaseline

Sie besteht aus wachsartigen Rückständen der Erdöldestillation. Sie wird mit Schwefelsäure raffiniert und mit Bleicherde entfärbt. Für Kunstvaseline werden feste und flüssige Paraffine gemischt. Petrolatum ist die Bezeichnung in der Inhaltsdeklaration für Kosmetika (CTFA-Liste).

Mineralölprodukte decken die Haut ab, sie wirken wie die Glasur auf einem tönernen Krug, dessen Inhalt keinen Austausch mit der Außenluft hat. Die hauteigene Feuchtigkeit kann nicht verdunsten (was auch ein Vorteil dieser Öle ist) und die Atmung der Haut wird behindert. Dadurch kann ihr Stoffwechselgeschehen beeinträchtigt und die Ausscheidung von toxischen Substanzen behindert werden.

Nach dem Auftragen von pflanzlichen Ölen (aus kontrolliert biologischem Anbau) hingegen bleibt die Haut durchlässig, sie wird ernährt, bleibt elastisch und durch unterschiedliche Inhaltsstoffe können sogar ernste Hautprobleme behoben werden.

Freilich kann der abschirmende Effekt in Ausnahmefällen erwünscht sein, zum Beispiel in Cremes, die bei sehr kalter Witterung schützen sollen und in Handcremes beim Arbeiten in Schmutz oder Wasser. Auch am feucht-warmen Babypopo dürfen sie gelegentlich abschirmende Dienste leisten.

Mineralöle werden, im Gegensatz zu den pflanzlichen Ölen, nicht ranzig. Sie sind somit „ewig" haltbar, sie sind auch nicht durch die Verdauungsenzyme des menschlichen Körpers zu verarbeiten.

Haltbarkeit der Träger-Öle

Fette Pflanzenöle sind eine leicht verderbliche Ware, und je mehr ungesättigte Fettsäuren ein Öl enthält, desto eher reagiert es mit Sauerstoff, d. h. es wird ranzig.

▶ Man sollte deshalb immer nur die Mengen einkaufen, die man in etwa *einem halben Jahr verbrauchen* kann, auch wenn manche Öle wie das Olivenöl, das Avocadoöl und das Sesamöl uns bis zu anderthalb Jahren behilflich sein können.

▶ Wichtig ist es, das Öl aus einer halbleeren Flasche in die nächstkleinere *umzufüllen,* so daß das Öl möglichst wenig Sauerstoff in seiner direkten Umgebung vorfindet. Man kann die angebrochenen Gefäße auch mit Glaskugeln „auffüllen", so daß durch die Verdrängung der Flascheninhalt steigt und die Sauerstoffsäule möglichst klein wird.

▶ Die Öle mit viel Gamma-Linolensäure sollte man *ausschließlich aus Kapseln* verwenden,

ohne Sauerstoff halten auch diese sich über ein Jahr. Zur inneren Einnahme sind sie somit wohlportioniert, zur Massage genügt es, eine Kapsel mit einer Nadel anzustechen und der Ölemischung beizugeben.

▶ Es versteht sich von selbst, daß Öle in *dunklen Gefäßen* und *möglichst kühl* aufbewahrt werden (Kühlschrank oder Keller). Olivenöl, Avocadoöl, Calophyllumöl und Jojobaöl werden bei kühlen Temperaturen flockig oder fest, dies beeinträchtigt die Qualität jedoch nicht.

▶ *Ranzige Öle,* in denen sich Trans-Fettsäuren gebildet haben, schaden nicht nur innerlich eingenommen, sie können auch bei äußerer Anwendung sogenannte „Freie Radikale" auf der Haut bilden. Diese Stoffe *stören* und *schädigen* das Stoffwechselgeschehen.

Menge und Mischungen

Wer viel massiert, kann sich Träger-Öle-Mischungen auf Vorrat zubereiten, etwa eine eher leichte, **tonisierende Mixtur** aus je einem Teil Haselnußöl, Traubenkernöl und Jojobaöl und eine **nährende Rezeptur** aus Mandelöl mit je 5% Weizenkeimöl, Macadamiaöl und Avocadoöl. Die für einen Kunden/Klienten ausgewählten ätherischen Öle kommen erst vor der Massage in das Trägeröl. Als Anhaltspunkt gilt:

▬▬ etwa **10 ml Trägeröl für eine Ganzkörpermassage** einer durchschnittlich proportionierten Frau, etwa 15 ml für die Ganzkörpermassage eines durchschnittlich großen Mannes. Je nach Hautbeschaffenheit und Behaarung können diese Werte stark schwanken. Auch ist das Empfinden der massierenden Person sehr unterschiedlich, manche arbeiten eher „trocken", manche benötigen eine starke Gleitfähigkeit.

▶ Nach der ersten Behandlung, oder sogar bereits im ersten telefonischen Vorgespräch, sollte man seinen Klienten empfehlen, gut waschbare Kleidung anzuziehen, da immer Ölreste im Stoff verbleiben. Die fein verteilten Partikel werden im Gewebe schnell ranzig, dieser Geruch ist bei Feinwäsche kaum noch zu entfernen.

▶ Für die benutzten Handtücher und Laken der Praxis empfehle ich für den Fall von Fettgerüchen und Ölflecken das Wasch-Ergänzungsmittel der *Hobbythek Enzym F* für die

Wäsche. Außerdem sollte man im Falle von seltenen Massagen die Tücher nicht ansammeln lassen, sondern möglichst schnell waschen.

5.3 Viele fette Öle – viele Wirkungen

Schauen wir uns nun die einzelnen natürlichen fetten Öle etwas genauer an. Je nach Jahrgang und Herkunftsort sehen einige Öle unterschiedlich aus, sie duften und schmecken mal intensiv und mal ganz mild und auch die Inhaltsstoffe, allen voran die empfindlichen Fettsäuren, schwanken zum Teil ganz erheblich, je nachdem wie ein Öl behandelt wurde. Die prozentualen Inhaltsangaben können demzufolge immer nur Richtwerte sein.

Aprikosenkern, Prunus armenica, Rosaceae

Dieses wärmende Öl aus Frankreich oder der Türkei – es duftet manchmal deutlich wahrnehmbar nach Marzipan – ist also für entsprechend „lecker" duftende Mischungen geeignet. Es gehört zur gleichen Pflanzenfamilie wie die Rose und mischt sich entsprechend gut mit deren Absolue. Es paßt aber auch gut zu allen anderen Blütenölen.

Das darin enthaltene Amygdalin soll (innerlich eingenommen) die Behandlung von *Krebs* unterstützen (26). Es ist – ähnlich wie das verwandte Mandelöl – sehr leicht und gut verträglich, es unterstützt den Feuchtigkeitshaushalt der Haut und wirkt beruhigend bei *Sonnenbrand*. Auch empfindliche oder entzündete Haut profitiert von diesem Öl. Man kann es gegen Augenfältchen anwenden.

Avocado, Persea americana, Lauraceae

Das grüne Avocadoöl aus Israel mit seinem meistens recht intensiven Eigenduft eignet sich in einer Massageölmischung nur als kleine Beigabe. Es ist vitaminreich, sehr nährend und erhält einen leichten *Sonnenschutzfaktor.* Man sollte daran denken, wenn man jemanden mit sehr *trockener, rissiger Haut* vor sich hat oder wenn es darum geht, das Eindringen der ätherischen Öle bei beleibteren Menschen zu erleichtern; Avocadoöl ist dabei ein ideales Transportmittel. Dieses lange haltbare Öl vermag erhärtetes Gewebe aufzuweichen (z. B. spröde

Fußballen, rauhe Ellenbogen), ausgetrocknete Haut spricht sehr gut darauf an.

Es ist trotz eines hohen Gehaltes an einfach ungesättigter Ölsäure (59%) sehr lange haltbar. Es enthält neben Lecithin 2–6% Unverseifbares: Normalerweise lassen sich Fette zusammen mit Laugen aufkochen und daraus bilden sich Seifen. In der Sheabutter wie auch beim Avocadoöl finden sich aber Bestandteile, die sich nicht verseifen lassen. Genau diese Bestandteile machen die Haut samtweich und sie wirken außerdem feuchtigkeitsbindend auf die Oberhaut. Alles in allem ist es ein Öl, das in der aromatherapeutischen und naturkosmetischen Grundausstattung vorhanden sein sollte. Qualität aus kontrolliert biologischem Anbau ist selten erhältlich.

Die Avocado gehört zur gleichen Pflanzenfamilie wie der Zimt und der Lorbeer, mit deren ätherischen Ölen mischt sich deren Öl gut.

Boretschsamen, Borago officinalis, Boraginaceae

Ein Unkraut macht Karriere, das kann man von diesem Öl sagen. Sein ungewöhnlich hoher Gamma-Linolensäuregehalt (bis zu 27%) macht es zu einem *stark hautregenerierenden* Mittel, die Haut wird elastischer. Es hat, innerlich eingenommen, eine *hormonell* und *psychisch ausgleichende* Wirkung (extrem wirksam bei PMS) und *stärkt* zudem *das Immunsystem.* Es wirkt antikoagulierend, weswegen man es bei Thrombosegefahr geben kann. Die Pflanze, die sich in unseren Breiten sehr stark ausbreiten kann, war früher nur als Gurkengewürzkraut bekannt.

◄ Pyrrolizidinalkaloide sollten aus dem Öl entfernt sein, da diese leberschädigend sein können.

► Durch den hohen Gehalt an der dreifach ungesättigten Gamma-Linolensäure wird es sehr schnell ranzig, deshalb sollte es für jede Anwendung *frisch aus der Gelatinekapsel* benutzt werden.

Calophyllumöl, Calophyllum inophyllum L., Guttiferae

Dieses bräunlich-grüne Öl mit einem stark nussigen Aroma stammt aus den Früchten eines kleinen Baumes, der rund um den Indischen Ozean und auch an Pazifischen Küsten heimisch ist. Der Kern der kugeligen Früchte enthält 40–60% Fett, bei der Pressung gehen 14–20% Harze in das Öl über. Somit stellt es eine Besonderheit unter den Ölen dar und ist –

zumindest in den Ursprungsländern – ein Allheilmittel.

Äußerlich angewendet hat es einen guten Einfluß auf *Narbengewebe,* es stimuliert die Phagozytose (Tätigkeit der Freßzellen des Immunsystems) und *pflegt Krampfadern.* Es hat sich bei *Akne* und entzündlichen Hauterkrankungen bewährt. Es beugt *Haarausfall* vor und verleiht den Haaren einen seidigen Glanz. Bei der sehr schmerzhaften *Gürtelrose,* die durch ein Virus verursacht wird, ist dieses Öl allein oder auch kombiniert mit antiviralen ätherischen Ölen ein ungewöhnlich guter Helfer (27).

▬ Erdnuß, Arachis hypogaea, Leguminosae

Die ursprünglich aus Brasilien stammende Erdnuß finden wir in den USA, in Indien, China, West- und Nordafrika. Diese einjährige, bis zu 60 cm hohe, Pflanze gehört zu den Schmetterlingsblütlern (wie auch Sojabohnen, Erbsen, Bohnen und von den Duftpflanzen der Ginster und der Tolu-Baum). Die leuchtendgelben Blüten stehen nur für wenige Stunden zur Selbstbestäubung auf ihren langen Stielen, dann senken sich die Fruchtknoten bis zu acht Zentimeter tief in die Erde. Geschützt vor Sonne, Trockenheit und sogar vor Bränden reifen die Samenkerne in ihrer doppelten Hülle heran. Sie haben einen recht hohen Ölgehalt von 40–50%, und die bis zu 42% mehrfach ungesättigten Fettsäuren machen es zu einem wertvollen Öl.

Allerdings wird es meistens raffiniert. Deshalb wendet man es eher selten in der Massage an, gelegentlich bei Menschen mit fetter Haut, da es leicht austrocknend ist. Es ist zur Herstellung von Cremes für diese Hauttypen geeignet. Erdnußöl hat zudem eine weichmachende Wirkung auf die Haut.

▬ Hagebutte, Rosa mosqueta, Rosaceae

Diese zierliche rankende Rosenart wächst wild in Chile, wo sie manchmal als Unkraut betrachtet wird. Das fette Öl aus ihren Hagebutten stellte sich jedoch als Besonderheit heraus: Es enthält etwa 44% Linolsäure und etwa 35% α-Linolensäure, zwei wichtige Fettsäuren, die beim Aufbau der Prostaglandine im menschlichen Körper beteiligt sind. Spuren der Transretinolsäure, eine sehr aktive Form von Vitamin A, bewirken eine ungewöhnlich gute Heilung auch von schweren Hautkrankheiten.

Die Wirkung auf die Regenerationsfähigkeit der Haut ist bereits erforscht worden. In Studien zeigte sich, daß selbst ältere, wulstige und dunkle *Narben* mit dem Öl sehr positiv beeinflußt werden können. Die Haut nahm eine natürlichere Färbung an, die Fläche der Narben verkleinerte sich, sie wurden glatter, die Haut wurde deutlich elastischer.

Für diesen Zweck wurde das Öl bei Neuoperierten zweimal täglich aufgetragen, sobald die Fäden der Operationsnarben gezogen worden sind. Bei Patienten, wo mehrere Operationen nötig waren (z. B. Hauttransplantationen), waren die Narben und die drumherum liegende Haut wesentlich widerstandsfähiger als bei Personen, die das Öl nicht anwendeten.

Auch bei vorzeitig gealterter Haut, z. B. nach zu langer Sonneneinwirkung, konnte man die rasche Faltenbildung eindämmen und sogar oberflächliche Fältchen glätten. Pigmentflecken wurden heller, die Haut wirkte insgesamt frischer. In dieser Studie wurde einmal wöchentlich die Haut der freiwilligen Testpersonen kontrolliert, nach vier Monaten waren die Resultate unübersehbar.

Bei Menschen mit *Couperose, Akne* und *Psoriasis* wurden signifikante Verbesserungen beobachtet, selbst heftigste *Verbrennungen* heilten schneller als üblich ab (26).

Diese erfreulichen Resultate erklärt man mit einer verbesserten Kollagensynthese und mit einer verstärkten Durchblutung der Mikrogefäße der Haut.

Das Öl ist sehr gut verträglich, allergische Reaktionen sind sehr selten.

▶ Doch es muß sehr schnell verbraucht werden, da es ist nur sehr kurz haltbar ist, beim Verderben entsteht ein unangenehmer traniger Geruch.

▬ Hanföl, Cannabis sativa L., Moraceae

Manche behaupten, das Öl der kleinen, runden Hanfsamen sei das wertvollste (Speise-)Öl überhaupt, da es ein ungewöhnlich ausgewogenes Fettsäure-Profil hat. Es besteht zu 80% aus ungesättigten Fettsäuren (Ölsäure 12%, Linolsäure 57%, Linolensäure 18%) und enthält zudem etwa 2% der seltenen, aber wichtigen Gamma-Linolensäure.

Das Öl ist grün-braun und hat einen leicht bitternussigen Geruch und Geschmack, der je nach Alter zart bis intensiv sein kann. Das Öl ist selbst im Kühlschrank nicht sehr lange haltbar. In der Massage wird es 10%ig zu herben oder harzigen ätherischen Ölen genommen. Es eignet sich vor allem für die rauhe, entzündliche und schuppige Haut, läßt sich gut verteilen und zieht sehr gut ein.

Das fette Öl dieser – aus politischen Gründen geächteten – wertvollen Heilpflanze ist erst seit 1995 auf dem deutschen Markt verbreitet.

▸ *Neurodermitiker* schätzen jetzt schon die innere Einnahme als Geheimtip.

Haselnuß, Corylus avellana L., Betulaceae

Die Haselnuß ist die einzige Nuß, die ursprünglich aus Europa stammt. Ihr intensiv nussig duftendes und schmeckendes, kostbares Öl aus deutschen Landen entsteht durch eine vorsichtige Röstung bei 70 Grad. Es hält sich wegen seiner 80 bis 90% ungesättigten Fettsäuren nur ein halbes Jahr, ist aber deswegen eine gesunde Rarität.

Das leicht tonisierende Haselnußöl wird zur Massage von Kindern mit *Atemtraktproblemen* und für *spezielle Muskelmassagen* eingesetzt. Vom Duft her paßt es gut zu würzigen ätherischen Ölen. Für nährende Nachtcremes ist es gut geeignet. Es hat einen leichten *Sonnenschutzfaktor* (3–4).

Schwarze Johannisbeersamen, Ribes nigrum L., Saxifragaceae

Die kleinen Samen der allseits bekannten schwarzen Johannisbeere werden zu einem sehr wertvollen Öl gepreßt. Ähnlich wie Nachtkerzen- und Boretschsamenöl finden wir hier einen recht hohen Gehalt an Gamma-Linolensäure (17%), was das Öl interessant macht bei *Hormonstörungen, Neurodermitis* und *schwachem Immunsystem* (auch innerlich eingenommen).

Die Fettsäuren-Zusammensetzung macht es zu einem idealen *Pflegeöl für die Haut* ab 30 Jahren, es ist sehr mild und reizberuhigend, auch die zu Allergien neigende Haut verträgt es gut. Sein Preis ist allerdings recht hoch, so daß das preiswertere Boretschsamenöl beliebter ist. Wie bei allen Ölen mit hohem Gamma-Linolensäure-Gehalt ist die *Haltbarkeit sehr begrenzt,* man sollte es aus Kapseln verwenden.

Jojoba, Simmondsia californica/chinensis, Buxaceae

Jojoba-Öl (auf spanisch „Chochoba" ausgesprochen) wird niemals ranzig, da es ein bei normaler Raumtemperatur flüssiges Wachs ist. Man sollte es dennoch nicht länger als zweieinhalb

Jahre lagern, da es durch chemische Veränderungen seine Heilkraft einbüßt.

▷ Wird es mal richtig kalt im Zimmer, kann man es nicht mehr aus der Flasche ausgießen. Kurz an die Heizung gestellt, löst sich das Problem.

„Jojowi" wurde von den Indianern der kalifornisch-mexikanischen Sonora-Wüste seit jeher zur Heilung von Harnwegserkrankungen, bei Wundbehandlungen und zur Geburtshilfe eingesetzt. Sogar gegen Krebs soll das „Öl" helfen (28).

In der „zivilisierten" Welt wurde das Jojoba-Öl erst ab den achtziger Jahren so richtig bekannt, auch wenn man bereits Anfang unseres Jahrhunderts Versuchspflanzungen anlegte und etwas später genaue Analysen durchführte.

Durch die steigende Beliebtheit in Kosmetik und Technik entstand ein neuer Zweig der Landwirtschaft, das „Desert Farming": Man nutzt nun wüstenartige Trockengebiete für die Kultur dieser „neuen" Nutzpflanze. Das ist für Länder, in denen oft Dürre herrscht eine große Chance. Die Gefahr der Ausbreitung der Wüsten wird verringert, ein nachwachsender Rohstoff kann verkauft werden.

Die Jojobapflanze ist ein Wunder an Ausdauer und Genügsamkeit. Mit ihren bis zu drei Meter langen Pfahlwurzeln holt sie sich auch die letzten Wassertropfen aus den trockenen Böden der mexikanischen Heimat. Aber auch mit Salzwasser ist diesem unscheinbaren, bis zu drei Meter hohen Strauch gedient, und die jährlichen Buschfeuer spornen ihn zu noch besserem Wachstum an. Als wildwachsende Pflanze kennt Jojoba kaum Schädlinge, in den dichten Plantagen ist man vor Befall jedoch nicht gesichert. Frost ist der einzige große Feind dieses verholzenden Strauches mit den kleinen, ledrigen, immergünen Blättern. Seine Früchte erinnern in Aussehen und Größe an Erdnüsse, sie enthalten zwischen 50 und 60% des ölartigen Wachses. Ab dem Alter von 4 Jahren ist eine nennenswerte Ernte möglich.

Jojoba-Öl hat eine zunehmende Bedeutung bei der Herstellung von Kunststoffen und als Schmiermittel für Fahrzeuge, die mit diesem natürlichen Zusatz deutlich wirtschaftlicher fahren können. Hierzu wird der Preßkuchen der Jojobanüsse nochmals mit Lösungsmitteln ausgebeutet, da bei der Kaltpressung 20–30% des „Öles" darin verbleiben.

Fette Öle: Wichtige Fettsäuren im Vergleich (in %)

	einfach ungesättigte Fettsäuren/ Ölsäure	zweifach ungesättigte Fettsäuren/ Linolsäure	mehrfach ungesättigte Fettsäuren/ α-Linolensäure	mehrfach ungesättigte Fettsäuren: Gamma-Linolensäure
Avocadoöl	59	15	–	–
Boretschsamenöl	17	35–40		18–24
Hagebuttensamenöl	10–15	40–46	35	
Hanföl	11,8	46–70	22,8	2
Leinöl	7–30	8–29	45–67	–
Mandelöl	77	13	4	–
Nachtkerzenöl	9	70–74		8–11
Olivenöl	75,5	8	1	–
Schwarzkümmelöl	23	55,6	0,4–3,2	–
Sesamöl	35–50	38–48	0,5	–
Sonnenblumenöl	23	63	0,5	–

Untersuchungen über die Verwertung von kaltgepreßtem Jojoba-Öl lassen viele Diät-Fans hoffen: das Öl hat keine Kalorien, als Wachs passiert es unverdaut unseren Verdauungstrakt. Diesen Umstand kann man auch nutzen, um Medikamente unverdaut in den Körper schleusen zu können. Die Wirkung auf den Organismus bei innerlicher Aufnahme ist jedoch noch nicht geklärt, zudem ist der recht hohe Preis eher ein Hindernis.

Wir schätzen Jojoba-Öl als eines der wichtigsten Basisöle für jeden Bereich der Körperpflege – und ganz besonders bei fettiger Haut, da es gut einzieht und sich nicht ölig anfühlt. Zudem suggeriert die einzigartige Konsistenz dieses Öles der *fettigen Haut,* es sei schon genügend Talg produziert worden, so daß sie die überschießende Produktion der Talgdrüsen wieder regulieren lernt.

Auf der anderen Seite schützt eben dieser wachsige Fettfilm die *trockene Haut* vor zuviel Verdunstung von Feuchtigkeit. Auch die *schuppige* und *ölige Kopfhaut* kann von diesem Schönheitsmittel profitieren, Jojoba in Haarwässern und Schampoos stärkt und schützt die Haare.

Bei *Sonnenbrand* und jeder Art von *Hautkrankheiten* unterstützt es die Heilungsprozesse. *Entzündungen* können gelindert werden. Es wirkt eher kühlend und ist deshalb besonders für erfrischende, belebende Aromamischungen geeig-

net. Es paßt zwar zu allen Duftrichtungen, da es fast geruchsneutral ist, herbe Düfte passen sich ihm jedoch besonders gut an. Seine Haltbarkeit und seine Unaufdringlichkeit machen es zum idealen Träger von Naturparfums.

In der Naturkosmetikherstellung ist es unentbehrlich, da es fast die gleiche chemische Struktur wie der pflegende Konsistenzgeber Walrat hat. Dieser wird nicht mehr verwendet, damit wenigstens wegen der Schönheitscremes keine Wale mehr sterben müssen.

Interessant sind Forschungen über Jojobaöl als Inhaltsstoff in Kosmetika, da es im Gegensatz zu den meist verwendeten mineralischen Ölen die Haut vor Feuchtigkeitsverlust schützt, ohne sie zu versiegeln. Zudem besteht bei der Zusammensetzung dieses wachsartigen Öles nicht die Gefahr, mittels freien Sauerstoff-Radikalen auf der Haut in ranzige Bestandteile zu zerfallen. Diese freien Radikale führen zu vorzeitiger Alterung, da sie durch Spaltung der hauteigenen Hyaluronsäure die Fähigkeit der Haut verringern, Feuchtigkeit zu speichern. Auch krebsartige Veränderungen sind möglich, da die freien Radikale die empfindliche Phospholipidschicht der Zellmembranen angreifen können und somit Zugang zur DNS haben. Insofern ist Jojobaöl ein ideales *Schutz-Kosmetikum.*

Für die professionelle Massage ist es pur nur bedingt zu gebrauchen, da es nicht so gut spreitet und „rutscht" wie die echten fetten Öle. Aber schon die Beimischung von wenig anderem pflanzlichen Öl macht es zu einer beliebten Basis für ätherische Öle. Für den Masseur hat Jojoba-Öl den Vorteil, daß Laken und Tücher nicht so schnell ranzigen Geruch annehmen. Das kann beim Gebrauch von anderen pflanzlichen Ölen schnell passieren, vor allem wenn man diese bis zur nächsten Wäsche mehrere Tage sammelt. Diese feinst verteilten Öle oxidieren dann besonders schnell.

Gelegentlich hört man von vermeintlichen Allergien gegen das normalerweise sehr gut verträgliche Jojobaöl. Sie sind jedoch vermutlich auf unsachgemäße Produktion oder sogar Pantschen mit synthetischen Substanzen zurückzuführen. Aufgrund des hohen Preises ist absolut reines, kaltgepreßtes Öl selten erhältlich.

Kameliensamen, Camelia japonica, Theaceae

Durch den Dichter ALEXANDRE DUMAS wurde dieser Pflanze 1848 in seinem Roman „Die Kameliendame" ein literarisches Denkmal gesetzt: das inzwischen weltberühmte Werk war MARIE DUPLESSIS gewidmet, die die Kamelienblüte besonders liebte.

Dieses geruchsneutrale und sehr lang haltbare Öl kommt aus Japan zu uns. Dort wird es nicht nur wegen seiner ausgezeichneten kosmetischen Eigenschaften hochgeschätzt, sondern – so berichtet die Autorin MAGGIE TISSERAND – auch zum Frittieren benutzt, da es auch bei hohen Temperaturen sehr stabil sein sein soll. Es heißt dort **Tsubaki-Öl**.

Der hohe Strauch mit immergrünen ledrigen Blättern trägt Blüten, die den Centifolia-Rosenblüten sehr ähnlich sind, auch die Farbgebung von tiefem Rot bis hin zu gelblichen Cremetönungen erinnert an die Königin der Blumen. Die Kameliensamen werden im Herbst geerntet, nach einer Trocknung in der Sonne leicht zerstoßen und anschließend zu Öl gepreßt. Da es nun noch Spuren von Wasser enthält, wird es gefiltert und desodoriert.

In der Fettsäurenzusammensetzung ähnelt es dem Olivenöl: es enthält 78–92% der einfach ungesättigten Ölsäure (daher die gute Haltbarkeit) und 1–2,2% der zweifach ungesättigten Linolsäure.

Das teure Öl wird in Japan traditionell als Haaröl verwendet, zudem spreitet es wunderbar und zieht sehr gut in die Haut ein. Gerade zu Aller-gien neigende und extrem sensible Haut freut sich über dieses Öl. Die ungewöhnlich gute Haltbarkeit entschädigt für den recht hohen Preis. Deshalb nimmt man es als 10prozentigen Zusatz zur Ölemischung, kann es jedoch als ideales Trägeröl auch pur benutzen.

Kokos, Cocos nucifera, Palmae

Aus dem Fleisch der Kokospalme – „Kopra" genannt – wird dieses Öl gewonnen (nicht zu verwechseln mit der Ölpalme, Elaeis oleifera, die das Palmkernfett und das Palmfett liefert). Das Kokosöl ist in den sonnig-warmen Erzeugerländern flüssig, bei uns ist es bei Zimmertemperatur fest, es muß im Wasserbad oder in der Nähe einer Heizung schonend geschmolzen werden.

Die Kokospalme liefert in ihren Heimatländern fast alles, was die Menschen dort zum Leben brauchen: Kokosfleisch und Kokosmilch sind für die Ernährung sehr wichtige Nährstofflieferanten, aus dem Holz werden Hütten und Boote gebaut, aus dem Bast werden Stricke gedreht und aus den Palmwedeln werden Dächer gedeckt. Die harten Schalen liefern Brennholz, Trinkschalen und Musikinstrumente.

Das Kokosöl schließlich ist das klassische Schönheitsöl in Südostasien, mit Ylang Ylang mazeriert, pflegt es Haut und Haare. Es hat selten den typischen Kokosduft, dieser wird oft in synthetischer Form hinzugefügt. Mit Jojobaöl gemischt eignet es sich zur Behandlung von rissigen Stellen an Händen und Füßen und ist auch zur Haarpflege als Packung sehr empfehlenswert. Es hat kühlende und beruhigende Eigenschaften und ist gut für die *Baby-Massage* einzusetzen. Es mischt sich sehr schön mit ätherischem Massoiaöl, das stark nach Kokosnuß duftet. Zudem passen schwere Blütendüfte wie Jasmin und Ylang Ylang sehr gut dazu.

Kukuinnuß, Aleurites mollucana, Euphorbiaceae

Dieses sehr seltene Öl stammt von einem Nußbaum, der in der Südsee beheimatet ist. Es ist sehr vitaminreich (A, B und E) und fördert die Regeneration der Haut. Seine bindegewebestärkende Eigenschaft macht es zum interessanten Massageöl gegen *Schwangerschaftsstreifen* und *Zellulite*.

In Hawaii wurden Blüten Nüsse und Rinde dieses laubabwerfenden Baumes gegen allgemeine Erschöpfungszustände, Asthma, Schmerzen, Geschwüre und Verstopfung angewendet.

Blüten und polierte Nüsse zierten Blumenkränze, aus der Rinde und dem herben Saft der Früchte wurden Färbemittel für Trommeln und Kanuanstriche hergestellt. Aus den gerösteten, zerquetschten und gesalzenen Nüssen wurde das Gewürz „Inanoma" hergestellt.

1959 wurde der dort genannte Tung-Baum zum Staatsbaum von Hawaii erklärt.

Lein(samen), Linum usitatissimum L., Linaceae

Die Nutzung der Lein- oder Flachspflanze hat eine uralte Tradition. In allen hochentwickelten Kulturen der Antike wurde Lein angebaut, um Rohstoff für die Leinentücher zu gewinnen. Von den ägyptischen Mumienbandagen über die römischen Togen bis hin zu den großen Segeln auf den Schiffen der großen Eroberer: alles war aus Leinen.

Dieses – wenn es nicht mehr taufrisch ist – streng riechende und etwas zähflüssige Öl wird aus den kleinen braunen Samen, die zur Verdauungsförderung verspeist werden, gewonnen. Sie enthalten bis zu 40% Fett, darin sind bis zu 73% mehrfach ungesättigte Fettsäuren enthalten. Somit ist es eine sehr wertvolle Nahrungs-Ergänzung. Dr. JOHANNA BUDWIG beschreibt schon 1959 in ihrem interessanten Buch „Das Fett-Syndrom" (25), wie degenerative Erkrankungen durch einen Mangel an mehrfach ungesättigten Fettsäuren entstehen; sie setzt vor allen Dingen Leinöl (zusammen mit Weizenkeimöl) zur Therapie ein. Auch Dr. CATHERINE KOUSMINE therapiert nach deren Rezept und dokumentiert in ihrem Buch „Gesundheit auf dem Teller" (29) erstaunliche Heilungen Schwerkranker durch den Ersatz von gesättigten Fettsäuren durch ungesättigte Fettsäuren in der Ernährung.

Wegen des strengen Eigenduftes und der extrem schnellen Verderblichkeit (nur 2–4 Wochen Haltbarkeit) wird es nicht für die Massage verwendet. Da es sehr schnell trocknet, macht seine Verwendung zur Herstellung von Lacken, Farben, Kunstharzen und vor allem von Linoleum es zu einem wichtigen Produkt in der Industrie.

Lorbeer, Laurus nobilis, Lauraceae

Der immergrüne Lorbeerbaum wurde bereits im Altertum als Heilmittel eingestzt. Er war aufgrund einer Sage dem Gott Apollo – dem Schützer der Seher, Sänger und Dichter – gewidmet und wurde deshalb immer an apollinischen Tempeln gepflanzt. Bei den Römern galt der Lorbeerkranz als Zeichen des Sieges. Heute erinnert der akademische Grad „Bakkalaureus" an die alte Sitte, die Häupter von angehenden Ärzten mit diesem zu schmücken. Lorbeeröl ist ein dunkelgrünes zähflüssiges Fett, in der Konsistenz an Butter oder Schmalz erinnernd. Es wird aus den Früchten des Lorbeerbaumes unter Anwendung von Wärme gepreßt oder durch Auskochen gewonnen. So erhält man eine Mixtur aus fettem und ätherischem Öl, die sehr würzig-teerig duftet. Sie wird äußerlich als Einreibung bei *rheumatischen Beschwerden* und zur Abwehr von Mücken verwendet; auch *Verstauchungen* und *Quetschungen* lassen sich gut damit behandeln. Laut DAB (Deutsches Arzneibuch) hilft es „lahmenden" Tieren. Man kennt es als wichtigen Bestandteil der stark erwärmenden und durchblutungsfördernden „Oberammergauer Ochsensalbe". Nicht zu verwechseln mit dem ätherischen Lorbeeröl!

Macadamianuß, Macadamia integrifolia, Protaceae

Diese aus Ost-Australien stammende Nuß mit der sehr harten Schale hat den Namen „Königin der Nüsse" oder „Queenslandnuß". Im Aussehen ähnelt sie der bei uns bekannten Haselnuß, wenn diese geschält ist. In der Konsistenz ist sie geringfügig weicher. Die Macadamianuß enthält 50–80 Prozent Öl. In Neuseeland, Costa Rica, Hawaii und Kenia fühlt sich der bis zu zwanzig Meter hohe Baum auch zuhause. Er wird als kleine Variante von bis zu vier Metern gerne in Plantagen zwischen Kaffeebüsche gepflanzt, da diese somit die erforderliche leichte Schattierung und genügend Windschutz bekommen. Sie erhielt Mitte des 19. Jahrhunderts ihren Namen von einem deutschen Pharmazeuten, Doktor FERDINAND MÜLLER, der sie nach seinem Freund MAC ADAM aus Melbourne taufte.

Normalerweise wird es nicht pur für die Massage verwendet. Man gibt das nahrhafte, lange haltbare und recht geruchsneutrale Öl genau wie Haselnußöl und Walnußöl 10–20prozentig zu der Massageölmischung, da sein Preis recht hoch ist. Geeignet ist es für jede Haut, es ist gut verträglich und besonders die eher trockene und reife Haut wird davon stark profitieren. In Hautcremes eingearbeitet fördert es die Weichheit und Geschmeidigkeit der Haut, sie bekommt einen seidigen Glanz.

Mandelkern, Prunus amygdalus, Rosaceae

Die Mandel stammt aus Asien, heute gedeiht sie in allen Ländern rund um das Mittelmeer und in Kalifornien. Noch im Mittelalter gab es am Kaiserstuhl, in der Pfalz, an der Bergstraße und im unteren Neckargebiet große Mandelplantagen, heute erinnert zum Beispiel das Mandelblütenfest an der Bergstraße im zeitigen Frühjahr noch daran.

Der Mandelbaum gehört zu der Familie der Rosengewächse, wie die Rose, der Apfel und die Aprikose. An einem Baum können süße und bittere Mandeln wachsen, diese letzteren sind jedoch nur in sehr geringen Mengen zum Verzehr geeignet, da sie Blausäure enthalten. Man kann daraus ein nach Marzipan duftendes ätherisches Öl herstellen, dem jedoch die Blausäure entzogen werden muß. Dieses ist wegen des hohen Preises meistens verfälscht, so daß es in der Aromatherapie keine Verwendung findet.

Das bei uns beliebteste natürliche *Basisöl für die Massage* ist das Mandelkernöl. Es ist relativ preiswert, nicht zu fettig, nährt und pflegt jede Haut und hat, je nach Herkunft, einen mehr oder weniger milden Eigenduft, läßt sich daher mit allen ätherischen Ölen kombinieren. Es enthält rund 70% Ölsäure und ist somit recht gut haltbar.

Besonders geeignet ist es für trockene, spröde und rissige Haut und für die empfindliche Haut von Babys. Auch bei der Herstellung von Naturkosmetik steht es ganz oben auf der Beliebtheitsskala.

Nachtkerze, Oenothera biennis L., Onagraceae

Diese gelbblühende hohe Pflanze hat bestimmt jeder schon einmal gesehen, da sie entlang von Bahnlinien, an Autobahnrändern und an Schutthalden wächst; sie braucht sandigen und steinigen Boden und ist sehr genügsam. In Notzeiten wurde aus ihrer Wurzel ein begehrtes und nahrhaftes Gemüse zubereitet. Die Blüten der zweijährigen Pflanze öffnen sich erst zum Abend hin und werden hauptsächlich von Nachtschmetterlingen bestäubt. Die etwa 200 winzigen Samen in einer Fruchtkapsel enthalten bis zu 25% Öl.

Anfang der achtziger Jahre war dieses Öl der Renner in den US-amerikanischen Gesundheitsläden und bald auch in den deutschen Reformhäusern, denn dadurch wurde die vielseitige Wirkung der darin enthaltenen Gamma-Linolensäure (7–10%) genauer erforscht und bekannt gemacht. Einsatzgebiete waren und sind alle degenerativen Erkrankungen von *Rheuma* über *Multiple Sklerose* bis zu verschiedenen *Allergien.* Auch *PMS, Unfruchtbarkeit, Hautkrankheiten, Haarausfall, Hypertonie,* zu *hoher Cholesterinspiegel* und *Übergewicht* kann man mit der inneren Einnahme von Nachtkerzenöl positiv beeinflussen. Das *Immunsystem* wird gestärkt.

Wenn man nicht auf das effektivere und preiswertere Boretschsamenöl ausweicht, hat man hier ein wundervolles Kosmetikum, das sowohl der gesunden Haut gut tut (feuchtigkeitsbindend) als auch viele Hautkrankheiten lindert.

Neem, Azadirachta indica (Antelaea azadirachta), Meliaceae

Der bis zu 30 Meter hohe Neem- oder Niem-Baum ist im Osten Indiens beheimatet. Er wird als der „freie Baum" und als „Heiliger Baum" verehrt. Seit Jahrtausenden nutzen die Menschen dort das würzige fette Öl aus seinen Samenkernen zu medizinischen und kosmetischen Zwecken. Chemieunternehmen haben den Wirkstoff Azadirachtin, der sehr wirksam gegen Pflanzenschädlinge einzusetzen ist, in den Kernen entdeckt und haben ihn patentieren lassen, was jedoch auf großen Widerstand bei indischen Organisationen stößt. Das vom Europäischen Patentamt erteilte Patent gehört nun einem Saatgut- und Chemieunternehmen.

Durch den entstehenden Neem-Öl-Boom soll es mittlerweile Engpässe mit Anbau und Lieferung geben, hier scheint auf der Suche nach noch einem natürlichen Wundermittel ein ökologisches Problem vorprogrammiert zu sein.

Das goldbraune Öl mit dem Geruch, der an geröstete Zwiebeln erinnert, entfaltet seine Wirkung vor allem bei diversen Hautkrankheiten, da es gut gegen Pilze und Bakterien angeht. Auch bei Schuppen, unreiner Haut und Läusebefall kann es unverdünnt aufgetragen werden. Es kann mit ätherischem Öl vermischt werden, um den Geruch angenehmer zu gestalten, z. B mit 5% Lavendel, das die heilende Wirkung unterstützt.

Oliven, Olea europaea, Oleaceae

Über diesen heiligen Baum der Antike gibt es unzählige Loblieder, Legenden ranken sich um ihn, in der Bibel wird er mehrmals erwähnt und mittlerweile findet man sogar mehrere informative Sachbücher über diese anspruchslose, oftmals bizarr wachsende Pflanze. Die meisten Olivenbäume, die fünf bis acht Meter hoch werden, wachsen rund um das Mittelmeer. Griechenland ist der Spitzenreiter, was den Pro-Kopf-Verbrauch an Olivenöl anbelangt. Italien und Spanien gehören zu den wichtigsten Erzeugerländern.

Ölbäume sind Kulturbäume, die bei mangelnder Pflege verkümmern. Ab dem zehnten Lebensjahr wird vorsichtig mit der Ernte begonnen, vom 25. bis 100. Lebensjahr steht der Baum in voller Kraft, dann geht er in den Ruhestand über, kann aber bis zu 2000 Jahre alt werden.

Die Geschmacks- und Geruchsunterschiede sind bei diesem Öl enorm, ähnlich wie beim guten Wein sind hier „Lagen" und „Jahrgänge" für den Kenner entscheidend. Die Ernte beginnt im Oktober im noch unreifen Zustand, das sind die bekannten grünen Oliven. Zu Beginn der Reife ab Dezember gewinnen wir violette Früchte und erst bei voller Reife sind sie schwarz. Das Öl aus dem Fruchtfleisch enthält sehr viel einfach ungesättigte Ölsäure (bis zu 78%), es ist über ein Jahr lang haltbar.

Zur Massage mit ätherischen Ölen ist kaltgepreßtes Olivenöl wegen seines mehr oder weniger intensiven Eigengeruches nicht sehr beliebt, zudem dringt es nicht immer gut in die Haut ein. Es sollte, wenn man es dennoch gerne verwendet, wie alle anderen Massageöle aus erster Pressung sein (natives Olivenöl extra). Die zwei nachfolgenden Pressungen sind von minderer Qualität, jedoch immer noch besser als das raffinierte Öl, für das die letzten Reste mit chemischen und meistens giftigen Lösungsmitteln ausgequetscht werden. Diese werden zwar anschließend wieder abgedampft, jedoch verbleiben oft Rückstände.

Olivenöl pflegt Nägel und Haare und eignet sich zur gezielten Behandlung von *Psoriasis, Verbrennungen* und *Ekzemen*. Innerlich eingenommen soll es die Behandlung von *Keuchhusten* unterstützen (26), zudem wirkt es leicht verdauungsfördernd. Mazerate werden meistens mit Olivenöl hergestellt, zum Beispiel Johanniskrautöl, Ringelblumenöl, Mohnblütenöl.

Rizinus, Ricinus communis L., Euphorbiaceae

Dieses klare, recht zähflüssige Öl aus dem schnellwachsenden, einjährigen sogenannten „Wunderbaum" unserer Gärten wird nicht zur Massage verwendet, jedoch in der Naturkosmetikherstellung nimmt es einen wichtigen Platz ein. Als „castor oil" finden wir es auch auf den Inhaltslisten von konventioneller Kosmetik. Innerlich eingenommen wirkt es gegen *Krämpfe der Eingeweide* und es fördert eine gründliche Reinigung der Verdauungsorgane: 15–30 Gramm innerlich eingenommen wirken durch die darin enthaltene Ricinolsäure als ein *dünndarmwirksames Abführmittel.*

Saflor-/Distel, Carthamus tinctorius L., Compositae

Das Saflöröl verdankt seinen Namen seiner knallgelben Blüte (Safran = gelb und flor = Blüte). Früher kultivierte man diese Distel-Pflanze vor allem zum Färben von Mumienbandagen und von Wolle. Das Öl aus der „Färberdistel", wie sie auch heißt, birgt den höchsten Linolsäuregehalt (bis zu 80 Prozent) aller Ölpflanzen in sich. Dadurch ist es, innerlich eingenommen, eines der wirksamsten natürlichen Mittel gegen *Gallensteine*. Es ist eher ein austrocknendes Öl.

Es spricht nichts gegen die Anwendung als Massageöl, jedoch wird es selten als solches verwendet.

Sanddorn, Hippophae rhamnoides L.

Dieses orangefarbene, intensiv duftende Öl kommt aus Ungarn. Es wird durch Kaltpressung aus dem Fruchtfleisch der leuchtend orangefarbenen Beeren gewonnen. Durch seinen hohen Gehalt an Provitamin A und Vitamin E wird dieses Öl im Baltikum traditionell als Schönheitsmittel verwendet. Besonders trockene und reife Haut profitiert davon, doch auch rissige Haut wird wieder weich und glatt. Wenn man den Duft mag und es mit einem anderen fetten Öl vermischt, bekommt man eine leicht tönende Gesichtspflege.

Schwarzkümmel, Nigella sativa, Ranunculaceae

Der gebräuchliche Name dieses vielseitigen Öles ist irreführend, da wir es hier nicht mit einer Art von Kümmel zu tun haben, sondern mit der engen Verwandten einer auch bei uns bekannten Pflanze, die oft Bauerngärten verziert: die „Jungfer im Grünen" (N. damaszena). Die schwarzen Samenkörnchen kennen wir von türkischen Fladenbroten. Kenner behaupten, die hochwertigste Qualität stamme aus der Türkei, jedoch kann man auch auf das ägyptische Produkt zurückgreifen, denn dort wird es seit Jahrtausenden als Allheilmittel verwendet.

Das Öl ist honigfarben, es duftet würzig, etwas an Anis und Pfeffer erinnernd, da es auch Spuren (0,5–1,5%) des ätherischen Öles der Pflanze enthält. Dieses wirkt stark antiallergisch und antihistaminisch. Mit seinem Wirkstoff Nigellon, der gegen Bronchialspasmen wirksam ist, ist es also ein ideales Mittel gegen *allergisch bedingte Erkrankungen der Atemwege*. Die bronchienerweiternde Wirkung kann innerlich und äußerlich als Einreibung zur Linderung von Keuchhusten genutzt werden.

Studien in den USA ergaben, daß dieses Öl sehr *stärkend auf das Immunsystem* wirkt. Entgegen manchen Behauptungen enthält es übrigens keine Gamma-Linolensäure, jedoch 50–60% Linolsäure.

Schwarzkümmelöl ist gut verträglich und zieht sehr rasch in die Haut ein.

Sesam, Sesamum indicum L., Pedaliaceae

„Sesam öffne dich", wer kennt ihn nicht, den Zauberspruch aus dem Märchen von Ali Baba. Erst wenn die Früchte dieses stark duftenden Krautes reif sind, springen die Kapseln von selbst auf und so verteilt die Sesampflanze ihre Samen über das Land. Das macht allerdings die Ernte schwierig.

Die bis zu 1,20 Meter hohe, einjährige Pflanze ähnelt vom Aussehen her unserem Fingerhut, sie wächst recht schnell und unterdrückt das in der Umgebung wachsende Unkraut. Mit ihrer langen Pfahlwurzel kann sie sich auch bei Trockenheit ausreichend mit Wasser versorgen; sie benötigt sehr viel Wärme. Ihr Stengel ist im Querschnitt viereckig. Die Samen enthalten etwa 50 Prozent Öl.

Das heilende, wärmende Öl stammt aus ganz Südostasien und Mittelafrika; in Ägypten war es schon um 2000 v. Chr. zu Nahrungs- und Opferzwecken bekannt. Heutzutage speist Sesamöl immer noch die Ewige Lampe der griechisch-orthodoxen Kirche. Es wird von den indischen Ayurveda-Heilern gegen sehr viele Leiden eingesetzt, und wird auch von der gesamten Bevölkerung zur Rundum-Pflege des Körpers benutzt.

Es enthält einen natürlichen *Sonnenschutzfaktor* (3–4) und eignet sich hervorragend für leichte Massagen und für Parfümöle mit kostbaren Blütendüften, da es diese sehr gut bindet. Für die Haarpflege (Packungen) und die Kopfhautregeneration ist es hervorragend geeignet. Durch das enthaltene Phenolderivat Sesamol – es wirkt antioxidativ – ist Sesamöl bis zu anderthalb Jahre haltbar.

Sheabutter, Vitellaria Parkii Kotschy, Sapotaceae

Dieses aus Burkina Faso stammende butterartige weiße Fett wird dort seit Jahrhunderten als Schönheits- und als Nahrungsmittel verwendet, auch als Lichtquelle in Form von Kerzen und zur Massage Neugeborener spielt es dort eine wichtige Rolle. Man nennt es auch „Karitébutter" oder „Galam-Butter". Die vier Zentimeter großen, pflaumenartigen Nüsse des bis zu 15 Meter hohen Baumes enthalten bis zu 50% dieses Fettes. Das Besondere an dieser recht geruchsneutralen weißen Masse ist ihr hoher Anteil an Unverseifbarem (siehe bei Avocadoöl). In der Sheabutter ist bis zu 11 Prozent davon enthalten (Avocadoöl bis zu 6 Prozent, Sesamöl bis zu 1,5 Prozent, Olivenöl bis zu 1,2 Prozent), weshalb sie eine ideale Beigabe zu jeder Fette-Öle-Mischung ist. Diese Besonderheit der Shea-Butter stellt eine ungewöhnlich wirksame natürliche Substanz zum Geschmeidigmachen der Haut dar. In Pflegeprodukten schätzt man die feuchtigkeitsbindende Wirkung auf die Oberhaut. Bei der Behandlung von *Narben* beobachtete man eine Zunahme der Elastizität des Gewebes. Dieses Unverseifbare kann man deshalb auch in isolierter Form erwerben.

Als Zugabe zu fetten Ölen läßt man sie schonend schmelzen, beispielsweise auf der Heizung, und gibt sie dann dem Öl zu. Wenn man sie zu 50 Prozent zugibt, erhält man eine vorzügliche Salbe und erleichtert die Handhabung des Öles, da dieses nun eine festere Konsistenz hat. Diese eignet sich für Lippenbalsam, Nasen- und Brustsalbe und Anti-Schwangerschaftstreifen-Creme.

Sheabutter beschleunigt Heilungsprozesse (enthält Allantoin), schützt den Feuchtigkeitshaushalt der Haut und ist ausgezeichnet verträglich.

Sojabohnen, Glycine max L., Leguminosae

Die Sojabohne wurde bereits im 3. Jahrhundert vor Christus in China kultiviert. Sie gelangte Mitte des 19. Jahrhunderts nach Europa und um 1800 nach Amerika. Nicht nur für die menschliche Nahrung war und ist sie ein wichtiges eiweißlieferndes Nahrungsmittel, sondern sie dient auch als Futterpflanze für das Vieh und als natürlicher Stickstofflieferant für den Boden. Der Fettgehalt der Sojabohnen ist mit 17% gering, darum wird das Öl meistens nur raffiniert angeboten, bei schonender Pressung ist die Ausbeute zu gering. Das Öl wird selten in der Massage eingesetzt, es spricht jedoch nichts dagegen, da es mit seinen 60% mehrfach ungesättigten Fettsäuren sehr pflegend ist. Jedoch verwendet man das preiswerte raffinierte Öl gerne zur Herstellung von pflegenden Ölbädern.

Sonnenblume, Helianthus annuus L., Compositae

Diese Pflanze, die den Hochsommer symbolisiert, stammt aus Nordamerika, wo sie bereits 2000 Jahre vor Christus für die Ölgewinnung verwendet wurde. Seit der Mitte des 16. Jahrhunderts wird sie in unseren Breiten angebaut, denn sie kann sich sowohl im warmen wie im kühleren Klima wohlfühlen. Die Kerne dieser mit den Kamillen verwandten großen Blume enthalten bis zu 47% Öl, das durch seinen Gehalt an 65% der zweifach ungesättigten essentiellen Linolsäure und 23% der einfach ungesättigten Ölsäure extrem wichtig für die Ernährung ist.

Linolsäure soll allerdings einer Studie des Deutschen Krebsforschungszentrums in Heidelberg zufolge, zumindest bei übermäßigem Verzehr, DNA-Schäden und darauf folgend Krebs bei Frauen verursachen.

Ähnlich wie das Erdnußöl verwendet man dieses Öl eher selten für die Massage, da es die Haut leicht austrocknen kann. Deshalb ist es wiederum für die Kosmetik der fetten Haut geeignet.

In China wird das Öl aus der Sonnenblume „Freudenöl" für die werdende Mutter genannt, da es einen wichtigen Einfluß auf die gesunde Entwicklung des Ungeborenen haben soll. Nicht nur in Rußland schätzt man seine entgiftende Wirkung beim morgendlichen Öl-Schlürfen: es werden dadurch im Körper gelagerte fettlösliche Giftstoffe, z. B. Schwermetalle gelöst. Mit dieser Maßnahme, über mehrere Wochen ausgeführt, kann man ein schwächliches Immunsystem wirksam stabilisieren.

Traube(nkern), Vitis vinufera, Vitaceae

In England benutzt man zur Aroma-Massage am liebsten das Traubenkernöl. Es stammt aus den Weinanbauländern des Mittelmeeres und Ungarn. Doch leider ist es aus Kaltpressung nicht oder nur schwer erhältlich, da es im rohen Zustand ungenießbar sein soll. Man bekommt aber eine recht gute raffinierte Qualität im Reformhaus. Es hat wirklich eine wunderbare Konsistenz zum Massieren, nicht zu fettig und nicht zu trocken, allerdings wird es schnell ranzig, da es reich an ungesättigten Fettsäuren ist. Es eignet sich vorzüglich zum Mischen mit frischen, kühlen, „grünen" Düften. Man sagt, es sei ein Schutzöl für den Massierenden, so daß er nicht die Krankheitsenergie des Patienten über die Handflächen aufnimmt. In der Kosmetik ist es gut bei unreiner Haut, es ist vergleichsweise leicht, tonisierend und erfrischend.

Walnuß, Juglans regia L., Juglandaceae

Der bis zu 150 Jahre alt werdende Walnußbaum stammt ursprünglich aus Persien, sein kostbares, leicht verderbliches Öl kommt aus Frankreich oder Deutschland. Natives Walnußöl nimmt man zur Herstellung von milchbildendem Öl. Es duftet dezent nussig und schmeckt leicht bitter. Es zieht sehr gut in die Haut ein, ist jedoch wegen seines hohen Preises selten erhältlich.

Weizenkeim, Triticum aestivum, Gramineae

Aus den Keimen des Weizenkornes wird ein sehr fettes, schweres Öl gewonnen. Man benötigt fast eine Tonne davon, um einen Liter dieses orangefarbenen, nach frischem Brot duftenden Öles zu pressen. Es ist sehr reich an Vitamin E, aber auch der Gehalt an Vitamin A und D und Lecithin kann sich sehen lassen. Man gibt fünf Prozent zur Massageölmischung. Das wertet sie auf und, falls man nicht jedesmal frisch mischt, stabilisiert Weizenkeimöl ein anderes fettes Öl gegen allzu schnelles Ranzigwerden (man kann stattdessen auch reines Vitamin E = Tocopherol dazugeben: 3–4 Tr. auf 100 ml Öl).

Gegen Schwangerschaftsstreifen und zur Massage des Perineums (Damms) kurz vor der Entbindung kann frau es pur anwenden oder noch wirksamer: zur Hälfte mit Sheabutter. Ideal auch zur Pflege der reifen oder müden Haut, sowie bei *Psoriasis* und *Ekzemen.*

Mazerate

Das sind jene Öle, in denen Pflanzen eingelegt beziehungsweise „ausgezogen" werden und sie somit mit ihren fettlöslichen Wirkstoffen anreichern.

Aloe Vera, kleingeschnitten in Sesam- oder Sojaöl, erspart die sonst erforderliche starke

Konservierung des Aloe-Vera-Gels. Das mit dem Saft der dickfleischigen Blätter dieser sonnenhungrigen Pflanze angereicherte Öl wirkt **durchblutungsfördernd** und feuchtigkeitsspendend. Die Selbstheilungskräfte der Haut werden gestärkt. Bei Sonnenbrand wird es 10prozentig mit ätherischem Öl von Lavendel fein gemischt, so wirkt es enorm beruhigend und zellregenerierend auf die Haut.

Arnikablüten (Arnica montana), eingelegt in fettem Öl, entfalten erwärmende und kreislaufanregende Wirkungen. Die seit alters geschätzte Heilpflanze wuchs wild in der starken Bergsonne und schenkte den Menschen um Johanni (21. Juni) ihre goldgelben Blütenblättchen, aus denen Tinkturen und Mazerate für die Hausapotheke gemacht wurden.

Bei *Stichen, Stürzen, Prellungen, Verstauchungen, Gelenksentzündungen* sollte das energetisierende Öl stets zur Hand sein. Zudem wirkt es bei der Behandlung von *Hämatomen* zusammen mit ätherischem Immortelle- und Pfefferöl geradezu Wunder.

Allerdings vertragen nicht alle Menschen Arnika, auch kann es innerlich eingenommen zu Vergiftungserscheinungen kommen. Übrigens kann man auch verletzten Tieren mit Arnika-Öl helfen.

Centella asiatica (auch Hydrocotyle asiatica L., Fo-ti-tieng, Gotu Kola) oder „indischer Wassernabel" ist ein zartes Gewächs mit langen kriechenden Ranken und herzförmigen Blättchen, das in der Ayurveda-Medizin zu den „Rasayanas", den verjüngenden Mitteln, gezählt wird. Ein hoher Gehalt an verschiedenen Triterpensäuren wirkt stimulierend auf den Kollagen-Stoffwechsel der Haut, weswegen das mit Centella mazerierte Mandelöl ungewöhnlich hautregenerierend wirkt, zum Beispiel bei *verzögerter Vernarbung,* aber auch bei *wulstigen Narben* (Keloiden). Zudem hat kann man ungewöhnlich gute Effekte bei *Zellulite* beobachten, die durch die innere Einnahme von Centellakraut-Tee enorm unterstützt werden.

Johanniskrautöl (Hypericum perforatum) – auch Rotöl wegen seiner roten Farbe genannt – wird durch Einlegen von etwa 300 Gramm frischer Johanniskrautblüten in Olivenöl gewonnen. Nach drei Wochen in der Sonne wird das Kraut entnommen und man kann das Öl überall dort zu Einreibungen anwenden, wo entkrampft, erwärmt und beruhigt werden soll: *Wunden, Ver-brennungen, Sonnenbrand, Geschwüre, Hexenschuß.* Es macht die Haut allerdings lichtempfindlich; deshalb sind nach Auftragen Sonne oder Sonnenbank zu meiden. Ähnlich wie der Johanniskrauttee wirkt es bei längerem Gebrauch durch den Hauptbestandteil Hypericin leicht stimmungsaufhellend. Nicht zu verwechseln mit dem ätherischen Johanniskrautöl.

Mohnblütenöl (Papaver rhoes) ist eine Neuheit. Dazu werden die kräftigsten roten Mohnblütenblätter am frühen Morgen geerntet und noch am selben Tag mit reinem kaltgepreßten Olivenöl vermengt (400–600 Blüten in 2 Liter) und an einen sonnigen Ort gestellt. Nun beginnt ein sehr arbeitsaufwendiger Prozeß des täglichen regelmäßigen rhythmischen Schüttelns jeder einzelnen Flasche. Während einer Besonnungszeit von fünf bis sechs Wochen löst sich der in den Blütenblättern enthaltene schmerzstillende Wirkstoff Rhoeadin. Zusammen mit der Lichtkraft entsteht ein heliopathisches (Helios = Sonne) Heilmittel nach homöopathischen Prinzipien, das über ein Jahr haltbar ist

Es wirkt erwärmend. schmerzlindernd und wird besonders bei der Therapie von *schmerzhaften Arthrosen* und *Bandscheibenschäden* geschätzt. Jede Form von *Gelenk-* und *Muskelschmerzen,* auch *Muskelkater,* und den Organismus belastende *Narben* sprechen gut auf eine Behandlung mit diesem Öl an. Auch für die „Energetisierung" von trägen und apathischen Kindern ist es sehr gut geeignet.

▶ Bei einer systematischen Therapie wird weniger eine Massage mit diesem Öl empfohlen als vielmehr ein „Auflegen". Über mehrere Monate wird ein weißer Leinenlappen mit dem Öl benetzt und die schmerzenden Stellen sowohl tagsüber als auch nachts bedeckt. Vor dem Schlafengehen sollte das Öl übrigens nicht einmassiert werden, da die Kombination zu belebend wirken kann.

Mohnblütenmazerat ist nicht zu verwechseln mit fettem Mohnsamenöl aus den gepreßten Samen, welches nur wenige Wochen frisch ist.

Ringelblume (Calendula officinalis) in Olivenöl gehört wie das Öl der mit ihr verwandten Arnika zu den alten Heil- und Hausmitteln. Die Calendula wächst in Deutschland nicht wild, sondern ist eine typische langblühende Bauerngartenpflanze. Das allgemein sehr gut verträgliche Mazerat der gelb-orangenen Blütenblättchen ist eine Wohltat für trockene und rissige

Haut, auch für die zarte Haut von Babys wirkt es stärkend und pflegend, es lindert zudem *Entzündungen* und *rheumatische Beschwerden*. *Schlecht heilende Wunden* werden positiv beeinflußt und *wunde Brustwarzen* von stillenden Müttern beruhigt. Lindernd wirkt es auch bei *Frostbeulen* und *Krampfadern*.

▶ Für die balancierende Behandlung von Menstruationsproblemen jeder Art fügt man fünf Prozent des regulierenden Calendula-Öles zur gewählten Öle-Mischung mit ätherischen Ölen.

5.4 Fette Öle auf einen Blick

Öl / Botanischer Name, Familie, Herkunft	Wichtige Inhaltsstoffe	Wirkung/Anwendung	Haltbarkeit/Fettgehalt der öliefernden Organe/Sonstiges
Aloe Vera Aloe Vera Ziliaceae Mazerat in Sesam- oder Sojaöl		durchblutungsfördernd, feuchtigkeitsspendend, straffend bei Hautkrankheiten, auch Allergien bei trockener Haut und Zellulite beruhigend bei Sonnenbrand	Haltbarkeit etwa ein Jahr
Aprikosenkern Prunus armenica Rosaceae Spanien, Frankreich, China		Sehr leicht und gut verträglich, festigt das Hautgewebe, speichert Feuchtigkeit, aktiviert Hautfunktionen für alle Hauttypen, auch für empfindliche und entzündete Haut besonders für reife Haut gegen Augenfältchen	Intensiver Duft nach Marzipan manchmal auch aus Pfirsichkernen (Prunus persicae) gepreßt hält sich etwa ein Jahr Fettgehalt 39%
Arnika Arnica montana Compositae Mazerat in Olivenöl		erwärmend, durchblutungsfördernd, kreislaufanregend, bei Muskelschmerzen, nach Sport (Muskelkater), Rheuma Hämatombehandlung (mit Immortelle und Pfeffer)	Vorsicht bei Arnika-Unverträglichkeit Haltbarkeit etwa ein Jahr
Avocado Persea americana Lauraceae Mexico, Kalifornien, Israel	Ölsäure (59%) 15% mehrf. unges. Fs 12–24% Linolsäure viel Lecithin sehr vitaminreich	Durch Gehalt an Unverseifbarem (2-6%) sehr hautpflegend (feuchtigkeitsbindend, regenerierend und weichmachend) für spröde und reife Haut, bei Ekzemen erweicht verhärtetes Gewebe, zur Wundheilung innerlich regeneriert es den Verdauungstrakt	Hellgrün, intensiv "grün" duftend recht stabil gegen Ranzigwerden durchdringt die Haut besonders gut leichter Sonnenschutz wird bei kühlen Temperaturen zähflüssig in Südamerika und Mexico wird die Avocado als inneres und äußeres Schönheitsmittel geschätzt, selbst als Dünger

Öl / Botanischer Name, Familie, Herkunft	Wichtige Inhaltsstoffe	Wirkung/Anwendung	Haltbarkeit/Fettgehalt der ölliefernden Organe/Sonstiges
Boretschsamen Borago officinalis Boraginaceae	bis 27% Linolensäure 17% Ölsäure	stark hautregenerierend, verjüngend, psychische Wirkung, reife, faltige Haut trockene, juckende Hauterkrankungen, Neurodermitis, hormonelle Störungen (PMS, Wechseljahre) bei starkem Stress, Übergewicht zur Ergänzung innerlich	10% in anderen Ölen und Cremes wenige Wochen haltbar Gelatinekapseln verwenden
Baumwollsaat Gossypium Malvaceae China, USA, Indien, Brasilien	35–50% Linolsäure	wird bisher nicht in der Aromatherapie verwendet	dient vor allem der Margareheherstellung Fettgehalt 8–28%
Calendula (Ringelblume) Calendula officinalis Compositae Mazerat in Olivenöl	Carotin	für trockene, rissige Haut lindert Entzündungen und rheumatische Beschwerden, Krampfadern, Zellulite, Durchblutungsstörungen, menstruelle Störungen After-Sun-Öl	pur oder 10% in Ölemischung bei hormonellen Dysfunktionen
Centella Centella Asiatica Indischer Wassernabel Apiaceae Mazerat in Mandelöl Sri Lanka, Pakistan, Südafrika	Triterpensäuren	strafft das Bindegewebe sehr gute Wirkung bei Zellulite (mit ä. Ö. Zeder, Zypresse, Wacholder, Grapefruit, Salbei) entzündungshemmend, blutreinigend	Zwei Jahre haltbar
Distel/Saflor Carthamus tinctorius L. Compositae Ägypten	13% einf. ungesätt. Fs 45% 2fach ungesätt. Fs 75% mehrfach unges. Linolsäure	wird selten zur Massage verwendet, eignet sich jedoch gut für den ganzen Körper innerlich bei Steinleiden und hohem Cholesterinspiegel	aromatischer Geschmack Ausbeute 27%
Erdnuß Arachis hypogaea Leguminosae Indien, China	15% Linolsäure	erwärmend und entgiftend, bei Verspannungen vor allem im Rücken bei Durchblutungsstörungen (Hände, Füße) schützt die Haut vor äußeren Einflüssen soll vorbeugend gegen Rheuma wirken innerlich als Anregungsmittel für den Hormonhaushalt, für die Gehirntätigkeit, den Darm reinigend	lange haltbar, mindestens anderthalb Jahre bei Temperaturen um den Gefrierpunkt wird es krümelig Fettgehalt 40–50%

Öl / Botanischer Name, Familie, Herkunft	Wichtige Inhaltsstoffe	Wirkung/Anwendung	Haltbarkeit/Fettgehalt der ölliefernden Organe/Sonstiges
Hagebuttensamen Rosa mosqueta/ rubiginosa Rosaceae Chile	30–40% Linolsäure 35% α-Linolensäure Vitamin-A-Säure	bindet Feuchtigkeit in der Haut zur Zellerneuerung: reife, faltige Haut trockene, juckende Hauterkrankungen, Narben (pur), Verbrennungen Neurodermitis, hormonelle Störungen (PMS) wunde Haut bei Babys zur Ergänzung innerlich einnehmen	Sonnenschutz (4) 10% in Mischungen wenige Wochen haltbar Gelatinekapseln verwenden
Hanfsamen Cannabis Sativa Moraceae Deutschland	57% Linolsäure 18% Linolensäure 12% Ölsäure 2% Gamma-Linolensäure	erst seit kurzem auf dem deutschen Markt nährend für trockene Haut	gelb-grüne Farbe nussiges Aroma geschlossen 6 Monate haltbar
Haselnuß Corylus avellana Betulaceae Deutschland	80% Ölsäure Vitamin A+E	leicht tonisierend und adstringierend sehr nährend (trockene, strapazierte Haut), fördert Elastizität der Haut (Schwangerschaftstreifen, Zellulite, Narben) dringt gut ein für Kinder mit Atemwegserkrankungen	Ausbeute 38% 8 Monate haltbar (sollte in den Kühlschrank) nussiger Duft durch Röstung Fettgehalt bis 65%
Himbeersamen Rubus L. Rosaceae	Gamma-Linolensäure	reife, faltige Haut trockene, juckende Hauterkrankungen, Neurodermitis, hormonelle Störungen (PMS) zur Ergänzung innerlich	10% in Mischungen wenige Wochen haltbar Gelatinekapseln verwenden
Inophyllum Inophyllum calophyllum wächst rund um den Indischen Ozean	14–20% Harze	Stimuliert Phagozytose, dadurch immunmodulierend in Hautpflegeprodukten, besonders bei eitrigen Erkrankungen	nussiger, maggiartiger Duft hält zwei Jahre
Johannisbeersamen Ribes L. Saxifragaceae	17% Gamma-Linolensäure antibiotikaähnliche Wirkstoffe	reife, faltige, müde Haut trockene, juckende Hauterkrankungen, Neurodermitis, hormonelle Störungen (PMS) antiallergisch, entzündungswidrig, regenerierend zur Ergänzung innerlich einnehmen	10% in Mischungen wenige Wochen haltbar Gelatinekapseln verwenden

Öl / Botanischer Name, Familie, Herkunft	Wichtige Inhalts-stoffe	Wirkung/Anwendung	Haltbarkeit/Fettgehalt der ölliefernden Organe/Sonstiges
Johanniskraut Hypericum per-foratum Guttiferae „Rotöl" Mazerat in Olivenöl Frankreich	Hypericin (roter psychoaktiver Farb-stoff)	entzündungshemmend, adstringierend, schmerz-stillend entkrampft, wärmt, beruhigt bei Hexenschuß, Ischias, Nervenschmerzen, Durchblu-tungsstörungen, Prellungen lindert Sonnenbrand u. Ver-brennungen innerlich zur Stärkung des Hormonsystems und ganz besonders bei Depressionen	Vorsicht: phototoxisch hält sich etwa ein Jahr leicht selber herzustellen zwei Jahre haltbar man sagt, es schütze die Aura und stärke die Per-sönlichkeit
Jojoba Simmondsia Buxus chinensis Buxaceae flüssiges Wachs aus Mexico, Kalifornien	90% ungesättigte Fettsäuren und Wachse Linolsäure 2% Ölsäure 7%	dringt sehr gut ein, regene-riert und heilt angegriffene/kranke Haut, ideal für Akne für alle Hauttypen, macht die Haut geschmeidig, verfeinert das Hautbild weniger fettend als echte Öle ideal für Natur-Parfums	fast duftneutral sehr kostbar wird oft verfälscht Lichtschutz (3) wird nicht ranzig, sollte jedoch in 30 Monaten auf-gebraucht werden im Kühlschrank wird es fest wird als Walratersatz ver-wendet und in der Industrie, als selbstherzu-stellende Möbelpolitur
Kakaobutter Theobroma cacao L. Sterculiaceae	Theobromin Koffein	pflegt und nährt die eher trockene Haut, zieht gut ein in Lippenpflegestiften gegen Herpesbläschen	Fettgehalt 50% bei 35 Grad flüssig ideal für Zäpfchen sehr stabil gegen Ranzig-werden als Konsistenzgeber für Cremes (4%)
Kokos Cocos nucifera Palmae	gesättigte Fett-säuren: 44% Laurinsäure 18% Myristinsäure 11% Palmitinsäure 2% (unges.) Linol-säure	für trockene, rissige, spröde Haut, macht sie elastischer für Haarpackungen (brüchige Spitzen)	bei Zimmertemperatur fest (weiße, cremige Masse) hält etwa 2 Jahre "Macassaröl" ist ein Mazerat von Ylang-Blüten in Kokosöl
Kürbiskern Cucurbita pepe Cucurbitaceae	42% zweifach unges. Fs 15% mehrfach unges. Fs Vitamin E	bei innerlicher Anwendung besonders heilend für Blasen- und Prostataerkrankungen, in der Massage nicht ver-wendet	Ausbeute 30% strenger Duft und Geschmack, rot bis grün
Leinsaat Linum usitatissi-mum Linaceae	sehr hoher Gehalt an ungesättigten Fettsäuren (bis 73%)	für Massage zu streng rie-chend und zu zähflüssig, wichtige Nahrungsergänzung bei nervösen und hormonel-len Problemen	wenige Wochen haltbar stark trocknend (ver-harzend), deshalb wird es gerne zur Behandlung von Oberflächen genommen Fettgehalt 60%

Öl / Botanischer Name, Familie, Herkunft	Wichtige Inhaltsstoffe	Wirkung/Anwendung	Haltbarkeit/Fettgehalt der ölliefernden Organe/Sonstiges
Makadamia Macadamia integrifolia Protaceae aus Hawaii, Australien, Kenia, Mittelamerika	56–65% Ölsäure 8–10% Palmitinsäure	ausgleichende Wirkung auf Blut und Lymphe	unaufdringlicher Duft, zieht gut ein wird auf Kaffeeplantagen angebaut Fettgehalt 75%
Maiskeim Zea mays Gramineae aus Mittelamerika	52% Linolsäure viel Vitamin E Lecithin	wird selten in der Massage angewendet	fast neutraler Duft Fettgehalt 30–40%
Mandel Prunus amygdalus var. dulcis Rosaceae aus Spanien	65–68% Ölsäure 24–26% Linolsäure	sehr gut verträglich dringt gut in die Haut ein ideal für Babys (schützend und beruhigend) eher für trockene Haut, auch für sehr empfindliche Haut	sehr unterschiedlicher Duft von fast neutral bis marzipanähnlich knapp ein Jahr haltbar
Mohnblüten Papaver rhoes Papaveraceae Mazerat in Olivenöl	Rhoeadin (schmerzstillend)	erwärmend, ausgleichend bei Arthrose bei eitrigen Entzündungen	Fettgehalt 40–50% (nur im Mohnsamenöl)
Nachtkerzensamen Oenthera biennis Onagraceae Holland China	antibiotikaähnliche Wirkstoffe 7–10% Gamma-Linolensäure	reife, faltige Haut trockene, juckende Hauterkrankungen, Neurodermitis, Akne, hormonelle Störungen (PMS, Sterilität) Haarausfall bei Stress, Übergewicht zur Ergänzung innerlich einnehmen	10% in Mischungen wenige Wochen haltbar Gelatinekapseln verwenden
Neem (Niem) Azadirachta indica Meliaceae Indien	Triterpene, Limonoide: Azadirachtin, Meliantriol, Salannin, Nimbin	Schuppen, unreine Haut Parasiten antibakteriell, antimykotisch als Pflanzenschutzmittel	10% in Mischungen Ölgehalt der Samen 40–50%
Olive Olea europaea Oleaceae aus Frankreich, Italien, Griechenland, Spanien	12% Linolsäure	erwärmend, durchblutungsfördernd, entgiftend, wundheilend bei Rheuma, Verspannungen, trockene Haut angewärmt ideal für Packungen dringt nicht sehr gut in die Haut ein	starker bis sehr starker Duft, wird deshalb nicht gerne mit ätherischen Ölen gemischt je nach Sorte mindestens ein Jahr haltbar wird im Kühlschrank fest Fettgehalt 7–70%
Raps Brassica napus Cruziferae Deutschland	Erucasäure (wird für Nahrungszwecke entfernt)	wird nicht in der Massage angewendet	Verwendung in der Industrie (z. B. Maschinenöl, Konserven) Fettgehalt 30–45%

Öl / Botanischer Name, Familie, Herkunft	Wichtige Inhaltsstoffe	Wirkung/Anwendung	Haltbarkeit/Fettgehalt der ölliefernden Organe/Sonstiges
Rizinus Ricinus communis L Euphorbiaceae	Alkaloide Ricinin und Ricin Lipase	innerlich sehr stark reinigend auf den Verdauungstrakt	klar, etwas zähflüssig, wird zum Strecken von z. B. Sandelholzöl genommen wird unter der Bezeichnung „castor oil" in der Kosmetikindustrie verarbeitet
Schwarzkümmel Nigella sativa Ranunculaceae Türkei Ägypten	50–60% Linolsäure	stark immunstimulierend antihistaminisch bei Bronchialspasmen, Keuchhusten zieht gut in die Haut ein	intensiver, würziger Duft Ölgehalt ca. 35%
Senfsamen Brassica nigra Cruziferae		tonisierend, stark wärmend für Brustwickel wird nicht in der Massage angewendet	hautreizend
Sesam Sesamum indicum L. Pedaliaceae Mexiko	bis 48% Linolsäure Lecithin Sesamol u. Sesamolin (Antioxidantien)	sehr erwärmend und entgiftend Rheuma, Arthritis, Durchblutungsstörungen Hauterkrankungen entspannt sehr stark die Muskulatur, für übernervöse Menschen für reinigende Mundspülungen ideal für blumige ätherische Öle	Lichtschutz (4) bis zu anderthalb Jahre haltbar eines der ganz wichtigen Mittel in der ayurvedischen Heilkunde gibt es pur und geröstet (sehr nussiges Aroma) Fettgehalt 50–56%
Sheabutter Butyrospermum Parkii Kotschy Sapotaceae Butterartiges, weißes Fett aus Burkina Faso	75% Triterpenalkohole Allantoin Vitamin E+D Provitamin A	Durch hohen Gehalt an Unverseifbarem (3–11%) extrem hautfreundlich, z. B. zur Vorbeugung von Schwangerschaftsstreifen. Beschleunigt Heilungsprozesse, als Après-Sun gut für Babys, zur Haarbodenregeneration, für aufgesprungene Lippen	Im Kühlschrank 30 Monate leichter Sonnenschutz
Soja Glycine max. L Leguminosae aus USA, Brasilien	24% einfach ungesätt. Fs 62% mehrfach ungesätt. Fs bis 3,6% Lecithin viel Vitamin E antibiotikaähnliche Wirkstoffe	wird selten in der Massage angewendet ideal für Ölbäder innerlich als Blutreinigungsmittel	sehr preiswert, recht geruchsneutral, nußartiger Geschmack Hält sich ein knappes Jahr wird meistens nur raffiniert angeboten Fettgehalt 17%
Sonnenblume Helianthus annuus L. Compositae aus Frankreich, Südosteuropa	70–80% Linolsäure 20–30% Ölsäure viel Vitamin E und Lecithin	für reinigende Mundspülungen eher für fettige Haut	preiswert recht duftneutral ein knappes Jahr haltbar Fettgehalt bis 47% in China ist es „ein Freudenöl für die werdende Mutter und das Kind"

Öl / Botanischer Name, Familie, Herkunft	Wichtige Inhaltsstoffe	Wirkung/Anwendung	Haltbarkeit/Fettgehalt der ölliefernden Organe/Sonstiges
Traubenkern Vitis vinifera Vitaceae	70% mehrf. ungesätt. Fs	ideale Konsistenz für die Massage paßt gut zu herben Düften eher kühlend, leicht adstringierend, gut bei Zellulite und Varizen, eher fettige Haut, wirksam bei Akne	kaum kaltgepreßt erhältlich in England das wichtigste Aromatherapie-Trägeröl höchstens ein Jahr haltbar Fettgehalt 6–20%
Walnuß Juglans regia Juglandaceae	75% mehrfach ungesätt. Fs 63% Linolsäure Vitamin E	zur Herstellung von milchbildendem Öl sehr nahrhaft, trockene, rissige Haut	intensiver Duft höchstens ein halbes Jahr haltbar (sollte in den Kühlschrank) 10% in Mischungen Fettgehalt 50–65%
Weizenkeim Triticum aestivum/ vulgare Gramineae Deutschland	53% Linolensäure, 25% Ölsäure hoher Vitamingehalt: A, D, E, viel Lecithin, reich an Vitamin B	regeneriert die Haut, für reife Haut und Hauterkrankungen unterstützt Muskel- und Drüsenfunktionen ideal zum Dehnungsstreifenvorbeugen vor der Entbindung und für Perineum-Massagen	sehr brotähnlicher Duft, rötlich-orange 10% in Mischungen (steigert deren Haltbarkeit) leichter Sonnenschutz hält sich ein halbes Jahr Fettgehalt 7–12%

Anmerkungen:
Früher verwendete der Mensch am meisten das Sesam- und das Olivenöl, heute stehen Soja, Mais und Baumwollsaat an erster Stelle.
Tocopherol (Vitamin E) ist ein natürliches Antioxydans, es stärkt Herz und Kreislauf, es reguliert die Muskelfunktionen und die Arbeit der Hypophyse (hier beeinflußt es besonders die Sexualfunktionen), es kommt vermehrt in Keimölen und Sojaöl vor.
Lecithin, eine wasserlösliche Substanz, kommt besonders hochkonzentriert in Soja-, Sonnenblumen- und Weizenkeimöl vor, Mandel-, Oliven- und Walnußöl sind auch noch reich daran. Im menschlichen Körper kommt es in Herz, Leber, Knochenmark und Gehirn vor; wir benötigen es unter anderem zur Blutbildung, zum Aufbau des Zellkerneiweißes. Es wirkt ausgleichend auf die Funktion der menschlichen Nervenzellen, fördert somit das Denken.
Je mehr gesättigte **Fettsäuren** ein Öl/Fett vorweist, desto härter ist es. Ungesättigte Fettsäuren können leichter verdaut werden, da sie reaktionsfreudiger sind. Linolsäure ist die bekannteste ungesättigte/essentielle Fettsäure.
Ein Mangel an essentiellen Fettsäuren zeigt sich an fahler, trockener Haut, Wachstumsstörungen, Leberstörungen und Störungen der Fortpflanzungsfähigkeit/des Hormonhaushaltes.
Wir benötigen täglich Fette, um die fettlöslichen Vitamine A, D, E, K resorbieren zu können, zudem liefern sie Energie (9 Kalorien per Gramm), die helfen bei den Wärmespeicherungsmechanismen, sind am Hormonaufbau beteiligt und unterstützen das Wachstum der hilfreichen Darmflora.
Haltbarkeit: Native Öle reagieren empfindlich auf Licht, Wärme, Feuchtigkeit, Sauerstoffeinwirkung und auf manche Metalle. Man muß sie kühl und in gut gefüllten, braunen Glas-Behältern oder Kapseln lagern. Ranzige Öle darf man nicht in den Ausguß oder Toilette schütten sondern z. B. in einem Öllämpchen verbrennen (oder bei kleinen Mengen kompostieren).

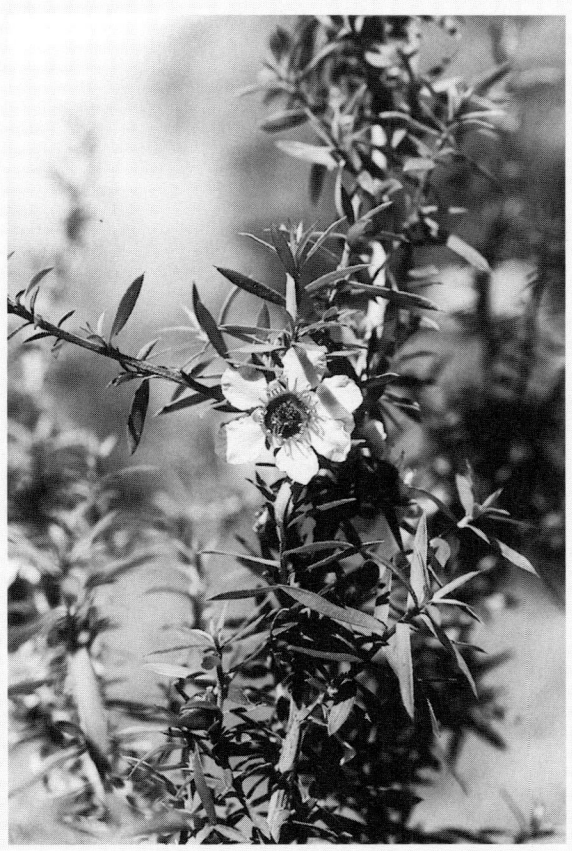

LEPTOSPERMUM SCOPARIUM · MANUKA

6.1 AromatherapeutIn – ein Beruf?

Zur Zeit wird in Deutschland jeder Gebrauch von ätherischen Ölen, egal welcher Herkunft, recht undifferenziert *Aromatherapie* genannt. Es gibt jedoch viele Anwendungsmöglichkeiten von ätherischen Ölen, die mit Therapie nichts zu tun haben, wie zum Beispiel in der Pflege und Kosmetik, in der Nahrungsmittelindustrie, in der Wohn- und Geschäftsraumbeduftung.

Aromatherapie wird seit den vierziger Jahren unseres Jahrhunderts von französischen Ärzten praktiziert (siehe „Who is Who"). Der Begriff ist ganz wörtlich zu verstehen, da es sich um eine Therapieform mit natürlichen duftenden Substanzen, nämlich ätherischen Ölen aus Pflanzen, handelt. Seinerzeit waren bereits viele Inhaltsstoffe der Öle und deren Wirkung auf den menschlichen Organismus bekannt. In wieweit die Wahl des Begriffes Aroma glücklich war, sei dahingestellt, stellt doch dieses Wort den Geschmackssinn in den Vordergrund. Da dieser jedoch engstens mit dem Geruchssinn verbunden ist und da die ätherischen Öle von Ärzten (in Frankreich) hauptsächlich zur oralen Einnahme verordnet werden, ist der Name Aromatherapie dennoch nachvollziehbar.

Frankreich

In Frankreich benötigt der phytotherapeutisch orientierte Arzt eine spezielle Fachausbildung zum Aromatherapeuten, um als solcher praktizieren und abrechnen zu dürfen. Oftmals werden Homöopathie und Aromatherapie kombiniert angewendet, auch andere phytotherapeutische Mittel wie Urtinkturen werden gleichzeitig verabreicht.

Mit Hilfe des selbst oder in Laboren hergestellten *Aromatogramms* (siehe Kapitel „Von der Flasche unter die Haut") können Arzt oder Ärztin sehr gezielt und effektiv gegen Infektionskrankheiten vorgehen. Neben einem großen Fundus an Aromatogrammen existieren mittlerweile reichlich Analysen von Blutproteinen vor und nach Behandlungen mit ätherischen Ölen, so daß der Behandler auf vielfältige und ausführliche Dokumentationen zurückgreifen kann.

Besonders erfolgversprechend sind neben Behandlungen von diversen Infektionen die Therapie von Erkrankungen des Atemtraktes, des Verdauungs- und Uro-Genitaltraktes und von konventionell kaum behandelbaren Hautkrankheiten. Ein auf dem Gebiet der Aromatherapie spezialisierter Mediziner kann in den meisten Fällen auf die Verschreibung von Antibiotika verzichten.

Verkauf der ätherischen Öle

Natürliche ätherische Öle werden in Frankreich wie jedes andere Medikament verschrieben, sie bestehen schließlich aus einer pharmakologisch wirksamen Mixtur von Molekülen. Während ein Teil der ätherischen Öle frei verkäuflich ist, unterliegen andere der Verschreibungspflicht, zum Beispiel Zeder, wobei hier vermutlich aufgrund eines Mißverständnisses die harmlose Atlaszeder (Cedrus atlantica) mit den sogenannten „Amerikanischen Zedern" („Cedar" = Juniperus sabina/virginiana/texana) verwechselt wurde. Wie der botanische Name zeigt, sind die ätherischen Öle aus dem Holz dieser Bäume keine Zedernöle. Sie sind ketonhaltig und somit für bestimmte Menschen nicht geeignet. Weitere verschreibungspflichtige Öle sind: Wermut (Artemisia absinthum), Ysop (Hyssopus officinalis), Salbei (Salvia officinalis) Thuja (Thuja occidentalis) und Rainfarn (Tanacetum vulgare).

Großbritannien

Der eigenständige Beruf des Aromatherapeuten existiert in Deutschland noch nicht, im Gegensatz zu Großbritannien, wo dieser als ein medizinischer Beruf definiert ist, (mit bestimmten Einschränkungen natürlich). Vielleicht ist er am ehesten mit unserem Heilpraktiker zu vergleichen. Jedoch bedingt durch das anders aufgebaute Gesundheitssystem, gibt es in Großbritannien keine Probleme der Kostenübernahme bei aromatherapeutischen Behandlungen.

Ende der siebziger Jahre erweiterten in England Angehörige der kosmetischen und physiotherapeutischen Berufe ihre Arbeit um aromatherapeutische Anwendungen, so daß es sich hier insbesondere um pflegende und im gesundheitlichen Sinne vorbeugende Behandlungen handelte.

Zunächst wurden neben der Wirkung von ätherischen Ölen vor allem Massagetechniken gelehrt. Mittlerweile umfassen die Ausbildungskurse in seriösen Instituten 150 bis 300 Stunden; es werden Anatomie, Physiologie, Massage, Biochemie, Berufskunde und natürlich alles rund um die ätherischen Öle gelehrt. Diese werden in der praktischen Tätigkeit vor allem äußerlich angewendet, es werden jedoch auch Inhalationen und Mundspülungen gemacht sowie Zäpfchen verabreicht. Im Vordergrund der Behandlungen stehen die Behebung von Disstreß und nervösen Spannungen jeden Ursprungs.

▬ Verkauf der ätherischen Öle

Ätherische Öle werden in der „British Pharmacopoeia" (vergleichbar dem DAB Deutsches Arzneibuch) als traditionelle Heilmittel aufgelistet, jedoch nicht als apothekenpflichtige Arzneimittel verkauft. Ein Aromatherapeut kann sie einem ihm bekannten Patienten verschreiben. Auf dem Produkt müssen dessen Name sowie Name und Adresse des Behandlers stehen sowie eine Dosierungsanleitung. Ätherische Öle dürfen auch außerhalb von Apotheken verkauft werden, dann jedoch ohne jedes medizinische Heilungsversprechen.

Deutschland

Bei Aromatherapie handelt es sich strenggenommen um eine Arbeit am Menschen, die – zumindest nach deutscher Rechtsprechung – nur Angehörigen der medizinischen Berufe vorbehalten ist, also Ärzten/Ärztinnen und Heilpraktikern/Heilpraktikerinnen.

Der Begriff „AromatherapeutIn" ist als Berufsbezeichnung in Deutschland nicht geschützt, jeder könnte sich so nennen, er/sie dürfte dann aber nicht unbedingt therapieren = heilen. Insofern ist diese Berufsbezeichnung nach heutigen Gesetzen für Nicht-Mediziner sinnlos.

Was als heilende Tätigkeit gilt, wird vom Heilpraktikergesetz bestimmt.

▬ Heilpraktiker-Gesetz

Das Heilpraktikergesetz, Gesetz über die berufsmäßige Ausübung der Heilkunde ohne Bestallung vom 17. 2. 1939 (HPG) regelt eindeutig:

§ 1 (1) Wer die Heilkunde, ohne als Arzt bestallt zu sein, ausüben will, bedarf dazu der Erlaubnis.

(2) Ausübung der Heilkunde im Sinne dieses Gesetzes ist jede berufs- oder gewerbsmäßig vorgenommene Tätigkeit zur Feststellung, Hei-

lung, oder Linderung von Krankheiten, Leiden oder Körperschäden bei Menschen, auch wenn sie im Dienste von anderen ausgeübt wird.

(3) Wer die Heilkunde … ausüben will, erhält die Erlaubnis nach Maßgabe der Durchführungsbestimmungen, er führt die Berufsbezeichnung „Heilpraktiker".

§ 2 (1) Wer die Heilkunde, ohne als Arzt bestallt zu sein, bisher berufsmäßig nicht ausgeübt hat, kann eine Erlaubnis nach § 1 in Zukunft erhalten.

§ 5 Wer, ohne zur Ausübung des ärztlichen Berufs berechtigt zu sein und ohne eine Erlaubnis nach § 1 zu besitzen, die Heilkunde ausübt, wird mit Freiheitsstrafe bis zu einem Jahr oder mit Geldstrafe bestraft.

▶ Die Aroma-Massagen und Aroma-Beratungen darf also jeder ausführen, solange er/sie keine therapeutischen Versprechen dazu äußert und auch keine medizinischen Wirkungen irgendeiner Art suggeriert.

▬ Aroma-Massage

Geschützt sind die Begriffe „medizinische Massage" und die Berufsbezeichnungen „Masseur" oder „Masseurin". Diese sind durch das **„Gesetz über die Berufe in der Physiotherapie"** vom 26. 5. 1994 (BGBl. I S. 1084) geregelte Ausbildungsberufe. Dazu ist die erfolgreiche Teilnahme an einem zweijährigen Lehrgang an einer staatlich anerkannten Schule erforderlich sowie die Ableistung einer praktischen Tätigkeit von sechs Monaten Dauer.

Kosmetikerinnen, deren Ausbildung bislang noch nicht staatlich geprüft werden muß, dürfen Ganzkörpermassagen anbieten und ausführen. Auch in Hotels werden nicht-medizinische Massagen zur Entspannung angeboten. Für ganz unsichere Menschen sei hier noch angemerkt, daß selbst Angehörige diverser Rotlichtmilieu-Berufe ihr Geld völlig legal mit „Massagen" verdienen dürfen.

Eine **Diagnose** dürfen Aroma-MasseurIn/AromapraktikerIn nicht stellen, denn dies ist der erste Schritt zu einer therapeutischen Behandlung. Gleiches gilt für die **Anamnese,** die eine Befunderhebung darstellt. Ein **Vorgespräch** jedoch darf und soll durchaus geführt werden, um auszuschließen, daß die(der) KlientIn an einer Krankheit leidet, die die Anwendung von (bestimmten) ätherischen Ölen verbietet.

Die Tätigkeit **„Behandeln"** ist nicht den Ärzten

vorbehalten, eine Kosmetikerin darf ihre Kundinnen auch in ihrer Kosmetikpraxis behandeln, dies tut auch die Fußpflegerin.

Ein neuer Beruf?

In Deutschland wird derzeit versucht, den „Aromatherapeuten/die Aromatherapeutin" als eigenständigen Beruf zu etablieren, als eine Art GesundheitsberaterIn mit pflegendem/kosmetischem Hintergrund, der/die im Idealfall eine ärztliche/heilpraktische Behandlung begleitet und unterstützt. Freilich muß man sich hier noch auf eine Berufsbezeichnung einigen, um das Wort „TherapeutIn" zu vermeiden.

▶ Es ist hier nicht verboten, Menschen bei der Pflege und Erhaltung ihrer Gesundheit zu beraten und zu unterstützen; viele Bereiche der Aromatherapie bieten hier ausgezeichnete Möglichkeiten. Der Übergang zwischen Pflege und medizinischer Behandlung ist freilich in vielen Bereichen fließend.

Zum Beispiel bei Hauterkrankungen: Ist eine bewußt gewählte und angewandte „Kosmetik" aus ätherischen Ölen noch Pflege und Schutz oder bereits eine heilende Behandlung? Ist eine Sequenz von extrem entspannungsfördernden Massagen des Rückens mit nachweislich stimmungsaufhellenden Ölen und beruhigenden Worten bereits eine Psychotherapie?

Angehörige von Heilhilfsberufen wie MasseurInnen und KrankenpflegerInnen verwenden heutzutage schon relativ häufig ätherische Öle, um ihre Behandlungen zu unterstützen. In manchen Krankenhäusern in Deutschland arbeiten sie Hand in Hand mit Medizinern.

Aufgeschlossene Erzieherinnen, vor allem in heilpädagogischen Einrichtungen, finden durch ätherische Öle bereits enorme Unterstützung in ihrer Arbeit. Nicht nur sie selbst finden mehr Kraft, Motivation und Ausdauer, sondern auch ihre Schützlinge können durch relativ unkomplizierten Einsatz der Öle oftmals überraschend positiv beeinflußt werden.

Auch bei Kosmetikerinnen, Fußpflegerinnen und Friseurinnen werden die ätherischen Öle hierzulande immer beliebter. Diese eher sporadischen oder unsystematischen Einsätze sind jedoch noch keinesfalls eine Ganzheitliche Aromatherapie.

Es sollte bei allen gesetzlichen Grauzonen dennoch selbstverständlich sein, daß jemand, der in Deutschland wie ein britischer Aromatherapeut arbeiten und eine Praxis eröffnen möchte, ausreichend Grundkenntnisse über die Vorgänge im menschlichen Körper haben muß.

> **Voraussetzungen**: Es muß unbedingt gewährleistet sein, daß diese Person verantwortungsbewußt genug ist zu erkennen, wen und welche Beschwerden sie mit ätherischen Ölen behandeln kann und darf und in welchen Fällen der Klient an Arzt oder HeilpraktikerIn verwiesen werden muß. Er/sie muß über ausreichend Kenntnisse zum biochemischen Aufbau, den Wirkungsweisen und den Nebenwirkungen der ätherischen Öle verfügen. Zudem sollte er/sie für Beratungen, die den Gesundheitszustand des ganzen Menschen betreffen, ein breites Wissensspektrum über Gesundheitsvorsorge, Ernährung, Bewegung/Ruhe, andere komplementäre Therapien etc. haben.

Bevor sich ein(e) AromapraktikerIn selbständig macht, ist es auch wichtig, fundierte Kenntnisse in **Erster Hilfe** zu erwerben. Hierzu kann man qualifizierte und preiswerte Kurse beim Roten Kreuz und ähnlichen lokalen Institutionen oder auch in Volkshochschulen besuchen. Auch die preiswerte, etwa einmonatige Ausbildung zur **„Schwesternhelferin"** mit dazugehörigem Praktikum erleichtert den Umgang mit Mensch und Gesundheit (zum Beispiel beim Johanniter- oder Malteser-Hilfsdienst).

Im Falle einer Spezialisierung auf ein bestimmtes Gebiet, zum Beispiel der Arbeit mit Schwangeren, ist es ratsam, entsprechende Kurse oder Weiterbildungsmöglichkeiten zu nutzen (siehe Adressen).

Ausbildungsmöglichkeiten

Bislang werden in Deutschland nur an wenigen Instituten ausführliche Lehrgänge mit mindestens 150 Präsenzstunden angeboten. Einen einheitlichen Lehrstoff gibt es noch nicht, doch in den wesentlichen Inhalten überschneidet sich das Angebot der untengenannten Institute.

• Im **Atelier Aroma** – Institut für Aromakunde in Therapie und Pflege in Wiesbaden/München können in einer 150-Stunden-Ausbildung, die sich in der Regel über ein Dreivierteljahr (10 Wochenenden) verteilt, Aromatologie, Botanik, Biochemie und Aroma-Massage erlernt werden. Praktische und theoretische Aufgaben für zu

Hause vertiefen das Wissen. Eine geführte Exkursion zu einem Apothekergarten, Botanischen Garten oder Kräuterbauern vertieft den Kontakt zu den lebendigen Aromapflanzen. Nach bestandenen theoretischen Prüfungen sowie einer praktischen Abschlußprüfung erhält man ein Zertifikat und darf sich „AromapraktikerIn" nennen.

• Im **Institut La Balance** in Leutkirch im Allgäu nennt sich der Abschluß eines acht Tage umfassenden Kurses „Ganzheitliche Duftberaterin" und eines acht Wochenenden umfassenden Kurses „Aromatologin/Aromatologe". Hier ergänzen Studien-Reisen in die Provence das Angebot.

• In der **ISAO** Internationale Schule für Aromatologie und Osmologie in München erhält man nach einer zweijährigen Ausbildung das Zertifikat „Gesundheitsberater/Aromatologe". Der Kurs ist hauptsächlich als Fernlehrgang aufgebaut. Zu Anfang, Mitte und Ende finden praktische Seminare statt.

• In der **Arven-Schule für Ganzheitliche Aromatherapie** in Leutkirch im Allgäu erhält jeder TeilnehmerIn nach acht Wochenendkursen und einem vier- bis sechstägigen Botanikseminar sowie einer Abschlußprüfung ein Diplom.

Die Anschriften dieser Institute finden Sie im Anhang dieses Buches.

Ähnliche Ausbildung: KosmetikerIn

Die Ausbildung zur KosmetikerIn und die Ausübung dieses Berufes ist in Deutschland noch nicht einheitlich gesetzlich geregelt. In einigen Bundesländern gibt es Kosmetikschulen, die staatlich anerkannt sind, das heißt, die Abschluß-Prüfung wird vor der Bezirksregierung abgelegt und das Bestehen führt zur Berufsbezeichnung *„Staatlich geprüfte KosmetikerIn"*. Da die Berufsbezeichnung noch nicht geschützt ist, darf sich zur Zeit noch jeder Mensch „KosmetikerIn" nennen, egal ob die Kenntnisse an ein paar Wochenenden, in vielen Monaten bis hin zu Jahren erlangt wurden. Auch ohne ohne jede Ausbildung kann bislang ein Kosmetikinstitut eröffnet werden.

Für staatlich anerkannte KosmetikerInnen gibt es Aufbaukurse zur NaturkosmetikerIn (z. B. bei *Dr. Hauschka Kosmetik*), die Aromakunde samt Aroma-Massage passen sehr gut dazu. Die Behandlungen können hier, vor allem Dingen bei schweren Hautproblemen, sehr therapienah gestaltet werden.

Verkauf der ätherischen Öle

Ätherische Öle werden in Deutschland buchstäblich überall verkauft: in Supermärkten, Haushaltswarengeschäften, Einrichtungshäusern, Hifi-Läden, Flohmärkten, Buchhandlungen, Drogerien, Parfümerien, Apotheken, Esoterik-Shops, Bioläden und – noch sehr selten – in Fachgeschäften für natürliche Duftstoffe und Naturkosmetik.

Die meisten dieser Öle verfügen nicht über eine nachvollziehbare Qualität zur Behandlung am Menschen, oft sind sie „naturidentisch" (= synthetisch) oder gar Phantasiekreationen der großen Düftehersteller. Die Beratung ist auf Flohmärkten und in branchenfremden Geschäften meist haarsträubend schlecht oder irreführend, selbst in Fachgeschäften herrschen oft erschreckende Wissenslücken. Seriöse Lieferanten von ätherischen Ölen bieten deshalb kostenlose oder kostengünstige Schulungen an. Oder der Verkauf darf gar erst nach einer entsprechenden Einführung in die Materie stattfinden.

Es gibt im Bereich des Verkaufs der offenen ätherischen Öle keine eindeutigen Regelungen, da die Definition der ätherischen Öle noch nicht geregelt wird. Zwischen einem Öl, das die „Frühlingsfrische" in den Putzeimer zaubern soll beispielsweise, einer Essenz zum Aufpeppen eines Cola-Getränkes oder Kaugummis und einem gesundheitsunterstützenden Öl, das großflächig mit dem Körper in Berührung kommen soll, sind oft riesige Unterschiede. Wobei natürlich im Idealfall erstere schon allein aus ökologischen Gründen auch von hervorragender Qualität sein sollten.

An dieser Stelle seien ein paar Beispiele von Fertig-Arzneimitteln aufgezählt, die ätherische Öle enthalten. Insgesamt sind es über 2000 Mittel, die in deutschen Apotheken erhältlich sind. So können wir beispielsweise zwischen 566 Mitteln wählen, die *Eukalyptus* enthalten, auf je 170 verschiedene Produkte kommen wir bei *Wacholder-, Kümmel-, Rosmarin-* und *Minze*-Präparaten, den beliebten Thymian finden wir in über 80 Zubereitungen, die *Fichten* und *Kiefern* kommen in jeweils etwa 70 Mitteln vor, und die Anzahl von *Zimt-, Fenchel-, Nelken-, Lavendel-, Zitronen-, Melissenmedikamenten* übersteigt immer noch jeweils fünfzig.

▬ Arzneimittelgesetz

Offene ätherische Öle gelten je nach Definition durch die Aufschrift auf der Verpackung mal als Arzneimittel und mal auch nicht.

In der gesetzlichen Grundlage für den „**Nachweis der Sachkenntnis im Einzelhandel mit freiverkäuflichen Arzneimitteln**" (§ 2 + § 3 AMG) ist festgelegt:

Freiverkäufliche Pflanzen und Pflanzenteile (= Arzneidrogen, „Heilkräuter"), Begriffsdefinition:

„Unter pflanzlichen Drogen (Vegetabilien) versteht man: getrocknete und damit haltbar gemachte Arzneipflanzen, getrocknete Pflanzenteile (Blätter, Blüten, Früchte, Kraut, Rinde, Wurzel, Wurzelstock) und Pflanzenbestandteile, die keine Organstruktur mehr aufweisen (**ätherische Öle**, fette Öle, Harz, Aloe, Agar Agar) bzw. Pflanzeninhaltsstoffe (Menthol, Azulen, Flavonoide)."

Die hier aufgeführten Teile und Stoffe unterliegen somit obengenanntem Sachkundenachweis. Das heißt, möchte jemand diese verkaufen, muß er die Prüfung zur Erlangung dieses Sachkundenachweises („Drogenschein") bei der örtlichen Industrie- und Handelskammer ablegen.

Aufgrund der **Apothekenpflicht** bei bestimmten Arzneimittelwirkungen fürchten die Vertreiber und Verkäufer von ätherischen Ölen um ihre Einnahmequelle, da viele Öle unter anderem über die aufgeführten Wirkungen verfügen:

„Generell sind Arzneimittel, die teilweise oder ausschließlich zur Beseitigung, Linderung oder Verhütung von Krankheiten oder Leiden bestimmt sind, vom Verkehr außerhalb von Apotheken ausgeschlossen, wenn sie chemische Verbindungen sind, denen nach den **Erkenntnissen der medizinischen Wissenschaft** eine antibiotische, blutgerinnungsverzögernde, histaminwidrige, hormonartige, cholinergische oder adrenergische Wirkung auf den menschlichen oder tierischen Körper zukommt. Dies gilt gleichermaßen auch für Arzneimittel, denen solche chemische Verbindungen zugesetzt sind." (§ 43 AMG)

Hier findet sich die Lücke: durch die Formulierung „nach den Erkenntnissen der medizinischen Wissenschaft", können die ätherischen Öle bislang nicht als Arzneimittel wirken, da deren Wirkungen noch nicht wissenschaftlich anerkannt sind, obwohl vieles schon untersucht und dokumentiert ist.

§ 44 regelt die **Ausnahme von der Apothekenpflicht:**

(1) Arzneimittel, die von dem pharmazeutischen Unternehmer ausschließlich zu anderen Zwecken als zur Beseitigung oder Linderung von Krankheiten, Leiden, Körperschäden oder krankhaften Beschwerden zu dienen bestimmt sind, sind für den Verkehr außerhalb der Apotheken freigegeben.

(2) Ferner sind für den Verkehr außerhalb der Apotheken freigegeben:
An dieser Stelle folgt eine Aufzählung von Mineral- und Heilwässern, Heilerde, Pflaster und Binden, Desinfektionsmittel und
… 3. mit ihren verkehrsüblichen deutschen Namen bezeichnete
a) Pflanzen und Pflanzenteile, auch zerkleinert,
b) Mischungen aus ganzen oder geschnittenen Pflanzen oder Pflanzenteilen als Fertigarzneimittel,
c) **Destillate aus Pflanzen und Pflanzenteilen**
d) Preßsäfte aus frischen Pflanzen und Pflanzenteilen …

Ätherische Öle sind zudem so vielseitig einsetzbar, daß sie unter § 2 (3) AMG als Nicht-Arzneimittel definiert werden können. Sie können bekanntlich als **Lebensmittel(-zusatz)** und als **kosmetische Mittel** eingesetzt werden.

„Arzneimittel sind nicht:
1. Lebensmittel im Sinne des § 1 des Lebensmittel- und Bedarfgegenständegesetzes
2. Tabakerzeugnisse …
3. kosmetische Mittel
4. Stoffe und Zubereitungen aus Stoffen, die ausschließlich dazu bestimmt sind, äußerlich am Tier zur Reinigung oder Pflege oder zur Beeinflussung des Aussehens oder des Körpergeruchs angewendet zu werden …
5. Gegenstände zur Körperpflege …
6. Futtermittel …"

▬ Lebensmittel- und Bedarfsgegenständegesetz

Im Lebensmittel- und Bedarfsgegenständegesetz (LMBG) werden Lebensmittel und Bedarfsgegenstände definiert; im ersten Abschnitt Absatz 9 finden wir die ätherischen Öle: **Mittel**

und Gegenstände zur Geruchsverbesserung oder zur Insektenvertilgung in Räumen, die zum Aufenthalt von Menschen bestimmt sind …
Es wird anschließend eingeschränkt, daß diese Lebensmittel und Bedarfsgegenstände nicht Arzneimittel nach oben zitiertem AMG sein dürfen. Es ist im Gesetz also nicht vorgesehen, daß Substanzen „parfumieren" können und gleichzeitig heilende Eigenschaften besitzen. Im 5. Abschnitt LMBG wird lediglich festgelegt, daß die Bedarfsgegenstände bei **bestimmungsgemäßem Gebrauch** für die Gesundheit unbedenklich sein müssen. Über die Qualität wird nichts gesagt.
Der Grund, warum auch ätherische Öle von allerhöchster Qualität Aufschriften wie „Zur Aromatisierung von Wohnräumen" oder „Zur Aromapflege und -kultur" tragen ist also in der Absicherung der Vertreiberfirmen zu suchen. Zum einen kommen auf diese Weise keine Zweifel auf, daß die Öle eventuell doch zu Therapiezwecken geeignet sein könnten, so sind sie ganz klar als Bedarfsgegenstände definiert. Zum anderen werden somit Haftungsansprüche ausgeschlossen, falls Schäden durch unsachgemäße Anwendungen am Menschen auftreten.
In Australien übrigens ist die Aufschrift noch krasser: auf einem Fläschchen Tea Tree bester Qualität und Herkunft zum Beispiel steht „Poison" (Gift) samt einem bedrohlichen Totenkopf.

6.2 Die Eröffnung einer Praxis

▨ Behörden

HeilpraktikerInnen und Ärzte können ihr Wissen über die Aromatherapie in die Arbeit ihrer Praxis integrieren.
Jeder andere Mensch, der professionell mit ätherischen Ölen arbeiten möchte, sei es im Verkauf oder in einer Form der Behandlung, muß bei den entsprechenden Behörden seiner Gemeinde (z. B. Ordnungsamt), ein **Gewerbe** beantragen.

▨ Titel und Tätigkeitsfeld

Für den Gewerbeschein werden die Personalien aufgenommen, zudem muß das Tätigkeitsfeld in einigen Worten umrissen werden: zum Beispiel

„Pflegende Behandlungen und Verkauf von ätherischen Ölen" oder „Beratung und Massage mit ätherischen Ölen". Es ist also wichtig, sich schon vorher zu überlegen, wie genau die Tätigkeit aussehen soll. Diese Definition betrifft auch die gewählte Berufsbezeichnung und damit auch das spätere Türschild sowie alle werblichen Maßnahmen.
Hier einige Beispiele zur Berufsbezeichnung:

- **AromapraktikerIn**
  Dieser vom „Atelier Aroma" geprägte und geschützte Titel beinhaltet ein breites Arbeitsfeld mit ätherischen Ölen, das heißt sowohl die praktische Anwendung als auch Beratung.
- **AromaberaterIn** oder **DuftberaterIn**
  Hier liegt der Schwerpunkt auf Beratungen
- **AromapflegerIn**
  Hier steht die kosmetische Pflege, aber auch die Kinder- Alten- und Krankenpflege im Mittelpunkt
- **AromabehandlerIn**
  Dieser Begriff kann bereits an ein therapeutisches Arbeitsfeld .erinnern, ist jedoch vom Gesetz her gesehen zulässig
- **AromatologIn**
  Hier wird eher der forschende und wissenschaftliche Aspekt hervorgehoben
- **OsmologIn**
  Hier steht die wissenschaftliche Erforschung des Riechens im Vordergrund
- **AromatherapeutIn** oder **OsmotherapeutIn**
  Auch wenn diese Berufsbezeichnung nicht geschützt ist, sollte dieser Titel gemieden werden, da der medizinische Laie, wie wir im Heilpraktiker-Gesetz gesehen haben, nicht therapieren, also heilen darf.

Arbeitet man in der Gesundheitspflege und -prophylaxe, sollte man zusätzlich zur fundierten Ausbildung im Umgang mit ätherischen Ölen (mindestens 150 Lehrstunden plus Hausaufgaben und praktische Tätigkeit) einen **Lehrgang in Erste Hilfe** absolvieren.
Möchte man die Arbeit mit ätherischen Ölen ergänzend zu einem anderen Tätigkeitsfeld einsetzen, bieten sich hier vor allem folgende Berufe an:

- KosmetikerIn
- GesundheitsberaterIn
- FußpflegerIn
- AltenpflegerIn
- KrankenpflegerIn
- PhysiotherapeutIn

- KrankengymnastIn
- FußreflexzonentherapeutIn
- ErgotherapeutIn
- Geburtsvorbereiterin und
- InhaberIn eines Geschäftes für Naturprodukte

Auch AstrologInnen, FarbberaterInnen und EdelsteintherapeutInnen sowie andere „alternative" TherapeutInnen können ihre Tätigkeit mit den Ölen erweitern.

Im Rahmen von Friseursalons, Saunas und Fitneßstudios lassen sich Aromabehandlungen anbieten. Auch Volkshochschulen und andere Bildungsinstitutionen nehmen gerne ein Kursangebot in ihr Programm, in dem fundiertes Wissen vermittelt wird. Das Rote Kreuz, die Anonymen Alkoholiker, die Weight Watchers und andere Institutionen und Vereine sind auch immer wieder dankbar für Vorträge.

Kreativ veranlagte Menschen können freiberuflich mit InnenarchitektInnen und MessedesignerInnen zusammenarbeiten, es können auch Ereignisse wie Kongresse, Versammlungen, Vernissagen, Hochzeitsgesellschaften beduftet werden. Hotelhallen, Museen (speziell bestimmte Themenbereiche wie zum Beispiel Mittelalter), Supermärkte, Boutiquen, Kaufhäuser, Krankenhäuser, Geburtshäuser, Kindergärten, Frauenzentren, Altenheime, (Zahn-)Arztpraxen und ähnliche wirken durch Düfte attraktiver oder entspannender. Musikstücke und Kunstausstellungen können mit ätherischen Ölen „illustriert" werden.

Örtlich ungebundene Menschen bieten ihre Behandlungen und Seminare bei Ferienclubs im Ausland an.

Es hängt also sehr stark von der Persönlichkeit und den sonstigen Interessen samt Vorkenntnissen des Aroma-Enthusiasten ab, wie er oder sie das Arbeitsfeld gestalten wird.

Existenzgründung

▶ Bei der lokalen Industrie- und Handelskammer erhält man vielfältige Informationen zur Existenzgründung, eine Broschüre wurde speziell für Frauen zusammengestellt. Hier werden auch Gründungsseminare mit Rechtsberatung, Finanzierungshilfen, Steuerfragen etc. abgehalten.

▶ Beim „Expertinnenberatungsnetz" werden Einzelgespräche mit Unternehmerinnen und/oder Bänkerinnen vermittelt. Telefon Hamburg (040) 29 10 26, Berlin (030) 42 14 39 14,

Dresden (03 51) 4 63 64 23, Köln (02 21) 1 30 05 46, München (0 89) 7 25 18 48.

▶ Das „Rationalisationskuratorium der Deutschen Wirtschaft" bietet eine „Existenzgründungsmappe" an, die DM 64 kostet. RKW, Düsseldorfer Straße 40, 65760 Eschborn, Telefon (0 61 96) 49 51.

▶ Ehrenamtliche Wirtschaftssenioren helfen bei „Alt hilft jung" gegen Unkostenerstattung als „Wegweiser" auf dem Weg in die Selbständigkeit. Die Beratungsstellen sind in 20 deutschen Städten zu finden. Bundesgeschäftsstelle „Alt hilft Jung", Kennedyallee 62–70, 53175 Bonn, Telefon (02 28) 88 92 36.

▶ Informieren kann man sich als ExistenzgründerIn auch bei der Deutschen Ausgleichsbank. Hier erfährt man alles über Recht, Steuern, Standort usw. Deutsche Ausgleichsbank, Wielandstraße 4, 53170 Bonn, Telefon (02 28) 8 31 24 01.

▶ Und natürlich kann man sich auch den Rat eines freien Unternehmensberaters holen, allerdings kostet eine Erstberatung rund DM 1000.

Geschäfte, Steuern und Versicherung

Gegen eine Gebühr, meistens DM 20 und mehr, wird ein Gewerbeschein ausgehändigt, der zur Ausübung ausschließlich der umrissenen Tätigkeiten berechtigt und auch zur Bestellung von Waren zum Händlerpreis (Einkaufspreis) bei entsprechenden Firmen. Zudem ist man nun registriert, so daß im Falle eines Gewinnes in gesetzlich festgelegter Höhe Gewerbesteuer bezahlt werden muß.

Beim zuständigen Finanzamt muß eine **Steuernummer** beantragt werden und geklärt werden, ob **Umsatzsteuerpflicht** besteht. Die Festlegung und die Zahlungsmodalitäten der Einkommensteuer werden unterschiedlich gehandhabt.

In vielen Gemeinden wird ab einem bestimmten Jahreseinkommen ein Jahresbeitrag für die IHK (Industrie- und Handelskammer) erhoben, da KosmetikerInnen und AromapraktikerInnen einen „handwerksähnlichen" Beruf ausüben.

Eine **Berufshaftpflicht-Versicherung** sollte unbedingt abgeschlossen werden, falls man – trotz aller Vorsicht – jemandem einen Schaden zufügen sollte. Manche Versicherungen tun sich schwer, den Beruf der/des „Aromatherapeuten" einzustufen. Am besten ist es zu erklären, daß die Arbeit ähnlich wie die eines(r) Masseurs/ Masseurin oder einer Kosmetikerin zu beschreiben ist. Es gibt für diesen Tätigkeitsbereich Spezialtarife, die sich auf circa jährlich DM 150 belaufen (z. B. Versicherungsbüro W. Hüser, Telefon 02 21-5 90 12 12).

▬ Werbung

Werbemaßnahmen sind unumgänglich, um einen gewissen Bekanntheitsgrad zu erreichen und somit auf wirtschaftlich sicheren Boden zu kommen. Klassische Werbung in Zeitungen und Zeitschriften ist recht teuer, daher ist es ratsam, gerade zu Beginn der Selbständigkeit, einfache und preiswerte Maßnahmen zu treffen, um Klienten auf sich aufmerksam zu machen.

Angehörige von heilenden Berufen dürfen nicht im herkömmlichen Sinne werben. Ihnen sind die meisten Formen der Werbung per Gesetz untersagt. Sie dürfen weder (Klein-) Anzeigen in der Presse schalten noch Türschilder, die eine festgesetzte Größe überschreiten, an ihrem Praxiseingang anbringen.

Erlaubt sind zum Beispiel Anzeigen in der Tagespresse, die „Urlaub von … bis …" ankündigen; oder „Zurück aus dem Urlaub" jeweils mit Adresse und Praxiszeiten. Auch Internet-Werbung ist in bestimmtem Rahmen – noch – gestattet.

Für Angehörige von nicht heilenden Berufen ist zum Beispiel eine **Einweihungsfeier** ganz zu Beginn der Praxistätigkeit ein guter Start. Über einfache, aber ansprechende Einladungszettel, die in Briefkästen der näheren Umgebung geworfen werden, lassen sich Menschen neugierig machen. Vielleicht lockt ja sogar ein (kostenloser) Vortrag über die Aromakunde allgemein oder zu einem bestimmten Thema. Selbst die lokale Presse kann man auf dieses Ereignis aufmerksam machen, ohne daß es etwas kostet. Die/der entsprechende RedakteurIn sollte mit einer persönlichen Anschrift eingeladen werden (Lokalredaktion, siehe im Impressum der lokalen Zeitung).

Prospekte zu gestalten (oder gestalten zu lassen) und in Naturkosmetik-Läden, Drogerien, Reformhäusern, Fitnesscentern, Seminarhäusern usw. auszulegen, ist auch ein recht preiswerter Weg der Bekanntmachung, da man hier mit Fotokopien arbeiten kann. Eine gute Kopierqualität und eventuell auch eine ansprechende Papierfarbe tragen zum Erfolg bei.

Hier ist es besonders wichtig zu beachten, daß keinerlei Heilsversprechen gemacht werden.

So ein dreimal gefalteter DIN A-4-Flyer kann folgendes enthalten:

- Name der/des AromapraktikerIn, eventuell auch Laden/Praxisname
- Adresse, Telefonnummer, eventuell Hinweis auf Lage und öffentliche Verkehrsmittel
- eventuell ansprechendes Foto (unbedingt als Farbkopie rastern lassen), das wirkt persönlicher als ein neutral gehaltenes Infoblatt
- beruflicher Werdegang der (des) Behandlerin(s), vor allem Hinweis auf naturheilkundliche Ausbildungskurse (das darf aber eher klein und zum Abschluß erscheinen)
- Kurze Umschreibung der angebotenen Tätigkeit und des Ziels (z. B. Regeneration der Haut, Verminderung von Streß, mehr Konzentration in Schule und Beruf)
- Behandlungspreise und -zeiten (z. B. Ganzkörpermassage DM 80 [1,5 Stunden], im Fünferabonnement DM 70)
- Produktangebot (z. B. „wir verkaufen natürliche ätherische Öle der Firma XY und Naturkosmetik der Firma XX"); vielleicht auch Angebot einer individuellen Frischekosmetikherstellung für Menschen mit Kosmetik-Unverträglichkeiten
- soweit vorhanden, Hinweis auf eine vergünstigte Probebehandlung und Geschenk-Gutscheine
- eventuell kostenlose oder preiswerte Infoabende (z. B. „Was kann eine Aroma-Massage bewirken?", „Tea Tree-Öle und Immunsystem", „Naturparfum-Workshop")

Der Prospekt soll informativ, jedoch nicht überladen sein. Die Informationen, die man herausstellen möchte, sollten mit wenigen Blicken zu erfassen sein. Ein einprägsam gestaltetes **Logo** oder ein Signet trägt stark zum Wiedererkennungseffekt bei, gerade, besonders wenn man in Printmedien (Zeitung, Zeitschriften, Wochenblätter) wirbt.

Wenn man sich mit der Gestaltung unsicher fühlt, sollte man die Kosten für eine(n) GraphikerIn oder eine Full-Service-Druckerei nicht scheuen, da es sich hierbei um die Visitenkarte des eigenen Hauses handelt. Vorher unbedingt über einen Preis sprechen, da es in diesem Bereich keine einheitlichen Tarife gibt. Das betrifft auch den Rest der sogenannten Geschäftsaustattung, zum Beispiel Briefbögen,

Rechnungsformulare, Visitenkarten, Gutscheine. Alles sollte aus einem Guß sein und zusammenpassen, nicht nur, was Stil und Schriftart anbelangt, sondern auch die „Hausfarbe". Diese sollte idealerweise auch auf dem Praxisschild und in den Räumen wiederkehren, z. B. bei Handtüchern, Laken, Gardinen, Teppichboden usw.

Wichtig ist, die KlientInnen immer zu fragen, wie sie auf einen aufmerksam geworden sind, um gute Werbeauftritte verstärken zu können und nicht so geglückte entweder zu verbessern oder aufzugeben.

Raum

Bietet sich der Grundriß der Wohnung oder des Hauses an, kann eine Aroma-Praxis zu Hause eröffnet werden. Sofern man keinen separaten Eingang oder Bereich hat, erweist es sich jedoch meistens als etwas schwierig, da der stete Besucherstrom die private Atmosphäre sehr stören kann.

Zudem darf privater Wohnraum nicht ohne weiteres zu gewerblichen Zwecken genutzt werden, hier gibt es von Land zu Land unterschiedliche Vorschriften.

Wenn die Behörden Grünes Licht geben, bedarf es noch der Zustimmung des Vermieters, sofern man zur Miete wohnt. Selbst, wenn man nur gelegentlich zu Hause arbeiten darf und möchte, muß darauf geachtet werden, daß sich Nachbarn nicht durch Lärm oder parkende Autos belästigt fühlen.

Wenn es geplant ist, auch den Verkauf von ätherischen Ölen und anderen Aroma-Produkten miteinzubeziehen, ist es ratsam ein Geschäft dort anzumieten, wo Laufkundschaft zu erwarten ist, idealerweise kann ein ansprechendes Schaufenster oder eine gut positionierte Vitrine Aufmerksamkeit erregen.

Die Praxis-Räume sollten hell und freundlich gestaltet werden, Naturmaterialien können die Behandlungen unterstreichen. Der Boden muß leicht zu pflegen sein, der Bereich der Behandlungen muß von Fenster und Türen etwas abgeschirmt werden. Eine geschützte Umkleideecke (eventuell mit Paravent) sollte angeboten werden; Stuhl, Haken, Bügel sollten selbstverständlich sein. Eine Toilette muß in der Nähe sein, eventuell auch eine Möglichkeit, sich – gerade im Sommer – vor der Behandlung kurz zu waschen (Waschlappen, Handtücher).

Utensilien

Zum Schutz der Massageliege(n) werden, je nach Besucherzahl, zehn oder mehr (Bett-) Laken aus Baumwolle benötigt, weiß oder vielleicht farblich passend zur Einrichtung der Praxis. Es gibt auch angenehm weiche, mehrfach waschbare Vliese aus Kunststoff. Ausreichend Handtücher und Badetücher müssen selbstverständlich vorhanden sein.

Zwei warme Wolldecken, ein kleines, festes Kissen, eine Rolle oder Halbrolle (für unter die Knie) und eine Wärmflasche machen die Behandlung erst richtig entspannend.

Fließendes Wasser in der Nähe des Behandlungsplatzes erleichtert die Arbeit, falls das Wasser nicht sehr heiß wird, sollten noch ein Wasserkocher und eine Thermosflasche zur Verfügung stehen (für Wärmflasche, Kompressen und Heiße Rolle). Falls sich die Heizung nicht schnell regeln läßt (zum Beispiel eine Fußbodenheizung), ist ein Heizlüfter hilfreich.

Eine praktische, weil tragbare, Ablagemöglichkeit für die Ölemischung in der Nähe der Massagebank ist zum Beispiel eine einfache Blumensäule. Sie kann leicht und geräuschlos vom Kopf- zum Fußende mitgenommen werden, der Handkontakt zum Klienten braucht so nicht abzureißen.

Das Anbringen vom **Aroma-Zertifikat**, vielleicht in einen schönen Rahmen gefaßt, hilft unsicheren Besuchern, Vertrauen zum Behandler aufzubauen. Über einige Poster oder Bilder von unbekannteren Duft-Pflanzen freuen sich wißbegierige Menschen. Sie bieten sich auch zu Einstiegsgesprächen an, um schnell ein vertrautes Klima zu schaffen.

Wer gerne intuitiv arbeitet, kann sich und den Klienten mit Hilfe von schönen Duftkarten (z. B. von ERICH KELLER oder SUSANNE FISCHER-RIZZI) bei der Auswahl der Öle behilflich sein.

Ein **Stereoanlage** und eine Sammlung mit entspannender Musik darf nicht fehlen, wobei bedacht werden muß, daß beim Abspielen von Musikkassetten und Compact Discs in einem professionellen Kontext **GEMA-Gebühren** fällig werden.

Diese „Gesellschaft für musikalische Aufführungs- und mechanische Vervielfältigungsrechte" verwaltet im Namen ihrer Mitglieder (Komponisten, Textdichter, Musikverleger, Sänger) die ihr übertragenen Nutzungsrechte an Musikwerken. Bei jeder öffentlichen Aufführung, Vorführung oder Wiedergabe von Musik werden Pauschalvergütungen fällig, die als Tantiemen an die Musiker weitergeleitet werden. Für das Abspielen von Tonträgern in einem Raum von bis zu 100 Quadratmetern galt für 1997 beispielsweise die jährliche Pauschale von DM 107,50 zuzüglich 7% Umsatzsteuer [Telefon (0 30) 2 12 45-00 und (0 89) 4 80 03-00].

Grundausstattung Öle

Zur Grundausstattung gehören neben einigen Töpfchen mit Milliliter-Einteilung und (gläsernen) Untertöpfchen zum Schutz der Abstellflächen zunächst drei bis fünf fette Öle, zum Beispiel:

- **Mandel, Jojoba, Macadamia, Weizenkeim und Avocado**

Kommen viele Menschen mit Hautproblemen, sollten noch Kapseln mit Boretschsamenöl bereit liegen.

Die Empfindung über die wichtigsten ätherischen Öle hängt von der Persönlichkeit und der Erfahrung des Behandlers ab. Eine Grundausstattung könnte folgende Öle enthalten:

- **Atlaszeder, Basilikum, Bergamotte, Eukalyptus (radiata), Fenchel, Grapefruit, Jasmin, Kamille (blau), Kiefer, Koriander, Lavendel fein, Linaloe (statt Rosenholz), Mandarine (rot), Melisse, Minze, Muskateller-Salbei, Myrte, Neroli, Orange, Rose, Geranie, Rosmarin, Sandelholz, Tea Tree, Thymian (ct. linalool oder geraniol), Wacholder, Weihrauch, Ylang Ylang, Zitrone, Zypresse**

▶ Mit diesen dreißig Ölen können fast alle Bereiche abgedeckt werden. Je nach Fläschchengröße und Firma sind hierfür etwa DM 350 bis DM 400 zu veranschlagen.

Für eine persönliche **Reiseapotheke** genügen etwa vier Öle, die die wichtigsten Vorkommnisse gut beeinflussen können:
- *Tea Tree, Thymian ct. linalool* oder *Manuka,* zur Bekämpfung von Infektionen; *Rose,* hilft bei Entzündungen und seelischen Verstimmungen; *Lavendel* kann gegen fast jedes

Wehwehchen eingesetzt werden, es lindert zudem Sonnenbrand und Insektenstiche; *Pfefferminze* befreit von Kopfschmerzen und Magen/Darmverstimmungen, zudem erfrischt es und bringt den Kreislauf in Schwung. Stattdessen könnte auch *Rosmarin* eingepackt werden.

Beratung und Körper-Behandlung

Aroma-Behandlungen und -Beratungen können unterschiedlich gestaltet werden.

Wichtig ist, daß man gut mit den unterschiedlichsten Charakteren und Stimmungen der Klienten umgehen kann. Viele Menschen können das intuitiv, andere greifen auf ihre Erfahrungen aus pflegerischen oder Kommunikations-Berufen zurück.

Wer sich nach der Ausbildung über den Umgang mit ätherischen Ölen unsicher in der Begegnung mit fremden Menschen fühlt, sollte zusätzlich noch einen Kurs über Gesprächsführung besuchen. Schon an einem Wochenende kann man wertvolle Inspirationen mitnehmen. Volkshochschulen sind hierfür eine gute Anlaufstelle und auch viele NLP-Therapeuten bieten ausgezeichnete Schulungen in diesem Bereich an (siehe Adressen im Anhang).

Wichtig ist auch zu erkennen und zu erfühlen, wieweit man sich als BehandlerIn einbringen kann und sollte und ab welchem Punkt der/die KlientIn die Hauptperson sein sollte. Aus Unsicherheit reden manche BehandlerInnen zu viel und zu lange (manchmal während der ganzen Behandlung); hier geht leicht das Einfühlungsvermögen für die Bedürfnisse des Hilfesuchenden verloren und auch dessen Entspannung kann leiden.

Es gibt aber auch KlientInnen, die unentwegt reden müssen, weil ihnen beispielsweise die Stille unangenehm ist oder ihr dicker Bauch. Hier gilt es für die BehandlerInnen, behutsam für eine ruhige Atmosphäre zu sorgen. Leise Hintergrundmusik kann hier Wunder wirken.

Beim Anruf des Klienten oder der Interessentin sollte vorab geklärt werden, ob sich deren Wünsche und Erwartungen mit einer aromatischen Behandlung oder Beratung erfüllen lassen. Eventuell müssen sie an ÄrztIn oder HeilpraktikerIn weitergeleitet werden.

▶ Für eine *Erstkonsultation* sollten *zwei Stunden* veranschlagt werden, da die meisten Interessenten viele Fragen zur Methode und zu Hintergründen haben. Dies kann im Rahmen eines Gesprächs, eventuell bei einer entspannenden Tasse Tee, geklärt werden.

▶ Für die Klärung des Ist-Zustandes und des Ziels der Behandlung(sreihe) sowie der Wünsche der Klientin oder des Klienten sollten hier *dreißig Minuten* genügen.

Die psychische wie auch die körperliche Befindlichkeit sollten erfragt werden. Hierbei hilft eine Karteikarte mit vorgedruckten Fragen und Stichworten. Hier kann man auch äußere Faktoren wie Wetter, Temperatur, Lärm/Stille notieren. Die Karteikarte ist nicht nur wertvoll als Gedächtnisstütze bei der Weiterbehandlung, sondern hiermit kann der Behandlungsverlauf gut übersehen werden. Mit der Zeit lassen sich wertvolle Statistiken über Behandlungserfolge – und auch Mißerfolge aufstellen.

Die Ölemischung wird hergestellt, während Klientin/Klient sich entkleidet und auf die Liege begibt. Sie oder er wird sofort zugedeckt, mit einer Halbrolle unter den Knien und gegebenenfalls mit einer Wärmflasche versorgt.

▶ Vor der eigentlichen Massage mit den Ölen sollte man mit beiden Händen auf dem Rücken der/des KlientIn einen ersten vertrauensbildenden Kontakt herstellen. Oft nimmt man jetzt bereits deutliche Signale der Entspannung wahr.

▶ Die *Ganzkörperbehandlung* nimmt maximal *eine Stunde* in Anspruch. Anschließend läßt man den Behandelten noch *fünf Minuten* ruhen. Nach dem Ankleiden kann ein Glas Wasser angeboten werden, da die Massage mit ätherischen Ölen Schlacken lösen und vieles in Bewegung bringen kann.

Für zu Hause werden Behandlungsvorschläge besprochen, Anwendungsmöglichkeiten vorgestellt und eventuell Öle oder Ölemischungen mit genauer Anleitung mitgegeben.

Das Angebot, auch telefonisch um Rat fragen zu dürfen, gerade wenn Erstverschlimmerungen auftreten sollten, gibt den Interessenten Sicherheit im Umgang mit dieser für die meisten Menschen sicherlich neuartigen Therapieform.

▬ Duftunterstütztes Focusing und Duft-Leiter nach Inge Andres

Dies ist ein mehr intuitiver Ansatz der Behandlung, der schon allein durch das Anbehalten der Kleidung einen weniger „medizinischen" Anspruch hat. Hierzu ist eine Schulung des Behandlers im psychotherapeutischen Bereich (NLP, Focusing, TA etc.) hilfreich.

Nach einem Gespräch über die körperliche und seelische Befindlichkeit wird der Klient oder die Klientin gebeten, sich auf einer Matte zu entspannen. Mit geschlossenen Augen soll gespürt werden, was er/sie in seinem/ihrem Leben als belastend empfindet. Es soll in das momentane Körpergefühl hineingespürt werden, Zusammenhänge sollen erkannt werden.

Man läßt die Klientin oder den Klienten einen Satz formulieren, der das Thema zusammenfaßt, zum Beispiel „Ich habe Schmetterlinge im Bauch". Behandler oder Behandlerin helfen bis zur „perfekten" Formulierung, bis Körper und Seele uneingeschränkt zustimmen. Gemeinsam wird ein Duft ausgesucht, der zu diesem Satz paßt, ihn unterstreicht. Die Duftleiter vom Institut *La Balance* (siehe Adressen im Anhang) kann bei der Auswahl zur Hilfe genommen werden. Das gewählte ätherische Öl wird die Person in der nächsten Zeit begleiten.

Diese 12-stufige Duft-Leiter wurde von INGE ANDRES nach über einem Jahrzehnt der Arbeit mit ätherischen Ölen zusammengestellt. Jede dieser zwölf Stufen oder Duftbotschaften in zwölf unterschiedlichen Farbtönen sind gleichberechtigt.

Der Betrachter der Duft-Leiter fühlt sich möglicherweise zu einer Farbe besonders hingezogen. Die Duftrichtungen, die hier angesiedelt sind, werden ihn vermutlich ansprechen. Die gewählte Duftbotschaft gibt wertvolle Hinweise auf die seelische, körperliche und geistige Wirkung der darunter aufgeführten ätherischen Öle. Dies kann mit der Klientin oder dem Klienten besprochen werden. Dadurch kann sie/er sich für weiter Bewußtseinsprozesse öffnen.

• Ein Duft, der unter „feurig-heiß, energetisch" aufgeführt ist (z. B. Pfeffer, Ingwer, Koriander) wird vielleicht eine müde, erschöpfte Person ansprechen.

• Jemand, der für eine Prüfung einen klaren, kühlen Kopf braucht, tendiert mutmaßlich zu den Düften unter mintgrün. Die Duftbotschaft lautet hier „kühl, frisch, aktiv" und vereint alle Minzen, Lavendel, Eukalyptus, Lemongras und andere.

• Morgens verwendet man eher die „hohen" und leichten Düfte (mintgrün, hellgrün, orange): Pfefferminze, Zitrone, Bergamotte, Neroli. Abends wird man bevorzugt zu „tiefen, schweren" Düften tendieren (Goldbraun, rotbraun, dunkelbraun): Benzoe, Sandelholz, Zimt, Patchouli, Zeder.

▬ Abkürzungen

Zum Schluß noch eine Empfehlung für die praktische Arbeit. Es hat sich als hilfreich erwiesen, den ätherischen Ölen Abkürzungen zuzuordnen. Erstens können so bequem und schnell Notizen und Rezepturen auf die Karteikarten der Klienten „stenographiert" werden. Zum anderen ist es möglich, auf Fortbildungsveranstaltungen blitzschnell die wesentlichen Dinge, z. B. Rezepte, mitzuschreiben.

Die Verwendung der ersten drei Buchstaben eines Öles in Großbuchstaben reicht für fast alle Öle aus, nur bei Rose und Myrte nimmt man vier Buchstaben, da sonst Rosmarin und Myrrhe nicht erkennbar sind. Also:

ROSE für	➔	Rose
MYRT für	➔	Myrte
ROS für	➔	Rosmarin
MYR für	➔	Myrrhe
GRA für	➔	Grapefruit
NER für	➔	Neroli
ZED für	➔	Zeder

Chemotyp, Pflanzenorgan oder bei verwandten Pflanzen wird diese Bezeichnung in Kleinbuchstaben angehängt: „ZIri" für Zimtrinde, „ZIbl" für Zimtblätter, „THYlin" für Thymian ct.Linalool, „MINpf" für Pfefferminze, „MINsp" für Spearmint. Wenn man mehrere Öle aus mehreren Herkunftsländern hat, verwendet man ebenfalls Kleinbuchstaben: „ROSEbulg" oder „ROSEtürk". Von zusammengesetzten „Doppelnamen" können jeweils zwei Buchstaben genommen werden: „ROHO" (Rosenholz), „SAHO" (Sandelholz), „ZIKI" (Zirbelkiefer), „MUSA" (Muskatellersalbei).

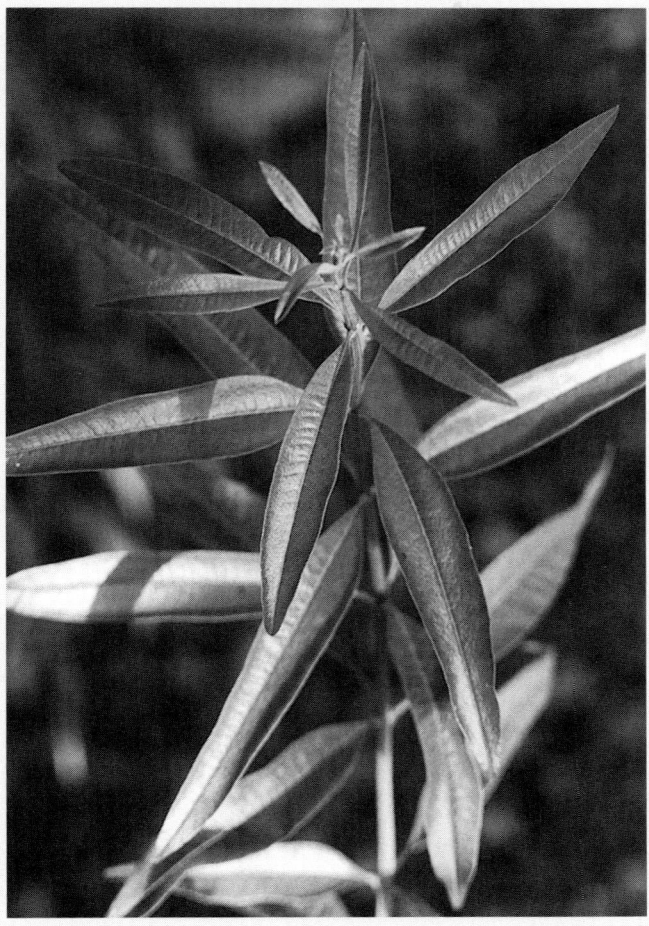

LIPPIA CITRIODORA · ZITRONENVERBENE

7.1 Bekannte Autoren der Aromatherapie

Die Entstehung der alten und neuen Aromatherapie und deren stetige Weiterentwicklung läßt sich anhand der Fachliteratur studieren. Hier werden die bekanntesten Autoren, deren Bücher in der deutschen Sprache erschienen sind, kurz vorgestellt.

Frankreich

René Gattefossé,
der „Vater" der Aromatherapie
René-Maurice Gattefossé wurde 1881 in der Gegend um Lyon in Frankreich geboren. Der kleine Junge war bereits in seiner Kindheit mit Parfums umgeben, da sein Vater Louis und auch später sein großer Bruder Abel in diesem Metier arbeiteten. Sie befaßten sich vor allem mit der Chemie der Parfums. Damals bestanden die Duftwässer noch aus ätherischen Ölen und Alkohol, doch der Einzug der synthetischen Riechstoffe hatte schon begonnen. René-Maurice hatte sehr viel Vorstellungskraft und wollte Erfinder werden. Doch sein Vater überredete ihn, seine Phantasie in der Kreation von neuen Parfums einzusetzen. Sie entwickelten reproduzierbare Rezepte und verkauften nicht nur Konzentrate, wie es damals üblich war. Sie gaben 1906 zu diesem Themenkreis Schriften heraus: „Formulaires de Parfumerie de Gattefossé".

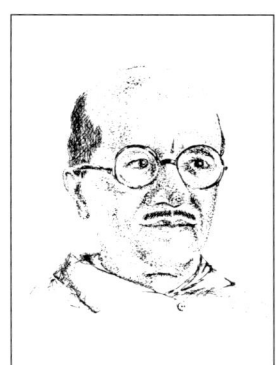

Im Zuge der Entwicklung weiterer synthetischer Elemente, die vor allem von gleichbleibender Qualität und leichter löslich als ätherische Öle waren, wurden immer raffiniertere Kompositionen erschaffen.
Das Familienunternehmen unterstützte die armen Lavendelbauern der Regionen Drome, Vaucluse und Basses-Alpes, die Destillation und der Anbau wurden dort rationalisiert, das ätherische Öl des Lavendels wurde bekannt gemacht.
René-Maurice förderte den Minze-Anbau in Frankreich, importierte Salbei aus Italien und studierte exotische Öle.

Louis starb 1910, die zwei Brüder Abel und Robert ließen im ersten Weltkrieg ihr Leben. René-Maurice ging mit seinem jüngeren Bruder Jean, der Botaniker und Chemiker wurde, nach Marokko, um schließlich eine erfolgreiche Destillations-Industrie in Nord-Afrika aufzubauen.
Er studierte bei den Bauern die medizinischen Eigenschaften der Heilkräuter und deren ätherische Öle, allen voran bewunderte er die vielfältigen Einsatzmöglichkeiten des Lavendelöles.
Im Juli 1910 geschah jener berühmte Unfall, der ihn zum Vater der Aromatherapie machte: in seinem Labor gab es eine Explosion, bei der er sich seine Hände und seine Kopfhaut verbrannte. Er erinnerte sich an das duftende „Wundermittel" Lavendel und konnte seine Wirkungen nun am eigenen Körper beobachten.
Während des ersten Weltkrieges wurde bereits mit ätherischen Ölen behandelt, und Gattefossé produzierte 1918 eine antiseptische Seife auf der Basis von ätherischen Ölen. Damit wurden die Kleidungsstücke und Verbandsmaterialien gewaschen, aber auch als Eau de Toilette-Ersatz wurde sie verwendet.
1923 studierte Gattefossé nur noch die medizinischen Eigenschaften der duftenden Öle, es folgten Publikationen und die Herstellung diverser Produkte mit ätherischen Ölen, selbst der 2. Weltkrieg konnte ihn kaum bremsen. Er hatte sich vor allem der Bergamotte-Essenz und ihren antiseptischen Eigenschaften gewidmet. Er arbeitete nun vermehrt mit Ärzten und Krankenhäusern zusammen, aber im Zuge seiner Beschäftigung mit der Hautheilkunde entwickelte er Schönheitsprodukte und veröffentlichte 1936 auch sein in Fachkreisen berühmtes und vielfach übersetztes Werk „Physiologische Ästhetik und Schönheitsprodukte".
Seine zwei letzten Werke „Aromatherapie" und „Essentielle Antiseptika" (1937) haben alle späteren Anwender der ätherischen Öle beeinflußt. Hier wurde zum erstem Mal der Begriff „Aromatherapie" geprägt.
Er war ein fleißiger Schreiber, der sich zudem mit vorzeitlicher Geschichte und mit Metaphysik beschäftigte. Selbst eine futuristische Erzählung entsprang seiner Feder.

René-Maurice Gattefossé starb 1950 in Casablanca, als er dort mit seinem Bruder Jean neue Anbauprojekte plante. Die Firma Gattefossé befindet sich immer noch in Lyon, von wo sie die Duftwelt mit neuen wissenschaftlichen Informationen versorgt. (30)

Jean Valnet, genannt Papa Valnet
Er wurde 1920 geboren und galt als einer der ganz großen Spezialisten der Pflanzenheilkunde. Durch den Einfluß seiner Großmutter, die Hebamme war, beschloß er bereits mit neun Jahren, Arzt zu werden und mit Pflanzen zu heilen. Er studierte in Lyon Medizin und wurde ab 1945 Armee-Arzt. Seit 1953 beschäftigte er sich mit den Anwendungsmethoden und der Dosierung von ätherischen Ölen. Er erhielt Diplome in Gerichtsmedizin, Psychiatrie, Mikrobiologie, Hygiene und Tropenmedizin.
Im Indochina-Krieg (1950 bis 1952) pflegte er als Chirurg die Verwundeten mit ätherischen Ölen und erzielte bemerkenswerte überdurch-

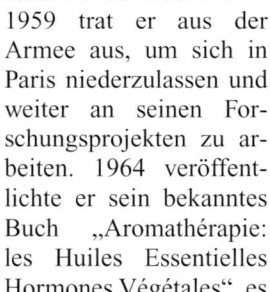

schnittliche Heilungserfolge. 1954 erhielt er die Medaille für wissenschaftliches Arbeiten.
1959 trat er aus der Armee aus, um sich in Paris niederzulassen und weiter an seinen Forschungsprojekten zu arbeiten. 1964 veröffentlichte er sein bekanntes Buch „Aromathérapie: les Huiles Essentielles Hormones Végétales", es war das erste medizinische Buch über die Aromatherapie, in Frankreich erscheint es bereits in der 11. aktualisierten Auflage. Hiermit begann die eigentliche Aromatherapie, Valnet sah sich als ihr Begründer.
Jean Valnet war Präsident der „Association d'Etudes et de Recherches en Aromathérapie et Phytothérapie", deren Zielsetzung lautet: „Studien, Forschungen, und Arbeiten über Aromatherapie, Phytotherapie, biologische, natürliche und physikalische Behandlungsmethoden oder Methoden, die indirekt oder direkt damit zusammenhängen und deren Verbreitung auf jede Art und Weise". Er war der Meinung, man müsse kein Arzt sein, um die Aromatherapie anzuwenden, allerdings müsse man in der

Anwendung der ätherischen Öle extrem sorgfältig geschult sein. Jean Valnet starb am 29. Mai 1995.

Marguerite Maury,
genannt Madame Maury
Marguerite Maury wurde als Marguerite König 1895 in Österreich geboren, sie wuchs in Wien auf. Schon in ihrer Internatszeit war Musik ihre ganz große Leidenschaft, doch sie wollte Biochemie und Botanik studieren. Stattdessen heiratete sie mit 17 Jahren. Im folgenden Jahr wurde sie Mutter, sie verlor ihr Söhnchen im Alter von zwei Jahren an Meningitis. Ihr Mann starb im ersten Weltkrieg und als auch noch ihr Vater Selbstmord beging, ließ sie sich zur

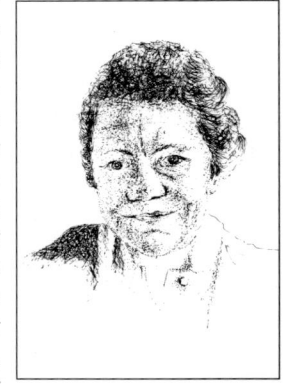

Krankenschwester ausbilden. Während ihrer Zeit als chirurgische Assistentin im Elsaß bekam sie das Buch „Les Grandes Possibilités par les Matières Odoriferantes", das bereits 1838 erschienen war, geschenkt. Der Autor Dr. Chabenes wurde später der Lehrer von René-Maurice Gattefossé. Bei der Lektüre begann ihre Liebe zu den duftenden Ölen.
In den frühen dreißiger Jahren traf sie den homöopathischen Arzt Dr. Maury, der ihre Interessen mit ihr teilte: von Musik, Kunst, Literatur über Homöopathie, Akupunktur und Zen. Sie forschten und schrieben zusammen Bücher.
In den vierziger Jahren versuchte sie nachzuweisen, wie ätherische Öle auf das Nervensystem wirken, wie ihr seelisch ausgleichender und verjüngender Effekt zustande kam. Sie gab Seminare in ganz Europa und eröffnete Aromatherapie-Kliniken in Paris, in der Schweiz und in Großbritannien.
1961 erschien ihr bekanntestes Buch „Le Capital Jeunesse". Sie beschreibt ihre Erkenntnisse aus ihrer medizinisch-kosmetischen Arbeit mit ätherischen Ölen und plädiert für eine sorgfältige Schulung, um für jeden individuellen Menschen die richtigen „verjüngenden" Öle einsetzen zu können.
Zusammen mit Danièle Ryman war sie die erste

Frau, die die gesundheitlichen und schönheitsfördernden Eigenschaften der ätherischen Öle dem interessierten Publikum vorstellte. Bühnen- und Leinwandstars ließen sich von ihnen behandeln.

Am 25. September 1968 starb die fleißige und unermüdliche Marguerite Maury an einem Hirnschlag, sie wurde in der Schweiz begraben.

Rodolphe Balz

Rodolphe Balz kam 1944 in Genf (Schweiz) zur Welt. Nachdem er Soziologie und Geographie studierte, versuchte er im Rahmen seiner Tätigkeit als Lehrer eine ganzheitliche Annäherung des Menschen an seine Umwelt zu ergründen. Er interessierte sich bereits lange für medizinische Pflanzen und ließ sich von schweizerischen und französischen Naturheilkundlern in diesem Gebiet ausbilden. Seit Anfang der achtziger Jahre arbeitet Balz im französischen Departement Drome, wo er biologischen Anbau von medizinischen und aromatischen Pflanzen betreibt. Er destilliert hier auch und erforscht die therapeutischen Eigenschaften seiner Pflanzen. Nicht nur die Humanmedizin wird bei seinen Studien berücksichtigt, sondern auch die Heilkunde an Tieren und die Pflege von Pflanzen (zum Beispiel Schädlingseindämmung mit Hilfe von ätherischen Ölen).

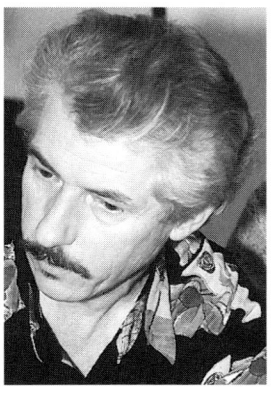

Phillippe Mailhebiau

Phillippe Mailhebiau stellt in Vallesvilles, Süd-Frankreich, ätherische Öle her (Sunarom) und beschäftigt sich seit über fünfzehn Jahren mit der feinstofflichen Wirkung der ätherischen Öle sowie mit der Charakterologie einzelner Öle. In seinem Buch „La Nouvelle Aromathérapie" ordnet er anhand ausführlicher Monographien von 21 Duftpflanzen diese menschlichen Charakteren oder Stimmungslagen zu. Für ihn ist der Geist der Pflanze die Brücke zur feinstofflichen Welt. Seine Pflanzen werden deshalb von der Aussaat bis zur Ernte sehr sorgfältig behandelt,

z. B. spielt der Mondstand bei der Destillation eine wichtige Rolle.

Seit über fünfundzwanzig Jahren beschäftigt sich der studierte Naturwissenschaftler mit ätherischen Ölen. Er lehrt Aromakunde an der Sorbonne. Für Mailhebiau ist es nicht nur wichtig, die Erreger einer bestimmten Krankheit zu bekämpfen, sondern das „Terrain" des kranken Individuums, das heißt, den Erregern soll zum Beispiel das übersäuerte Umfeld oder das geschwächte Immunsystem entzogen werden, so daß die optimalen Selbstheilungskräfte wieder einsetzen können. Dazu gehört auch, den psychischen Zustand mit ätherischen Ölen zu stabilisieren.

Mailhebiau ist Herausgeber des jährlich erscheinenden, zweisprachigen Kompendiums „Les Cahiers de l'Aromathérapie".

Daniel Pénoël

Dr. Daniel Pénoël ist praktischer Arzt und Homöopath, der in Süd-Frankreich praktiziert. Er veröffentlichte 1990 ein Standard-Werk zusammen mit französischen Kollegen: „L´Aromathérapie Exactement", in dem die naturwissenschaftlichen Grundlagen der Aromatherapie sehr präzise dargestellt werden. Dieses sowie seine anderen Bücher sind nicht ins Deutsche übersetzt. Er gibt Seminare für die Schule von Shirley Price und ist international tätig.

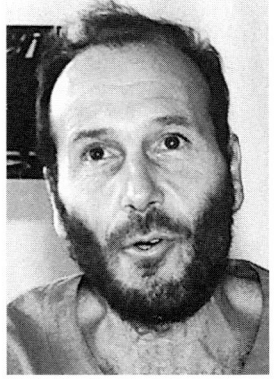

Italien

Paolo Rovesti

Paolo Rovesti lebte von 1902 bis 1983. Er studierte in Genua Chemie und Pharmazie und legte als Begründer der Osmologie (griechisch, osme – Duft) den Grundstein für die heutige Psychologische Aroma-Forschung.

Ein zweijähriger Forschungsaufenthalt in der Wildnis Äthiopiens und die dortige Destillation von Pflanzen in tragbaren, direkt befeuerbaren Destilliergeräten prägten sein berufliches und persönliches Leben nachhaltig. Rovesti ist Autor zahlreicher Veröffentlichungen über ätherische

Öle, Pflanzenchemie und funktionelle Kosmetik. Er machte weite Forschungsreisen in alle Welt, um verlorengegangene Zeugen alter Duftkulturen aufzuspüren. Zusammen mit Kollegen entdeckte er das älteste bisher bekannte Destilliergerät der Welt in einem Museum in Taxila, Nordpakistan. Der etwa 5000 Jahre alte Apparat aus Terrakotta stand in dem Museum – als Wasserreinigungsgerät verkannt.

In Paris gründete Rovesti zusammen mit Prof. Sabetay die *Akademie für Osmologie*.

Großbritannien

Micheline Arcier

Seit fast 40 Jahren praktiziert sie Aromatherapie. Zwei Menschen beeinflußten sie auf ihrem Weg: sie traf Marguerite Maury 1959 und Jean Valnet half ihr ab 1964 den medizinischen Hintergrund zu verstehen.

In London gründete sie eine Klinik in der William-Street, die ihre Tochter Marie-Christine leitet. Zudem lehrt sie, forscht und entwickelt neue Produkte.

Patricia Davis

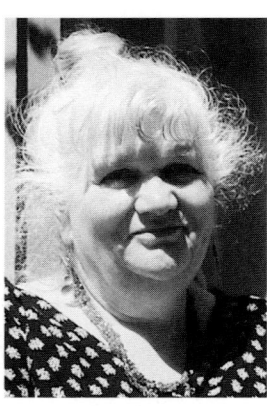

Patricia Davis ist eine der führenden Vertreterinnen der britischen Aromatherapie. Ihre erste Erfahrung mit der Aromatherapie hatte sie in jungen Jahren als Ballett-Studentin in Paris, wo sie später lange Jahre Ballett lehrte und ihre vier Kinder erzog.

Sie war Mitbegründerin der „International Federation of Aromatherapists" und gründete 1982 die „London School of Aromatherapy", die ihre Tochter jetzt leitet. Ihr Buch „Aromatherapy, An A–Z" ist auch in Deutschland zu einem der Standardwerke geworden. Sie lebt nun zurückgezogen auf dem Lande und widmet sich vor allem der Malerei und Ihren Enkeln.

Julia Lawless

Ihr Werdegang wurde geprägt durch ihre finnische Mutter Kerttu, die sich als Biologiestudentin mit ätherischen Ölen beschäftigte, worüber sie auch ihre Diplomarbeit schrieb. Julia studierte westliche und asiatische Pflanzenheilkunde und beschäftigte sich zusammen mit ihrer Mutter vorwiegend mit der wissenschaftlichen Erforschung der natürlichen Duftstoffe. Sie hatten dadurch intensive Kontakte zu Anbauern und Produzenten und wurden immer öfter gebeten, auch Öle zu verkaufen, was sie ab 1970 über ein Geschäft in London durchführten. Durch ihre Heirat 1988 mit Alec Lawless wurde ihre geschäftliche Tätigkeit professioneller, ihre Firma bekam einen Namen „Aqua Oleum" und sie begann bald, ihr vielfältiges Wissen aufzuschreiben. Mittlerweile ist auch in Deutschland ihr ausgezeichnetes Standardwerk „Die Illustrierte Enzyklopädie der Aromaöle" erschienen.

Shirley Price

Shirley Price ist eine der sehr aktiven Aromatherapeutinnen in Großbritannien. Sie kommt ursprünglich aus der Kosmetik- und Haarpflegebranche. Sie wurde durch diverse Bücher bekannt, so daß ihre Schule „Shirley Price International College of Aromatherapy" mittlerweile

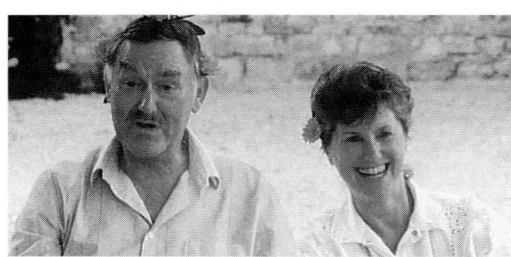

internationalen Zulauf hat. Sie gibt viele, sehr praxisorientierte Seminare über Aroma-Massage auch im Ausland, meistens begleitet und unterstützt durch ihren Mann Len. Ihre engere Zusammenarbeit mit dem französischen Arzt Dr. Daniel Pénoël ist in Großbritannien nicht unumstritten, da sie nun auch die verantwortungsvolle innerliche Anwendung der ätherischen Öle lehrt. Sie veröffentlichte mehrere Bücher, zusammen mit ihrem Mann schrieb sie 1995 das Fachbuch „Aromatherapy for Health Professionals", das sich an Angehörige der medizinischen Berufe wendet.

Danièle Ryman

Danièle Ryman wurde in Cahors in Frankreich geboren. Mit 20 Jahren traf sie Marguerite

Maury, deren Schülerin und geistige Erbin sie nach dem Tod von Madame Maury 1968 – gerade 25jährig – wurde. Sie ging nach Großbritannien und eröffnete dort die „Marguerite Maury Klinik" in London. Seit Anfang der sechziger Jahre praktiziert sie Aromatherapie.

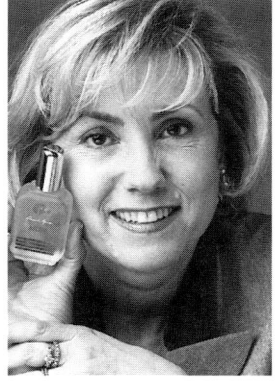

In England wurde sie in den letzten Jahren einer breiten Öffentlichkeit bekannt, da sie für einen neuen Komfort der First- und Clubclass-Passagiere der British Airways sorgt. Im Rahmen ihres „Well Being in the Air Programme" werden die Reisenden seit drei Jahren mit einem aromatischen Gesichtsspray, einem speziellen Feuchtigkeitsgel und mit beruhigenden Augenkompressen versorgt.

Sie reist viel in der Welt herum, um neue ätherische Öle und Pflanzenextrakte kennenzulernen. In ihrem Labor in London arbeitet sie an Rezepturen für neue aromatische Produkte.

Robert Tisserand

Robert Tisserand ist es zu verdanken, daß das erste deutschsprachige Buch über Aromatherapie auf dem deutschen Markt erschien: die Übersetzung von „The Art of Aromatherapy" (1977). Der Physiotherapeut betont, daß die ätherischen Öle das Gemüt eines Patienten subtil, aber dennoch sehr stark beeinflussen, stärker als die bisher bekannte Pflanzenheilkunde. Im Gegensatz zu den französischen Therapeuten empfiehlt

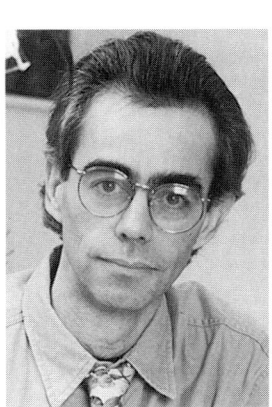

er die Anwendung der Massage und dazu empfiehlt er eine rundherum gesündere Lebensweise, z. B. legt er Wert auf eine gesunde Ernährung und auf die Pflege der geistigen Werte. Er ist vom östlichen Gedankengut in der Heilkunde beeinflußt.

Tisserand ist Mitbegründer der „International Federation of Aromatherapists" (IFA), organisiert mit seinen zahlreichen Mitarbeitern eine alle zwei Jahre stattfindende Aroma-Konferenz und ist Herausgeber des „International Journal of Aromatherapy". Sein neuestes Buch „Essential Oil Safety", das er 1995 zusammen mit dem Chemiker Tony Balacs schrieb, ist das einzige umfassende Werk zu den aktuellen Forschungsergebnissen, die Risiko und Sicherheit der ätherischen Öle betreffen.

Valerie Ann Worwood

Valerie Ann Worwood ist eine der bekanntesten Aromatherapeutinnen in Großbritannien. Sie schrieb mehrere Bücher, leitet eine eigene Klinik in Romford, Essex, und ist sehr aktiv bei der „International Federation of Aromatherapists". Sie lehrt regelmäßig im Ausland, vor allem in der Schweiz, wo sie sieben Jahre gelebt hat.

USA

Marcel Lavabre

Der Franzose Marcel Lavabre ist Autor des Buches „ Mit Düften heilen". Er ist Gründer der 1987 entstandenen „American Aromatherapy Association" in Kalifornien.

Kurt Schnaubelt

Der Chemiker Dr. Kurt Schnaubelt studierte an der Technischen Universität München und entwickelte bis 1982 Forschungsprojekte für eine große deutsche Firma. 1983 wurde er auf die medizinische Aromatherapie aufmerksam und interessierte sich insbesondere für die Inhaltsstoffe der ätherischen Öle. Nach einer Ausbildung in medizinischer Aromatherapie in Frankreich gründete er eine der ersten amerikanischen Firmen, die Öle in die USA importierte.

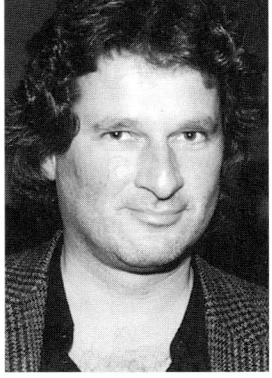

Er war Mitbegründer der „American Aromatherapy Association" und gründete später das „Pacific Institute of Aromatherapy in San Rafael, Kalifornien. Systematische Forschung mit ätherischen Ölen, insbesondere ihre Wirkung auf Viren, liegt ihm am Herzen. Er ist Autor des Buches „Neue Aromatherapie".

Deutschsprachiger Raum

Inge Andres

Inge Andres ist Diplom-Pädagogin und Gesundheitspädagogin, sie erlernte die Aromatherapie bei langjährigen Aufenthalten in Frankreich, wo sie vom Anbau über die Destillation bis zum Verkauf die Arbeit mit ätherischen Ölen kennenlernte. Sie gründete die Firma *La Balance* in Leutkirch im Allgäu, wo sie neben sehr hochwertigen ätherischen Ölen auch Ausbildungen zur(m) „Ganzheitlichen DuftberaterIn" anbietet. Ihr fundiertes Wissen gibt sie im reich illustrierten Buch „Die ganzheitliche Duftberatung" weiter.

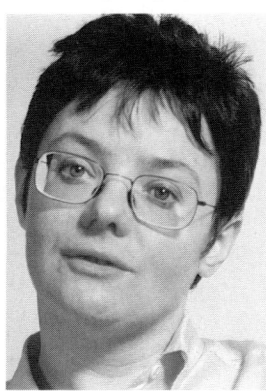

Ruth von Braunschweig

Die Heilpraktikerin und Diplom-Biologin Ruth von Braunschweig ist durch zahlreiche Vorträge, Fachartikel und ihr Buch „Teebaum-Öle" eine der bekanntesten deutschen Spezialistinnen für ätherische Öle. Sie studierte zudem Biologie und absolvierte eine Ausbildung zur Kosmetikerin. In ihrer Praxis behandelt sie seit 1987 mit dem Schwerpunkt Aromatherapie bei Hautproblemen und Streßbewältigung.

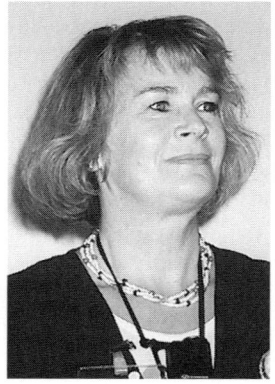

Susanne Fischer-Rizzi

Susanne Fischer-Rizzi wurde 1953 in Stuttgart geboren. Nach einem Studium der Philosophie absolvierte sie eine dreijährige Heilpraktiker-Ausbildung in München. Seit fast zwanzig Jahren beschäftigt sie sich mit Heilkräutern und ätherischen Ölen. Tibetische und indianische Heiler und Heilerinnen sowie deutsche Naturheilkundler und Heilpflanzenkundige prägten ihren Weg. Sie ist die erste deutsche Autorin eines Buches über Aromatherapie: „Dufterlebnisse" (1987) und später wurde ihr ausführliches Werk „Himmlische Düfte" (1989) zum bekanntesten Buch über Düfte in Deutschland. Es wurde auch in mehrere Sprachen übersetzt. Sie war Gründerin der Firma *Primavera* und Gründungsmitglied des Vereins „Forum Essenzia". In ihrer Schule „Arven" im Allgäu lehrt Susanne Fischer-Rizzi die Aromatherapie auf der Grundlage der klassischen Naturheilkunde, sie legt auch Wert auf die Phyto-Aromatherapie und auf eine umfassende botanische Schulung. Sie bietet zudem Kurse über Aromatherapie in der Hospizarbeit, über Heilpflanzen und über die Kunst des Räucherns an.

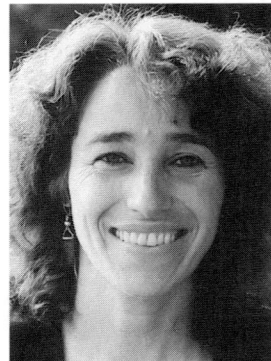

Dietrich Gümbel

Der Biologe Dr. Dietrich Gümbel wurde 1943 in Königsberg/Ostpreußen geboren, er studierte in Bonn Biologie und Geographie und promovierte 1975 an der Universität Gießen zum Dr. rer. nat. Er veröffentlichte 1984 das erste deutsche Buch zu Aromatherapie: „Ganzheitsmedizinische Hauttherapie mit Heilkräuter-Essenzen", es wendet sich an ein medizinisch geschultes Publikum. Er stellt hier Entsprechungen zwischen den ätherische Öle liefernden Pflanzenteilen und den drei Schichten der Haut sowie den drei Haupt-Körperabschnitten vor. In der Therapie verwendet er nur dreizehn ätherische Öle, nach seiner Meinung decken diese das komplette Wirkungsspektrum ab. Gümbel betreibt zusammen mit seiner Frau Barbara ein Kosmetik-Ausbildungs-Institut in Frankreich.

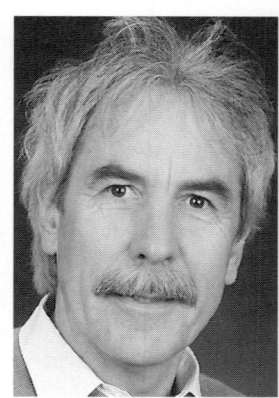

Martin Henglein

Martin Henglein wurde 1953 in Heidelberg geboren, er studierte in Berlin vergleichende Literaturwissenschaften und erlernte in London anschließend den Beruf des Physiotherapeuten. Er studierte dort zudem Traditionelle Chinesische Medizin in der Liu-Klinik. In

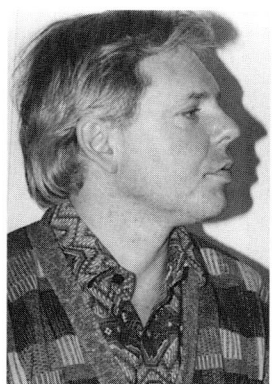

Frankreich wurde er von Prof. Arnould-Taylour zum Aromatherapeuten ausgebildet. Dort leitete er ein Zentrum für Naturheilmethoden. Er absolvierte ferner eine zweieinhalbjährige Ausbildung zum Heilpraktiker in München.
Martin Henglein veröffentlichte 1985 das Buch „Die heilende Kraft der Wohlgerüche und Essenzen". Henglein gründete den Verein „Veroma" mit Sitz in der Schweiz und bietet in seiner „ISAO Internationale Schule für Aromatologie und Osmologie" Ausbildungen an.

Erich Keller

Erich Keller, Jahrgang 1949, arbeitete zunächst als Betriebswirt, wandte sich dann verschiedensten therapeutischen Richtungen zu, lebte und arbeitete in spirituellen und therapeutischen Kommunen und beschäftigt sich seit 1988 mit der Aromatherapie. Er gibt Kurse, berät Unternehmen und hat zahlreiche Bücher zum Thema Düfte und Aromatherapie veröffentlicht.

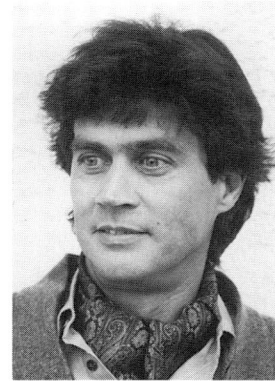

René Strassmann

René Strassmann ist ausgebildeter Drogist und Dozent an seiner Schule für angewandte Pflanzen- und Duftheilkunde „Adova" in Luzern. Er wurde bekannt durch seine inspirierenden Bücher „Baumheilkunde" und „Duftheilkunde".

Dietrich Wabner

Professor Dr. Dr. Dietrich Wabner ist zwar (noch) kein Buchautor, dafür hat er als Experte für ätherische Öle unzählige Vorträge im In- und Ausland gehalten.

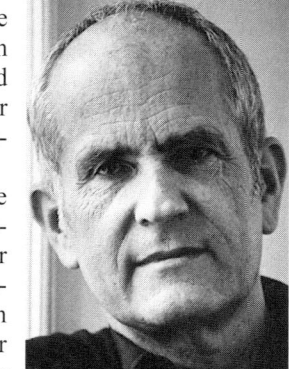

Vor allem die Rose mit ihren ätherischen Ölen und Absolues sind der Gegenstand vieler seiner Veröffentlichungen.
Seine Vorlesungsreihe „Etherische Öle für Heilberufe" findet nicht nur bei Münchner Aroma-Interessenten großen Anklang (während der Vorlesungszeit immer donnerstags, 13–15 Uhr, Klinikum Biederstein, Hörsaal F, Bau 608, München).
Der Chemiker Wabner ist Präsident von NORA (Natural Oils Research Association) und Ehrenmitglied der IFA (International Federation of Aromatherapists).

Monika Werner

Monika Werner machte 1969 ihr Staatsexamen als Kinderkrankenschwester, sie arbeitete als Anästhesieschwester in der Neurochirurgie im Klinikum Großhadern und als Heilpraktikerin in einer naturheilkundlichen Gemeinschaftspraxis. Seit 1987 hat sie eine eigene Praxis in München.
Seit 1986 beschäftigt sie sich mit Aromatherapie, war 1992 Gründungsmitglied des Vereins „Forum Essenzia e.V." und ist erste Vorsitzende. In Südfrankreich initiierte sie die Einrichtung der „Académie du Midi des Aromes", eine einwöchige Fortbildungsveranstaltung mit

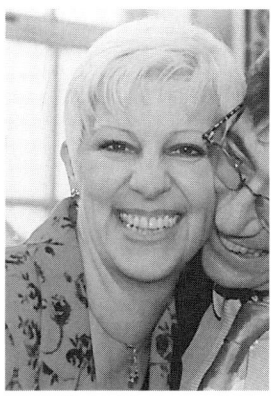

Aromaexperten und -therapeuten aus mehreren Ländern. Ihr praktisch orientiertes Wissen gibt sie in zahlreichen Kursen weiter, sie schrieb auch mehrere Bücher, unter anderem den Ratgeber „Ätherische Öle".

7.2 Quellenangaben

Andres, Inge: Die ganzheitliche Duftberatung. Falken Verlag, Niedernhausen 1995

Balacs, Tony & Tisserand, Robert: Essential Oil Safety. Churchill Livingstone, GB-Edinburgh 1995 (11)

Balacs, Tony: Dermal Crossing. In: The International Journal of Aromatherapy Vol. 4-2, Aromatherapy Publications, GB-Hove 1992 (22)

Balacs, Tony & Tisserand, Robert: May Chang. In: The International Journal of Aromatherapy, Vol. 4-3, Aromatherapy Publications, GB-Hove 1992 (8)

Balz, Rodolphe: Ätherische Öle. Windpferd Verlag, Aitrang 1994 (10)

Bärtels, Andreas: Farbatlas Tropenpflanzen. Ulmer Verlag, Stuttgart 1993

Becht, Stefan und Legath, Jürgen: Das große Buch vom Öl. AT Verlag Aarau 1989

Braunschweig, Ruth von: Teebaum-Öle. Gräfe und Unzer Verlag, München 1996 (12)

Braunschweig, Ruth von: Keine Angst vor Ketonen in Forum Essenzia München, Heft 2/1995 (19)

Budwig, Johanna: Das Fett-Syndrom. Hyperion-Verlag, Frankfurt 1994 (25)

Bustos, Maximiliano: Les Huiles Thérapeutiques. Editions Recto Verseau, CH-Romont (o. D.) (26)

Campenhausen, Christoph von: Die Sinne des Menschen. Thieme Verlag, Stuttgart 1981

Collin, Patrick: Firma Echinops Huile Essentielles et Hydrolats, F-Luc sur Aude (3)

Collin, Patrick: Calophyllum Inophyllum, in Forum Essenzia, München 1/96 (27)

del Degan, Peter: Das Ölbuch. Mosaik Verlag, München 1988

Dierssen, Ingrid: Düfte helfen heilen. Hallwag Verlag, Ostfildern 1997

Encke, Dr. h.c. Fritz; Buchheim, Dr. Günther Buchheim; Seybold, Prof. Dr. Siegmund: Zander – Handwörterbuch der Pflanzennamen. Verlag Eugen Ulmer, Stuttgart 1994

Fresenius, Dr. Werner; Niklas, Dr. Herbert; Schilcher, Prof. Dr. Heinz: Freiverkäufliche Arzneimittel. Wissenschaftliche Verlagsanstalt, Stuttgart 1985

Gattefossé, Marcel: René Maurice Gattefossé. In The International Journal of Aromatherapy Vol. 4-4, Aromatherapy Publications, GB-Hove 1992 (30)

Görlich Handels-GmbH: Analysenzertifikate Öle. Wasserburg 1996

Gümbel, Dr. Dietrich: Gesunde Haut mit Heilkräuter-Essenzen. Haug Verlag, Heidelberg 1989 (21)

Häringer, Erwin: Hahnemann und das Riechen, in Forum Essenzia 1/1994 München

Henry Lamotte GmbH: Produktinformation Öle. Bremen 1996

Herer, Jack; Bröckers, Mathias; Katalyse Institut für angewandte Umweltforschung: Hanf. Zweitausendeins, Frankfurt 1994

Kapit, Wynn & Elson, Lawrence: Anatomie Malatlas. Arcis Verlag, München 1989

Kapit, Wynn & Macey, Robert; Meisami, Esmail: Physiologie Malatlas. Arcis Verlag, München 1992

Karsten, Hermann: Duft-Farb-Ton-Therapie bei psychosomatischen Erkrankungen. Haug Verlag, Heidelberg 1983

Kerner, Dagny & Imre: Der Ruf der Rose. Verlag Kiepenheuer & Witsch, Köln 1992

Kousmine, Catherine: Gesundheit auf dem Teller. Delachaux & Niestlé S.A., CH-Neuchatel 1984 (29)

Krack, Niels: Nasale Reflex-Therapie mit ätherischen Ölen. Haug Verlag, Heidelberg 1987

Lawless, Julia: Die Illustrierte Enzyklopädie der Aromaöle. Scherz Verlag, München 1996 (13)

Lawless, Julia: Aromatherapy and the Mind. Thorsons, London 1994

Leube, Ute & Nübling, Kurt Ludwig: Firma Primavera Life, D-87477 Sulzberg (5)

Lennerts, Leonhard: Ölschrote, Ölkuchenpflanzliche Öle und Fette. Verlag Alfred Strothe, Hannover 1984

Lindenmann, Hans-Peter: Galerie der Düfte. Seite 84–87, Maienfels11996

Lurija, Alexander: Das Gehirn in Aktion. Rowohlt Verlag, Reinbek 1996

Franchomme, Pierre & Pénoël, Daniel: L'Aromathérapie Exactement. Edition Roger Jollois, Limoges 1990 (1)

Grochowiak, Klaus: Das NLP Practitioner Handbuch. Junfermann Verlag, Paderborn 1995

McMahon, Christopher: Indian Attars, in The International Journal of Aromatherapie, Vol.7-4, Aromatherapy Publications, GB-Hove 1996 (18)

Mailhebiau, Philippe: La Nouvelle Aromatherapie. Editions Jakin, Etoile-sur-Rhône 1994 (6)

Mailhebiau, Philippe: Les Cahiers de l'Aromatherapie. Editions Jakin, Etoile-sur-Rhône Heft 1/1995 & 2/1996

Maelicke, Alfred (Hrsg.): Vom Reiz der Sinne. VCH Verlagsgesellschaft, Weinheim 1990

Maguire, Anne: Vom Sinn der kranken Sinne. Walter Verlag, Solothurn und Düsseldorf, 1993

Martinetz, Dieter; Lohs, Karlheinz; Janzen, Jörg: Weihrauch und Myrrhe. Wissenschaftliche Verlagsgesellschaft, Stuttgart 1989

Mirwald, Bernhard: Firma Neumond, D-82211 Herrsching

Ohloff, Günther: Irdische Düfte – Himmlische Lust. Birkhäuser Verlag, Basel 1992 (17)

Ornstein, Robert & Thompson, Richard: Unser Gehirn: das lebendige Labyrinth. Rowohlt. Reinbek 1986

Price, Len & Shirley: Aromatherapy for Health Professionals. Churchill Livingstone, GB-Edinburgh 1995 (2)
Pschyrembel Klinisches Wörterbuch. Walter de Gruyter Verlag, Berlin 1986
Pschyrembel Wörterbuch Naturheilverfahren. Walter de Gruyter Verlag, Berlin 1996
Pütz, Jean & Niklas, Christine: Betörende Parfums Heilende Düfte. vgs Verlagsgesellschaft, Köln 1993
Pütz, Jean und Niklas, Christine: Cremes und sanfte Seifen. vgs Verlagsgesellschaft, Köln 1989
Pütz, Jean und Niklas, Christine: Das Lexikon der sanften Kosmetik. vgs Verlagsgesellschaft, Köln 1988
Rapunzel Naturkost: Broschüre über Speiseöle Nr. 4, Legau 1996
Richter, Isolde: Lehrbuch für Heilpraktiker. Urban und Schwarzenberg Verlag, München 1990
Roulier, Guy: Les Huiles Essentielles pour votre Santé, Editions Dangles, F-St.-Jean-de-Braye 1990 (15)
Sanderson, Helen; Harrison, Jane; Price, Shirley: Aromatherapy and Massage for People with Learning Difficulties. Hands On Publishing, GB-Birmingham 1991
Schäffler, Arne & Schmidt, Sabine: Mensch Körper Krankheit. Jungjohann Verlag, Neckarsulm 1995
Scherneck, Sigrun: Firma La Florina, D-36369 Lautertal (4)
Schimmelschmidt, Reiner: Produktinformation Schwarzkümmelöl. Höchst/Odw. 1996
Schleicher, Peter: Natürlich heilen mit Schwarzkümmelöl. Südwest Verlag, München 1996
Schmidt, Loki: Die botanischen Gärten in Deutschland. Hoffmann und Campe, Hamburg 1997
Schnaubelt, Kurt: Neue Aromatherapie. vgs Verlag, Köln 1995 (9)
Schnaubelt, Kurt: Aromatherapy and Chronical Viral Infections, in: Aroma'93 – Conference Proceedings, Aromatherapy Publications, GB-Hove 1994
Schmidt, Erich: Ein Lavendelöl ist ein Lavendelöl ist ein Lavendelöl – oder doch nicht? in Forum Essenzia München, Heft 1/1996 (7)
Schneider, E.: Nachtkerzen-Öl. Verlag Natur und Gesundheit, Bruckmühl 1988
Schneider, Georg: Pharmazeutische Biologie. BI Wissenschaftsverlag
Schröder, Rudolf: Kaffee, Tee und Kardamom. Ulmer Verlag, Stuttgart 1991
Schwab, Axel: Jojoba. Ledermann Verlag, Bad Wörishofen 1981
Sellar, Wanda: The Directory of Essential Oils. C.W. Daniel Company, GB-Essex 1992 (14)
Speckmann, Erwin-Joseph, Wittkowski, Werner: Bau und Funktionen des menschlichen Körpers. Urban & Schwarzenberg, München 1994
Stadelmann; Ingeborg: Die Hebammensprechstunde. Eigenverlag, Ermengerst/Allgäu 1994

Thews, Prof. Dr. Gerhard; Mutschler, Prof. Dr. Ernst; Vaupel, Prof. Dr. Peter: Anatomie, Physiologie, Pathophysiologie des Menschen. Wissenschaftliche Verlagsanstalt, Stuttgart 1989
Thomson, Paul H.: Jojoba Handbook. Bonsall Publications, Bonsall 1978
Tisserand, Robert: New Perspectives on Essential Oil Safety, in: Aroma'95 – Conference Proceedings, Aromatherapy Publications, GB-Hove 1995 (20)
Tisserand, Robert: In Profile Peter Wilde, in The International Journal of Aromatherapy, Vol.6-2, Aromatherapy Publications, GB-Hove 1994
Titze, Dr. med Olaf & Söffker-Ziolkowski: Pflanzliche Öle, in Weleda Nachrichten 204 D, Schwäbisch Gmünd 1996 (23)
Ulmer, Günter: Heilende Öle. Günter Albert Ulmer Verlag, Tuningen 1997
van Toller, Steve & Dodd, George: Perfumery The Psychology and Biology of Fragrance. Chapman and Hall, GB-London 1988
Vroon, Piet: Psychologie der Düfte. Kreuz Verlag, Zürich, 1996 (24)
Wolz, Dietmar: Vertrauen ist gut. Ist Kontrolle besser? in Forum Essenzia München, Heft 2/94
Yermanos, D.M.: Jojoba. University of California, Riverside 1982 (28)

Fotonachweis: bis auf folgende Fotos alle Fotos und Zeichnungen Copyright Eliane Zimmermann:
Inge Andres, Susanne Fischer-Rizzi, Erich Keller, Dietrich Gümbel, Robert Tisserand, Dietrich Wabner: Copyright bei ihnen selbst, Shirley und Len Price: Copyright Christel Füssel, Ylang Ylang Destillation: Albrecht Schäfer

7.3 Literatur-empfehlungen

Ursprünge
Gattefossé, René-Maurice: Aromatherapie. AT Verlag Aarau
Rovesti, Paolo & Fischer-Rizzi, Susanne (Hrsg.): Auf der Suche nach den verlorenen Düften. Irisiana Verlag München
Valnet, Jean: Aromatherapie. Heyne Verlag München

Überblick
Andres, Inge: Die ganzheitliche Duftberatung. Falken Verlag Niedernhausen
Dierssen, Ingrid: Düfte helfen heilen. Hallwag Verlag Ostfildern
Fischer-Rizzi, Susanne: Himmlische Düfte. Irisiana Verlag München

Lawless, Julia: Illustrierte Enzyklopädie der ätherischen Öle. Scherz Verlag München

Ryman, Danièle: Heilen mit Aroma-Ölen. Knaur Verlag München

Strassmann, René: Duftheilkunde. AT Verlag Aarau

Werner, Monika: Ätherische Öle. Gräfe & Unzer Verlag München

Hintergründe

Balz, Rodolphe: Ätherische Öle – Heilkräftige Essenzen. Windpferd Verlag Aitrang

Grimm, Hans-Ullrich: Die Suppe lügt – Die schöne neue Welt des Essens. Klett-Cotta Verlag Stuttgart

Schnaubelt, Kurt: Neue Aromatherapie. vgs Verlag Köln

Kinder

Jermann, Iris: Immer der Nase nach. Someo Verlag Kaufbeuren

Stadelmann, Inge: Hebammensprechstunde. Eigenverlag Ermengerst/Allg.

Psyche

Lake, Max: Duft und Sinnlichkeit. Irisiana Verlag München

Pollmer, Udo, Fock, Andrea, Gonder, Ulrike, Haug, Karin: Liebe geht durch die Nase. Kiepenheuer & Witsch Köln

Vroon, Piet: Psychologie der Düfte. Kreuz Verlag Stuttgart

Liebe

Gisela Krahl & Andrea Riepe: Wonnestunden. Wunderlich Verlag Reinbek

Pflanzen

Dittrich, Bernd: Duftpflanzen. BLV Verlagsgesellschaft München

Huxley, Anthony: Das phantastische Leben der Pflanzen. dtv Verlag München

Kerner, Dagny und Imre: Der Ruf der Rose. Verlag Kiepenheuer & Witsch Köln

Milo Ohrbach, Barbara: Kräuter- und Blütendüfte im Haus. DuMont Verlag Köln

Schmidt, Loki: Die botanischen Gärten in Deutschland. Hoffmann und Campe Hamburg

Tompkins, Peter und Bird, Christopher: Das Geheime Leben der Pflanzen. Fischer Taschenbuch Verlag Frankfurt

Teebaumöl-Boom

Braunschweig, Ruth von: Teebaum-Öle. Gräfe & Unzer Verlag München

Diedrich, Carl-Michael: Das Teebaumöl-Praxisbuch. Scherz Verlag München

Aroma-Küche

Kettenring, Maria: Aromaküche. Joy Verlag Sulzberg

Werner, Monika: Kochen mit ätherischen Ölen. Gräfe & Unzer Verlag München

Roman

Süßkind, Patrick: Das Parfum. Diogenes Verlag Zürich

Preiswert

Brühwiler, Christoph: Die kleine Duftfibel. Eigenverlag Cham (CH)

Fischer-Rizzi, Susanne: Dufterlebnisse. Irisiana Verlag München

Primavera Life: Was Sie schon immer über ätherische Öle wissen wollten. Eigenverlag Sulzberg

Rieder, Dr. Renate & Wollner, Fred: Duftführer. Eigenverlag Oy-Mittelberg

Massage

Arcier, Micheline: Wohltat der Düfte. Mosaik

Fischer-Rizzi, Susanne: Aroma-Massage. Irisiana Verlag München

Werner, Monika: Sanfte Massage mit ätherischen Ölen. Gräfe & Unzer München

7.4 Fremdwörter von A–Z

abortiv – eine Fehlgeburt herbeiführend; auch: unfertig

Absolue – Duftstoff einer Pflanze, der mit einem leichtflüchtigen Lösungsmittel (z. B. Hexan) extrahiert wurde, es ist meistens zähflüssiger als ein ätherisches Öl und enthält oft noch natürliche Farbstoffe

adstringierend – zusammenziehend (z. B. ziehen sich Schleimhäute zusammen, sodaß Blutungen, Schleimproduktion oder Durchfälle verschwinden)

Amenorrhoe – Ausbleiben der Regel (keine Schwangerschaft)

analgetisch – (gr. algos: Schmerz) die Schmerzempfindung aufhebend

anaphrodisisch – den sexuellen Trieb reduzierend oder ausschaltend

anaphylaktischer Schock – Kreislaufregulationsstörung, die Sekunden bis Minuten nach Kontakt mit einem Antigen eintritt (großflächige Hautrötung, Atemnot, Erbrechen, Schweißausbruch); Flachlagerung erforderlich

Anatomie – (gr. zerschneiden) Lehre vom Bau der Körperteile

Anosmie – Riechvermögen nicht mehr vorhanden

anthelminthisch – Parasiten (z. B. Würmer) vertreibend, abtötend

antibakteriell – bakterizid oder bakteriostatisch; gegen Bakterien

Antigen – von *anti*somato*gen*, Substanz, die in einem Organismus eine Immunreaktion auslöst

antikoagulativ – die Verklumpung (Gerinnung) des Blutes verhindernd

Antikörper – vom Abwehrsystem produzierter Abwehrstoff, der sich an die eindringenden Antigene anlagert, z. B. IgA = Immunglobulin A

antimykotisch – fungizid oder fungistatisch

antiphlogistisch – entzündungswidrig, entzündungshemmend, wirkt gegen Fieber

antipyretisch – fiebersenkend

antiseptisch – keimabtötend (gr. sepsis: Fäulnis)

antispasmodisch – auch spasmolytisch, krampflösend

antiviral – gegen Viren gerichtet, Viren schwächend, deren Vermehrung verhindernd

aphrodisisch – den sexuellen Trieb anregend

aquaretisch – die Harnausscheidung fördernd, „entwässernd" ohne Elektrolytverluste

Arterie – Schlagader

articulatio – Gelenk (articulationes = Mehrzahl)

Asthenie – geistiger und körperlicher Erschöpfungszustand

Atrophie – Rückbildung von primär normal entwickeltem Gewebe, von Organen oder von Zellen

Aminosäure – Grundmolekül der Eiweiße

autonom – selbständig

Bacillus – (lat. baculus: Stab, Stock) Gattungsbegriff für grampositive, aerobe, Sporen bildende Stäbchenbakterien

Bakterien – einzellige Kleinlebewesen in Kugel-, Stäbchen- und Schraubenform. Autotropher oder heterotropher Stoffwechsel, der aerob oder anaerob stattfinden kann

bakteriostatisch – die Vermehrung der Bakterien verhindernd

bakterizid – Bakterien abtötend

benign – gutartig

Bulbus olfactorius – Riechkolben, streichholzkopfgroßer Teil des Großhirns, siehe Riechhirn

Biopsie – Entnahme von Gewebe beim Lebenden

Bradykardie – langsame Schlagfolge des Herzens: Pulsschlag langsamer als 60/Minute, bei 40/Minute Lebensgefahr

carminativ/karminativ – blähungswidrig

Chemotyp – optisch gleichaussehende Pflanzen mit deutlich unterschiedlichen chemischen Bestandteilen und somit unterschiedlichen therapeutischen Indikationen; Abkürzung ct.

cholagog – stimuliert die Kontraktion der Gallenblase, um die Ausschüttung der Gallenflüssigkeit anzuregen

choleretisch – stimuliert die Produktion der Gallenflüssigkeit in der Leber

Ct. – Chemotyp, auch CT oder ct. Schwerpunkt eines bestimmten Inhaltsstoffes bei botanisch identischen Pflanzen, z. B. bei Thymian, Rosmarin, Myrte

DAB – Deutsches Arzneibuch

Dekubitus – Wundliegen (bei Kranken infolge mangelhafter Durchblutung und Druck der Unterlage, das führt zu mangelhafter Ernährung der Gewebe)

Dysmenorrhoe – schmerzhafte oder unregelmäßige Menstruation

Elektrolyt – (im Körperwasser gelöstes) Körpermineral, z. B. Natrium oder Kalium

emmenagog – Menstruation auslösend oder regulierend

Enzyme – Biokatalysatoren, die Prozesse beschleunigen, z. B. bei der Spaltung von Fetten und Eiweißen

Erythrozyten – rote Blutkörperchen

Essenz – durch Expression (z. B. Schalen von Zitrusfrüchten) gewonnener Duftstoff

eubiotisch – heilende, gesunde Prozesse unterstützend

exogen – von außen

expektorativ – auswurffördernd (Schleim in den Atemwegen)

fungistatisch – Vermehrung von Pilzen verhindernd

fungizid – pilzabtötend

funktionelle Gruppe – bei ätherischen Ölen sind dies meistens sauerstoffhaltige Verbindungen, die sich am Terpengerüst befinden, z. B. Alkohole, Aldehyde, Ester, Ketone

gastrointestinal – den Verdauungstrakt betreffend

Gen – Einheit des Erbgutes

Granulozyten – zu den weißen Blutkörperchen gehörende Abwehrzellen

Glykogen – Speicherform des Traubenzuckers

Hämatom – „blauer Fleck"; Bluterguß in Weichteile und Zwischengewebsräume

halluzinogen – Sinnestäuschungen hervorrufend

hepatisch – die Leber betreffend (Hepar = Leber)

Hormon – „Botenstoff", von Hormondrüsen freigesetzt

Hypo – das normale Maß unterschreitend

Hyper – das normale Maß übersteigernd

hyperämisierend – die Durchblutung steigernd

Hypotonus – Druck-, Spannungs- oder Tonuserniedrigung

Hypertonus – Druck-, Spannungs- oder Tonuserhöhung
Hypothalamus – Abschnitt des Zwischenhirns

IFRA – International Fragrance Association
Immunität – angeborene oder erworbene Abwehrkraft gegen Krankheitserreger
Interstitium – Raum außerhalb der Zellen und Gefäße, Zwischenzellraum
Insuffizienz – unzureichende Funktionstüchtigkeit
intrazellulär – innerhalb der Zellen
Isomere – Moleküle, die einen spiegelbildlichen Aufbau zueinander haben (optische Isomere) oder die sich anders im Raum befinden (geometrische Isomere)

Kapillare – kleinstes Blutgefäß
Katarrh – (gr. katarrhein: herabfließen) Entzündung an Schleimhäuten mit Beimengung von viel Schleim
Koagulation – Gerinnung, z. B. durch Hitze, Elektrolyte oder Enzyme
Kolon (Colon) – Dickdarm
kontrahieren – zusammenziehen, z. B. eines Muskels

laktagog – den Milchfluß fördernd
LD 50 – die Dosis, die nötig ist, um in Tierversuchen 50% der Tiere zu vergiften bzw. zu töten (Berechnung: Gramm der Substanz pro Kilogramm Körpergewicht)
Leukozyten – weiße Blutkörperchen (Teil des Immunsystems)
ligamentum – (lat.) Band, (ligamenta = Mehrzahl)
Limbisches System – Das Limbische System ist eine funktionelle Einheit, die aus Strukturen des Großhirns, des Zwischenhirns und des Mittelhirns gebildet wird. Es umgibt die Kerngebiete des Hirnstamms und den Balken wie ein „Saum" (Limbus). Zum L. S. gehören: Mandelkern (Corpus amygdaloideum), Hippocampus, Teile des Hypothalamus. Über den Hypothalamus nehmen die Erregungen des L. S. auf zahlreiche vegetative Organfunktionen Einfluß. Beispiel für den Einfluß des L. S. sind der Durchfall, der Blutdruckanstieg und die erhöhte Herzfrequenz vor einer Prüfung.
litholytisch – Steine auflösend (z. B. Gallen-, Nierensteine)
Lymphozyten – zu den weißen Blutkörperchen gehörende Abwehrzellen

maligne – bösartig
Membran – dünne Scheidewand
Mikroben – Kleinlebewesen; Bakterien, Viren, Protozoen, Myzeten (Fungi)
mimetisch – bewegend, erregend
motorisch – die Bewegung betreffend
mukolytisch – schleimlösend
Mutagen – Substanz, die genetische Veränderungen der DNS hervorrufen kann

Mykosen – Krankheiten, die durch Pilze hervorgerufen werden
Myzeten – Pilze, auch: Fungi

Nekrose – Zelltod (gr. nekros: Tod)
nekrotisieren – Absterben von Geweben oder Organen
nerval – durch das Nervensystem vermittelt
Neuron – Nervenzelle
neurotoxisch – schädigend/giftig auf das Nervensystem wirkend
Neurotransmitter – Überträgersubstanzen/Botenstoffe, die auf dem chemischen Weg Botschaften weiterleiten, z. B. Azetylcholin, Noradrenalin, Serotonin, Dopamin

officinalis – in der Medizin verwendet, im Arzneibuch anerkannt
offizinell – (lat. Werkstatt, Apotheke) Bezeichnung für die in dem Deutschen Arzneibuch (DAB) aufgenommenen, nach gesetzlichen Anweisungen in allen Apotheken vorrätigen Arzneimittel
olfaktorisch – den Geruchsinn betreffend
oral – den Mund betreffend
os – lat. Knochen, Bein (ossa = Mehrzahl), z. B. os costale = Rippenknochen, os sacrum = Kreuzbein

Parasympathikus – „regenerationsorientierter", eher beruhigender Teil des vegetativen Nervensystems
Pathologie – (gr. pathos: Leiden) Lehre vom erkrankten Gewebe und von den Krankheiten
permeabel – durchlässig
pH – Abkürzung für Potenz hydrogenii: Maß für die Wasserstoffionen-Konzentration. Der pH-Wert zeigt die saure, neutrale oder alkalische Reaktion einer Lösung an (1–6 sauer, 7 neutral, 8–14 alkalisch/basisch)
Phagozytose – Freßtätigkeit der Phagozyten (Freßzellen im Blut)
Pheromon – (gr. pherein: tragen) auch Ektohormone genannt, chemische Substanzen, die in sehr geringen Konzentrationen der Kommunikation von Individuen einer Art untereinander dienen und Sozialfunktionen kontrollieren, zum Beispiel Sexuallockstoffe, Markierungsstoffe (Zibet und Moschus), Alarmsubstanzen, Abwehrstoffe, Angriffsstoffe (bei Insekten). Pheromone sind mit Hormonen vergleichbar, ihre Wirkung entfaltet sich jedoch außerhalb des Körpers. Sie verleiten (oder sogar zwingen) ein Tier oder eine Menschen zu einem bestimmten Verhalten.
photosensitivierend – Manche Inhaltsstoffe in ätherischen Ölen, z. B. Kumarine (Bergapten)wirken photosensitivierend, d. h. diese Moleküle besitzen die Fähigkeit, sich an die Melaninzellen der Haut zu binden. Die Melaninzellen absorbieren dadurch wiederum geballt das ultraviolette Licht und verursachen so

– je nach Hauttyp – leichte bis starke verbrennungsartige Reizungen

Physiologie – Körperphysik, die Lehre der Funktionen des Körpers

ppm – parts per million (Maßeinheit)

primär – erstrangig, ohne andere Ursachen

Protein – Eiweiß

processus – lat. Fortsatz

Psychoneuroimmunologie – das Studium der Beziehungen zwischen mentalen Vorgängen, dem Nervensystem und dem Immunsystem des menschlichen Körpers

pulmonal – die Lunge betreffend

reflektorisch – auf dem Reflexwege

respiratorisch – die Atmung betreffend

Rezeptor – Empfänger für bestimmte Reize oder Stoffe

Riechhirn – das Riechhirn ist der sehr alte Teil des Telenzephalons (= Großhirn, Endhirn), der direkte Eingänge vom gleichseitigen Bulbus olfactorius erhält. Über den dorsomedialen Thalamus werden die Informationen an den gleichseitigen orbitofrontalen Kortex und an der Insel (Geruchswahrnehmungen) sowie an die Mandelkerne und den Hypothalamus übergeben. (KLINKE & SILBERNAGL) Das Riechhirn besteht aus etwa 1000 Glomeruli, das sind definierte Zonen für definierte Gerüche

Riechkolben – der vorderste Teil des Riechhirns, siehe unter „Bulbus olfactorius"

sedativ – beruhigend, einen beruhigenden Effekt produzierend

Sekretion – Ausscheidung

sekundär – zweitrangig

sensorisch, sensibel – die Sinne betreffend, empfindungsfähig

Shigellen – gramnegative unbewegliche Stäbchenbakterien (Enterobacteriaceae)

spastisch – verkrampft

spinal – das Rückenmark betreffend

Steroide – Gruppe von Molekülen, zu denen Gallensäuren, Nebennierenrinden- und Sexualhormone, D-Vitamine, Herzglykoside, Pheromone und Sterine (z. B. Cholesterin) gehören

superfizial – oberflächlich

Sympathikus – (gr. sympatein: in Wechselwirkung stehen mit) anregender Teil des vegetativen Nervensystems

Symptom – (Krankheits-) Zeichen

Syndrom – Symptomenkomplex

Synergie – zwei oder mehrere Substanzen zusammen bewirken mehr als die einzelnen Bestandteile

Tachykardie – Steigerung der Herzschlagfrequenz auf über 100/Minute

Telenzephalon – Großhirn, Endhirn. Das Telenzephalon umfaßt die beiden Großhirnhemisphären mit den sie verbindenden Teilen (Lamina terminalis, Corpus callosum, Commissura anterior), die grauen Kerne (Nucleus caudatus, Putamen des Linsenkerns, Corpus amygdaloideum einschließlich Claustrum) sowie die beiden Seitenhirnkammern (Ventriculi laterales) (Pschyrembel)

Thrombozyten – Blutplättchen, scheibenförmige Blutkörperchen, die an der Blutgerinnung beteiligt sind

Tonus – Spannkraft

Varizen – Krampfadern

vegetativ – das autonome/vegetative Nervensystem betreffend (im Gegensatz zum willkürlichen/somatischen Nervensystem)

vegetative Dystonie – auch neurovegetative Dystonie; ein Krankheits- und Beschwerdebild, das durch Fehlregulationen des vom Nervus vagus und Nervus sympathikus gebildeten Nervensystemes entsteht: Funktionsstörungen an verschiedenen Organen, besonders am Kreislauf, an bestimmten Gefäßabschnitten und am Herzen. Es findet sich keine nachweisbare Organschädigung. Symptome: Herzrasen und -klopfen, Unruhe, Beklemmungsgefühle, Schlafstörungen, Schwindelgefühl, Kopfschmerzen, Magendruck, feuchtkalte Hände

Viren – 1881 von LOUIS PASTEUR gebrauchte Bezeichnung für verschiedene Krankheitserreger, die sich nicht durch Teilung vermehren, sondern mit Hilfe von spezifischen Wirtszellen (Parasiten auf genetischem Niveau). Sie sind so klein, daß sie Bakterienfilter passieren können. (Virion: Existenzform eines Virus außerhalb einer Wirtszelle)

viruzid – da nur in vitro möglich: unkorrekt gebrauchter Begriff im Zusammenhang mit lebendigen Organismen, dessen Bedeutung „Viren abtöten" nicht den heutigen Möglichkeiten entspricht. Deshalb sprechen wir korrekterweise von **antiviral**.

ZNS – Zentrales NervenSystem, dazu gehören Gehirn und Rückenmark

zerebral – das Gehirn betreffend

7.5 **Pflanzennamen**

Bei mehreren Nennungen beziehen sich die folgenden lateinischen Namen auf Mitglieder der angesprochenen Pflanzenfamilie, die üblicherweise zur Herstellung von ätherischen Ölen verwendet werden.

Deutsch – Latein

Deutsch	Latein
Ackerminze	Mentha arvensis
Adlerholz (Oud)	Aquilaria agallocha
Ajowan	Trachyspermum ammi
Akazie	Acacia farnesiana
Alant	Inula helenium
Alge	Laminaria digitata
Amyris	Amyris balsamifera
Angelikawurzel	Angelica archangelica
Anis	Pimpinella anisum
Atlas-Zeder	Cedrus atlantica
Baldrian	Valeriana officinalis
Balsamtanne	Apies balsamea
Basilikum	Ocimum basilicum
Bay	Pimenta racemosa
Beifuß	Artemisia vulgaris
Benzoe	Styrax benzoe
Bergamotte	Citrus aurantium var. bergamia
Bergamotteminze	Mentha citrata
Bergbohnenkraut	Satureja montana
Bergkiefer	Pinus mugo
Birke	Betula alleghaniensis
Bittermandel	Prunus dulcis var. amara
Bohnenkraut	Satureja hortensis
Boldo	Peumus boldus
Borneokampfer	Dryobalanops camphora
Blutorange	Citrus sinensis
Brennessel	Urtica dioica
Bucco	Barosma betulina
Cabreuva	Myrocarpus fastigiatus
Cajeput	Melaleuca leucadendra
Cananga	Cananga odorata var. macrophylla
Cardamom	Elletaria cardamomum
Cassiazimt	Cinnamomum cassia
Cassisblüte	Ribes nigrum
Cistrose	Cistus ladanifer
Citronella	Cymbopogon nardus Cymbop. winterianus
Clementine	Citrus deliciosa
Copaiva	Copaifera officinalis
Costus	Saussurea costus
Curryblätter	Murraya koenigii

Deutsch	Latein
Davana	Artemisia pallens
Dill	Anethum graveolens
Douglasie	Pseudotsuga menziesii
Eichenmoos	Evernia prunastri
Elemi	Canarium luzonicum
Estragon	Artemisia dracunculus
Eukalyptus	Eucalyptus globulus Eucalyptus radiata Eucalyptus staigeriana
Fenchel	Foeniculum vulgare
Fichte	Picea obovata
Föhre (Kiefer)	Pinus sylvestris
Flohminze	Mentha pulegium
Galbanum	Ferula gummosa
Galgant	Alpinia galanga
Gelbholz	Zanthxylum alatum
Gelbwurz	Curcuma zedoaria
Geranium	Pelargonium graveolens Pelarg. odoratissimum
(Echte) Geranie	Geranium macrorrhizum
Gewürznelke	Syzygium aromaticum Eugenia caryophyllata
Gingergrass	Cymbopogon martinii var. sofia
Ginster	Spartium junceum
Goldkörbchen	Lantana
Goldrute	Solidago canadensis
Grapefruit	Citrus paradisi
Guajak	Bulnesia sarmienti Guajacum officinale
Gurjum	Dipterocarpus turbinatus
Heiligenblume	Santolina chamaecyparissus
Hemlocktanne	Tsuga canadensis
Himalayazeder	Cedrus deodara
Ho-Baum	Cinnamomum camphora
Hopfen	Humulus lupus
Hyazinthe	Hyacinthus orientalis
Immortelle	Helicrysum italicum
Ingwer	Zingiber officinale
Iris	Iris florentina Iris germanica Iris pallida
Jasmin	Jasminum grandiflorum Jasminum officinale Jasminum sambac
Johanniskraut	Hypericum perforatum
Kakao	Theobroma cacao
Kalmus	Acorus calamus
Kamille, blau	Matricaria chamomilla Chamomilla recutita

„Kamille wild"	Ormensis mixta	Neroli	Citrus aurantium
Kamille, römisch	Anthemis nobilis	Niaouli	Melaleuca (quinquenervia)
	Chamamaelum nobile		viridiflora
Kampfer	Cinnamomum camphora		
Kanuka	Kunzea ericoides	Opoponax	Commiphora glabrescens
	Leptospermum ericoides	Orange	Citrus sinensis
Kardamom	Elletaria cardamomum	Oregano	Origanum vulgare
Karotte	Daucus carota	Oud	Aquilaria agallocha
Katzenminze	Nepeta cataria		
Khella	Ammi visnaga	Palmarosa	Cymbopogon martinii
Kiefer	Pinus sylvestris	Pampelmuse	Citrus maxima
Koriander	Coriandrum sativum	Patchouli	Pogostemon cablin
Krauseminze	Mentha spicata		Pogostemon patchouli
Kreuzkümmel	Cuminum cyminum	Pennyroyal	Mentha pulegium
Kümmel	Carum carvi	Petersilie	Petroselinum crispum
Kurkuma (Gelbwurz)	Curcuma zedoaria	Petit Grain	Citrus aurantium
		Perubalsam	Myroxylon balsamum
Labdanum	Cistus ladanifer		var. pereirae
Latschenkiefer	Pinus mugo	Pfeffer	Piper nigrum
Lavandin	Lavandula hybrida	Pfeffer (rot)	Schinus molle
Lavendel	Lavandula officinale	Pfefferminze	Mentha piperita
	Lavandula angustifolia	Piment	Pimenta dioica
	Lavandula vera	Poleiminze	Mentha pulegium
Lavendelsalbei	Salvia lavandulifolia	Porst	Ledum groenlandicum
Lärche	Larix europaea		
Lemongras	Cymbopogon flexuosus	Quendel	Thymus serpyllum
	Cymbopogon citratus		
Liebstöckel	Levisticum officinale	Rainfarn	Tanacetum vulgare
Limette	Citrus aurantifolia	Raute /Weinraute	Ruta graveolens
Limone	Citrus limonia	Ravensara	Ravensara aromatica
Linaloe	Bursera delpechiana		Ravensara anisata
Litsea	Litsea cubeba	Rhododendron	Rhododendron anthopogon
Lorbeer	Laurus nobilis	Riesentanne	Abies grandis
		Rose	Rosa damascena
Magnolie	Michelia champaca		Rosa alba
	Magnolia		Rosa centifolia
Mairose	Rosa centifolia	Rosengeranie	Pelargonium odoratissimum
Majoran	Origanum majorana	Rosenholz	Aniba rosaeodora
Majoran, „spanis."	Thymus mastichina	Rosmarin	Rosmarinus officinalis
Mandarine	Citrus reticulata		
Mandarinenholz	Cinnamomum camphora	Salbei	Salvia officinalis
Manuka	Leptospermum scoparium	Sandelholz	Santalum album
Mastix	Pistacia lentiscus	Santolin	Santolina chamaecyparissus
Meerkiefer	Pinus pinaster	Sassafras	Ocotea pretiosa
Melisse	Melissa officinalis		Sassafras albidum
Mimose	Acacia dealbata	Schafgarbe	Achillea millefolium
Minze, grüne	Mentha viridis nana	Schopflavendel	Lavandula stoechas
Monarde	Monarda didyma	Sellerie	Apium graveolens
Moschuskörner	Abelmoschus moschatus	Siamholz	Foekenia hodginsii
Muskat	Myristica fragrans	Spearmint	Mentha spicata
Muskatellersalbei	Salvia sclarea	Speiklavendel	Lavandula spica
Myrrhe	Commiphora molmol	Stechwacholder	Juniperus oxycedrus
Myrte	Myrtus communis	Steinquendel	Calamintha nepeta
		Steinklee	Mellilotus officinalis
Narde	Nardostachys jatamansi	Sternanis	Illicium verum
	Nardostachys sinensis	Schwarzkiefer	Pinus nigrum
Narzisse	Narcisssus poeticus	Schwarzkümmel	Nigella sativa

Styrax	Liqiudamber orientalis
Sugandha	Cinnamomum polyandrum
Tabak	Nicotiana tabacum
Tagetes	Tagetes glandulifera
Tea-Tree	Melaleuca alternifolia
Texaszeder	Juniperus mexicana
Thuja	Thuja occidentalis
Thymian	Thymus vulgaris
Tolu	Myroxylon balsamum
Tonka(bohne)	Dipteryx odorata
Tuberose	Polianthes tuberosa
Tulsi	Ocimum sanctum
Vanille	Vanilla planifolia
Veilchen	Viola odorata
Verbene	Lippia citriodora
Vetiver	Vetiveria zizanoides
Virginiazeder	Juniperus virginiana
Wacholderbeere	Juniperus communis
Weihrauch	Boswellia carterii
	Boswellia serrata
	Boswellia sacra
Weißtanne	Abies alba
Wermut	Artemisia absinthium
Wiesenkönigin	Filipendula ulmaria
Wintergrün	Gaultheria fragrantissima
Ylang Ylang	Cananga odorata var. genuina
Ysop	Hysoppus officinalis
Zeder	Cedrus atlantica
Zimt	Cinnamomum verum
Zirbelkiefer	Pinus cembra
Zitrone	Citrus limon
Zitroneneukalyptus	Eucalyptus citriodora
Zitronenminze	Mentha citrata
Zitronenverbene	Lippia citriodora
Zypresse	Cupressus sempervirens

Latein – Deutsch

Abelmoschus moschatus	Moschuskörner
Abies alba	Weißtanne
Abies grandis	Riesentanne
Acacia dealbata	Mimose
Acacia farnesiana	Akazie
Achillea millefolium	Schafgarbe
Acorus calamus	Kalmus
Alpinia galanga	Galgant
Ammi visnaga	Khella
Amyris balsamifera	Amyris
Anethum graveolens	Dill
Angelica archangelica	Angelikawurzel
Aniba rosaeodora	Rosenholz

Anthemis nobilis	Kamille, römisch
Apies balsamea	Balsamtanne
Apium graveolens	Sellerie
Aquilaria agallocha	Adlerholz (Oud)
Artemisia absinthium	Wermut
Artemisia dracunculus	Estragon
Artemisia pallens	Davana
Artemisia vulgaris	Beifuß
Barosma betulina	Bucco
Betula alleghaniensis	Birke
Boswellia carterii	Weihrauch
Boswellia sacra	Weihrauch
Boswellia serrata	Weihrauch
Bulnesia sarmienti	Guajak
Bursera delpechiana	Linaloe
Calamintha nepeta	Steinquendel
Cananga odorata var. genuina	Ylang Ylang
Cananga odorata var. macrophylla	Cananga
Canarium luzonicum	Elemi
Carum carvi	Kümmel
Cedrus atlantica	Atlas-Zeder
Cedrus atlantica	Zeder
Cedrus deodara	Himalayazeder
Chamamaelum nobile	Kamille, römisch
Chamomilla matricaria	Kamille, blau
Cinnamomum camphora	Ho-Baum
Cinnamomum camphora	Kampfer
Cinnamomum camphora	Mandarinenholz
Cinnamomum cassia	Cassiazimt
Cinnamomum polyandrum	Sugandha kokila
Cinnamomum verum	Zimt
Cistus ladanifer	Cistrose
Cistus ladanifer	Labdanum
Citrus aurantifolia	Limette
Citrus aurantium	Neroli
Citrus aurantium	Petit Grain
Citrus aurantium var. bergamia	Bergamotte
Citrus deliciosa	Clementine
Citrus limon	Zitrone
Citrus limonia	Limone
Citrus maxima	Pampelmuse
Citrus paradisi	Grapefruit
Citrus reticulata	Mandarine
Citrus sinensis	Blutorange
Citrus sinensis	Orange
Commiphora glabrescens	Opoponax
Commiphora molmol	Myrrhe
Copaifera officinalis	Copaiva
Coriandrum sativum	Koriander
Cuminum cyminum	Kreuzkümmel
Cupressus sempervirens	Zypresse
Curcuma zedoaria	Gelbwurz

Curcuma zedoaria	Kurkuma	Laurus nobilis	Lorbeer
Cymbopogon citratus	Lemongras	Lavandula angustifolia	Lavendel
Cymbopogon flexuosus	Lemongras	Lavandula hybrida	Lavandin
Cymbopogon martinii	Palmarosa	Lavandula officinale	Lavendel
Cymbopogon martinii var. sofia	Gingergrass	Lavandula spica	Speiklavendel
		Lavandula stoechas	Schopflavendel
Cymbopogon nardus	Citronella	Lavandula vera	Lavendel
Cymbopogon winterianus	Citronella	Ledum groenlandicum	Porst
		Leptospermum ericoides	Manuka
Daucus carota	Karotte	Leptospermum scoparium	Manuka
Dipterocarpus turbinatus	Gurjum	Levisticum officinale	Liebstöckel
Dipteryx odorata	Tonka(bohne)	Lippia citriodora	Verbene
Dryobalanops camphora	Borneokampfer	Lippia citriodora	Zitronenverbene
		Liquidamber orientalis	Styrax
Elletaria cardamomum	Cardamom	Litsea cubeba	Litsea
Elletaria cardamomum	Kardamom		
Eucalyptus citriodora	Zitroneneukalyptus	Magnolia	Magnolie
Eucalyptus globulus	Eukalyptus	Matricaria chamomilla	Kamille, blau
Eucalyptus radiata	Eukalyptus	Melaleuca (quinquenervia) viridiflora	Niaouli
Eucalyptus staigeriana	Eukalyptus		
Eugenia caryophyllata	Gewürznelke	Melaleuca alternifolia	Tea-Tree
Evernia prunastri	Eichenmoos	Melaleuca leucadendra	Cajeput
		Melissa officinalis	Melisse
Ferula gummosa	Galbanum	Mellilotus officinalis	Steinklee
Filipendula ulmaria	Wiesenkönigin	Mentha arvensis	Ackerminze
Foekenia hodginsii	Siamholz	Mentha citrata	Bergamotteminze
Foeniculum vulgare	Fenchel	Mentha citrata	Zitronenminze
		Mentha piperita	Pfefferminze
Gaultheria fragrantissima	Wintergrün	Mentha pulegium	Flohminze
Geranium macrorrhizum	(Echte) Geranie		Poleiminze
Guajacum officinale	Guajak		Penny royal
		Mentha spicata	Krauseminze
Helicrysum italicum	Immortelle	Mentha spicata	Spearmint
Humulus lupus	Hopfen	Mentha viridis nana	Minze, grüne
Hyacinthus orientalis	Hyazinthe	Michelia champaca	Magnolie
Hypericum perforatum	Johanniskraut	Monarda didyma	Monarde
Hysoppus officinalis	Ysop	Murraya koenigii	Curryblätter
		Myristica fragrans	Muskat
Illicium verum	Sternanis	Myrocarpus fastigiatus	Cabreuva
Inula helenium	Alant	Myroxylon balsamum	Tolu
Iris florentina	Iris	Myroxylon balsamum var. pereirae	Perubalsam
Iris germanica	Iris		
Iris pallida	Iris	Myrtus communis	Myrte
Jasminum grandiflorum	Jasmin	Narcisssus poeticus	Narzisse
Jasminum officinale	Jasmin	Nardostachys jatamansi	Narde
Jasminum sambac	Jasmin	Nardostachys sinensis	Narde
Juniperus communis	Wacholderbeere	Nepeta cataria	Katzenminze
Juniperus mexicana	Texaszeder	Nicotiana tabacum	Tabak
Juniperus oxycedrus	Stechwacholder	Nigella sativa	Schwarzkümmel
Juniperus virginiana	Virginiazeder		
		Ocimum basilicum	Basilikum
Kunzea ericoides	Kanuka	Ocimum sanctum	Tulsi
		Ocotea pretiosa	Sassafras
Laminaria digitata	Alge	Origanum majorana	Majoran
Lantana	Goldkörbchen	Origanum vulgare	Oregano
Larix europaea	Lärche	Ormensis mixta	„Kamille wild"

Pelargonium graveolens	Geranium	Urtica dioica	Brennessel
Pelargonium odoratissimum	Rosengeranie		
Petroselinum crispum	Petersilie	Valeriana officinalis	Baldrian
Peumus boldus	Boldo	Vanilla planifolia	Vanille
Picea obovata	Fichte	Vetiveria zizanoides	Vetiver
Pimenta dioica	Piment	Viola odorata	Veilchen
Pimenta racemosa	Bay		
Pimpinella anisum	Anis	Zanthxylum alatum	Gelbholz
Pinus cembra	Zirbelkiefer	Zingiber officinale	Ingwer
Pinus mugo	Bergkiefer		
	Latschenkiefer		
Pinus nigrum	Schwarzkiefer		
Pinus pinaster	Meerkiefer		
Pinus sylvestris	Föhre (Kiefer)		
Pinus sylvestris	Kiefer		
Piper nigrum	Pfeffer		
Pistacia lentiscus	Mastix		
Pogostemon cablin	Patchouli		
Polianthes tuberosa	Tuberose		
Prunus dulcis var. amara	Bittermandel		
Pseudotsuga menziesii	Douglasie		

7.6 Nützliche Adressen und Hinweise

Ravensara anisata	Ravensara
Ravensara aromatica	Ravensara
Rhododendron anthopogon	Rhododendron
Ribes nigrum	Cassisblüte
Rosa alba	Rose
Rosa centifolia	Mairose
Rosa damascena	Rose
Rosmarinus officinalis	Rosmarin
Ruta graveolens	Raute/ Weinraute

Heilpraktikerinnen/Aromatherapeutinnen

Braunschweig, Ruth von
Gehrenweg 13, 34292 Ahnatal,
Telefon/Fax (0 56 09) 15 44

Finken, Brigitte
Schwerpunkte: Aromatherapie, Aura Soma, Bach-
blüten, Fußreflexzonenmassage, Psychotherapie;
Termine nach Vereinbarung
Antoniusstraße 2, 33129 Delbrück,
Telefon (0 52 50) 5 05 73

Salvia lavandulifolia	Lavendelsalbei
Salvia officinalis	Salbei
Salvia sclarea	Muskatellersalbei
Santalum album	Sandelholz
Santolina chamaecyparissus	Heiligenblume
Santolina chamaecyparissus	Santolin
Sassafras albidum	Sassafras
Satureja hortensis	Bohnenkraut
Satureja montana	Bergbohnenkraut
Saussurea costus	Costus
Schinus molle	Pfeffer (rot)
Solidago canadensis	Goldrute
Spartium junceum	Ginster
Styrax benzoe	Benzoe
Syzygium aromaticum	Gewürznelke

Heieck, Christa
Termine nach Vereinbarung
Jahnstraße 11, 93133 Burglengenfeld,
Telefon (0 94 71) 16 63

Klant, Christa
Schwerpunkte: Aromatherapie, Homöopathie, Reiki,
Bachblüten; Termine nach Vereinbarung
Grabenstraße 36, 53639 Königswinter,
Telefon (0 22 23) 91 23 45, Fax 91 23 43

Krahl, Andrea
Arztpraxis Dr. Michael Krahl
Schwerpunkte: Aroma-Massage, Beratung,
Homöopathie, Bachblüten; Termine 8–19 Uhr
Bessunger Straße 79, 64285 Darmstadt,
Telefon (0 61 51) 6 20 74

Tagetes glandulifera	Tagetes
Tanacetum vulgare	Rainfarn
Theobroma cacao	Kakao
Thuja occidentalis	Thuja
Thymus mastichina	Majoran, „span."
Thymus serpyllum	Quendel
Thymus vulgaris	Thymian
Trachyspermum ammi	Ajowan
Tsuga canadensis	Hemlocktanne

Krähmer, Barbara
Schwerpunkte: Aroma-Massage, Seminare
Bahnhofstraße 30 E, 86919 Utting,
Telefon (0 88 06) 3 49

Kraus, Carola
Schwerpunkte: Aromatherapie, Fußreflexzonen-
therapie, manuelle Lymphdrainage
Guido-Schneble-Straße 76, 80689 München,
Telefon (0 89) 5 80 70 93

Steckmeister, Uta
Schwerpunkte: Aroma-Massage, Wirbelsäulen-
therapie, Reiki, Fußreflexzonentherapie, Lebens-
beratung; Termine nach Vereinbarung (8–21 Uhr)
Gärtnereiring 79, 13595 Berlin,
Telefon (0 30) 3 64 88 45; Fax 3 32 51 70

Suckel, Christina
Schwerpunkte: Aromatherapie, Traditionelle
Chinesische Medizin, Seminare
Am Waldrand 24a, 90455 Nürnberg,
Telefon (0 91 22) 7 80 78

Traudt, Karen
Schwerpunkte: Phytotherapie, Fußreflexzonen-
massage; Termine nach Vereinbarung
Bergmannstraße 1h, 34233 Fuldatal,
Telefon (05 61) 81 36 56

Werner Monika
Mäuselweg 29, 81375 München,
Telefon (0 89) 7 14 53 91

Wüstemann, Brigitte
Heilpraktikerin & staatlich anerkannte Masseurin
Angebot: Klassische Massage, Shiatsu, Lymph-
drainage, Aroma-Massage, Ausbildungskurse zum/
zur AromapraktikerIn; Termine nach Vereinbarung
Gneisenaustraße 3, 65195 Wiesbaden,
Telefon (06 11) 37 89 41

▨ Therapeutische Arbeit mit ätherischen Ölen

Botens, Vienna
Klinische Psychologin, BDP
Psychotherapie für Frauen
Wörthstraße 5, 65185 Wiesbaden,
Telefon (06 11) 37 97 51

Häringer, Dr. Erwin
Arzt für Allgemeinmedizin
Georgenschwaigstraße 4, 80807 München,
Telefon (0 89) 3 50 81 91

**Rheinklinik für psychosomatische Medizin und
Psychotherapie**
Jede(r) PatientIn kann sich nach Terminabsprache
aromatherapeutische Anwendungen geben lassen
Ansprechpartnerin: Sonja Hochgeschurz,
Telefon (0 22 24) 18 50
Luisenstraße 3, 53604 Bad Honnef
Telefon (0 22 24) 18 51 30, Fax 1 85 01 41

Weiß, Monika
Ergotherapie und Aroma-Massage
Petersstraße 6, 36266 Heringen
Telefon (0 66 24) 65 37

▨ Hebammen, Geburtsvorbereitung

Bund deutscher Hebammen
Steinhäuser Straße 22, 76135 Karlsruhe,
Telefon (07 21) 9 81 89-0
Am Botterkamp 7, 49809 Lingen,
Telefon (05 91) 5 72 99

Gesellschaft für Geburtsvorbereitung e.V.
Dellestraße 5, 40627 Düsseldorf,
Telefon (02 11) 25 26 07, Fax (02 11) 20 29 19

Altpeter-Weiß, Karin
Kniebisstraße 14, 76199 Karlsruhe,
Telefon (07 21) 9 88 71 25

Stadelmann, Ingeborg
An der Schmiede 1, 87487 Ermengerst,
Telefon (0 83 70) 17 77

Petra Matfeld, Hebammenpraxis Adebar
Moselstraße 14 b, 55262 Heidesheim,
Telefon (0 61 32) 5 92 21

▨ Kosmetikerinnen & Fußpflegerinnen

Aicham-Vogel, Renate
Angebot: Kosmetik und Ganzheitliche Gesundheits-
vorsorge: Ernährung, ätherische Öle, Bachblüten
Agathe-Streicher-Weg 18, 89075 Ulm,
Telefon (07 31) 5 83 85

Gavénis, Sigrun
Angebot: Aroma-Massage, Medizinische Fußpflege,
Herstellung von Naturkosmetik, Reiki
Termine nach Vereinbarung
Witzenhäuser Straße 39, 34329 Nieste,
Telefon (0 56 05) 47 74 und 15 90

Heydegger, Monika
Kosmetikstudio
Angebot: Kosmetische Behandlungen, Aroma-
Massage, Fußreflexzonenmassage, Kosmophon-
therapie nach Dr. Gümbel, Reiki, Bachblüten-
beratung; Termine nach Vereinbarung (9–19 Uhr);
Haydnstraße 35, 63225 Langen,
Telefon (0 61 03) 7 49 94

Krenz, Andrea
Andrea's Aroma- und Fußpflegestudio
Angebot: Aroma-Massage, medizinische Fußpflege
& Orthonyxie, Fußreflexzonenmassage, Natur-
kosmetik; Termine nach Vereinbarung
Kirchstraße 12, 67294 Rittersheim,
Telefon (0 63 52) 56 25

Neff, Birgit
Natur-Elle Kosmetik Studio
Angebot: Kosmetikbehandlung, Aroma-Massage,
Make-Up-Beratung nach Jahreszeitentypen
Termine nach Vereinbarung
Sandbergstraße 48, 64285 Darmstadt,
Telefon (0 61 51) 6 40 88

▬ Aroma-Massage/Beratung, Kurse

Balzer, Helene
Haus der Neroli
Angebot: feinstoffliche Aroma-Behandlung, Duft-Tarot, Reiki, Kosmetik, Edelsteine
Termine nach Vereinbarung (nur abends und Wochenende)
Colmantstraße 32, 53115 Bonn,
Telefon (02 28) 44 40 09

Becker-Keller, Regine
Angebot: Kurse und Beratungen in Fitneßstudio, Jugendhaus, Volkshochschule
Mainzer Straße 66, 55234 Framersheim,
Telefon (0 67 33) 66 31, Fax 10 03

Cosmed Krauss GmbH
Angebot: Ganzheitliche Körpertherapie, unter anderem mit ätherischen Ölen, Wellness-Center, Kurmittelbetrieb
Postberg 20, 94086 Bad Griesbach i. Rottal,
Telefon (0 85 32) 92 05 16, Fax 92 05 17

Dieterle-Zimmermann, Helga
Angebot: Aroma-Massage, Ganzheitliche Duft-beratung, Kinesiologie, Fußreflexzonenmassage
Sulzbacherstraße 33, 72290 Loßburg-Lombach,
Telefon (0 74 46) 31 10

Emrich, Carola
La Vandula Aromaberatung
Angebot: Aroma-Massage und Beratung und Kurse für schwangere Frauen und Mütter, Frauen-Urlaub
Goethestraße 5, 55257 Budenheim
Telefon (0 61 39) 58 74
vandula@mainz-online.de

Fallenstein, Erika
Angebot: Aroma-Massage; Termine nur abends
Ziegelhüttenweg 23, 60598 Frankfurt
Telefon (0 69) 63 85 19

Frank, Karin
Angebot: Aroma-Massage, Kurse, Ernährungs-beratung
Glockenstraße 26, 74080 Heilbronn
Telefon (0 71 31) 3 32 14

Gust, Dr. Wolf-Rainer
Angebot: Aroma-Massage, Fußreflexzonenmassage, Reiki, Bachblüten;
Termine nach Vereinbarung
Dotzheimer Straße 82 , 65197 Wiesbaden,
Telefon (06 11) 4 73 36

Hornig, Helga
Studio für Duftkultur
Angebot: Duftberatung, individuelle Parfums, Seminare
Robert-Koch-Straße 19, 72766 Reutlingen,
Telefon (0 71 21) 4 76 12

Ihringer, Marie-Odile
La Lavandière
Angebot: Ganzheitliche Duftberatung
Kappstraße 43, 71083 Herrenberg,
Telefon/Fax (0 70 32) 7 13 33

Leiner, Andrea
Schwerpunkte: Aroma-Massage, Beratung, Tarot
Karpfenstraße 12, 78647 Trossingen,
Telefon (0 74 25) 3 12 07

Jansohn, Thomas
Angebot: Aroma-Massage, Bachblüten-Beratung
Termine nach Vereinbarung
Bahnhofstraße 19, 36037 Fulda,
Telefon (06 61) 24 12 53, Fax 24 20 54
Thomas.Jansohn@t-online.de

Jung-Eisele, Sylvia
Aromaöl-Praxis
Angebot: Aroma-Massage und Beratung, Kinesiologie
Termine nach Vereinbarung von 9–14 Uhr
Deuill-la-Barre Straße 101, 60437 Frankfurt,
Telefon (0 69) 5 07 65 83

Juppe, Kerstin
Angebot: Aroma-Massage, Chakra-Energie-Massage, Bachblüten, Fußreflexzonenmassage;
Termine nach Vereinbarung
Walkmühlstraße 63 A, 65195 Wiesbaden,
Telefon (06 11) 40 35 65

Kettenring, Maria
Seminare über Aroma-Küche und Aroma-Kultur
Friedensallee 24, 63263 Neu Isenburg,
Telefon (0 61 02) 2 76 93

Lamontain, Christine
Angebot: Aroma-Massage, Reiki, Beratung, Verkauf, Vorträge
Termine nach Vereinbarung
Dornburger Straße 45, 07743 Jena,
Telefon (0 36 41) 42 48 31

Lampert, Susanne
Suans's Hexenküche, Praxis für Aromatologie
Schwerpunkte: Aroma-Massage, Herstellung von individueller Naturkosmetik;
Termine nach Vereinbarung
Zeller Straße 32, 64753 Brombachtal,
Telefon (0 60 63) 32 09

Rössig, Birgit
Angebot: Aroma-Massage, Kosmetik, Bachblüten, Kurse;
Termine abends nach Vereinbarung
Fritz-Bockius-Straße 7, 55122 Mainz,
Telefon/Fax (0 61 31) 38 45 89

Schlier, Petra
Institut für Körpererfahrung und Gesundheits-
beratung; Termine nach Vereinbarung
Angebot: Aroma-Massage, Bachblüten, Kosmetik,
Trauerarbeit
Heinrich-Sahm-Straße 1, 63119 Rodgau,
Telefon/Fax (0 61 06) 6 35 13

Schöniger, Eveline
Emmershäuser Straße 16, 61276 Weilrod-Gmünden,
Telefon (0 60 83) 2 81 42

Pflug-Kossytorz, Renate
Praxis für Angewandte Kinesiologie, NLP/NAC und
Aromatherapie
Angebot: Aroma-Massage, Kinesiologie, Bach-
blüten, Edelsteine, Psychologische Beratung
Termine nach Vereinbarung
Eisenbahnstraße 96, 63303 Dreieich,
Telefon (0 61 03) 6 81 18, Fax 6 12 57

Zimmermann, Eliane
Atelier Aroma
Angebot: Aroma-Arbeit nach Shirley Price,
Ausbildungskurse zum/zur AromapraktikerIn
Marschnerstraße 80, 81245 München,
Telefon (0 89) 89 62 32 90, Fax 89 62 32 93,
aroma.zimmermann@munich.netsurf.de

Zöller, Susanne
Angebot: Aroma-Massage und Beratung
Gartenstraße 8, 63933 Mönchberg
Telefon (0 93 74) 83 67

Apotheken/Apothekerinnen/PTA

Czichopad, Angelika c/o Reuland Apotheke,
Aroma-Kurse, Kurse zur Gesundheitspflege
Brückenstraße 20, 54338 Schweich/Mosel,
Telefon (0 65 02) 64 30

Füssel, Christel
Einführungsseminare in Aromatherapie,
Elektrosmog-Messungen
Freseniusstraße 10, 60320 Frankfurt,
Telefon (0 69) 56 32 03

Hamm, Dorothea
Fortuna Apotheke
Bahnhofstraße 4a, 76137 Karlsruhe
Telefon (07 21) 35 73 82, Fax 35 75 21

Pflug, Christiane
Hohhaus-Apotheke, Haar-Mineralstoff-Analyse,
Umweltanalytik, 8.30–18 Uhr
Eisenbacher Tor 2, 36341 Lauterbach,
Telefon (0 66 41) 45 45, Fax 6 17 46

Tyroff, Diana c/o Bachgau Apotheke
Breite Straße 47, 63762 Großostheim
Tel: 0 60 26-66 16

Wölfle, Roswitha
Aroma Aktiv – Kurse rund um ätherische Öle
Hauptstraße 107, 77756 Hausach,
Telefon (0 78 31) 17 81

Wolz, Dietmar
Bahnhof-Apotheke
Bahnhofstraße 12, 87435 Kempten,
Telefon (08 31) 5 22 66-0, Fax 5 22 66-26

Geschäfte mit ausgebildeten Beraterinnen
(* und Behandlungsmöglichkeiten)

Günther-Lerch, Christiane
Aroma-Zentrum*
10–12 Uhr und 15–18 Uhr,
mittwochs geschlossen
Schwabenröder Straße 61, 36304 Alsfeld,
Telefon (0 66 31) 62 25 oder 7 34 01, Fax 7 18 06

Jacobi, Judith
Düfte und Steine,
10–18 Uhr und nach Vereinbarung
Florengasse 11, 36037 Fulda,
Telefon (06 61) 7 78 04

Karschner, Martina
Body & Senses – Körperarbeit, Massage und
Kreative Duftkultur*
8–12 Uhr und nach Vereinbarung
Wiesentalweg 16, 35043 Marburg,
Telefon (0 64 24) 53 09

Schroden, Rita
Cosmea
Breite Straße 26, 53111 Bonn,
Telefon (02 28) 69 51 88

Sigmund, Renate
Kosmetik Bazar*
9.30 Uhr–18.30 Uhr
Marktstraße 14, 65183 Wiesbaden,
Telefon (06 11) 37 93 70, Fax (0 61 24) 33 29

Aus- und Weiterbildungsmöglichkeiten mit ätherischen Ölen im deutschsprachigen Raum

Adova – Schule für angewandte Pflanzen- und Duftheilkunde
René Strassmann und Franz Beyerle
St. Karlistrasse 41a, CH-6004 Luzern,
Telefon [00 41] (0 41) 6 60 96 46,
Fax [00 41] (0 41) 6 60 79 78

Arven – Schule für Ganzheitliche Aromatherapie und -Pflege
Susanne Fischer-Rizzi
D-87477 Sulzberg, Telefon/Fax (0 83 76) 12 95

Atelier Aroma – Institut für Aromakunde in Therapie und Pflege
Brigitte Wüstemann und Eliane Zimmermann
Marschnerstraße 80, D-81245 München,
Telefon (06 11) 89 62 32 90, Fax 89 62 32 93,
e-mail aromazimmermann@munich.netsurf.de
Gneisenaustraße 3, D-65195 Wiesbaden,
Telefon (06 11) 37 89 41

Forum Essenzia – Verein für Förderung, Schutz und Verbreitung der Aromatherapie und Aromapflege e.V.
Meier-Helmbrecht-Straße 4, D-81477 München,
Telefon (0 89) 14 53 91, Fax 71 03 99 29

Häringer, Dr. Erwin
Arzt für Allgemeinmedizin
Georgenschwaigstraße 4, 80807 München,
Telefon (0 89) 3 50 81 91
Dr. Häringer bietet unter anderem Fortbildungen in therapeutischer Arbeit mit ätherischen Ölen im Rahmen von Ärzte-Kursen der Bayerischen Landesärztekammer. Der Pharmakotherapie-Berater der Kassenärztlichen Vereinigung ist einer der wenigen in Deutschland, der in seinen Seminaren (auch für andere Berufgruppen) die wissenschaftlich-medizinischen Wirkungsweisen der ätherischen Öle erklärt.

Institut La Balance
Inge Andres
Am Wolfgangsberg 5/1, D-88299 Leutkirch,
Telefon (0 75 61) 23 52, Fax 69 52

ISAO Internationale Schule für Aromatologie und Osmologie
Martin Henglein
Westenrieder Straße 37, D-80331 München,
Telefon (0 89) 29 62 44, Fax 29 85 30

Trümner, Ingeborg
Heilpraktikerin, Praxis für Aromatherapie
Kurse in Aroma-Massage, Fußreflexzonentherapie, Chakra-Energie-Massage und Bachblüten
Schloßstraße 10, D-34549 Edertal,
Telefon (0 56 23) 24 89

Veroma – Vereinigung für Aromatologie und Aromatherapie
Sekretariat Eeva Salo-Schröter
Felsenburgstrasse 9, Ch-8712 Stäfa,
Telefon [00 41] (01) 9 26 83 74, Fax 9 26 81 20

IFA, International Federation of Aromatherapists
Stamford House, 2-4 Chiswick High Road,
GB-London W4 1TH, Großbritannien,
Telefon [00 44] (01 81) 7 42 26 05
Die IFA war weltweit die erste Organisation für professionelle Aromatherapeuten (rund 1800 Mitglieder, Stand 1997). Sie wurde 1985 gegründet, um mit ihren aktiven Mitgliedern einheitliche und hochqualitative Behandlungen in Aromatherapie anbieten zu können. Die praktiktizierenden AromatherapeutInnen unterschreiben einen „Code of Ethics", in dem unter anderem festgelegt ist, daß die Patienten mit Respekt und Sorgfalt behandelt werden müssen und daß notwendige hygienische Maßnahmen gesichert sind. Ferner wird eine Haftpflichtversicherung gefordert (und vom Verein angeboten). Der zu unterschreibende „Code of Practice" legt zum Beispiel bestimmte innenarchitektonische Details fest (adäquate Beleuchtung, leicht zu desinfizierende Möblierung, kaltes und warmes Wasser) fest, aber auch wie die Karteikarten zu führen sind und daß Werbemaßnahmen mit dem öffentlichen Auftritt der IFA übereinstimmen müssen.
Zeitschrift: Aromatherapy Times, vierteljährlich

ISPA – The International Society of Professional Aromatherapists
Ispa House, 82 Ashby Road, GB-Hinckley,
Leicestershire LE 10 1SN, Großbritannien,
Telefon [00 44] (0 14 55) 63 79 87, Fax 89 09 56
Diese Organisation wurde 1990 gegründet und hat mittlerweile über 2000 Mitglieder. Das Ziel ist hier auch, einen hohen professionellen Standard unter den unterschiedlichen AromatherapeutInnen zu erhalten. Die praktizierenden Mitglieder werden haftpflichtversichert und können sich durch eine „Hot Line" stets beraten lassen. Wie bei der IFA geht es auch darum, qualifizierte Fortbildungen zu bieten und neue Erkenntnisse über die Aromatherapie zusammenzutragen und zu verbreiten.
Zeitschrift: Aromatherapy World: vierteljährlich

London School of Aromatherapy (Patricia Davis bzw. ihre Tochter)
The Swanfleet Centre, P.O. Box 780,
GB-London NW5 1DY, Großbritannien,
Telefon/Fax [00 44] (01 71) 2 67 67 17

Osmobiose (Dr. Daniel Pénoël)
Route du Pas de Lauzens, F-26400 Aouste-sur-Sye, Frankreich,
Telefon [00 33] 4 75 76 83 42, Fax 4 75 76 83 44

Pacific Institute of Aromatherapy (Dr. Kurt Schnaubelt)
P.O. Box 6723, USA-San Rafael CA 94903,
Fax [0 01] (4 15) 4 79 01 19

Shirley Price Trainings
Upper Bond Street, Hinckley, Leicestershire,
LE 10 1 RS, Großbritannien,
Telefon [00 44] (0 14 55) 61 54 66, Fax 61 50 54
http://www.shirleypricearoma.co.uk

The Tisserand Institute
P.O. Box 746, GB-Hove, East Sussex, BN3 3XA,
Großbritannien,
Telefon [00 44] (0 12 73) 77 24 79, Fax 32 98 11
http://www.tisserand.com

Ätherische Öle, Fette Öle, Hydrolate im deutschsprachigen Raum

Amyris
Weinstraße 22, D-74343 Sachsenheim,
Telefon (0 70 46) 75 39, Fax 77 82

Emotion
Bergiusstraße 3, D-22765 Hamburg,
Telefon (0 40) 3 90 05 86, Fax 3 90 05 86

Farfalla ○
Seefeldstraße 18, CH-8008 Zürich, Schweiz,
Telefon [00 41] (01) 2 62 77 01, Fax 2 62 25 13

La Balance
Am Wolfgangsberg 5/1, D-88299 Leutkirch,
(0 75 61) 23 52, Fax 69 52
http://www.ISService.com/LaBalance

La Florïna
Auf der Tannenhöhe, D-35377 Ullrichstein,
Telefon (0 66 45) 91 93 25 oder 91 93 27,
Fax (0 66 45) 91 93 26
http://www.laflorina.com

L'Arome
Schwabenröder Straße 61, D-36304 Alsfeld,
Telefon (0 66 31) 62 25 oder 7 34 01, Fax 7 18 06

Neumond – Düfte der Natur ●
Mühlfelder Straße 70, D-82211 Herrsching,
Telefon (0 81 52) 88 00, Fax 22 11

Heuschrecke
Krefelder Straße 18, D-50670 Köln,
Telefon (02 21) 72 80 85, Fax 7 39 37 83

Oshadi – Ayus Ätherische Öle
Weinstraße 60, D-77815 Bühl,
Telefon (0 72 23) 9 13 82, Fax 90 13 83

Primavera Life ◐
Am Fichtenholz 5, D-87475 Sulzberg,
(0 83 76) 8 08-0, Fax 8 08-39
http://www.primavera-life.de
info@primavera-life.de

Rosenmuseum
Alte Schulstraße 1, 61231 Bad Nauheim-Steinfurth,
Telefon (0 60 32) 8 60 01

Sunarom
Fritschestraße 27, D-10585 Berlin,
Telefon (0 30) 3 41 41 41, Fax 3 42 63 10

Thursday Plantation (Tea Tree Pioniere)
Deutscher Importeur:
Kreuzeckstraße 18, D-83362 Weilheim,
Telefon (08 81) 65 38, Fax 59 30

Ätherische Öle im Ausland

Aqua Oleum (Julia Lawless)
Unit 3 Lower Wharf, Wallbridge, Stroud, BL5 3JA,
Großbritannien,
Telefon [00 44] (0 14 53) 75 35 55, Fax 75 21 79

Danièle Ryman Aromachology
87 Charlwood Street, GB-London SW1V 4PB,
Großbritannien,
Fax [00 44] (01 71) 9 31 73 34

Destillerie Begue
Route du Maido, Le Guillaume, 97460 Saint Paul,
Réunion,
Telefon [0 02 62] 32 47 66

Echinops (Patrick Collin)
Domaine de Castillou, F-11190 Luc sur Aude,
Frankreich,
Telefon* [00 33] 4 68 74 17 89, Fax 4 68 74 15 79

Essences Naturelles Corses
Bordeo, F-20230 San Nicolao, Frankreich,
Telefon* [00 33] 4 95 38 46 04, Fax 4 95 38 46 05

Sanoflore (Rodolphe Balz)
F-26400 Eygluy, Frankreich,
Telefon* [00 33] 4 75 76 43 93, Fax 4 75 76 30

Shirley Price Aromatherapy
Essentia House, Upper Bond Street, GB-Hinckley,
Leicestershire, LE 10 1 RS, Großbritannien,
Telefon [00 44] (0 14 55) 61 54 66, Fax 61 50 54
http://www.shirleypricearoma.co.uk,
shirleypricearoma@compuserve.com

Tisserand Aromatherapy Products
GB-Brighton, BN3 7BA, Großbritannien,
Telefon [00 44] (0 12 73) 32 56 66, Fax 20 84 44
http://www.tisserand.com;
info@tisserand.com

Vie Arôme – Laboratoire Nelly Grosjean
La Chevêche, Petite Route du Grès,
F-13690 Graveson-en-Provence,
Telefon* [00 33] 4 90 95 81 72, Fax 4 90 95 85 20

* in Frankreich gibt es keine örtliche telefonische Vorwahl

▬ Aromatherapie-Zeitschriften

F.O.R.U.M. (Forum Essenzia)
Erscheint zweimal jährlich
Meier-Helmbrecht-Straße 4, D-81477 München,
Telefon (0 89) 7 14 53 91, Fax 71 03 99 29

Journal (Veroma)
Erscheint einmal jährlich
Sekretariat Heinz Hänni, Eugen Wylerstrasse 5,
CH-8302 Kloten,
Telefon [0041] (01) 8 81 30 23, Fax 8 81 30 21

The International Journal of Aromatherapy
(Robert Tisserand)
Erscheint vierteljährlich
P.O. Box 746, GB-Hove, East Sussex, BN3 3XA,
Großbritannien,
Telefon [00 44] (02 73) 77 24 79, Fax 32 98 11

Aromatherapy Quarterly
(Patricia Davis bzw. ihre Tochter)
Erscheint vierteljährlich
5, Ranelagh Avenue, GB-London SW13 0BY,
Großbritannien

The Aromatherapist (Shirley Price)
Erscheint vierteljährlich
Shirley Price Aromatherapy Ltd., Essentia House,
Upper Bond Street, Hinckley, Leicestershire,
LE 10 1 RS, Großbritannien,
Telefon [00 44] (0 14 55) 61 54 66, Fax 61 50 54

Les Cahiers de l' Aromatherapie – Aromatherapy Records
Erscheint einmal jährlich, komplett zweisprachig
(franz./engl.)
Editions Jakin, F-31000 Toulouse; 30, Boulevard du
Maréchal Leclerc,
Telefon [00 33] 2 43 66 55 72, Fax 2 43 66 55 73

▬ Messen, Kontakte mit ätherische-Öle-Firmen

◉ Paracelsus-Messe
jährlich Mitte Januar, Rhein-Main Hallen Wiesbaden
Information: MCO GmbH, Elisabethenstraße 14,
D-40217 Düsseldorf,
Telefon (02 11) 3 86 00-0, Fax 3 86 00 60

◉ Biofach
jährlich Anfang März, Frankfurt Messe
Information: Sunder & Rottner Umwelt-
ausstellungen, Von-Vollmar-Straße 4, D-91154 Roth,
Telefon (0 91 71) 40 11, Fax 40 16

Pro Sanita
jährlich im April, Messe Stuttgart
Information: Messe Stuttgart International,
Am Kochenhof 16, D-70192 Stuttgart,
Telefon (07 11) 25 89-0, Fax 25 89-3 79

Aroma
alle zwei Jahre im Juli (z. B. 1999), Großbritannien
Information: Conference Office, PO Box 746,
GB-Hove, East Sussex, BN3 2BD, Großbritannien,
Telefon [00 44] (02 73) 77 24 79, Fax 32 98 11

◉ Kosmetika Internationale Fachmesse
jährlich im August, Rhein-Main Hallen Wiesbaden
Information: Kosmetik International Verlag,
Schulstraße 12, D-76526 Baden-Baden,
Telefon (0 72 21) 50 79-0, Fax 50 79-50,
http://www.euroweb.de

Cosmetik München
jährlich im Oktober, MunichOrderCenter (M,O,C,),
Information: WK International Kosmetik-Marketing
GmbH & Co.KG, Lilienthalallee, 40,
D-80939 München,
Telefon (0 89) 32 47 61-0, Fax (0 89) 32 47 61-50

Beauty Austria
jährlich im September in Linz, Information: WK
International Kosmetik-Marketing GmbH & Co.KG,
Lilienthalallee, 40, D-80939 München,
Telefon (0 89) 32 47 61-0, Fax (0 89) 32 47 61-50

▬ Duftlampen, Diffuseure

Aromata International
Vertrieb, Import und Export von Duftobjekten
Am Fichtenholz 5, D-87475 Sulzberg,
(0 83 76) 92 08-0, Fax 92 08-28

▬ Naturkosmetik mit ätherischen Ölen

Amyris Rose Eggert
Weinstraße 22, D-74343 Sachsenheim,
Telefon (0 70 46) 75 39, Fax 77 82

B & W Natürliche Pflege für Haut und Sinne
(Versand)
Hammer Straße 154-156, D-45257 Essen
Telefon (02 01) 48 16 84, Fax 48 04 81
www.umwelt.de/einkauf/bw

Dr. Hauschka Kosmetik (Wala)
D-73085 Eckwälden-Bad Boll,
Telefon (0 71 64) 93 01 46, Fax 93 02 66

I & M Natürliche Hautpflege Inge Stamm
auch Naturkosmetik ohne Duftstoffe
(zum Selberbeduften, bei Allergien)
Helmholtzstraße 2–9, D-10587 Berlin,
Telefon (0 30) 3 91 10 91, Fax 3 91 10 93

Lavera – natürliche Körperpflege
Am Weingarten 4, D-30974 Wennigsen,
Telefon (0 51 03) 93 91-0, Fax 93 91-39

Logona Naturkosmetik und Heilmittel
auch Naturkosmetik ohne Duftstoffe (zum Selberbeduften, bei Allergien)
Zur Kräuterwiese, D-31020 Salzhemmdorf,
Telefon (0 51 53) 8 09 01, Fax 8 09 88

Maienfelser Naturkosmetik
Im Burgfrieden 17, D-71543 Wüstenrot,
Telefon (0 79 45) 25 82, Fax 15 71

Sixtus
Biologische Alpenkräuter-Spezialitäten
D-83722 Schliersee
Telefon (0 80 26) 40 01, Fax 63 22
http://www.sixtus.de

Tautropfen Naturkosmetik Silvia & Rainer Plum
Poststraße 10, D-83132 Pittenhart,
Telefon (0 86 24) 45 90, Fax 42 65

Weleda
Möhlerstraße 3, D-73525 Schwäbisch Gmünd,
Telefon (0 71 71) 9 19-0, Fax 9 19-3 62
http://www.weleda.de

**Naturkosmetik und Rohstoffe zum
Selbermachen**

Kosmetik-Versand Margot Kepler
(alles für die Kosmetik zum Selbermachen, Versand
von La Balance-Ölen an Privatkunden, Kosmetik
von Logona), Schloßstraße 21 D-72160 Horb,
Telefon (0 74 83) 9 10 56, Fax 9 10 57

Kosmetik Kreativ
Schwabenröder Straße 61, 36304 Alsfeld,
Telefon (0 66 31) 62 25 oder 7 34 01, Fax 7 18 06

Kosmetik Bazar
Marktstraße 14, 65183 Wiesbaden,
Telefon (06 11) 37 93 70, Fax (0 61 24) 33 29

Martina Gebhardt Naturkosmetik
St.-Wendelin-Straße 3, 86935 Rott,
Telefon (0 81 94) 6 79, Fax 17 97

Hochwertige Massageliegen (aus Holz)

Clap Tzu
Lutherstraße 4, D-26954 Nordenham,
Telefon (0 47 31) 16 66, Fax (0 47 31) 13 66

Oakworks
Lütticherstraße 40, D-50674 Köln,
Telefon (02 21) 5 10 43 38, Fax (02 21) 51 52 16

Sissel Jela GmbH
Bruchstraße 48, D-67098 Bad Dürkheim,
Telefon (0 63 22) 95 05 95, Fax (0 63 22) 95 05 55

Earthlite
Eiserne Hand 12, D-60318 Frankfurt,
Telefon/Fax (0 69) 5 96 41 38

Kräuter & Duftpflanzen zum Bestellen

Otzberg Kräuter, Burghard Koch
Duftkräuter aus biologischem Anbau und Kurse
Erich Ollenhauer Straße 87a, 65187 Wiesbaden,
Telefon/Fax (06 11) 8 12 05 45

Kräuterzauber, Daniel Rühlemann (Samen und
Duftpflanzen)
Am Himpberg 32, 27367 Stuckenborstel,
Fax (0 42 64) 22 30

Blauetikett Bornträger GmbH
Postfach 7, 67591 Offstein,
Telefon (0 62 43) 70 79

Syringa Versand, Dipl. Biol. Bernd Dittrich
Postfach 1203, 78244 Gottmadingen,
Telefon (0 77 39) 14 52, Fax 6 77

Gärtnerei Dieter Stegmeier (Duftpelargonien)
Unteres Dorf 7, 73457 Essingen,
Telefon (0 73 65) 2 30

H. Schultheis (Traditionelle duftende Rosen)
Bad Nauheimer Straße 3, 61231 Bad Nauheim-
Steinfurth

Reiner Schimmelschmidt (Getrocknete Gewürze
und Kräuter)
Albert-Einstein-Straße 13,
64739 Höchst im Odenwald,
Telefon (0 61 63) 45 27, Fax 49 41

Jura-Naturheilmittel, (Hildegard-Medizin Kräuter)
Nestgasse 2, D-78464 Konstanz-Allmannsdorf
Telefon (0 75 31) 3 14 87

**Kurse in NLP/Gesprächsführung/
Ganzheitliche Persönlichkeitsentwicklung**

Besser-Siegmund Institut
Dipl. Psych. Cora Besser-Siegmund &
Dipl. Psych. Harry Siegmund
Jakobikirchhof 9, 20095 Hamburg
Telefon/Fax (0 40) 32 70 90

Bildungsstätte Hoedekenhus
Lamspringer Straße 24, D-31088 Winzenburg
e-mail: hoedekenhus@t-online.de

Creative NLP Academy
Klaus Grochowiak & Susanne Haag
Nerobergstraße 25, D-65193 Wiesbaden
Telefon (06 11) 52 72 37, Fax (06 11) 52 97 07
cnlpa@cnlpa.de; http://www.cnlpa.de

Frankfurter Ring
Kobbachstraße 12, 60433 Frankfurt
Telefon (0 69) 51 15 55, Fax (0 69) 51 22 20
frankfurter-ring@t-online.de;
http://home.t-online.de/home/frankfurter-ring

NLP Bonn – Institut für Wahrnehmung und Kommunikation
Dipl.Psych. Christa Dyckhoff & Katja Dyckhoff
Poppelsdorfer Allee 76, 53115 Bonn
Telefon (02 28) 48 19 47, Fax (02 28) 48 18 31

Think GmbH
Gabriele Cahill-Brunner
Gresgen 40, D-79669 Zell
Telefon (0 76 25) 76 36, Fax (0 76 25) 2 17

▬ **Botanische Gärten mit Heil-/Duftpflanzengärten**
Wer sich mit ätherischen Ölen und ihrer Wirkung auf den menschlichen Körper beschäftigt, wird davon profitieren, die entsprechenden Pflanzen lebendig und in ganzer Größe kennenzulernen. Kräuter hat man vielleicht im Garten oder auf dem Balkon, doch Gewürzpflanzen und Bäume brauchen oft andere klimatische Bedingungen als hierzulande üblich. Diese lernt man dann in den Tropenhäusern der Botanischen Gärten kennen. Auch in deren Mittelmeergärten oder Rosengärten kann man Arten bestaunen, die zu Hause meistens nicht gedeihen. Vielleicht lernt man hier auch den Unterschied zwischen Fichten und Tannen kennen. Botanische Gärten entstanden ursprünglich aus dem „Hortus medici", dem Arzneipflanzengarten. Solche – teilweise mittelalterlich gestalteten – Sammlungen von Heilkräutern finden sich zum Beispiel in folgenden Botanischen Gärten:

Botanischer Garten der Stadt Augsburg
Dr. Ziegenspeck-Weg 10, 86161 Augsburg,
Telefon (08 21) 3 24 60 38

Botanischer Garten und Botanisches Museum Berlin-Dahlem*
Königin-Luise-Straße 6–8, 14195 Berlin,
Telefon (0 30) 83 00 60

Museum für Naturkunde der Humboldt-Universität Berlin
Späthstraße 80/81, 12437 Berlin,
Telefon (0 30) 6 36 69 41

Botanischer Garten Bielefeld
Am Kahlenberg 16, 33617 Bielefeld,
Telefon (05 21) 51 31 78

Botanischer Garten der Friedrich-Wilhelms-Universität Bonn
Meckenheimer Allee 176, 53115 Bonn,
Telefon (02 28) 73 22 59

Institut für Landwirtschaftliche Botanik der Universität Bonn**
(Muskatbaum, Erdnußpflanze, Kamelienstrauch, Duftpelargonien)
Meckenheimer Allee 176, 53115 Bonn,
Telefon (02 28) 73 28 35

Botanischer Garten der Technischen Universität Braunschweig
Humboldtstraße 1, 38106 Braunschweig,
Telefon (05 31) 3 91 58 88

Botanischer Garten der Stadt Chemnitz
Leipziger Straße 147, 09114 Chemnitz,
Telefon (03 71) 3 36 48 05

Botanischer Garten und Arboretum Rombergpark (Dortmund)
Am Rombergpark 49b, 44225 Dortmund,
Telefon (02 31) 5 02 41 64

Botanischer Garten der Technischen Universität Dresden
Stübelallee 2, 01307 Dresden,
Telefon (03 51) 4 59 31 85

Botanischer Garten der Heinrich-Heine-Universität Düsseldorf
Universitätsstraße 1, 40225 Düsseldorf,
Telefon (02 11) 8 11 24 02

Botanischer Garten der Stadt Duisburg
Fürst-Pückler-Straße-18, 47166 Duisburg,
Telefon (02 03) 2 83 52 16

Botanischer Garten der Universität Erlangen
Loschgestraße 3, 91054 Erlangen,
Telefon (0 91 31) 85 26 69

Botanischer Garten im Grugapark*
Külshammerweg 31, 45149 Essen,
Telefon (02 01) 8 88 31 04

Botanischer Garten der Johann-Wolfgang-von-Goethe-Universität
Siesmayerstraße 72, 60323 Frankfurt,
Telefon (0 69) 79 82 47 63

Botanischer Garten der Albrecht-Ludwigs-Universität Freiburg
Schänzlestraße 1, 79104 Freiburg,
Telefon (07 61) 2 03 28 73

Botanischer Garten der Justus-Liebig-Universität Gießen
Senckenbergstraße 6, 35390 Gießen,
Telefon (06 41) 9 93 52 40

Botanischer Garten der Georg-August-Universität Göttingen
Untere Karspüle, 37073 Göttingen,
Telefon (05 51) 39 57 53

Botanischer Garten der Universität Hamburg
Ohnhorststraße 18, 22609 Hamburg,
Telefon (0 40) 82 28 20

Botanischer Garten der Ruprecht-Karls-Universität Heidelberg
Im Neuenheimer Feld 340, 69120 Heidelberg,
Telefon (0 66 21) 54 57 83

Botanischer Garten der Friedrich-Schiller-Universität Jena
Fürstengraben 26, 07743 Jena,
Telefon (0 36 41) 63 22 08

Botanischer Garten der Universität (TH) Karlsruhe
Am Fasanengarten 2, 76131 Karlsruhe,
Telefon (07 21) 6 08 21 45

Botanischer Garten der Christian-Albrechts-Universität Kiel
Olshausenstraße 40, 24098 Kiel,
Telefon (04 31) 8 80 42 75

Botanischer Garten Krefeld
Sandberg 1–2, 47809 Krefeld,
Telefon (0 21 51) 54 05 19

Blumeninsel Mainau*
78465 Mainau, Telefon (0 75 31) 30 30

Botanischer Garten der Philipps-Universität Marburg
Karl-von-Frisch-Straße, 35032 Marburg,
Telefon (0 64 21) 28 15 07

Botanischer Garten Mönchengladbach*
Bettraterstraße 82, 41061 Mönchengladbach,
Telefon (0 21 61) 8 86 19

Botanischer Garten der Westfälischen Wilhelms-Universität Münster*
Besonderheit: nach Vereinbarung kann zusätzlich die größte Pelargoniensammlung Europas besichtigt werden
Schloßgarten 3, 40149 Münster,
Telefon (02 51) 8 32 38 27

Botanischer Garten der Universität Osnabrück*
Albrechtstraße 29, 49069 Osnabrück,
Telefon (05 41) 9 69 27 39

Botanischer Garten der Universität Potsdam
Maulbeerallee 2, 14469 Potsdam,
Telefon (03 31) 9 77 19 50

Botanischer Garten der Universität Regensburg
Universitätsstraße 31, 93063 Regensburg,
Telefon (09 41) 9 43 32 95

Botanischer Garten der Universität Rostock
Hamburger Straße 28, 18051 Rostock,
Telefon (03 81) 2 00 80 96

Botanischer Garten der Universität des Saarlandes
Besonderheit: „Zauberpflanzenpfad", Zimt- und Pimentbaum
Im Stadtwald, 66041 Saarbrücken,
Telefon (06 81) 3 02 28 64

Stadtgärtnerei und Botanischer Garten Solingen
Besonderheit: Iris-Garten
Vogelsang 2 a, 42653 Solingen,
Telefon (02 12) 2 90 26 29

Botanischer Garten der Universität Tübingen
Hartmeyerstraße 123, 72076 Tübingen,
Telefon (0 70 71) 2 97 26 09

Botanischer Garten der Universität Ulm
Oberer Eselsberg, 89069 Ulm,
Telefon (0 07 31) 5 02 26 82

Botanischer Garten Wilhelmshaven
Gökerstraße 125, 26384 Wilhelmshaven,
Telefon (0 44 21) 30 45 43

Gewächshaus für tropische Nutzpflanzen – Universität/GHS Kassel**
Besonderheit: z. B. Neembaum, Pfeffergewächs, Kamelienstrauch
Steinstraße 19, 37213 Witzenhausen,
Telefon (0 55 42) 98 12 31

Botanischer Garten der Julius-Maximilians-Universität
Mittlerer Dallenbergweg 64a, 97082 Würzburg,
Telefon (09 31) 8 88 62 40

Botanischer Garten Wuppertal
Elisenhöhe 1, 42107 Wuppertal,
Telefon (02 02) 5 63 41 80

*mit Duft- und Tastgarten
** Besuch nur nach vorheriger Anmeldung

7.7 Register der Indikationen

Haupt-Indikationen

Eigenschaften

7.8 Über die Autorin

▬ Eliane Zimmermann

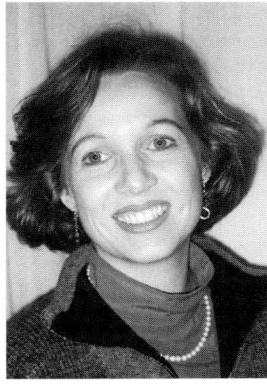

Jahrgang 1959, in Südamerika geboren und aufgewachsen. Mich prägten die tropische Pflanzen- und Tierwelt und ganz besonders der blaue Himmel und das heitere Lebensgefühl. Ich versuchte mich nach meiner Ausbildung zur Schwesternhelferin (1979) und meiner Arbeit in Krankenhaus und Altenheim mit vielen Vorlesungen der Medizin an der Uni Bonn, war jedoch abgeschreckt vom Umgang mit den Patienten. Die Naturheilkunde schien mir ein humanerer und effektiverer Weg, so studierte ich während meiner Ausbildung zur Diplom-Designerin auch Psychologie, lernte später NLP bei RICHARD BANDLER, CHRISTINA HALL und CORA BESSER SIEGMUND und spezialisierte mich auf Ernährungsstörungen (Easy Weight). Eine dreijährige Heilpraktiker-Ausbildung rundete mein Wissen ab.

Mit „Duft-Ankern" und Raumbeduftung befaßte ich mich schon als Jugendliche, die eigentliche Aromatherapie-Ausbildung absolvierte ich 1989, nachdem ich schon zwei Jahre intensiv die ätherischen Öle kennengelernt hatte. Das Diplom von SHIRLEY PRICE (GB) führte dann zu einer eigenen Aroma-Praxis in Wiesbaden (2/1990 bis 12/1992). Ich ließ mich weiter inspirieren von Prof. DIETRICH WABNER, Dr. ERWIN HÄRINGER, SUSANNE FISCHER-RIZZI, MARTIN HENGLEIN, INGE ANDRES, PATRICIA DAVIS, Dr. DANIEL PÉNOEL, RODOLPHE BALZ und vielen anderen Kollegen.

Seit 1992 bilde ich zusammen mit der Heilpraktikerin und Masseurin BRIGITTE WÜSTEMANN jährlich zehn bis fünfzehn Interessenten in Aromakunde und Aroma-Massage aus.

Ich bin Mitglied in Forum Essenzia und Veroma.

Dank

Ich bedanke mich bei Dietrich und Giavino für wertvolle Korrekturen und Ergänzungsvorschläge. Ute und Nina stellten mir viel Material und Wissen zur Verfügung.

Sigrun Scherneck, Inge Andres, Rose Eggert und Bernhard Mirwald beantworteten geduldig viele Fragen.

Klaus lehrte mich das Motto umzusetzen „If you can dream it you can do it". Und Biggi danke ich für den Anstoß, Ausbildungskurse zu konzipieren und damit letztendlich auch dieses Buch.

Meinem Vater gebührt Anerkennung für das Erbe der überaus nützlichen Sprachbegabung und für all die Reisen um die Welt. Hanna und Werner, Petra, Regina und Monika hielten mir immer wieder den Rücken frei. Markus, Christopher und Carl danke ich für ihre Geduld.

Ein großes Danke geht an alle anderen, die mich unterstützten und inspirierten.

Welche Erfahrungen haben Sie mit ätherischen Ölen?

Haben Sie bemerkenswerte, erstaunliche oder zunächst unerklärliche Erlebnisse bei der Behandlung mit einem ätherischen Öl gemacht? Dann schreiben Sie uns mit diesem vorgefertigten Fragebogen. Falls Sie Fragen dazu haben, kreuzen Sie bitte das entsprechende Feld an, wir melden uns gerne bei Ihnen, um Ihnen – im Rahmen unserer Möglichkeiten – behilflich zu sein. Falls Sie Interesse an Ausbildungsunterlagen oder einer Fachzeitschrift haben, lassen Sie es uns wissen! Wir werten diesen Fragebogen zu statistischen Zwecken aus.

Name des Behandlers/Behandlerin ....

Straße .... PLZ .... Ort ....

Telefon .... Fax .... e-mail ....

Anonymisierter Name der KlientIn ....

Alter KlientIn .... Geschlecht KlientIn .... Beruf KlientIn ....

Beschwerden/Symptome ....

Behandlung mit folgenden ätherischen Ölen ....

Auswahl der Öle: eigene Auswahl/Empfehlung/aus der Literatur: ....

Behandlungsart (z.B. Massage, Inhalation, Einnahme) ....

Öle der Firma .... Bei Massage welche Träger-Öle ....

Behandlung wie oft? .... in folgenden Abständen ....

Reaktionen der KlientIn ....

❏ Ich möchte zu oben geschildertem Fall mit Ihnen sprechen.

❏ Ich bin an Ausbildungskursen in Aromapraktik interessiert:

   ❏ Grundkurs: Aromatologie und Aroma-Massage

   ❏ Fachqualifikation für Heilberufe: Aromatologie

   ❏ Speziell zugeschnittener Kurs für unser Institut/Krankenhaus

❏ Ich bin an einem Abonnement einer Fachpublikation über Aromapraktik und ätherische Öle interessiert.

❏ Ich habe zu dem vorliegendem Buch folgende Anregungen, Verbesserungsvorschläge oder Fragen ....

ATELIER AROMA Institut für Aromakunde
in Therapie und Pflege
Eliane Zimmermann
Marschnerstraße 80, 81245 München
Tel. (089) 896 23 29-0, Fax –3
e-mail: aroma.zimmermann@munich.netsurf.de

Bitte faxen an: (089) 896 23 293 oder per Brief an obenstehende Adresse